U0144194

最新健美運動詳解

COMPLETE GUIDE TO BODYBUILDING

增訂二版

器材圖示：Cybex

攝影：陸平　吳旭原

插圖：黃阿文

封面設計：黃建文　蔣明憲

黃阿文 著

文景書局印行

目錄

增訂二版之語 i

序 1

第一篇　「健美運動」（Bodybuilding）的由來與發展 11

第二篇　練健美的觀念與準備工作 27

第三篇　健美的十大錯誤「迷思」與「增肌」、「減脂」正確觀念 53

第四篇　「初學者的入門課程」（Beginner's training routine）? 71

第五篇　「中階程度者」（Intermediate）的練習課程 79

第六篇　「高階程度者」（Advanced）的練習課程 91

第七篇　健美運動的訓練原理（Bodybuilding Training Principle） 99

第八篇　肌肉鍛練篇一肌肉與頸部的鍛鍊法 141

第一章　「肌肉」是怎樣練大的？ ………… 143

第二章　頸部的鍛鍊法 ………… 147

第九篇　肌肉鍛鍊篇一肩部的鍛鍊法　***Shoulders*** be right！ 151

第一章　肌肉說明 ………… 153

第二章　肩膀各部位的練法 ………… 157

第十篇　肌肉鍛鍊篇一胸部的鍛鍊法　***Pec*** some muscle！ 183

第一章　肌肉說明 ………… 185

第二章　胸的各部位練法 …………………………………… 190

第十一篇　肌肉鍛鍊篇—背部的鍛鍊法　*Lats* do it！ 215

第一章　肌肉說明 ………………………………………… 217
第二章　背肌的各部位練法 ……………………………… 224

第十二篇　肌肉鍛鍊篇—手臂的鍛鍊法（ARMS）*Arm* yourself！ 251

第一章　肌肉說明 ………………………………………… 253
第二章　手臂各部位的練法 ……………………………… 260

第十三篇　肌肉鍛鍊篇—腹部的鍛鍊法　*Abs* olutely！ 323

第一章　肌肉說明 ………………………………………… 325
第二章　腹肌各部位的鍛鍊法 …………………………… 332

第十四篇　肌肉鍛鍊篇—腿部的鍛鍊法（LEGS）Get a *Leg* up！ 361

第一章　肌肉說明 ………………………………………… 363
第二章　腿的各部位練法 ………………………………… 368

第十五篇　肌肉鍛鍊篇—臀部的鍛鍊法（GLUTES）*Buttom* up！ 409

第一章　肌肉說明 ………………………………………… 411
第二章　臀部的鍛鍊法 …………………………………… 416

第十六篇　營養與飲食篇 Nutrition & Diet（蛋白質 Protein） 425

第一章　六大營養素 ……………………………………… 428
第二章　蛋白質（Protein） ……………………………… 430

第十七篇　營養與飲食篇（碳水化合物 Carbohydrates） 463

第十八篇　營養與飲食篇（脂肪 Fats） 479

第十九篇　營養與飲食篇（水 Water） **487**

第二十篇　營養與飲食篇（維他命與礦物質） **493**

第一章　維他命（Vitamins）………………………… 495
第二章　礦物質（Minerals）………………………… 500
第三章　「荷爾蒙前驅物」（Pro-Hormone）………… 504
第四章　「抗氧化劑」（Antioxidants）……………… 504

第二十一篇　營養與飲食十五守則 **507**

第二十二篇　補品（Food Supplements） **521**

第一章　什麼是「補品」？………………………… 523
第二章　「補品」的種類介紹………………………… 525
第三章　如何認識與選購「補品」…………………… 562

第二十三篇　「荷爾蒙前驅物」（Pro- Hormone） **571**

「荷爾蒙前驅物」………………………………… 573

第二十四篇　類固醇（Steroids）與其他增強運動效果的禁藥 **589**

第一章　人體內重要的荷爾蒙………………………… 593
第二章　類固醇（Steroid）………………………… 599
第三章　讓身體加速「同化作用」的自然方法與食物………… 632
第四章　其他藥物 Drug…………………………… 641

第二十五篇　「健美組織與健美比賽」 **653**

索引 **710**

增訂二版之語

我從1970年投入健美運動到現在；已經將近四十年了！在過去這些歲月中我一直有個願望，就是完成一本大家都看得懂的中文版健美書籍！

幾年前在我著手寫這本書時；是沒有任何一本中文書籍可供參考！因為市面上有的不是草草外行的翻譯本，就是猛男寫真集。就算是英文健美書籍大部分也是偏重他個人傳記式描述（如阿諾那本）。如果想全盤瞭解健美這項運動；那你起碼要買上個三、四本不同內容的英文專著，才能夠瞭解整個健美運動大概。而且要有系統地把健美運動的發展、訓練原理、各肌肉部位練法、營養、補品、禁藥、比賽規則……等等都整理出來。實在是很不容易啊，前前後後不知要累積多少歲月時光！

到現在我每天在健身網站所看到的一大堆重複出現的「新」、「舊」問題；幾乎都可以在我這本「最新健美運動詳解」中找到答案！這本書也可以幫一些練健美朋友省掉不少鑽牛角尖找解答的冤枉時間。事實上這項運動在歐美先進國家已經發展了這麼久，只要能長久受到多數健美選手、教練肯定而普遍採用的訓練原理或方法，我都會收錄到書中。

至於少數國外學者自創或故意標新立異稍加修改名稱，拿幾個專有名詞或英文縮寫字來呼弄大家，或者拿來配合某營養品、新器材發表的，我一律不予列入！另外非屬於「健美運動」（Bodybuilding）的東西我也不放到裡頭。

2009年6月5日我在家不慎摔斷腿，而這段修養期間。適逢本書需再版印行。所以，我加以修改增補約三十幾個地方；並更換新的封面。

所以無論你是初學者或是選手；如果你想詳細、正確瞭解「健美運動」（Bodybuilding）這個領域，我誠懇地向您推薦這本「最新健美運動詳解」！

序

2005年10月18日筆者剛參賽完台灣的「全運」，獲「健美」項目重量級亞軍，並正式從健美賽中退休。自1970年（民國59年）開始從事健美運動，到今天已經30幾個年頭了。從1975年開始第一次獲得「台北市健美先生」第3級（身高172公分以上）的冠軍以後，舉凡臺灣國內各種大小健美比賽，像區運（後來改為全國運動會）、中正杯、青年杯……等等，幾乎無役不與。而大部分的比賽不管是以身高或體重分級，成績也以冠軍居多。直到最近這幾年才漸漸較少參加比賽。

至於國際健美比賽；是1983年第一次代表臺灣（中華台北）到新加坡參加「世界業餘男子健美錦標賽」（IFBB Mr. Universe），接著1988年澳洲布里斯班、1994年美國關島的世界健美錦標賽也都參加過。另外在亞洲健美錦標賽方面的參賽成績是：1985年斯里蘭卡「輕重量級」（80～90公斤）第五名；1986年臺灣台北「輕重量級」（80～85公斤）第3名；1988年新加坡「輕重量級」第6名；1991年韓國仁川「輕重量級」第6名；1999年臺灣台北「壯年組Master」第3名。

至於受邀至國外「表演 Guest-posing」方面，除多次到香港參加「世界華人健美錦標賽」外。另自1995年開始迄今；每年都獲邀到日本大阪姬路（Himeji）表演（該比賽每年同時邀請的還有美國職業健美選手）。另外多次自費到國外健美先進國家（如美國加州Santa Monica的Muscle beach）訪察見習，以增廣見聞。

自己本身擔任健身教練迄今已逾25年，這些年來看到健美運動快速蓬勃流行發展，但是總感覺到坊間的中文健美專業書籍非常少。英文的健美雜誌書籍也不是每個人都能看得懂，有的人只好一知半解地「看圖自我解釋」去模仿練習。至於在中文的健美相關網路上；各種的理論、練法、個人經驗……等洋洋灑灑。對一個初學者或對健美有興趣的人來說，有如瞎子摸象般，造成莫大的困惑。

所以，今天我著手寫這一本書，是本著過去 30 多年的健美運動之比賽與經驗，以及長期以來與一些國外職業或業餘健美選手的寶貴互動心得。因此我力求在這本書中把各種的理論、動作說的清楚又淺顯易懂、易學。儘量讓每一位讀者很快進入狀況，能把這本書當成一位最好的「隨身健美教練」。我相信絕大多數的讀者，基本上只是很想知道怎麼練？怎麼吃？愈簡單愈清楚地告訴他就好！並不想去記哪一個氨基酸的化學分子式？或是一大堆複雜的研究數據與報告！所以我在本書中，儘量不作純學理性的探討，何況那也不是我的本行。

本書中所有的動作示範，除了用文字敘述清楚外，儘量再加上相片的說明。至於其他的圖片，我是採用自畫的素描圖。筆者自幼酷愛畫圖，尤其是人像或漫畫；常常隨手拿起原子筆就塗起鴉來。這次也是隨手用原子筆畫，後來被健身院中的美工專家糾正，因為用原子筆畫的圖掃到電腦中就不是很清楚了，這點請各位讀者多包涵。

我常說「教練」兩個字的意思是：不但要「教」；自己還要「練」！隨時都能夠以身示範，不能只剩下一張嘴巴。還有我堅持以能當「選手」為榮；以不斷參加比賽來自勉。不斷獲得新的獎杯，以避免舊的獎杯生銹！而不像大部份的選手，老是想著要「升級」去當裁判！

因為我認為：要當個比賽選手；就必須持續努力鍛鍊，才能隨時讓身材保持在最佳狀況之中。況且在每一個運動項目的領域中，當一個選手的成就感應該是高過於當個裁判！也只有讓自己不斷保持練習、比賽，才會不斷吸收各種新資訊，不至於只是「倚老賣老」而已！各位試想籃球巨星 Michel Jordan 在 37 歲高齡出賽時，大家所懷念欽佩的是 Jordan 的成就與偉大毅力，而不是他那場令人懷念比賽中的裁判是誰？雖然每一個人不一定當得了選手；也不一定想當選手。但一定要有選手的精神：永遠挑戰自己！挑戰完美！

另外，健美本身不只是一種運動，還要把它當成是自己的一種「生活習慣」。如同歐美的健美愛好者常講的一句話：Bodybuilding is a lifestyle。我也常說要把「健美運動」當成作一種「生活習慣」，就必須要有「三D」與「三P」的精神！所謂「三D」與「三P」就是：

◆〝Discipline〞（自我約束），克制自己，嚴守良好飲食與運動習慣！

◆〝Dedication〞（犧牲奉獻），全心投入，願為健康、身材付出一切！

◆〝Determination〞（決心毅力），下定決心意志堅強鍛練完美身材！

◆〝Practice〞（不斷練習），因為〝Practice makes perfect！〞

◆〝Patience〞（要有耐心），切忌急功近利，羅馬不是一天造成的！

◆〝Persistence〞（持之以恆），滴水穿石，有恆為成功之本！

寫到這裡，我想到美國某位有名的裝潢家常說：〝Do as I say , not as I do .〞（照我所說的去做，不要看我所做的去做）。試看，很多醫生常告訴你：「不可抽菸！不可喝酒！因為有害健康。」但是他自己私底下卻菸酒不離手！很多設計師告訴你，你的房子要如何如何裝潢，才能提升你的居住品質。他自己住的地方搞不好是一團亂。

所以，我在這本書中，竭盡我的所能。把我所知道的健美知識，完完全全毫無保留地告訴各位健美朋友們。但也許我自己在很多的練習動作，與生活、飲食習慣裡，也不見得能做到很標準。希望各位先進與健美同好，能夠跟我一起共勉：Do as I say , not as I do！

《增新版》的話

《最新健美運動詳解》從初版發行以來，除受到臺灣健美愛好者捧場外；也頗獲海外華人健美界朋友的支持！在此誠摯地向大家致謝！

這次的「增新版」裡頭，除了訂正少數錯別字外。最主要幾乎書中的每一篇內容均有更新，增加頁數超過一百頁！尤其是營養補品如肌酸、類固醇禁藥……等大幅度增新內容資料。健美運動是一門發展迅速的科學運動項目，其中各項新知與信息不斷在推出與變化！為了讓各位讀者能同步隨著進步，所以只要本書再版時也一定要同時更新！

此外，相關的照片也適時增補，尤其是作者自己更要以身作則；陪著每位讀者一起鍛鍊！絕對不能拿自己過去的老照片充數。最後希望各位朋友在閱讀之餘，不吝給予指正！以期將來下一次再版時能更正確完美，謝謝！

2007 年 1 月 10 日於中央健身院

作者檔案

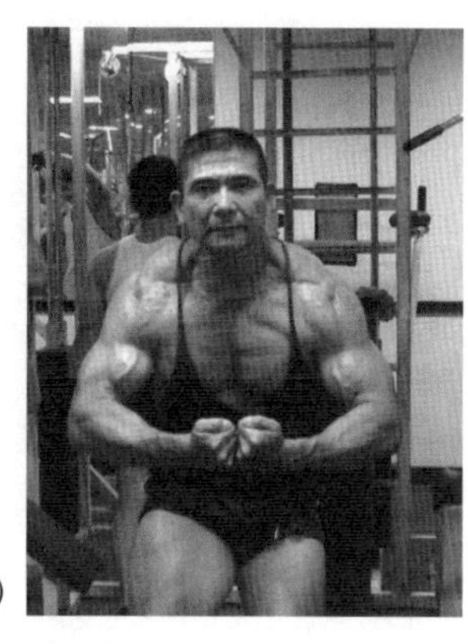

姓名：黃阿文

年齡：1953 年 12 月 30 日生

身高：172 公分

體重：現 85 公斤～89 公斤

學歷：中國文化大學俄文系畢業（1971～1975）

經歷：台北市立師院編審，代課組主任，事務主任

考試：乙等特考及格

現職：中央健身院總教練，曾任中華台北健美代表隊「2006 年杜哈亞運」、「2009 年世運」培訓總教練。

健美運動史：

1970年開始，1975年首次獲「台北市健美先生」冠軍，2005年獲「台灣全國運動會」亞軍，並正式從健美比賽中退休。其30年中獲台灣健美比賽冠軍次數不計其數，也未統計。

健美運動的信念與口頭禪：

「教練是要教也要練」！

「高刺激強度」（High-intensity）！

「不練的話，去死算了」（Do or Die）！

「不苦練的話，回家去吧」（Train hard or go home）！

「不囉嗦，趕快練」（No bullshit,Shut up and train）！

「拼了！」（Bust your butt）！

聯絡地址：

台北市師大路 163-1 號 1 樓，電話：(02)23639178

E-mail：musclecenter@yahoo.com.tw

Forum：http://tw.myblog.yahoo.com/musclecenter

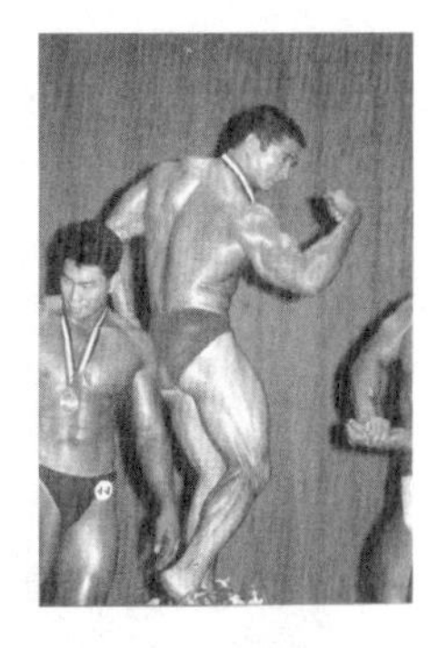
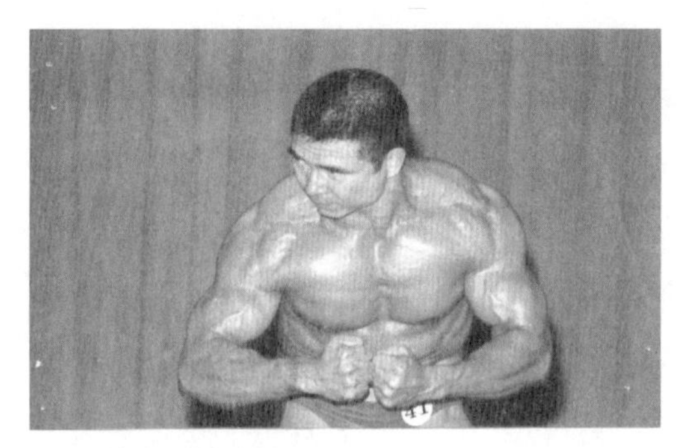

（1980 年代比賽冠軍照）

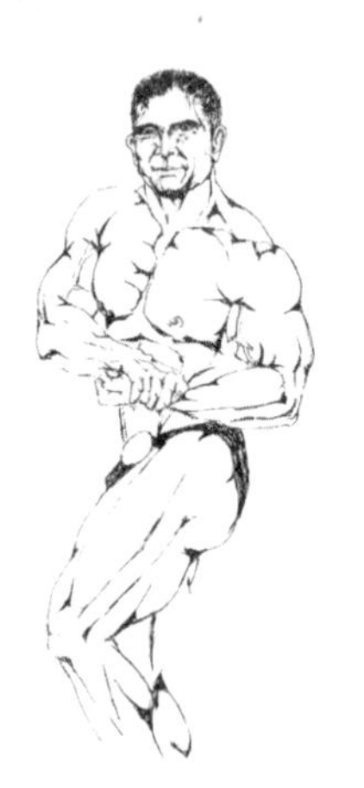
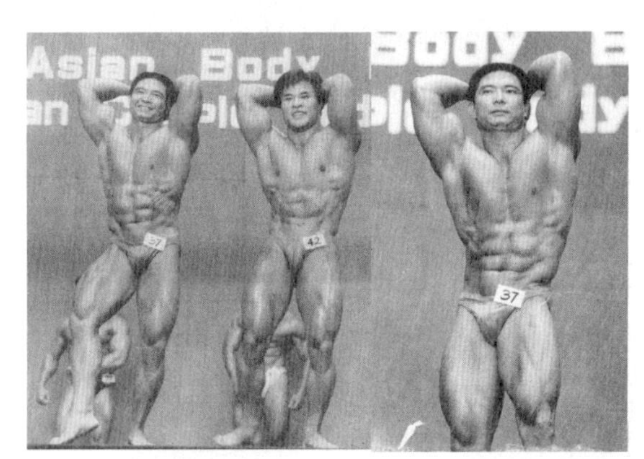

（1986 年亞洲盃第三名）

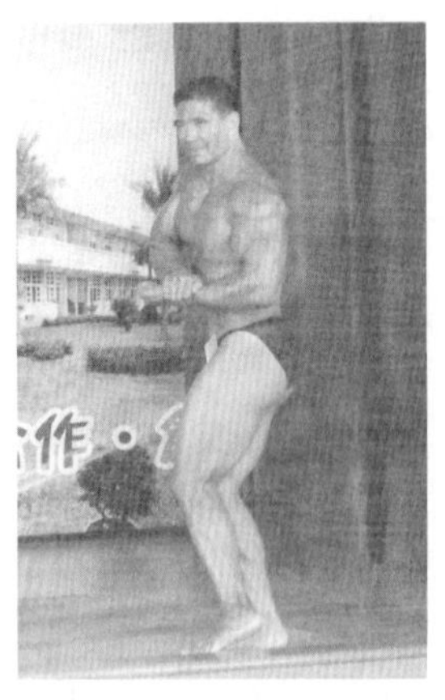

（2005 全運重量級亞軍）

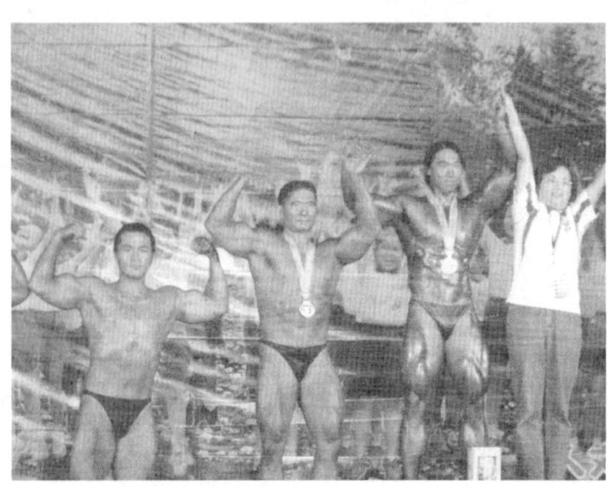

（2005 年全運亞軍）

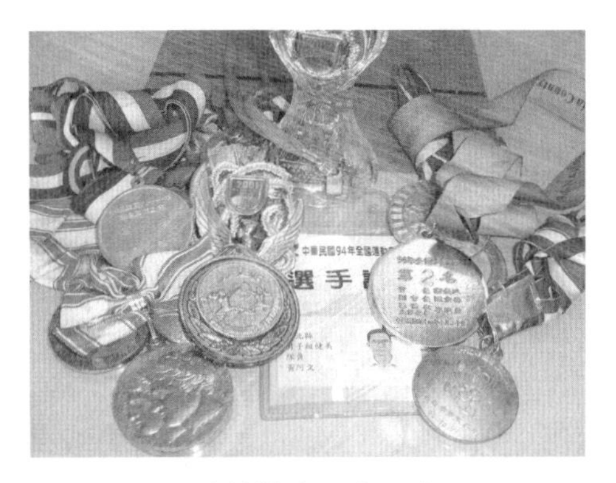

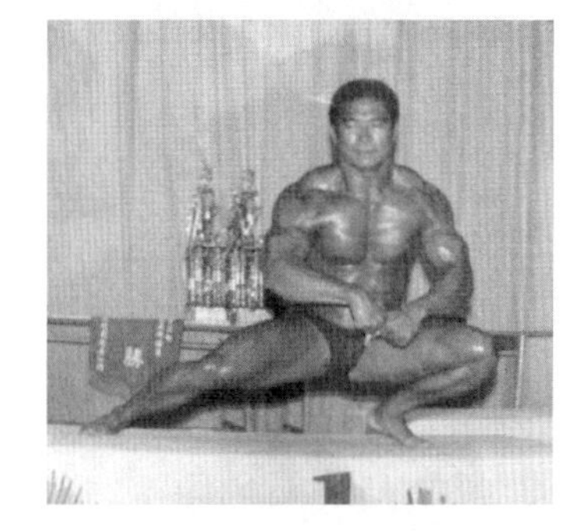

（獎牌之一部份）

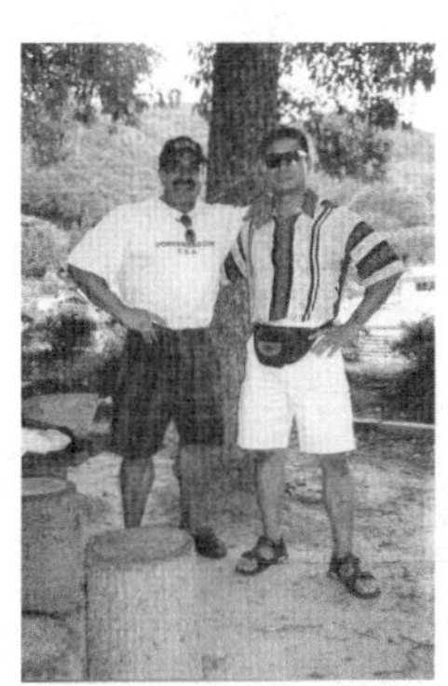

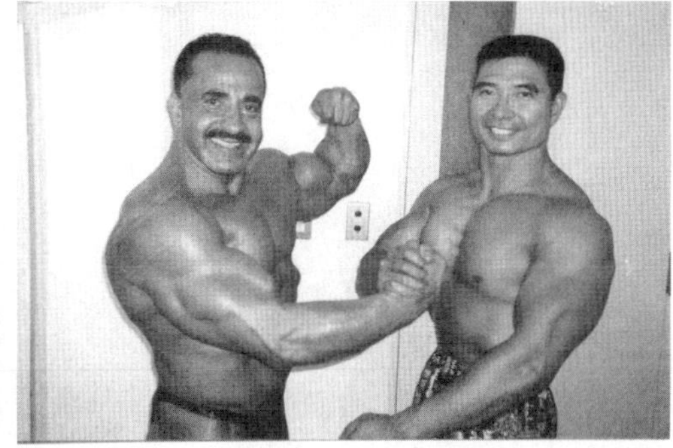

（與好友 1983 年 Mr.Olympia.Samir Bannout）

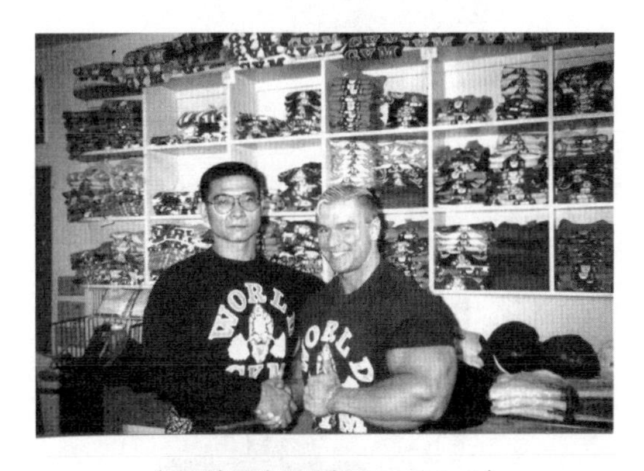

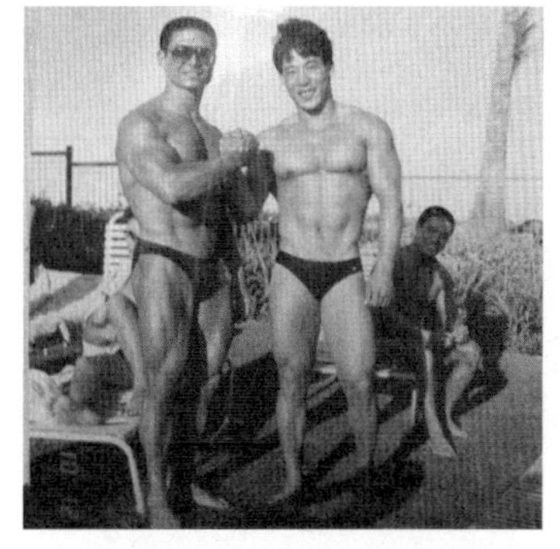

（在美國加州與 Lee Priest）

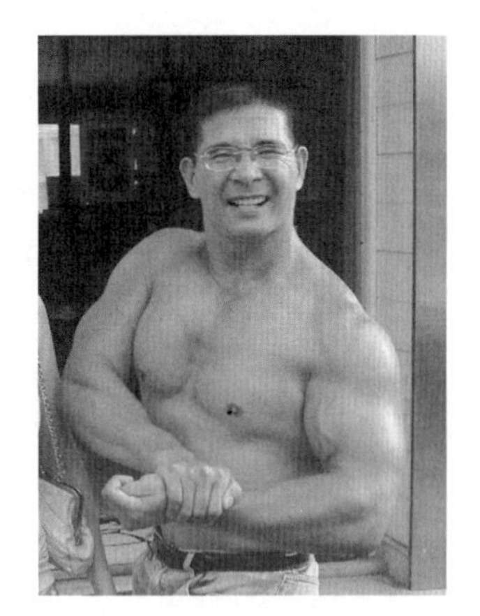

（2006,08 日本）

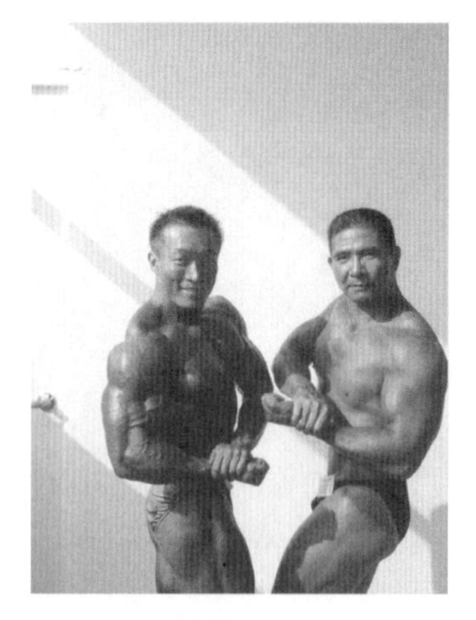

（2005 全運與台灣史上最強健美選手黃建智）

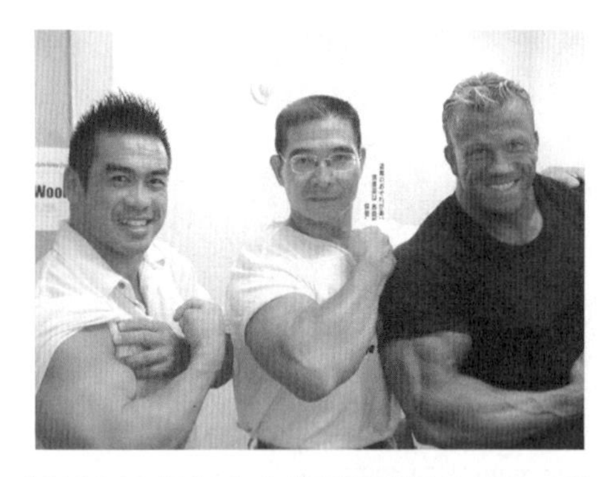

（2006,08 與日本山岸及澳洲 Luke Wood）

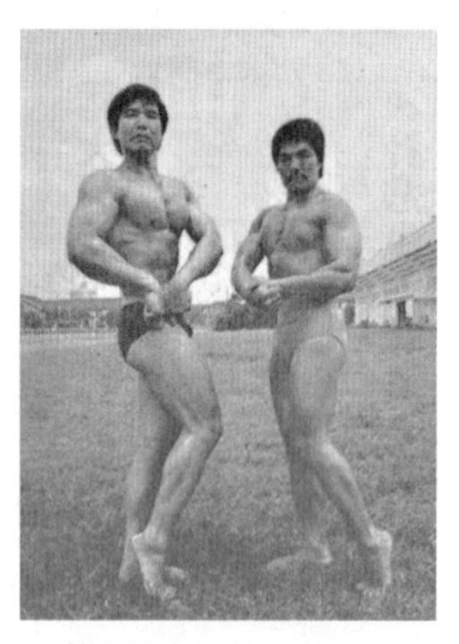

（1979 年中時新聞照片）

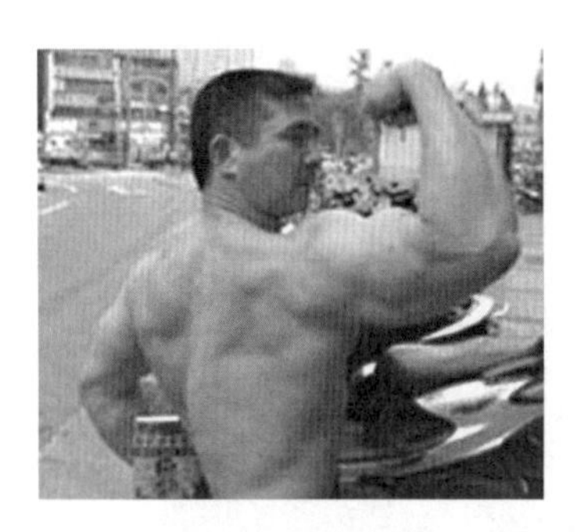

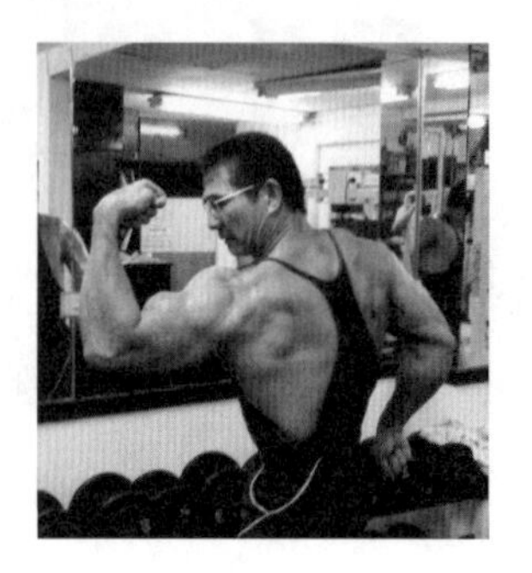

アジアマスターズチャンプ　黄　阿文選手
笑顔が素敵な黄選手。この方も53歳だそうです。若い！

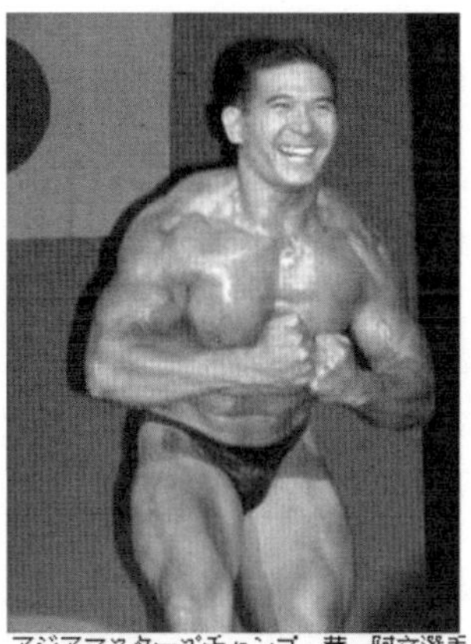

（2006.08 日本大阪表演.）

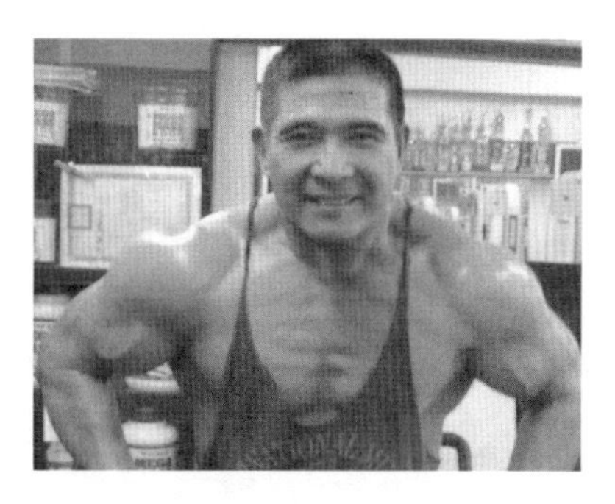

（2006.12.25 照）

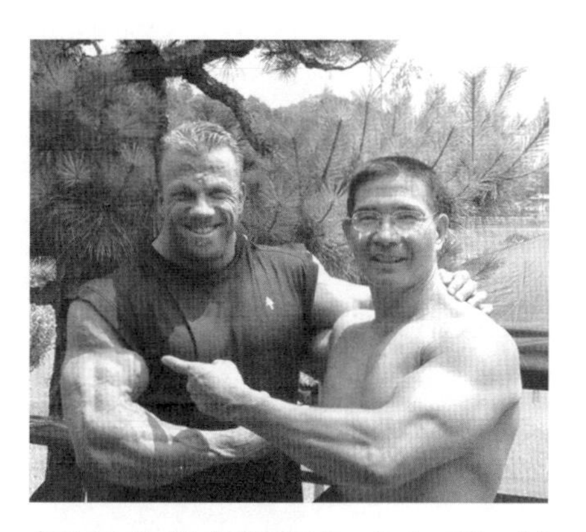

（2006.08 日本 IFBB Pro Luke Wood）

（2006,5 本書初版照）

（2006.12.25 練習時照片）

NO·PAIN
NO·GAIN

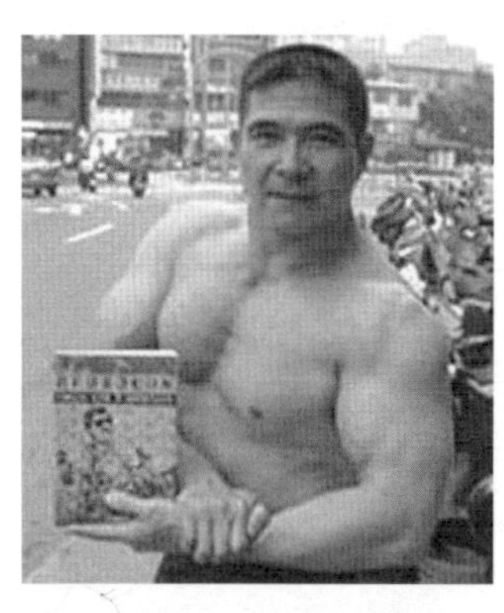

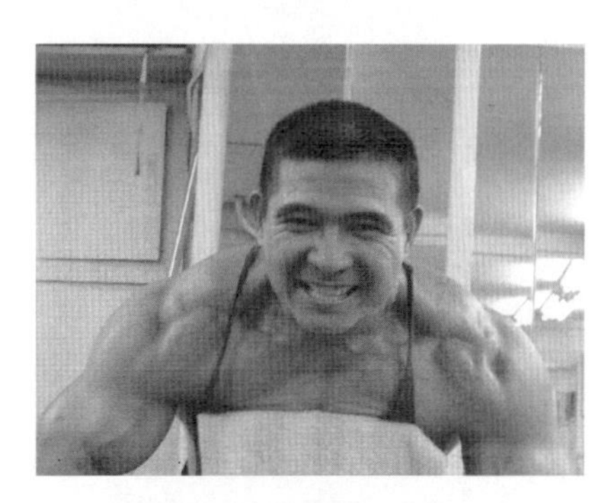

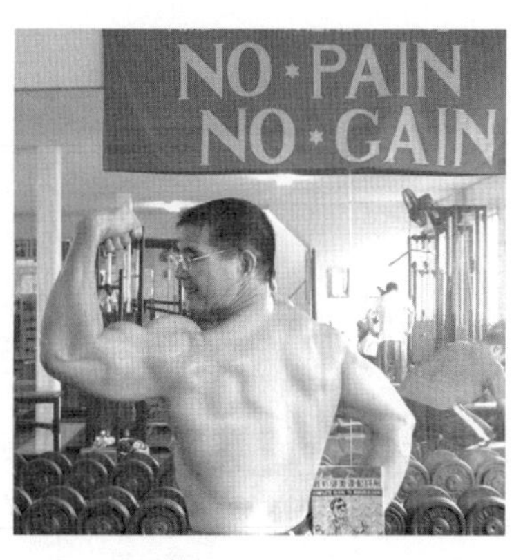

（2006.08 日本）

第一篇

「健美運動」（Bodybuilding）的由來與發展

什麼是「健美運動」

本書所稱的「健美」，就是英文的〝Bodybuilding〞。簡單直接地講是「發達肌肉的運動」（Muscle building）。

在一般人的認知範圍，中文「健身」這兩個字涵義甚廣，跑步、打球、游泳、太極拳……等均可稱之。但同樣地，很多運動或休閒活動也都冠上「健美」兩個字，譬如：健美操、健美食譜……等。

也有人說：我只是隨便玩玩運動一下，又不比賽，所以是練「健身」。如果要當選手，想比賽才能叫做練「健美」。當然我認為這樣的區分是不太恰當的。

所以，如果光從中文的「健身」或「健美」字面上來看還不一定是指我所講的「Bodybuilding」！何況在我們華人世界裡頭，稱「○○健身總會」或「○○健美總會」也沒一定約定俗成的稱呼，兩者有時還互相通用。

但是為了本書的寫作與台灣的慣稱，我還是把我所要講的〝Bodybuilding〞稱之為「健美」或「健美運動」。而且我所寫的「健美運動」（Bodybuilding）就是「鍛鍊肌肉」、「發達肌肉」的運動；也就是〝Musclebuilding〞！

健美運動的由來與發展

「健美」（Bodybuilding）很多人到現在還把它和「舉重」、「健力」混在一起，分不清楚。雖然當今三者是三項完全不同的運動項目，但事實上，如要追溯這個「健美運動」的起源，早在遠古的希臘、羅馬時代，就會發現我們現在所謂的「健美」、「舉重」、「健力」三者在當時的確是一體的。雖然大家看到神話裡的「力神赫克力斯」（Hercules）與「美男阿波羅」（Apollo）是代表兩種不同的「力」與「美」典型，但諸如此類的雕刻、畫相、記錄……等不斷流傳下來所歌頌的也不外乎是「健」、「力」、「美」三者。因為當時體格完美的健美先生通常也就是個大力士。

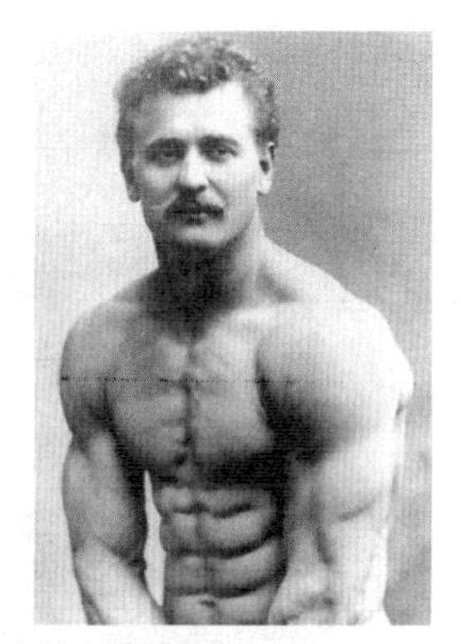
（健美的始祖 Eugen Sandow）

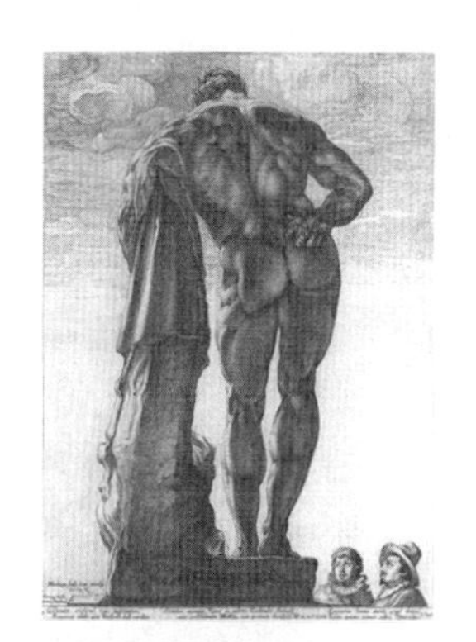
（健美的雄偉力神 Hercules 赫克力斯）

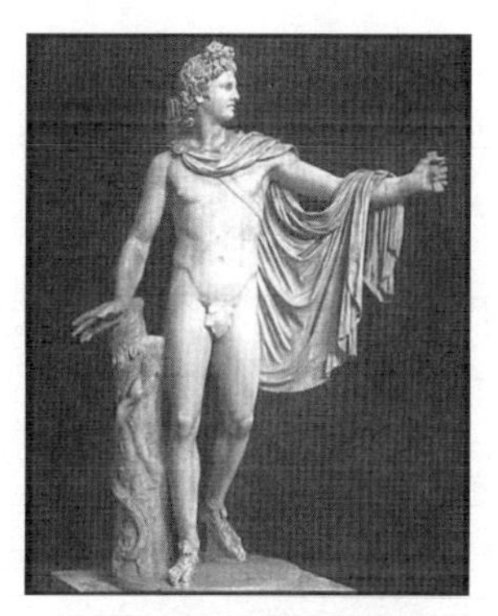
（健美的優雅太陽神 Apollo 阿波羅）

一直到十九世紀末，這個運動才有了很大的轉折變化，從單純靠舉石頭、石擔、石輪……等古老方式，轉變成簡單的「鐵膽」（啞鈴前身）、「鐵輪」（槓鈴前身）、「鐵椅」（臥推椅）……等。這當然要歸功於當時歐洲的一些「大力士」到處表演、宣傳推廣的結果，特別是一位出生德國居住在英國；名字叫**尤金・先道**（Eugen Sandow, 1867～1925）的力士。我們可推崇他是二十世紀以後第一位最偉大的健美先生與大力士。當時在歐洲，他把大力士的表演與比賽變成一種娛樂大眾的活動。把當時用「鐵膽」、「鐵輪」拿來練身材、肌肉與力量的運動方法，漸漸演變成一種早期的「雛型健美運動」。

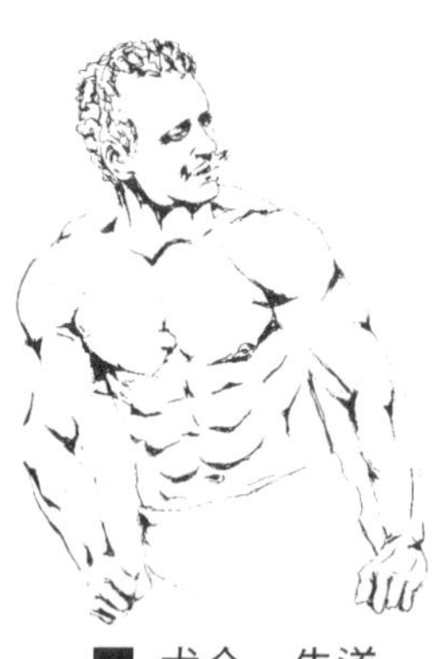

■ 尤金・先道

1890 年代末，尤金・先道轉往美國發展。當時在美國的運動思潮跟歐洲略有不同，在美國此時正興起一股注重身體健康、均衡營養、發展良好體能與身材的運動風潮。尤金・先道這時就把過去「大力士」的表演，轉變成「肌肉表演秀」（Muscle Displays）。他並數次贏得「世界身材體格最完美的男人」美譽，也跟其他的美國熱心健美運動人士，共同出版健美運動書刊、手冊，舉辦很多的「身材肌肉最完美男人比賽」以及「肌肉表演」秀。

美國因此也就從二十世紀的初期一直到現在，都穩居全世界健美運動的龍頭領導地位。所以，我們只要一提到「健美」（Bodybuilding）這兩個字，就必須以美國的健美運動發展為主軸來敘述。現在我先從 1920 年代開始，簡要介紹一下美國的健美運動發展概況。

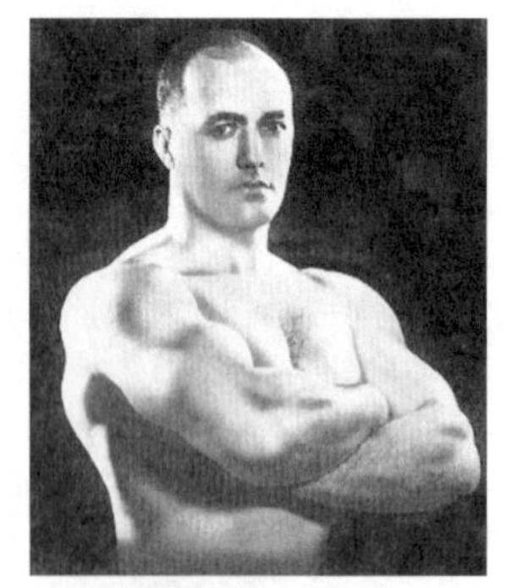

（美國健身前輩，H&S 與 MD 雜誌的創辦人 Bob Hoffman）

在 1920、30 年間健美體壇上出現一位與尤金・先道齊名的健美先生；他是出生德國移民到美國的**西蒙・克林**（Sigmund Klein）先生。克林是以全身肌肉比例對稱、協調均勻、線條明顯著稱，不像過去一直強調的完美男人體格是需要「大塊肌肉」與「大力士」的結合才行。而且他主張完美的健美男人體格跟大力士、舉重選手是有所區隔不同！除了追求全身肌肉的對稱、均勻、線條以外，還要注重飲食與均衡營養，因為他認為「身體健康」

與「身材健美」是一樣重要的。

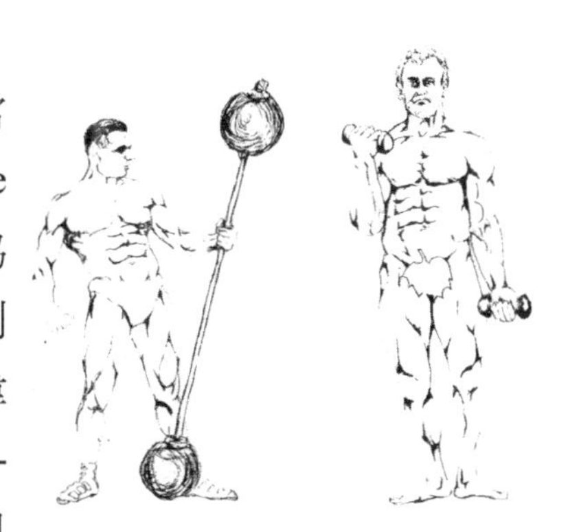

■ 先道與克林

在 1922 年加拿大蒙特婁誕生了一位當今美國健美體壇上的巨人**喬．威德**（Joe Weider），1946 年他創立了「國際健美協會」（IFBB），並舉辦健美比賽，也創刊多本健美雜誌。1930 年代美國還有一位偉大的健美先生**約翰．葛林姆克**（John Grimek, 1910～1998），他同時也是 1936 柏林奧運的舉重選手，在 1940、41 年贏得兩次「美國先生」（Mr. America，由 AAU 在 1939 年創立的比賽）頭銜。約翰．葛林姆克是健美、舉重雙棲選手，他之所以偉大、受人景仰，是因為他具有優異的全身協調柔軟度與多項運動技能表現。他的各項傑出表現，粉碎了當時一般人對健美先生肌肉的錯誤觀念：諸如「死肌肉」、「動作遲鈍」……等等。另外，他更是 1964 年創刊的《發達肌肉》（Muscular Development）與《健與力》（Health & Strength）兩大雜誌的主編，在推廣健美、舉重運動方面不遺餘力。在當時與 Joe Weider 發行的《肌肉健美先生》（Musclebuilder，現在改版為 Flex）雜誌互別苗頭。

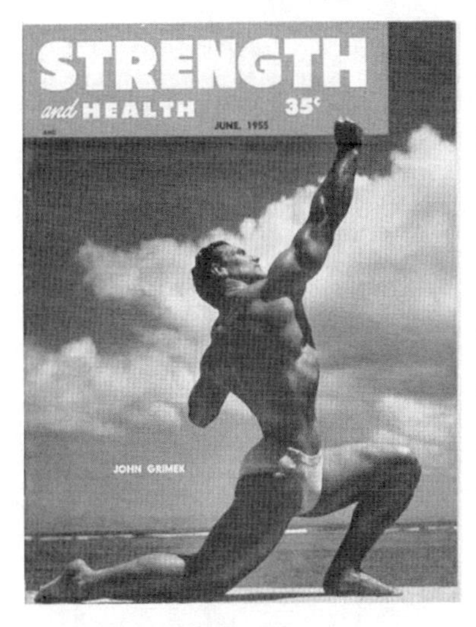

（健美先驅典範 John Grimek）

到了 1950 年代，健美世界的焦點就非**史帝夫·力夫士**（Steve Reeves, 1926～2000）莫屬。

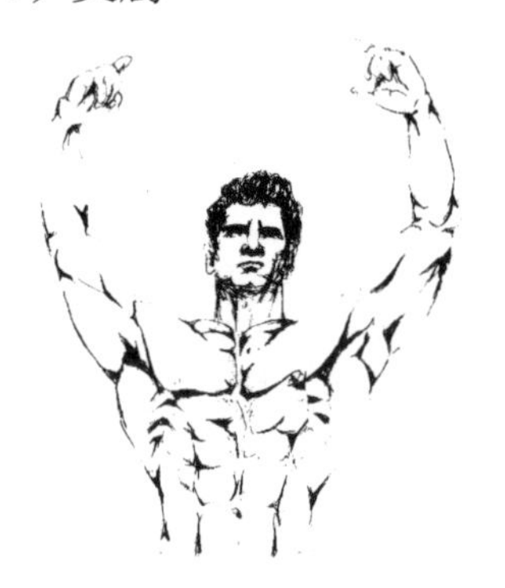

■ 史帝夫·力夫士

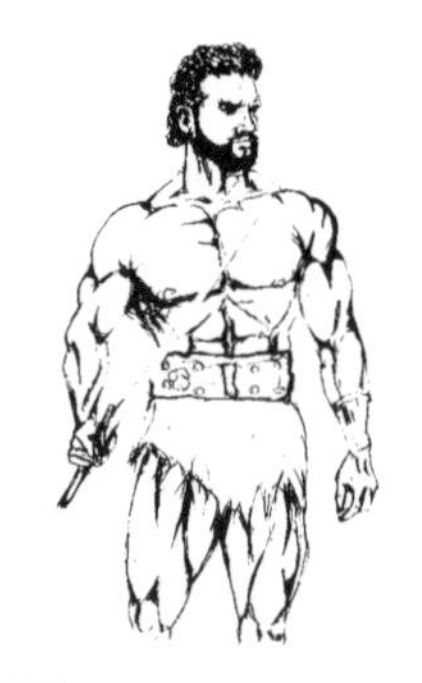

■ Hercules-movie

因為這位健美界的先驅不但以全身完美的肌肉協調與比例對稱，獨霸了 50 年代的健美體壇，他也同時擁有 Mr. America 及 Mr. Universe 兩個頭銜。並且 Steve Reeves 天生就是個英俊性格的美男子，當時主演過很多的大力士電影（Hercules），風靡整個好萊塢電影圈。記得筆者讀小學經過電影院的時候，一看到Steve Reeves的電影海報，每每張大著眼睛和嘴巴；站在他的相片前面發呆很久，這也是我後來開始練健美的主要「遠因」！現在闔眼想起 Steve Reeves 與 John Grimek 的自然完美之健美英姿，再看看當前選手急功近利不擇手段使用危險禁藥的情形，不禁使我感嘆萬分！

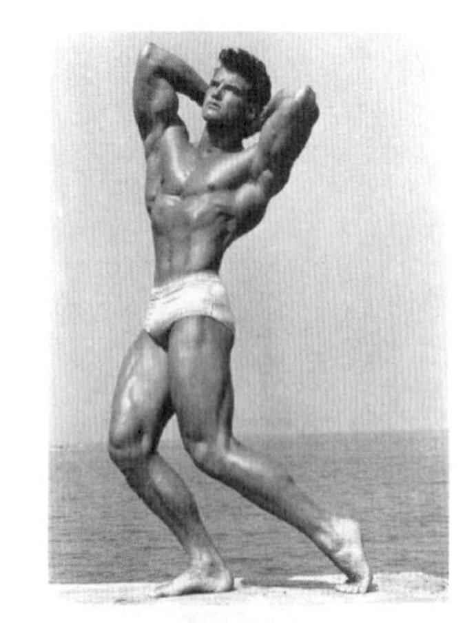

（1953 Mr. Universe Steve Reeves）

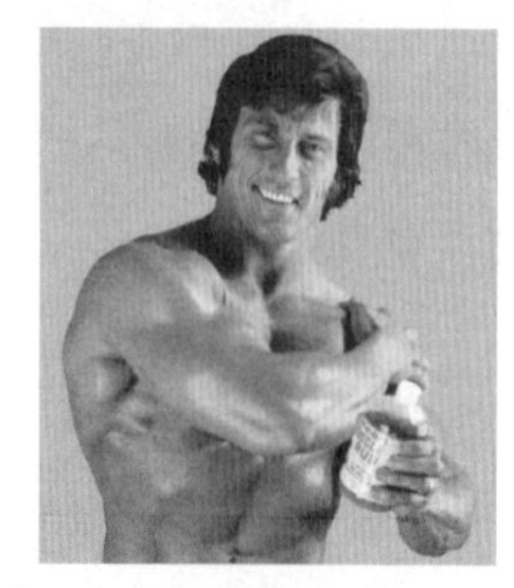

（Mr. Olympia Frank Zane 在 70 年代著名的廣告照）

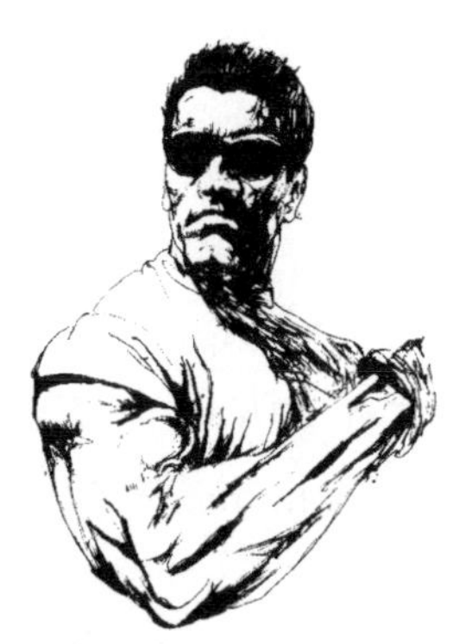
■ 阿諾・史瓦辛格

當進入 1960 與 70 年代，那就是**阿諾・史瓦辛格**（Arnold Schwarzenegger）的時代。他幾乎完全主宰了當時的整個健美體壇。雖然，那個時代還有一些非常優秀的健美先生，諸如：Bill Pearl、Sergio Oliva、Franco Columbu、Frank Zane……等名將，但都無法蓋過阿諾的光芒。說到阿諾的豐功偉業與傳奇發跡史，相信大家多少都知道一些，我就不在此贅述。不過這裡特別要指出，在 1970 年代以後，整個美國及世界的健美運動快速發展，可說是進入另外一個完全截然不同的時代。為什麼呢？主要的原因有下列兩點：

一、首先，像是「類固醇」（Steroid）這種藥物開始大舉進入健美運動的圈子裡面。練健美不再只是吃吃雞蛋、啃牛排、喝牛奶就能練成「職業健美選手」！藥物使用的結果（尤其是 Anabolic Steroid），使得每位頂尖健美選手身上的肌肉，比以前都大了一號。體重 200 磅（90 公斤）以下的職業健美選手漸漸地減少，使得後來的「奧林匹亞先生」（Mr. Olympia）比賽也不再需要有體重之分了。

二、其次，在 1970 年代之後，各種健美雜誌不斷出版，對健美運動的發展有很大的幫助。除了前面所提到的《發達肌肉》（Muscular Development）以及喬・威德的《肌肉健美先生》（Musclebuilder）兩大主流雜誌之外，還有《鐵人》（《Iron Man》1936 年創刊）、《肌肉文摘》《Muscle Digest》、《肌肉解說》《Muscle Illustration》……等不同風貌的健美雜誌。相關的健美訓練、健美表演八厘米影帶也跟著開始廣泛問世。

另外像「健美比賽」；到了 70 年代以後更是快速蓬勃發展。喬・威德「國際健美總會」（IFBB）所舉辦的職業健美比賽 Mr. Olympia（奧林匹亞先生），逐漸取代英國健美協會NABBA的Mr. Universe（世界先生），因為喬・威德的「奧林匹亞先生」比賽第 1 名獎金，從 1000 塊美金開始逐年增加，到現在（2006 年）是十五萬五仟美金再加上一輛名車（約 4、5

萬美金）、一只鑽戒或金表。而整個奧林匹亞男、女大賽總獎金高達725,000美元！這種誘惑力當然會吸引世界所有最頂尖的健美選手，所以，當今健美體壇職業選手最崇高、最終極的頭銜與目標，就非「奧林匹亞先生」莫屬了！IFBB在美國國內的健美協會稱為「NPC」，它所舉辦的NPC Mr.America（現叫做NPC Nationals）比賽，也早就搶走了歷史優久的AAU Mr. America 光環。而且，每年的 NPC Nationals（美國全國健美錦標賽）各分級冠軍、總冠軍都可直接申請參加職業賽。

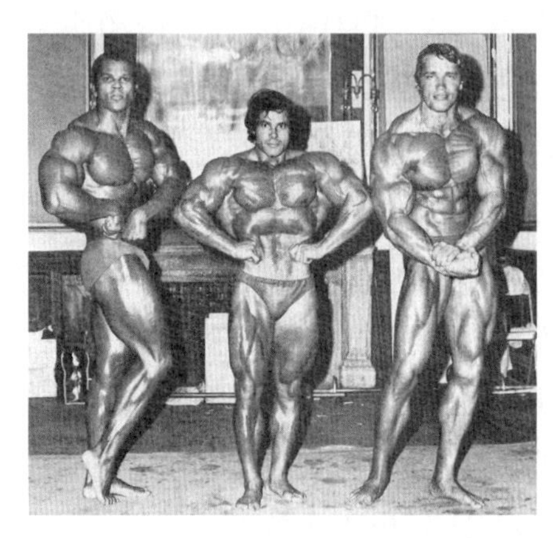

（1975 年 IFBB Mr. Olympia 比賽）

除了美國之外，在 70 年代以後，世界各國的健美比賽活動也是大幅增加。臺灣在這個時候也開使參加「IFBB 亞洲健美錦標賽」，以資深健美選手**鄭海源**（也是舉重選手）最為傑出，當時成績都在前 3 名以內。1983年，臺灣首次派隊到新加坡參加「IFBB 世界健美錦標賽」（Mr. Universe）（選手為謝松益與筆者兩人）。1988年世界杯在澳洲布里斯班舉行，中國首次派出健美選手參加（北京的**何玉珊**與上海的**王力勁**兩人），開啟了中國的國際健美比賽之路。

80年代末期，蘇聯及東歐各國相繼參加了世界杯錦標賽以後，使整個國際健美比賽水準生色不少。90 年代初期前蘇聯解體後變成了「獨立國協」，新成立的一些共和國之健美水準更是驚人，歐洲的業餘健美選手幾乎稱霸整個國際健美比賽場。

到 90 年中期以後美國已經無法繼續在「世界業餘健美錦標賽」中獨霸！不要說前三名，有時連前10名都很難入圍。這是甚麼原因呢？第一、世界各國的健美水準大幅進步。第二、國際健美比賽（尤其是世界杯）強制藥檢結果。以前，美國是直接派「全國健美錦標賽」（NPC Nationals）的各分級冠軍去參加世界杯，也幾乎都能輕易囊括世界杯前 3 名。後來世界杯一開始實施藥檢，美國代表隊就先從NPC Nationals各量級前15名中，挑選出能通過藥檢的選手去比賽。然而後來有時連前十五名都找不到能通過藥檢的選手！只好另外再辦一個「世界杯選手選拔賽」（Team Universe）。但是這些選出來的世界杯代表隊選手，單就「健美水準」來說，當然只是「二軍」的隊伍，就拿2006在捷克舉行的世界杯來說，美國隊居然在70暨90公斤這兩級都是最後一名！因為〝NPC Nationals〞的總冠軍、各分級冠軍都直接去參加尚不須藥檢的職業賽，他們也根本不再去比業餘世界杯了。由此可見當今美國的健美運動確實有存在一些令人耽心的「隱憂」。

介紹完世界「業餘的」健美錦標賽，現在我們再回過頭來看美國與世界的「職業健美運動」發展情形。在1980年**阿諾・史瓦辛格**獲得最後一次「奧林匹亞先生」就急流勇退，淡出健美比賽圈；進入電影演藝界。告別了阿諾以後，「職業健美比賽」可又進入另一個不同的時代，健美選手想要參加職業賽，肌肉除了要更大以外，線條同時也要更加明顯！另外，大部位肌肉不但要漂亮，小的部位肌肉也要突出；如「低背肌」要練得像「聖誕樹枝」般、「臀部」肌肉也要看得到「橫切線」……等。這些這麼「細緻」的肌肉，在70年阿諾的時代，是很難在選手身上看得到的。而「女子健美比賽」也在80年代開始興起（1980年 Rachel Mclish 當選第一屆 Ms. Olympia 奧林匹亞小姐），而且這些女子選手的肌肉、線條一年比一年進步，有的甚至與男性選手不相上下！

七〇年代的「職業健美」是阿諾的時代。80年代又是誰呢？那肯定是**李・漢尼**（Lee Haney，如圖）。

他連續蟬聯8屆的「奧林匹亞先生」（1984～1991），李・漢尼擁有黑人選手先天的「窄腰臀、寬肩背」優點，身高雖沒有阿諾高（只有5呎10吋），但是比賽時的體重都在225到245磅之間。身上擁有的肌肉量，比起阿諾70年代的選手最少多出20磅！80年代職業健美比賽中的「自由姿勢表演」（Free Posing）這一項，也跟以前大大不一樣，無論裁判評分或選手表演動作，都極度要求與講究。雖然李・漢尼的姿勢表演很多人都認為沒有變化，8次冠軍時的姿勢都差不多。但是，無可否認的，80年代中一些職業健美選手的「自由姿勢表演」，可說是已經是達到「登峰造極」之境界！試看Lee Labrada的表演多麼順暢與節奏感、John Brown與Tony Pearson令人目炫的霹靂太空舞步、Mike Christian臭屁自信的肌肉控制秀、Bob Paris阿波羅式的抒情式史詩美感、Mike Quinn的火爆浪子瘋狂演出……等等。80年代的職業健美體壇，實在是充滿太多的優秀「姿勢表演」天才！不像阿諾的70年代中，只有Ed Corny（如圖）一位的姿勢表演值得回味與稱道。

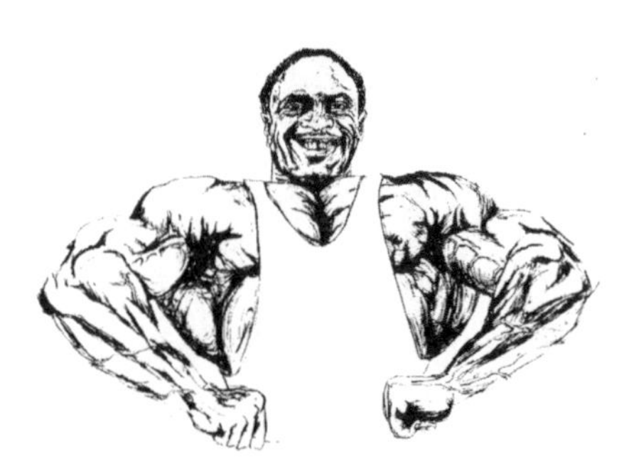

■ 李・漢尼

90年代以後的職業健美表演又如何呢？初期的幾年還好，譬如Vince Taylor節奏冷酷的「機器戰警」動作風靡不少觀眾。但整體來看，90年代的「自由姿勢表演」這一項反而比不上80年代。甚至到了最近公元2000年以後這幾年，看到的一些「奧林匹亞先生」比賽影帶，姿勢表演實在很枯燥，有時都快看不下去。這是甚麼原因呢？因為90年代以後，不論是觀眾、選手或裁判；整個健美圈的「胃口」

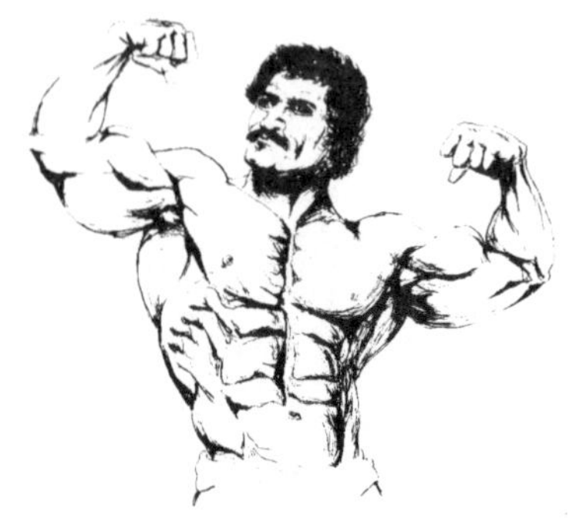

■ Ed・Corney

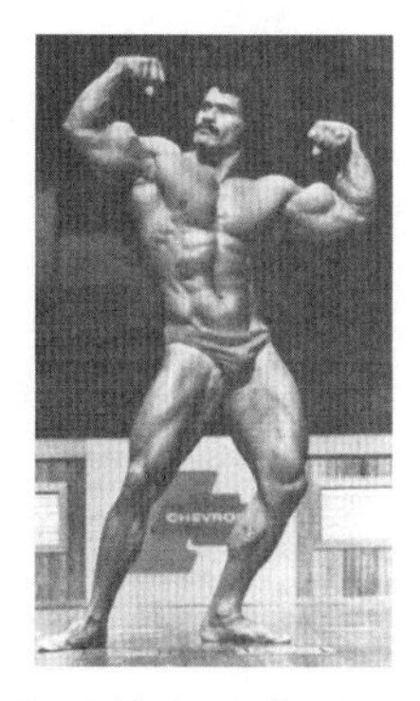

（70 年代的健美姿勢之神 Ed Corney）

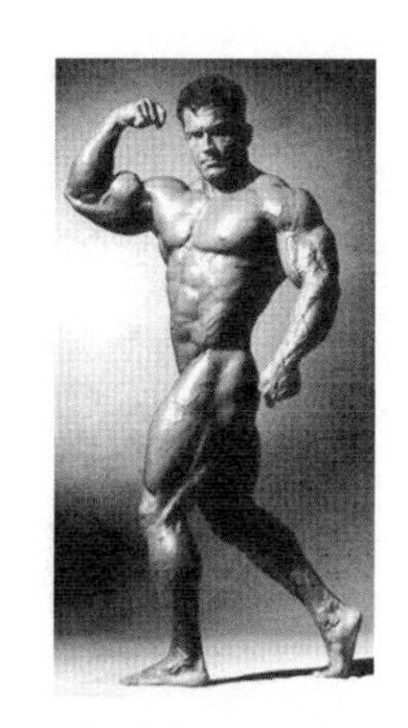

（80 年代健美表演的極致高手 Lee Labrada）

愈來愈大，肌肉要愈練愈大才行。以前體重超過220磅的選手，就算是「大隻佬」，現在呢？比賽時體重 250 磅只能算是「一般」選手！李．漢尼之後的「奧林匹亞先生」**多林．葉志**（Dorian Yates, 1992～1997 六屆冠軍如圖）

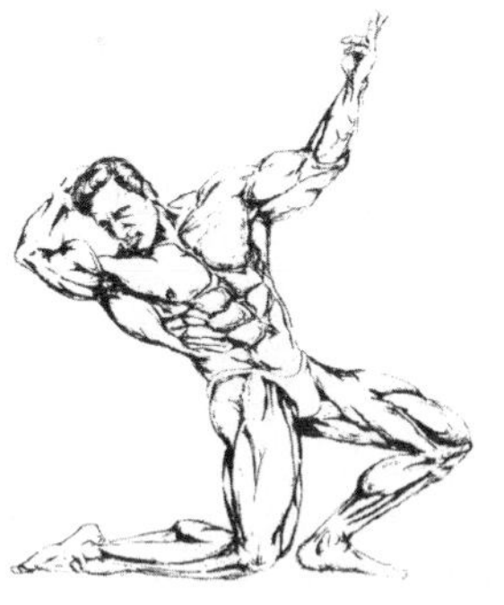

■「奧林匹亞先生」比賽

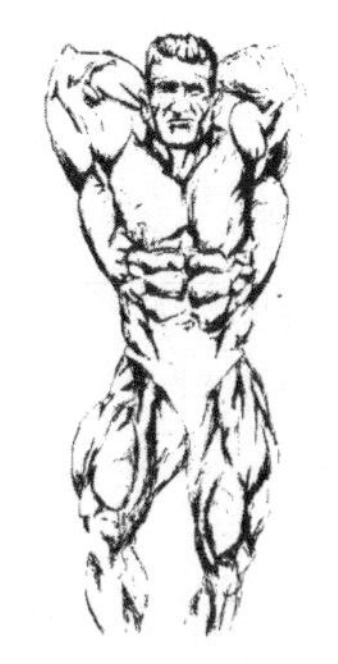

■ 多林．葉志

比賽時體重約在 240 幾磅。而八屆冠軍的**隆尼．寇曼**（Ronny Coleman 1998-）體重也在 240、50 磅左右。但是，非比賽期間的體重，就接近 280 幾磅，有的選手甚至將近 300 磅！連一些身高不到 165 公分的選手，體重甚至也都超過了 220 磅。結果呢？選手們一站上表演台時，就拼命「秀」肌肉的「大」，舞台上的姿勢表演，相對都不太去講究。另外 90 年代迄今，職業健美選手身上不管大肌肉群、小部位肌肉都要大，而且形狀要切割清楚漂亮，線條也比 80 年代明顯很多。最高難度的地方，就是還要「青筋暴露」：也就是皮膚看起來像張薄紙，下面幾乎沒有水份與脂肪，血管還要看起來像「快迸出來」的樣子！不但要「爆筋」，還要「爆血管」！

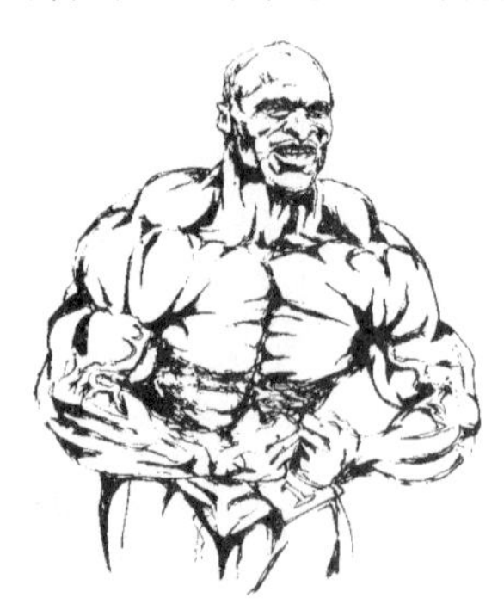

為什麼「健美」從 8、90 年代到今天，在短短 20 幾年之間就進步的這麼快速驚人呢？

第一、健美運動的快速國際化、職業化結果。

現在「國際健美協會」（IFBB）的會員國已達 173 個，業餘、職業健美比賽舉辦頻繁，選手輩出競爭激烈。尤其是職業賽的獎金大幅提高，推波助瀾的結果使大家無所不用其極，狂練猛練。

第二、鍛鍊方法更科學、更進步。

「知識就是力量」這句話用在健美運動，實在很恰當。現在如果還關著門土法煉鋼，是無法出去參加比賽的。6、70 年代的練法跟現在有很大的落差，以前的練法比較制式化，幾乎是連練 2 天或練 3 天；接著休息一天的模式。比賽前 3 個月才苦練，比完了都是休習幾個月不練。後來**喬・威德**（Joe Weider）把各個專家的種種練法、原理，經過一番「整理實驗」收納後，稱之為「喬・威德訓練原理」（後面有專篇討論），健美體壇終於有一套完整的訓練法。這一套訓練法，現在幾成了健美界的「聖經」。

第三、飲食與營養的進步。

以前練健美就只知道要吃「高蛋白」，現在不只是「高蛋白」要吃，最好還要是「乳清蛋白」（Whey Protein）！氨基酸也要吃「BCAAs」與 HMB、還有練前的「肌酸」（Creatine）、練後「麩氨酸」（Glutamine）

……不勝枚舉。平時練習怎樣先「練大、吃大」（Bulk-up）；比賽前要如何「縮線條」？一天（包括睡覺中）要吃幾餐？吃什麼？如何搭配？光是飲食又是一套大學問。很多人認為：「飲食」在健美運動中所居份量的重要性，超過百分之六十；甚至更高！

第四、訓練器材日新月異。

不管是「機械式器材」（Machine）；或是「自由式器材」（Free-weight），都有很多新的理念設計與改進。例如，最近這幾年流行的Hammer Strength（鐵鎚式器材，由 Gary Jones 所發明）。雖然，每位健美選手基本上，都要靠傳統的槓、啞鈴「自由式器材」，才能把肌肉練到大。但是很多細部肌肉還是用先進的器材來練，才能比較精準練到。

第五、補品與禁藥的廣泛使用。

其實這20幾年來，健美選手的肌肉極誇張地進步，主要原因除了「營養與飲食」之改進外，各種「禁藥」的廣泛被濫用，才是最大原因！

但有人說這是「補品」（Supplement）的進步與大量使用結果。可是很多東西到底是「藥品」還是「補品」？甚至只是「食品」呢？由於各國認定的標準不一樣，大家爭論不休。尤其是在1995年左右健美界開始使用一些叫 Pro-hormone 的藥物，我們暫且稱它作「荷爾蒙前驅物」，諸如：HGH（生長荷爾蒙）、DHEA（雄脂酮）、Testosterone（睪丸酮素）、Androstenedione（男烯二酮）……在一些選手身上大量與廣泛使用。有人稱這些東西是〝Baby Steroid〞。我叫它是「小兒科類固醇」（或袖珍類固醇）！因為，光靠這種 Pro-hormone，跟本比不了真正的 Anabolic Steroid（同化類固醇）效果。在美國，一些稍有良心的健美營養專家，就指出：這些 Pro-hormone 跟本就是廠商為了能通過比賽藥檢，誇大了它的效果，實際上的功效頗有爭議。但是到了2005年1月20日美國聯邦政府立法通過禁用pro-hormone！把它跟類固醇一起列入三級管制禁藥！跟海洛因、古柯鹼同等級，非經醫師處方禁止持有或販賣！講到「縮線條」，新的藥物更多、更厲害。像最近這幾年來，就「合法」廣告中，光是「燃燒脂肪」

的藥（或稱之「補品」也好），看了就實在眼花撩亂。像「甲狀腺 Thyroid」及新陳代謝功能促進劑（如胰島素等……），就被大量濫用！遑論其他更危險的禁藥。這些藥物（或禁藥）對頂尖健美選手的影響真是太大了！各位是否知道最近這 1、20 年來，有多少頂尖選手因濫用禁藥的副作用，終生為疾病所苦，甚至死亡？

前「奧林匹亞先生」；現任加州州長阿諾在 2005 年 3 月 5 日的「阿諾杯職業健美賽」（Arnold Classic）中大聲呼籲：相關健美組織要馬上拿出魄力，「嚴打」（Crackdown）使用類固醇等禁藥的選手！他說美國目前的法律已有周延的規定，只需要「相關健美組織」趕快想辦法；以更實際的行動來制止與取締！某些健美選手的使用類固醇等禁藥，確實傷害了這項運動的本質與公眾形象很大！

前面講到 1920、30 年代歐美之健美運動蓬勃發展的情形，我們就不能不回過頭來也敘述一下，當時東方中國的健美運動發展情況。在 1920 年代的「五四運動」風潮中，西方的健美運動資訊也跟著傳入中國。當時的一些健身刊物中有一句很流行的口號：「哲人的思想，文明人的頭腦，野蠻人的體格」。其目的就是要破除「東亞病夫」這個惡名。北京、上海兩地的大學暨學界都有很多人在推動宣揚健美運動，其中又以上海的「精武體育會」最出名，它並舉辦了第一屆「上海健美先生」比賽（由柳奄瑀先生獲勝），同時也創辦一些健美雜誌。當今有「中國現代健美之父」尊稱的**婁琢玉**先生，在當時就是承襲了這股傳統與風氣，從上海出發把健美推展到全中國。

至於 1930 年代的香港，當時因為在英國人的統治之下，健美運動的發展情形並不比中國國內落後。1936 年「香港健美之父」李劍琴創立了著名的「李氏健身學院」，「李氏健身學院」與當時的《健與力》雜誌一直到 1950、60 年代都還是整個華人健美界的奉行典範。1960 年香港的健美選手韋基堯與梁綿滔兩位老前輩，成立了「香港業餘舉重健身總會」。香港健美運動的質量與健美選手水準在當時看來，比起中國；甚或是整個東亞地區，絕對是一流的。

那臺灣呢？1950 年代以前的健美運動發展情況，由於筆者的相關資料尚欠缺不全，所以無法敘述。1950 年以後，因為國民黨政府開始統治臺灣，許多原本在中國大陸的健美愛好者也把這項運動帶到臺灣來。再加上當時美國與臺灣有協防條約的關係，不少美軍駐紮在全臺各地，也間接掀起一股練健美的風氣，筆者當時就是直接受到這種影響，才開始練健美的。

1950 年代的健美先生（也是大力士）王邦夫在臺北「三軍球場」（現總統府前停車廣場）的一場健美表演，轟動一時。總統府後面貴陽街的「健而美健身院」與「YMCA 青年會健身院」裡頭，練健身的人盛況空前。臺灣健美運動經過一些健美界的熱心前輩，諸如：謝鈞貴、葉文章、王思、許吉雄、余永訓、鄭清琪以及葉瑞峰先生……等人士的努力與犧牲奉獻，才能在 1980 年代以後把健美從舉重中獨立出來，另外成立了現在的「全國健美協會」。

綜觀以上，無論是世界、歐美各地或兩岸三地，「健美」與「舉重」在當初原本確實是一家。直到 1970、80 年代以後世界各國才漸漸把「健美」從「舉重」中分出來，而後來也終於成了「亞運」（Asia Game）的正式項目之一。不過「健美」這項運動，最終的目標還是在進入「奧運」成為正式比賽項目之一！目前所遭遇到的困難，除了因「奧運」比賽項目過多而入會較難外，主要原因是「健美比賽」的評審標準與評分方式被認為較不具客觀性！因為「健美比賽」的評審是用「看」的，不是使用「度量衡」。除此之外，還有「健美」這項運動中選手的使用「禁藥」情形，不斷受到外界的質疑與討論。不幸的是：2010 年的「亞運」又取消了「健美」項目。

所以，如何讓健美比賽的評審標準與方式，能更具有明確的客觀性。並且具體有效地遏止濫用禁藥情形，回歸到健美運動的健康本質，讓社會大眾都能正面接受它。這樣「健美」也將自然能進入奧運的殿堂！

第二篇

練健美的基本觀念
與準備工作

從第一篇中我們已經瞭解甚麼是健美以後，現在各位一定很想知道要如何開始練？我想每位初學者在開始之前，要有以下的一些基本觀念與準備工作。現分述如下：

一、心理的準備

(一) 培養「三 D」與「三 P」的精神！

三 D

◆〝Determination〞（決心毅力）

下定「決心與毅力」，開始鍛鍊身體徹底改變自己的身材！

◆〝Discipline〞（自我約束）

強力「自我約束」嚴守良好飲食、運動習慣，絕不改變！

◆〝Dedication〞（犧牲奉獻）

全力「犧牲奉獻」竭盡一切完全投入，視健身為生活之一部分！

三 P

◆〝Practice〞（確實練習）

實實在在「確實練習」，因為〝Practice makes perfect〞！

◆〝Patience〞（要有耐心）

健美的體格不是一年半載可以練成的，「要有耐心」不急於一時！

◆〝Persistence〞（持之以恆）

不能 5 分鐘熱度！也不用天天練或一天練 2 次，但要「持之以恆」！

(二) 認識自己的「體型」

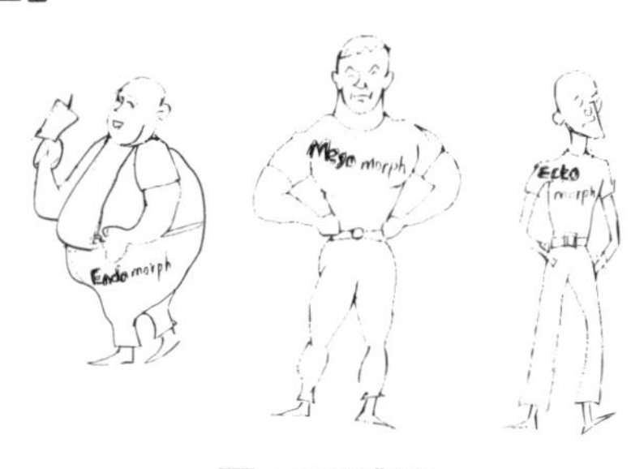

■ 三種體型

◆ 每個人的「體型」不論男女，依先天之不同，大致上可分為：「瘦長型」、「肌肉型」、「肥胖型」等三大類。

◆ 那怎樣才知道自己的「體型」是屬於哪一種類型呢？當然自己首先要面對鏡子「看清楚」自己的身材。但是並非每個人的「體型」都百分之百完全屬於哪種類型，也許是介於其中的兩種，或是譬如說基本上屬於「瘦長型」，但又有一點偏向「肌肉型」(如圖)。

現分述如下：

1.「瘦長型」（Ectomorph）

這類型的人先天體型的比例上，是手腳四肢較瘦長，細骨骼、窄肩膀。很多「難以進步者」（Hard-gainer）大都是屬於這種體型，但是這種體型的人，基本上「線條」卻比較容易練出來。然而想要鍛鍊出較大肌肉的健美身材，那練習時的組數、次數就不能太多；組與組之間休息時間要稍久一些（約三分鐘）。身上每一個肌肉部位，一個星期之中不要練超過兩次。吃的方面，每餐（尤其練完後）的熱量、蛋白質要增加。其他的運動（尤其是有氧運動）或耗體力活動要儘量減少。

2.「肌肉型」（Mesomorph）

這種天生肌肉較發達；屬於運動員體型的人，要練出有健美肌肉的身材，並不很難。所以，在一開始鍛鍊身材時，除了鍛鍊肌肉外；也可以同時兼顧全身線條與肌肉形狀的塑造。吃的方面，熱量、脂肪一定要控制好，不可過量。只要飲食控制得宜，加上正常的鍛鍊，這類「肌肉型」的人很快就能練出一身健美的好身材。

3.「肥胖型」（Endomorph）

先天上白白胖胖、五短身材體型肥胖者皆屬之。這類體型的朋友，練習課程中的組數、次數則要比其他體型者做更多，才能夠把身上的多餘脂肪練掉。有氧運動一個禮拜最少要做三次，每次要三十分鐘以上。飲食方面，一定要低脂、少鹽、無糖，嚴格控制。這類體型的人，因為本身新陳代謝的速度本來就比較慢，所以身上容易堆積肥肉，肌肉的線條也不太容易練出來。因此，只要一段時間停下來沒練，加上飲食不稍加注意的話，就很容易胖回來。

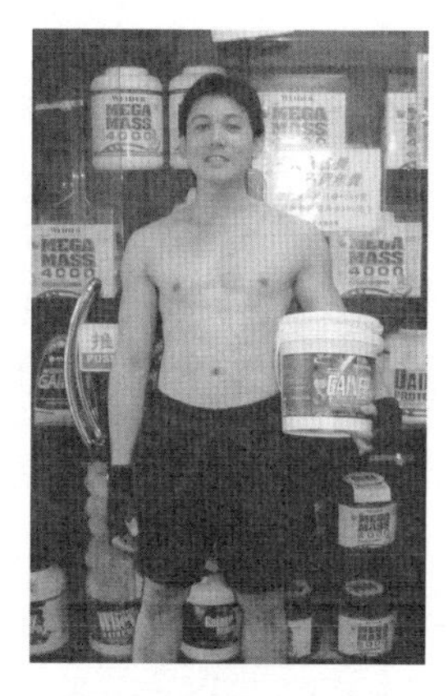

■ 瘦長偏肌肉型

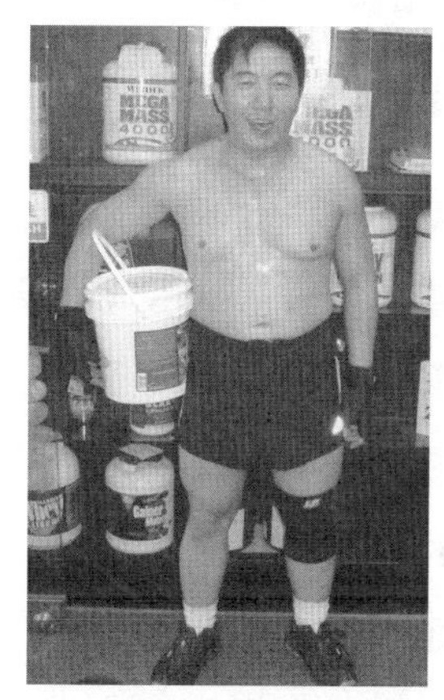

■ 肥胖型

(三) 訂下「合理目標」

1. 目標要實際可行

不管你（妳）是要瘦身減肥或生肌造肉；不要把目標訂得太高、太難，要斟酌自己的條件與實際可行性。譬如，體重之增減，一個月內的變化不要超過原來體重的百分之五左右。一年之內的增減維持在百分之十五左右。否則，你（妳）所增加的體重；可能是肥肉或水份居多。相對的，你（妳）短期驟然所減掉的；也都包含原有的肌肉、體力與健康。

2. 目標用「看」的，不能量化

你（妳）訂定的目標；不要用數據或度量衡去作標準。因為，身材健不健美？好不好？它的標準是用看的，不是用量的！如果身材體格不健美，光告訴人家自己的身材尺寸有多好或是能舉多重，那根本不重要！也沒人在乎！

身材要「看起來」怎麼樣！不是「量起來」怎麼樣！所以，照相片、照鏡子；才是一個檢驗自己是否達到「目標」的最好方法！

二、身體的準備

(一) 身體要健康正常

1. 有病先檢查

身體最好在健康正常的狀況下才開始練，如果患有疾病（如心臟病、高血壓）或身心障礙者；最好先經相關的專門醫師診斷認可後再開始，或使用特殊的器材與設備。

2. 無年齡限制

「練健美」到底有沒有年齡上的限制？原則上沒有！很多人一聽到「重量」兩個字，馬上就緊張起來，覺得一定是會把人「壓」矮！殊不知「一百公斤」是「重量」，「一公斤」同樣也是「重量」！讓小朋友拉單槓，僅用兩手二頭肌承受全身二、三十公斤體重沒人有異議，但如請小朋友用兩公斤啞鈴練手二頭肌，一定很多人反對！

至於年齡較長者，只要沒有不良疾病均可慢慢開始。但由於骨質較為疏鬆，且荷爾蒙分泌減少，全身肌肉無法像年輕選手一樣地快速進步或有彈性。

3. 微恙仍可練

如果是一般輕微感冒、不適或女性月事期間，只要做好相關的保護措施；也是可以開始練習的。

4. 素食主義者也可練出好身材！

只要能攝取足夠的營養如蛋白質、胺基酸等，一樣可以鍛鍊出一身肌肉的好身材！例如：Andreas Cahling（1980 mr. International)、Bill Pearl（4次 Mr. Universe）還有像田徑的 Carl Lewis, Edwin Moses……等人都是素食主義者。

(二) 準備運動衣物與注意事項

1. 不要赤裸著上身運動

在健身房運動，最忌諱不穿衣服練習，穿衣練是禮貌，也是一種衛生習慣。儘管上身只穿著一件被剪得只剩細細肩帶的背心也無妨。運動褲以好跨蹲之短褲為宜，寬鬆者較佳。

2. 要穿鞋

不要赤腳，穿著鞋子運動比較安全，以免踢到器材或被鐵片砸到。一般網球鞋或慢跑鞋均可。

3. 要用毛巾

最好是使用大條的毛巾，毛巾不只是要用來擦自己身上的汗水，最重要的是在使用器材之前先鋪上自己的毛巾；再躺（靠）上去。使用後一定要用毛巾將躺（靠）過的地方擦拭乾淨，不要留下一灘汗水讓別人不知如何收拾！

4.「助握帶」與「手套」（如附圖）

是否使一定要用「助握帶」與「手套」？這端視個人需求與習慣而定，使用「助握帶」可增加握力與穩定性。但如習慣性長期使用；手的握力恐會較弱。至於「手套」則可以防長繭或手汗太多時使用，「手套」以皮製且能露出指頭者較佳。用不用也是視個人需求與習慣而定。

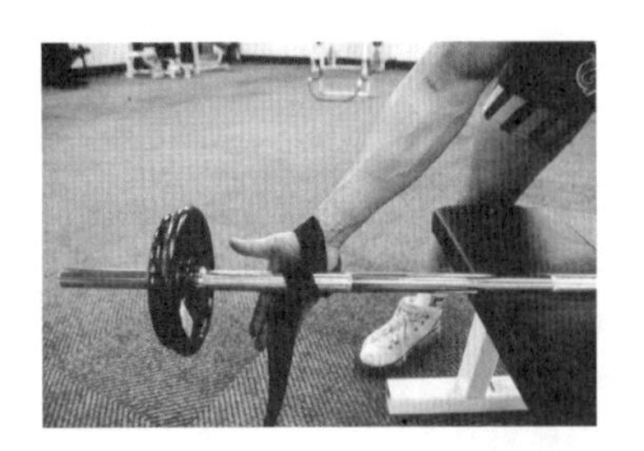

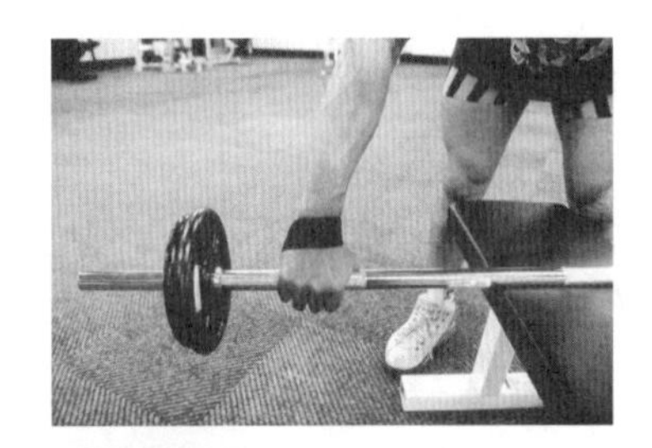

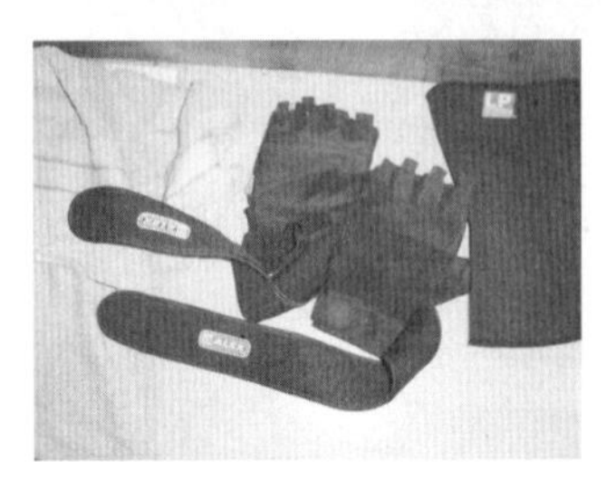

■「助握帶」與「手套」

5.「護腰帶」（如附圖）

「護腰皮帶」具有保護腰部作用，尤其是腰部有傷的人。但是不是一進健身房就要把「護腰帶」繫上？以我的看法：「腰帶」是「護具」，不是裝飾品繫好看的！如果你的腰部有傷或不舒服時，當然要繫著護腰帶再開始運動；但不要繫太緊。

如果身體是以直立的姿勢舉起重物，或做類似「蹲腿」（Squat）等負重動作時。這時候一定要繫緊！怎麼樣才叫繫緊呢？你先呼（吐）氣以後，護腰皮帶先拉緊到貼住整個腰部再扣住。但要記住：每一組做完時，先把「護腰帶」解下來，等做下一組時再行繫上。這樣一來筋骨血液得以流通；二來可隨所練之重量不同而調整鬆緊。

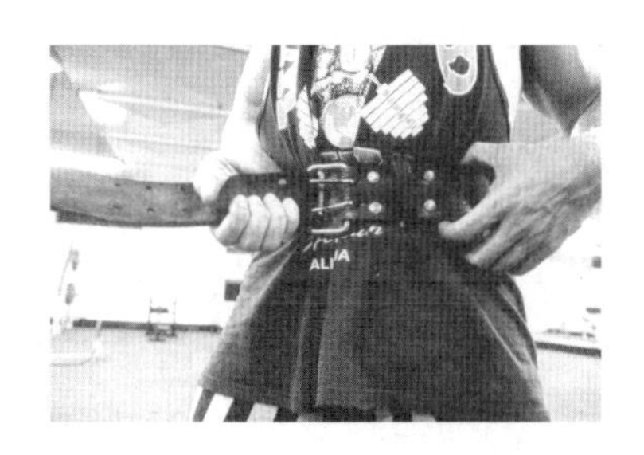

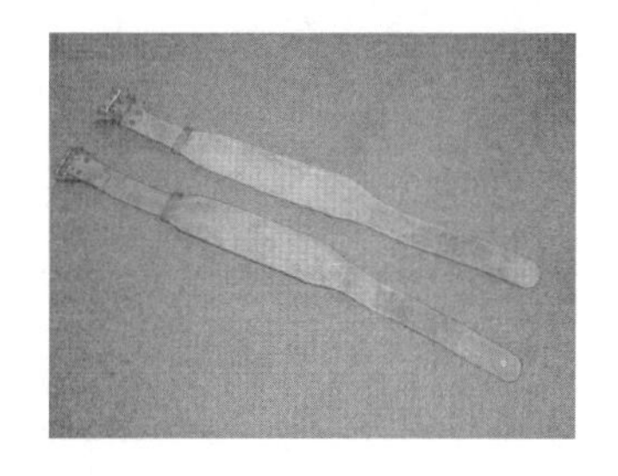

■「護腰帶」

假如你腰部沒有受傷；也沒有不舒服時，大可不必一直繫著護腰皮帶。至於有的人認為繫著護腰帶運動甚或跑步，可以達到全身「減肥」或「瘦腰」效果。我個人至今還沒有看到這種成功案例！

6.「護膝或護腕帶」

就如同使用「護腰皮帶」一樣，如果你的關節沒受傷也沒練很重時；就不要在整個練習的時間內，都用「護膝或護腕帶」把關節捆得緊緊的。因為，一來血液無法流通；二者長久下來關節的力量會無法增強。而且材質避免用固定穿戴式的，最好是用「彈性繃帶」，比較好調整鬆緊。

7. 手機行動電話

手機（行動電話）最好是放置在適當的位置，或必要時（如蹲腿）關機。有些人一進健身房；手機一直講到離開時，真正練的時間不到十分鐘。有的人更因為突然要接一通行動電話；從跑步機上摔出去。

8.「隨身聽」

視個人喜好與習慣而定，但必須注意不要讓「隨身聽」這類的附屬物干擾到動作或姿勢。不過可確定的是：「隨身聽」無法讓肌肉變大！

9. 筆記本

筆記本是否需要？有很大爭論。但是如果有人擔心忘記練習的課程，隨身攜帶「課程表」（Training schedule or routine）邊練邊看，倒還可以。至於一邊練一邊計錄自己練的組數、次數、重量……等等，筆者個人比較不贊成。因為，練健美是著重給肌肉的「刺激強度」（Intensity）有多大？不像練「舉重」講求的是進步多少公斤。

「刺激強度」是無法用數據記錄下來的。所以，如果你的筆記本洋洋灑灑記錄所練的重量、組數等；但如果當衣服脫下來；肌肉並沒進步時，這樣記筆記就沒甚麼意義了。而且，一邊練一邊計，多少會影響到鍛鍊時的緊湊度及分心。因此，我建議各位在運動練習時當場不用記筆記，如果一定要記筆記的話，請在每天練完時；稍作回憶一下剛剛練習的情形；然後再一一記錄下來，作為自己以後的參考資料即可。

三、選擇「健身場所」

一般來說，目前臺灣的「健身場所」分類為：

(一) 綜合性休閒健身中心

綜合性休閒健身場所如「健身中心」、「健康俱樂部」……等，其中除了提供健身健身以外；尚有其他多項休閒健身設施，諸如游泳池、三溫暖、球場……等設備。而健身器材以「機器」類及增進心肺功能的「跑步機」類為主。連鎖商業屬性高，大多採取會員制，收費較貴，常常還有其他的收費名目。

這類場所比較注重「體適能」（Fitness）與休閒性指導，教練指導則以鐘點計費。

(二) 傳統健身院

傳統健身場所如「健身院」則收費較便宜，大多採每月、每季或年收費方式，有的也以「計次」收費。器材設備大都以提供健美運動所需的健身器材為主，尤其是「自由式器材」（Free-weight）佔大部份。其他淋浴設備或有氧運動的器材、場地也比較傳統簡單。

傳統「健身院」大多是由一些健美選手之經驗傳授指導，比較注重鍛鍊健美之肌肉身材或培養比賽選手，多採隨到隨教方式，不另收費。不過這類型的健身院已經漸漸式微了。

(三) 屬於政府機關或社團的健身場所

近年來政府機關釋出不少場地開放為健身場所，有公家直接收費管理（但無指導），也有委託民間經營。器材則五花八門，其中有簡易的健身器材設備提供給民眾鍛鍊，也有游泳池或三溫暖、烤箱等；甚至於其它的運動設備（如網球場）。大致上收費較便宜；但只管理並不負責教練指導事宜。

四、如何選擇「器材」（Machine vs Free-weight）？

不管你是參加昂貴的「健身俱樂部」，或是便宜的傳統「健身院」。也不論裡面的器材多先進複雜或簡陋破舊，大致上都能把它分成兩大類：

(一)「機械固定式器材」（Machine 如附圖）

◆「機械固定式器材」簡稱「機械式」，是指器材中的重量，**其操作運行的方向是固定的**。這類的器材包括：纜繩滑輪、軌道式、油（氣）壓式、槓桿式（如 Hammer strength）以及跑步機、腳踏車……等均屬之。

譬如，以「蝴蝶式闊胸機」（Pec-Deck Machine）的使用來說；你只能調整這台機器的重量。而由外往內一張一合操作的出力動作；其運行之軌跡方向都是固定的。

◆**優點是：安全、容易操作**，增減裝卸重量時不怕鐵片掉落砸到腳。操作重量的同時，也不用擔心還要顧及控制平衡問題。由於切換重量簡單快速；很適合初學及肌力較差者使用。還有它的設計；讓你能單獨集中練到各個局部肌肉，所以也很適合選手在比賽前修線條用。

◆**缺點是**：因為每個人四肢長短不一樣，但是「機械式器材」的**出力方向；在設計上是被限制固定住的**，有時反感覺不舒服甚至造成受傷。但也因為使用時不用擔心平衡問題，反而使全身肌肉群在**整體「力量」與「肌肉」的增強上比較差！所以想要把肌肉練大；單靠「機械式器材」是很難練出來的**。

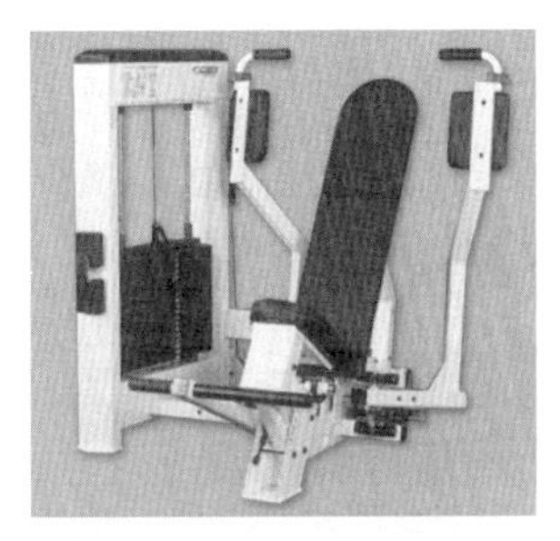

■「機械固定式器材」

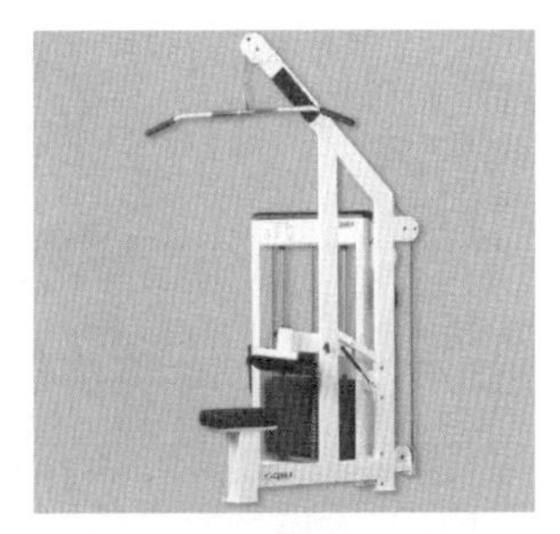

■「機械固定式器材」

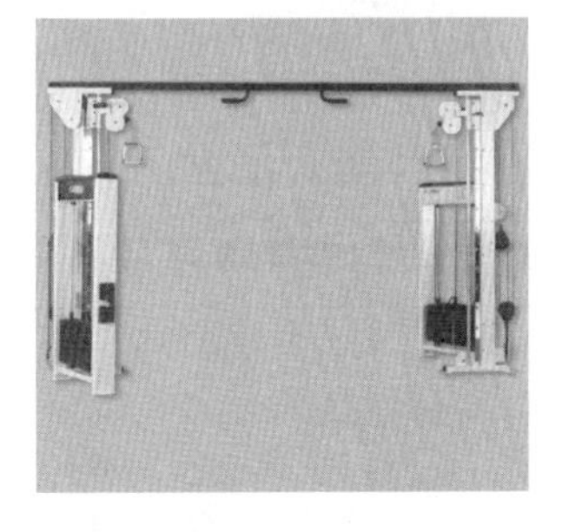

■「機械固定式器材」

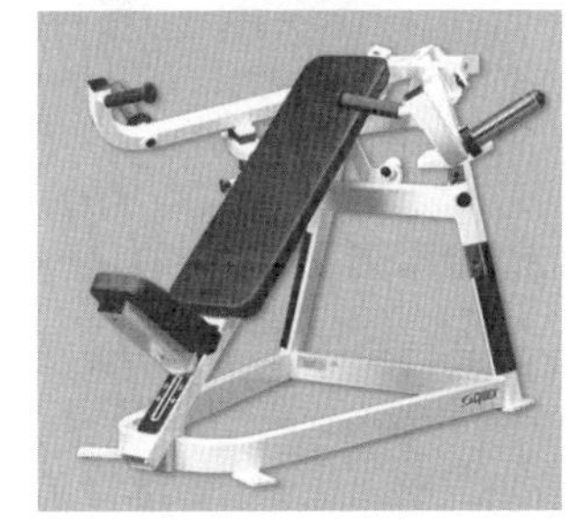

■ Hammer strength

(二)「自由運作式器材」(Free-weight 如附圖)

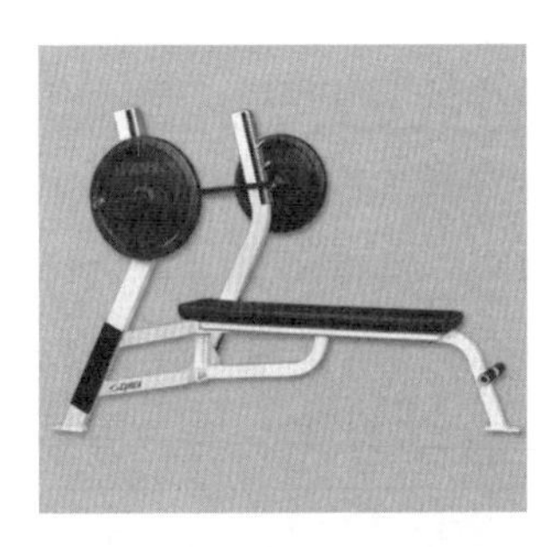

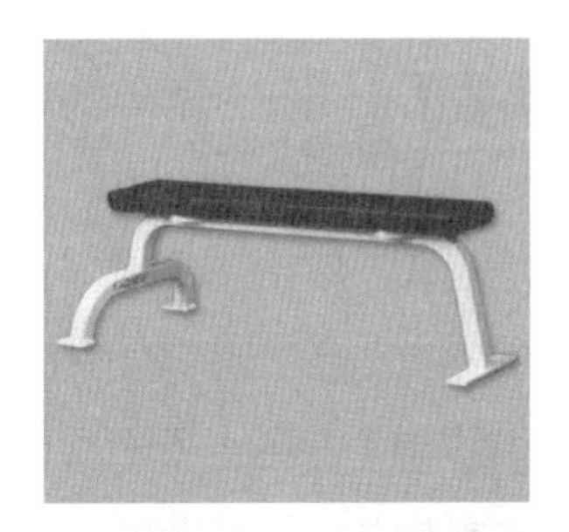

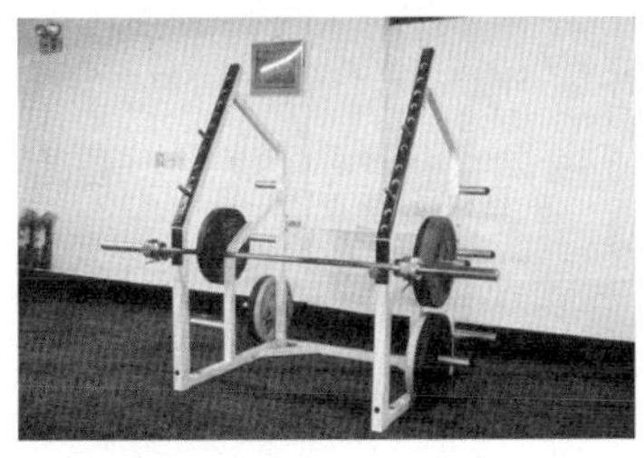

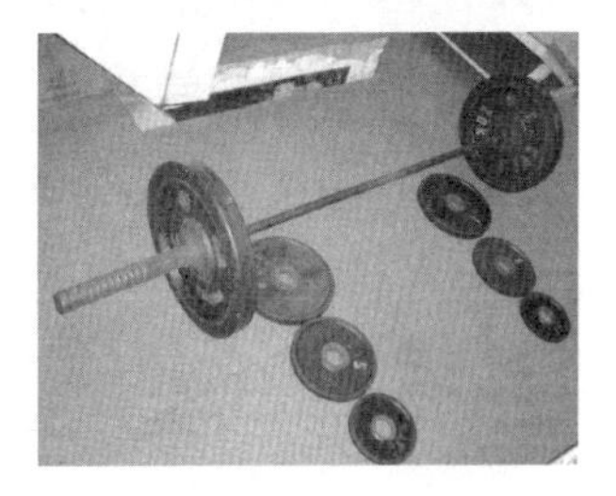

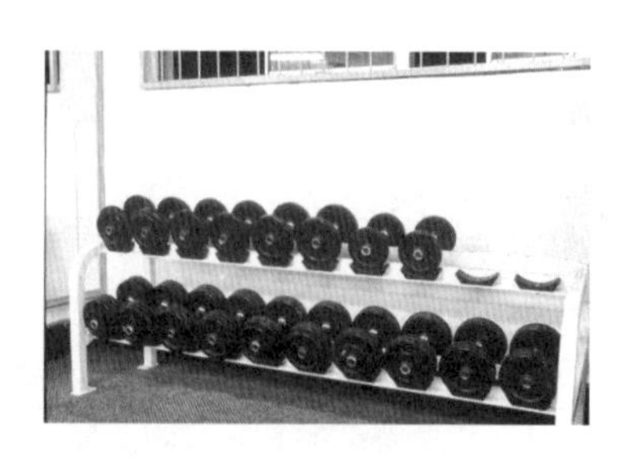

■「自由運作式器材」

◆所謂「自由運作式器材」簡稱「自由式器材」，一般來說，像啞鈴、槓鈴等**可以讓你自由移動做任何方向動作的器材均屬之**。如各式各樣的健身用椅、板凳、鐵片等，也都叫作「自由運作式器材」。

舉例來說；同樣是做闊胸動作，如果你不用「蝴蝶式闊胸機」，而是拿兩個啞鈴仰躺在一張長椅上面做「啞鈴飛鳥運動」（Dumbbells Fling）。這時你所使用的兩個「啞鈴」與那張「長椅」就叫作「自由運作式器材」（Free-weight）。

◆**優點是**：用Free-weight，所動用到的肌肉數量比機器多，而且多屬於 Stabilizer Muscles；而且 " Free weight 動作 " ，對全身熱量之燃燒與減肥較機器有效！例如 Barbell squat 就比 Leg press 能多燃燒50%的熱量！練習使用時；**不受方向、角度限制**。身材大小手腳長短都可使用同一器材。在全身肌肉群的整體**肌肉與力量的增強上最有效**！也可以增加肌肉群的協調性與平衡感。

◆**缺點是：裝卸增減重量時較麻煩，也較不安全**，一不小心就怕鐵片砸到腳。初學者在剛開始很難掌握平衡；舉較重一點時心裡就有壓迫感。因為使用「自由式器材」時無法像「機械式器材」可舉得那麼重，也比較沒有「成就感」！

(三) 結論

◆ 所以，不論是豪華的「健身俱樂部」或便宜的「健身院」，都應該要有「Free-weight」與「Machine」這兩種器材設備。只不過現在的「健身俱樂部」中「Machine」比重偏多，而傳統的「健身院」卻又偏愛「Free-weight」。

◆ 如你問「奧林匹亞先生」**隆尼・寇曼**（Ronnie Coleman 1998-2005）：「自由式器材」對增大肌肉與肌力真的比「機械式器材」有效嗎？他一定會告訴你：我到目前還是偏愛使用像啞鈴、槓鈴這類的「Free-weight」！你只要一看到他那全身巨大的肌肉，就很清楚答案是什麼了！

◆ 如果你想要快點把肌肉練出來；那就要多多使用「自由運作式器材」（Free-weight）！假如只是想輕鬆動一動；那就你不妨先玩玩「機械固定式器材」（Machine）。

◆ 至於只想買些器材在家裡自我健身一下的朋友，那我還是誠懇地奉勸你：買 Free-weight 比較實用、省錢！

五、練習伙伴（Training Partner）

你到健身場所練習，遇到的都是健身同好。當大家運動的時間、所練的肌肉部位、動作相同時，難免會互相幫忙對方、互相看顧一下，這種練習時互相幫忙的同伴；就叫做「練習伙伴」（Training Partner）。至於要不要練習伙伴？這是個見仁見智的問題。但是，如果你要嘗試一下很重的重量（頃全力只能做三、四下以內的重量），尤其是像用槓鈴做「臥推」、「蹲腿」等這類較危險的動作時，一定要找一個練習伙伴幫你在旁邊看比較安全。如果沒有固定的練習伙伴，也要臨時找一個「補手」（Spotter）。你可以說「請你幫我補一下好嗎？」（英文是：Can you spot me？）。英文都告訴各位了，下一次要舉重一點時儘管開口拜託別人補一下，免得被壓到時才要叫救命。

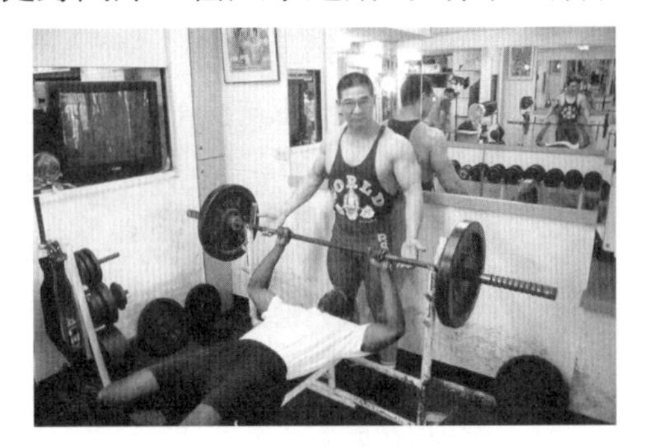

■ 練習伙伴

「練習伙伴」也不一定要固定跟某某人練，因常為了彼此一起練習而互相牽就時間，到最後如有一人無法配合時間，而影響了自已！

六、「暖身」與「拉筋伸展」（Warm-up & Stretch）

(一)「暖身」（Warm-up）

每次開始健身運動之前，一定要做「暖身」運動。這個道理大家都知到，但暖身運動到底要怎麼做呢？有兩種暖身運動要做：

1. 先做「全身性」的暖身。

譬如，跑步機上跑個五到十分鐘左右、騎固定式腳踏車、或用啞鈴做「暖身操」……等都可以。全身性暖身運動的目的是讓全身稍微出汗：各肌肉部位活動開來，心肺功能也開始進入準備狀態。但是有的人暖身運動（如跑步）一做就是半個鐘頭，等到跑完步；其它的鍛鍊課程也就沒有體力做了。所以，你如果真的很想跑步、騎腳踏車或做有氧運動……等，那我的建議是：等你今天全部課程練完之後，再去跑、再去跳有氧！

2. 再做「局部性」肌肉的暖身。

在每次鍛鍊一個肌肉部位之前，一定要先做一、兩組輕的動作（每一組的次數在十五下以上）。譬如，你練胸肌時的第一個動作是「臥推」的話；就要用很輕的重量先推一到兩組，每組次數在十五下以上，這就是胸肌的「暖身」，胸肌才不會拉傷。

(二)「拉筋伸展」（Stretch）

做「拉筋伸展運動」的目的，主要是增加肌肉的「柔軟度」與「伸展度」，讓我們在做任何的鍛鍊肌肉動作時，可以把「動作的範圍」（Range of motion）加大而不會受傷。那「拉筋伸展」什麼時候做呢？你可以選擇以下的任何一種情況做：

1. 在做完「全身性」的暖身之後

2. 在做完「局部性」肌肉的暖身之後

3. 全部課程練完之後

在每次練完全部的課程之後；你可以馬上做一些「緩和動作」（Warm-down）來放鬆自己的全身肌肉。所謂的「緩和動作」；通常就是指「拉筋伸展」運動。

七、健身場所的「基本規矩與禁忌」

(一) 器材使用完畢，歸回原位（Replace weights after use.）

這是健身場所的第 1 條規定！也是最重要的規矩！一般人常常忘記把器材歸位，或認為器材在我用之前就已經亂擺了。但是，為了尊重後面使用者之權益與禮貌，請您用完還是要將器材歸回到原位！尤其是當您加了很多的重量在上面（特別是使用 Free weight 器材時），如果用完了拍拍屁股就走，後面的瘦弱者可就倒楣了。現在在美國很多健身中心，不只是「禁止重摔器材」，甚至於「禁綁頭巾帶」、「禁穿牛仔褲練習」……（No banging weights, No bandannas, No jeans……）。

(二) 請勿重放或丟擲器材（No Banging Weights）

我記得以前在美國一些傳統的健身院牆壁上，常常寫著一條規定：「如果你用力丟我的器材，我就用力把你丟出去！」然而現在有些人看了一些職業選手的訓練影帶，以為這些美國職業選手器材練完都是用摔的。所以，也學著耍帥摔鐵片、摔器材。其實這只是他們拍訓練影帶時的噱頭，跟據筆者本人多次在美國加州親自觀看曾在影帶中摔啞鈴的職業選手練習，也從未看到他們摔過啞鈴。而且都是規規矩矩地取用器材，請大家不要被少數影帶中的噱頭誤導了！

(三) 使用器材之前，請先確定有沒有其它的人也在使用？

如想使用任何器材時，請先確定有沒有其它的人也正在使用？如果有，請先禮貌地詢問可不可以和他一起使用？切記：請勿一靠近器材，也不管有沒有人正在用，就把別人加的鐵片統統拔光！這是健身場所中最常見的極不禮貌行為！

不過同樣地，當你獨自使用器材時；如果發現有人也在旁等候，可以邀請他一起加入練。或者明確告訴他；我還要用多久。絕對不能霸佔著一堆器材很久，一直聊天、講手機又不練，但也不准別人碰，這是一種最要不得的惡劣行為！

(四) 請把自己的汗水擦乾淨

不管你流不流汗，練的時候一定要記得帶條毛巾！只要身體一接觸到器材，不管是躺、是趴，都請先鋪上毛巾。身體一離開，請馬上將汗水擦乾淨。不要說我不流汗沒關係，因為只要你身體皮膚直接接觸到器材，又沒鋪毛巾；別人總是會覺得很不舒服的。

(五) 身體、衣物請勿發出異（臭）味

儘管有的人在運動時帶毛巾；也有穿上衣。但是，由於運動衣或毛巾沒洗乾淨而發出異（臭）味，令旁邊的人退避三舍。有的是體（臭）味特重，或是偏好噴些古龍水之類的香水，也令人受不了。另外，助握帶、手套等用具用久了會產生異味，也請常常注意換洗。

(六) 練習時的「叫喊聲」要適可而止（No grunting?）

很多人習慣在運動練習時，會一邊練一邊喊叫，尤其是在用力時或拼命操的時候。在傳統的健身院經常可以聽到這類的吆喝聲，有些人很喜歡這種練習的氣氛。但近年來在美國一些健身場所；甚至是某些傳統的健身院，也貼出告示要求練習的學員，不可以大聲喊叫練習。（No grunting）理由是：會影響到其他人的「安靜氣氛要求」。這種說詞令很多人無法接受！其實說穿了是健身業者的生意考量。因為，有些壯漢兩三個在一起練習時，毫無忌憚大聲喊叫互相激厲，甚至連髒話都出口了。在旁邊運動而比較斯文的瘦弱者，當然都紛紛走避。所以，建議各位，有這種大聲喊叫習慣的人，最好先觀察一下你參加的健身場所與練習時周遭的人，再決定能喊多大聲。

前面也提到現在的健身場所中，講行動電話手機的人很多，幾乎是人手一支講個不停。所以，我發現現在健身運動中，互相聊天的人比以前少很多，反而講手機的人卻增加不少。希望各位在健身場所講手機時音量放小一點，萬一要講久一點，請先注意一下有沒有人在等候你的器材？

(七) 注意與他人之間的「互動關係」與「禮貌」

1. 互相幫忙「補」，不要誤導他人。

健身場所中「熱心人士」特別多，常常動不動就要教別人所謂「密笈」或「糾正」別人的動作。然而往往自己那些善意但不正確或不成熟的經驗，卻誤導了別人的動作與觀念。但有些人到了健身院，就是喜歡一個人隨便動一動，並不希望別人打擾他，或是只想練他「自己的一套」，所以不要過度「雞婆」。

反倒是當有人快舉不起來或快被重量壓到時，要主動上前幫忙「補」一下！這才是健美運動的真正「運動精神」之一。

2. 不要隨便「冒犯」或打擾他人

這怎麼說呢？不要因為你很欣賞一個人的身材或肌肉，兩隻眼睛就死盯著人家身上看，甚或直接伸手去掐掐摸摸。要掐或要摸請先問清楚！要欣賞、要看，請不要給人有壓力的感覺！以免引起一些不必要的誤會。尤其是一些選手在練習時，很不願意別人干擾他。請記住不要打斷人家的練習，或追問類似：「請問這是練哪裡？」、「可不可以照張相片？」……等諸如此類的話！

八、一天之中甚麼「時段」練最好？

(一) 清晨或早上練

如果以生理時鐘，或身體的新陳代謝功能來說，**一天的「清晨時段」是最理想的**。因為，在「清晨時段」經過了七八小時的睡眠休息以後。身體在一個重新開始的起點，不但代謝脂肪的功能特別強，還有此時身體內部的「Anabolism」（肌肉同化組合作用）也很大。

譬如「有氧運動」，如果在吃早餐之前，先做三、四十分鐘的有氧運動（如慢跑、騎車），然後再進早餐，這樣可比在下午以後才做有氧運動更有效！鍛鍊肌肉的「健美運動」也是一樣，所以很多選手選擇在一大早的清晨階段練習，除了是避開健身房的人潮與干擾外，最主要的原因也在這裡。

(二) 下午或晚上練

但也有持相反看法的人根據他們所做的分組實驗結果；晚上練的那一組人無論在「增肌」或「減脂」方面，都比在清晨練的那組效果好一些！尤其是晚上練的這組人相信之所以晚上「減脂」效果較好，是因為在一天將結束時，再把身體的新陳代謝率提高起來！

所以有很多專家主張在下午或傍晚以後做運動練習比較好，因為，這時候全身體溫比早上高，肌肉都已活動開來很久了；柔軟度也比較夠不易受傷。尤其是辦公室坐了一天的上班族，下班後的運動剛好是恢復身心健康最好的方法。上班族如選在一大早鍛鍊，接著整天全身酸痛，也會影響到工作。

總而言之，各自調整適應好就可以。不過原則上，在運動之前，不可過飽或過餓。如果是排在下班後吃飯前練習，那麼最好先吃些稍具點熱量但不油的澱粉類食物（英文叫Carb-up）。很多人以巧克力棒代之，但要注意，一般的巧克力棒含糖量很高，吃下以後體力可以一下子提昇起來。但僅可撐個一、二十分鐘，除非你吃的是「高蛋白」巧克力棒。如果你是從事耗費體力較多的工作，在累了一整天後；如能小睡片刻再開始鍛鍊，那效果肯定是比較好的。

九、 練健美成功的三大要素

(一) 正確的練法與課程

1. 「動作」要先求做「正確標準」與「完全」。
2. 以練「基本動作」為主。
3. 儘量選用「自由式器材」（Free-weight），「機械式」次之。
4. 不要一昧抄襲選手或他人的課程，要嘗試摸索出適合自己的課程練法。
5. 請記住：「練健美並不在於你舉多重？而在於你怎麼練！」、「健美是用看的，不是用量的！」
6. 融會貫通各項「訓練原理」，適時正確採用。

(二) 均衡的營養與飲食

1. 少量多餐，一天分成五、六餐。
2. 「六大營養素」缺一不可，蔬菜水果不能少。
3. 每公斤體重每天最好要攝足 2 公克的蛋白質！
4. 補充足夠的「補品」（Supplements）。
5. 練健美三大重要「補品」：「支鏈氨基酸」（BCAAs）、「麩氨酸」（Glutamine）、「肌酸」（Creatine）。
6. 低鹽、少糖、少油、多纖、多喝水！
7. 不用類固醇與禁藥！很多人抱著急功近利快速成功的心態使用了類固醇等禁藥，但是爾後悲慘的代價是永遠無法彌補回來的！

(三) 足夠的休息與睡眠

1. 肌肉在健身房練膨脹時不是真的變大，而是需要在「休息與睡眠」中才能長大！

2. 每天高強度激烈的鍛鍊以後，基本上需要 6 至 8 小時良好品質的睡眠。
3. 如果是從事較勞累或體力性的工作者，最好中午能午休（睡），或在下班後與鍛鍊前之間睡半個小時。
4. 鍛鍊之前如果覺得身心俱疲，不要勉強練或草草混過，寧可先休息足夠再開始！
5. 人生觀與生活態度要保持「積極」、「樂觀」、「進取」，如果消極、悲觀、沮喪，不但會影響練習成果；還容易造成運動傷害！
6. 如果常常覺得練習成果無法進步或遇到瓶頸，甚至產生倦怠感。千萬不要放棄練習！請立即檢討課程、營養、睡眠或是工作作息時間，加以改善。
7. 不能常依靠像「燃脂劑」或其它「提神」、「激力」之類的藥物來維持鍛鍊之強度與意志！

美國的教練 Milos Sarcev 常說：

In Koloseum Gym there is a simple rule - if you get on the floor to train - you better have the best training session ever - every time you train...or go home and come back when you are ready for it...

No sympathy, no excuses...no weaknesses...ALL OUT - OR YOUR ARE OUT!

（在我健身院有一條規定很簡單：……想要練？準備好了再進來練！不要藉口、理由、懦弱一大堆！……進來練就全力以赴去拼；否則你就出去吧！）

我再強調我的書一開始的兩句話：

「Train hard ,or go home ！」（不拼？那回家算了！）

「Do or die ！」（不苦練？去死算了！）

第三篇

健美的
十大錯誤「迷思」
與
「增肌」、「減脂」
正確觀念

一、健美的十大錯誤「迷思」

在一般社會大眾對「健美」（Bodybuilding）與「健美運動員」（Bodybuilder）的認知與想像，都有各種不同的詮釋與錯誤的觀念。這其中充滿了不少的誤解、偏見；甚至「既矛盾又忌妒」，這些錯誤的「迷思」（Myths）極待我們一一來解開。

「迷思一」：如果你（妳）不再鍛鍊時，全身「肌肉會變成肥肉」甚或「垮」下來！

事實是：如果你（妳）不再鍛鍊或停止練習時，肌肉會改變回原來的形狀，也就是說肌肉本身的每一條纖維會變小；回復為原來的形狀，但全身肌肉的纖維數目也不會減少。變胖的原因是：在你（妳）不練、不運動以後，體內新陳代謝速度變慢，無法有效燃燒脂肪。另外又因為不注意飲食，攝取過多的油脂、鹽分、澱粉等，身上當然就開始堆積脂肪與肥肉。

肌肉跟肥肉的結構不一樣，肌肉不會變成肥肉；就像橘子不會變成柳丁！那只是肌纖維變小，肥肉覆蓋在肌肉上面罷了！「好身材」要靠「結實的肌肉」去「撐起來」，但肌肉如果變小、變無力了，而身上卻掛滿了脂肪與肥肉，身材看起來當然是「垮垮的」。那「垮下來」的絕大部分是肥肉！肌肉本身不會垮！那萎縮的肌肉只是不幸被肥肉脂肪「牽拖下來」而已。

「迷思二」：女性要練健美或減肥最好是只做「有氧運動」，不要和男人一樣地鍛鍊肌肉，以免練出像男人一般的身材或肌肉。

事實一：如果只做「有氧運動」（就算是高強度）的結果是：只能燃燒了全身多餘的脂肪。人是會瘦下來；只是相同比例的身材小一號而已。因為妳不緞練肌肉，所以「身材」不可能因瘦下來也會跟著變好，鬆垮的些部位還是不會變結實，甚至看起來更鬆弛、更明顯！

事實二：肥肉比肌肉輕，重量相同的肥肉與肌肉，肥肉佔的空間大，是肌肉的五倍！所以減肥當然要減掉肥肉；不是減肌肉！身材要好、就需要有彈性的肌肉來撐！那就不能只有減肥，還要同時把肌肉練結實起來。拿臀部跟大腿來說，就算把這一部位的肥肉練掉了，鬆垮或下垂的地方還是一樣。只有靠運動讓臀部、大腿的肌肉結實起來，有結實的肌肉來撐；臀部才會翹起來！

事實三：女性身體先天上沒有那麼多「雄性荷爾蒙Testosterone」（增進肌肉生長的雄性荷爾蒙），皮下脂肪也比男性多。所以，基本上很難練成像男性這麼大塊的肌肉，請不用擔心！

「迷思三」：如果要瘦身減肥；最好是挨餓少吃或不吃。

事實是：要瘦身減肥，首先要加速我們身體內的「新陳代謝 Metabolism」速度。少吃或不吃的結果是：身體內的「新陳代謝」速度會慢下來。因為我們的身體有自動的「生存機能 Survival Mechanism」，當你打算用挨餓的方式來消除脂肪時；你的身體會本能地自我保護儲存更多的熱量，並減緩新陳代謝速度，以確保身體其他機能的正常運作。而且，到時候你的身體會愈來愈衰弱，你可能因體內大量缺乏碳水化合物而產生危險的「酮症」（Ketosis）。或者是受不了再大吃大喝一頓，這種反反覆覆的循環減肥法最後根本減不了肥！

況且減肥是靠「肌肉的動能」來進行。只有當你身上擁有比較多的肌肉時；你的「新陳代謝」速度才會比較快，燃燒脂肪的效果也較大。肌肉要有足夠的動能，就要攝取足夠的碳水化合物。要有足夠的碳水化合物，當然就不能不吃！歐美健身界一提到「減肥」，常常會說："Fat is burned in the furnace of carbohydrate！"意思是說：「脂肪要靠碳水化合物來燃燒掉！」所以正確、適量的飲食，再配合有效之運動，才是你瘦身減肥的正途。

「迷思四」：因為我一直都有保持規律的健身運動，所以可以隨便吃；甚至大吃大喝都比較沒關係！

事實是：如果你有從事運動或練健美的習慣，更應該注意自己的飲食！很多人都知道運動對健康的重要與好處，也養成了規律的運動習慣；但是，他們的健康、身材與肌肉並沒有甚麼大的改善。主要的原因之一，就是沒有良好的飲食習慣配合！

而且往往拿自己一直有在做運動，當成可以大吃大喝的藉口。我們要知道，儘管你都有保持在運動，但是高油脂、高熱量、高鹽分的飲食習慣，照樣讓你會有高血壓、高膽固醇與高致病率！想練好健美或身體，「飲食」（Diet）佔百分之 50 以上的重要性。所以在健身界我們常說：「你吃甚麼像甚麼」（You are what you eat.）！

「迷思五」：身材要健美；肌肉要更大，就要跟那些職業選手一樣，每天最少要在健身房練 3、4 個小時或更久！

事實是：其實「健美運動」跟舉重、健力或重量訓練是不一樣的！主要的關鍵不在於你每天要「練多久」、「練多重」？而是你「怎麼練」？（也就是：How you lift？不是 How much you lift？）「健美運動」最重要的一個字就是「Intensity」（刺激強度）！

譬如說用「臥推」（Bench Press）練「胸肌」時，很多人為了能推得更重一點，刻意每組之間休息很久，或保留點力氣下一組再推。結果胸肌的「力量」是進步了，但是胸肌的「線條」、「呎吋」、「形狀」並不見得有進步！因為你這樣是「健力」的練法，不是「健美」的練法！

實際上，一些世界上最頂尖的健美選手，每次花在健身房鍛鍊的時間，很少超過兩個小時，而且一個星期當中，身上每個部位的肌肉只有鍛鍊一次！絕對不是如外傳職業選手就要泡在健身院一整天！何況你今天只是要身材好一點、身體更健康一些，那麼你每個星期只要花個三、四次到健身房，每次來個三、四十分鐘的「高刺激強度」鍛鍊，那運動的份量絕對足足有餘！效果也一定很理想。

「迷思六」：健美選手身上的肌肉只是一堆大而不當的「死肉」（Muscle-Bound），而且一點也不靈活。

事實是：我們身體的關節部位活動主要靠肌肉來牽引，如果肌肉萎縮或不夠發達的話；它的活動伸展範圍也會受到限制。何況健美選手每次在鍛鍊肌肉前，都要先做一些「伸展動作」，來當作熱身運動。常常做這種拉筋的伸展動作，整個身體各部位的柔軟度一定比較好。很多人往往只看到健美選手在比賽時的「誇張」走路或表演姿勢，甚至幾張照片，就認定他們是「兩手合不起來」、「手抓不到背部」……等奇怪的想法。其實在國際或職業健美比賽中，常會看到一些選手做出高難度的表演姿勢與動作，諸如前後空翻、左右劈腿坐下……等。

何況在一些與肌肉（力）大小有關的運動項目；如摔角、拳擊、武術技擊比賽，一定要分量級，輕量級不可能與重量級一起比賽。基本上肌肉較發達的選手也往往較佔優勢，各位試看美國職業摔角比賽WWE的選手；如 Ken Shammrock 與 Triple H 的肌肉絕對不輸一些健美選手，但是，他們的靈活度實在很好。在日本「極真空手道」（kuokushin karate）與「修斗武術」（Shoot-fighting）中，特別強調要求選手鍛鍊強大的肌肉，因為他們認為「肌肉就是一種武器」！所以強大發達的肌肉絕對是一種正面的助力，Bigger Is Better！「大」不見得無當或是笨重。

「迷思七」：我很瘦；如想把肌肉練大，一定要先吃胖！反之，如果我很胖；一定要先減肥，再開始練肌肉！

事實是：多此一舉，苦了自己！「減肥」與「鍛鍊肌肉」要同時一起來！因為先吃胖起來的這些都是肥肉，它不但不會轉變成肌肉，反而成了健康上的負擔。同樣地；也不可能有不靠肌肉收縮動能來完成的「純減肥」運動方式。不同時鍛鍊肌肉的減肥法，就算減掉了肥肉；肌肉同時也跟著流失掉！

正確之道，不管你是「很胖」還是「很瘦」，沒有什麼「先減肥」或「先吃胖」的秘方！只是在「練」跟「吃」的方法上略有不同而已：「胖的人」要低鹽、低脂、低熱量，鍛鍊時的重量要輕、次數組數要高、有氧運動量要多。「瘦的人」要吃多餐、高蛋白、多澱粉、高熱量，練的時候次數組數要少一點、重量多一點、有氧不要做太多！

「迷思八」：標準與理想身材的體重是「身高減掉一百一」！

事實是：往往所謂「標準與理想」，不能以單一的「度量衡」來判定。身體是否健康？要從多方面來評斷，諸如：心肺功能、各器官功能測驗值……等等。身材是否健美？體重更不是唯一標準，還有骨架大小、身體各部位的比例對稱……等。至於影響「體重」的因素當然還有骨質的密度，與全身脂肪的比例。尤其是脂肪：基本上脂肪比肌肉輕，但如果兩者的重量相同時；脂肪佔的空間卻是肌肉的五倍！

所以，評斷身材的好壞，主要是用「看」，不是用「量」的。就像健美比賽時，裁判是用「眼睛」看；不是用「度量衡」來評定名次的道理是一樣。而且就算是兩個人的身高體重都一樣，也都合乎所謂「減掉一百一」的標準，但是兩者身材還是不一樣，也可能看起來仍是太胖或太瘦。所以，體重是否過重或太輕；到底要減肥還是增重，不能只拿「減一百一」或「減一百」來當作唯一或主要的標準。

迷思九」：練健美的人，尤其是那些健美選手，全身的肌肉看起來又畸形又噁心，這些人都是「自戀狂」或是同性戀者。

事實是：在每一個運動領域裡或各行各業中，都有「自戀狂」或是同性戀者。何況自己是否「自戀」或是「同性戀」，別人並沒有資格加以撻伐！一個練健美的人，一定是很在乎自己的健康與外表，這種多關心喜歡自己一些，多給自己一點自信心，並沒甚麼不好。

何況，練健美時一定要靠「照鏡子」，才能看出自己身材的缺點然後加以改進。「鏡子」是健身房最重要的設備之一，我們不可以因為常常看到練健美的人在鏡子前擺Pose，就一口咬定人家是變態的「自戀狂」。通常這些批評者很少、甚或不願去照鏡子面對自己「真實的一面」！

女性喜歡欣賞女性的健美身材，大多沒人反對。男人喜歡看女人的健美身材，更被視為天經地義。但是，只要男人羨慕或喜歡看男人健美的身材，就會有人曖昧地嘲諷你。我從事健身三十幾年，不論是在臺灣還是國際健美比賽中，也沒看到幾個同性戀的選手。何況誰說只有異性才能欣賞你（妳）的健美身材與肌肉呢？！

一般看到胖子或瘦子，很少人會說「噁心或畸形」。但是，只要看到肌肉大一些的健美選手，很多人就會用「噁心、畸形、變態……」等字眼來批評！或許這是在掩飾自己的緊張吧？納悶的是，當我們看到比當今健美選手肌肉還大的古希臘、羅馬壁畫雕像如「力神 Hercules」時，常常是贊歎與欣賞。但在現實世界中看到「奧林匹亞先生 Mr. Olympia」的肌肉時，許多人就不能接受了！

「迷思十」：健美選手大多是頭腦簡單，四肢發達的「粗人」。而且，肌肉要練到那麼大，一定要靠打針吃藥！

事實是：頭腦簡單的人，四肢不一定就發達。健美選手不只是四肢發達，我想他們的頭腦都是跟大家差不多。因為，從沒聽說過身上肌肉練大了以後，頭腦就會跟著變簡單的科學理論。不相信的話，請看看前奧林匹克先生——好萊塢大明星阿諾史瓦辛格（曾任美國加州州長）的成就！

至於類固醇，不只健美界；事實上很多運動項目都有少數選手服用這些禁藥。但是靠自然的飲食法，與補充足夠的「營養補品」（Food Supplement），再加上正確又努力地鍛鍊，雖不一定能成為國際級的選手。但是如只求練出一副傲人肌肉的好身材，那絕對不是甚麼問題！

由於東西方民族先天體質上的差異，歐美有很多定期接受藥檢「自然健美選手」，他們肌肉發達的程度，本來就比我們這些東方的亞洲選手大！還有很多人看到健美雜誌上，那些瓶瓶罐罐的廣告，尤其是一些所謂「用前」與「用後」的比較相片。就誤以為要練好健美，就一定要「吃藥」！這是一個很嚴重的錯誤觀念與誤導。因為，這些能公開廣告的瓶瓶罐罐東西，其實絕大部分只是一些「高蛋白」或「氨基酸」等「合法補品」，效果絕對沒那麼神奇！真正的「禁藥」根本很難獲准登上雜誌的廣告，都是在私底下非法交易。

至於那些所謂「用前」與「用後」的廣告，一定在包裝下面不太明顯的地方，有一排「聲明」寫著：「本廣告案例為單一特殊例子，本公司不負責每一個使用者，都可以獲得同樣的效果！」或諸如用英文這樣寫：Results not typical.……depending on your diet and exercise program. 甚至所謂「用之前」胖得很難看的相片，實際上跟本是那位選手故意「吃胖」而拍的廣告罷了。千萬不要被這些商品的廣告手法所騙！

不服用類固醇等禁藥，雖然無像一些職業頂尖選手的肌肉那麼大，但是只要有耐心，有毅力，注意營養飲食，努力鍛鍊。雖然需要久一點的時間，自然健美者也是可以練出一身傲人的肌肉！

二、「增肌」與「減脂」的正確觀念

（一）如何「增肌」？

(1) 想要「增肌」的朋友請記住：
「增肌」是要增加「肌肉」！不是一味地光增加「體重」！
「增肌」有可能體重沒有跟著增加，因為你同時也可能減掉一些脂肪的重量！
所以「增肌」有可能會「增重」，但「增重」的結果不一定是「增加肌肉」！

(2)「增肌」的同時，雖然免不了也會增加一些些脂肪；但要儘量避免。**更不能有先吃胖再減脂的觀念**。

(3) **隨時要讓身體處在「同化狀態」（Anabolism）**！也就是身體肌肉蛋白質（氨基酸）中的氮要呈「正平衡」（Positive nitrogen balance）；這樣才能不斷維持同化組成狀態。否則全身肌肉就會處在「分解流失」（Catabolism）中！

(4) 要如何讓身體處在「同化狀態」（Anabolism）之中？
就是**「不斷地吃」！每天分五至六餐進食**，練完後的這一餐最重要！睡前也要再吃一餐。

(5) 而且每天身體每公斤體重最起碼要進食 **2 公克的蛋白質，5 － 7 公克的碳水化合物**。

(6) **不要排斥脂肪！**但是要攝取「Omega-3，如亞麻仁油」、「Omega-6，如蔬菜油」與「單不飽和性脂肪，如橄欖油」這三種好油。

(7) **「增肌」時每餐最理想的食物攝取比例是：**
「碳水化合物」45 %左右
「蛋白質」35 %左右
「脂肪」20 %左右

(8) **要不斷地喝水！**不能等口渴時才喝。所謂「增肌」時要「大吃大喝」，「大喝」指的就是喝水，並不是「喝酒」！

(9) 有人以為要「增肌」或「增重」，就是可以亂吃亂喝。尤其是「喝酒」，**酒精對練健美或「增肌」最主要的負面影響是：**
※妨害蛋白質的「同化合成作用」。
※降低體內睪固酮素分泌；但增加雌激素。
※增加屯積脂肪機會；妨害燃燒脂肪。
※消耗掉你體內的維他命與礦物質。

(10) **儘量提昇體內的睪固酮素分泌量。**能不能練出肌肉，主要就在於你體內的睪固酮素分泌了多少？所以要特別注意攝取一些含自然睪固酮素的蔬果食物；如人參、花椰菜、葡萄柚…..等。

(11) **適度攝取「營養補品」（Supplement）**以補充自然食物中不足的養分。尤其是「支鏈氨基酸、肌酸、麩氨酸」（BCAA、Creatine、Glutamine）這三種基本的營養補品。

(12) 身體每一肌肉部位；**一星期不要練超過兩次。**

(13) **以鍛鍊大肌肉群如：腿部、胸部、背部……等為主。**

(14) **以「雙關節基本動作」如：槓鈴蹲舉、臥推、屈體划船、聳肩……等為主。**

(15) **儘量使用「自由式器材」如：啞鈴、槓鈴……等。**

(16) **以「大重量、低次數、低組數、多休息」為鍛鍊主軸**。也就是：每一組的次數約在 5～7 下，大肌肉群總組數不超過 10～12 組；小肌肉群總組數不超過 6～8 組。組與組之間休息時間約 2 分鐘左右（大肌肉群休息需更長些）。

(17) 如果你是練超過 3 個月以上；而且已經熟悉使用自由式器材者，不妨偶而**參考「反向用力」訓練原理（Negative Training）**。讓肌肉能受到正反不同方向的刺激，長大的更快！

(18) **「肌肉要練大就要練重」（Lift big to get big）**！常常練一些像「健力」所做的嘗試「大重量」動作；如「硬舉」。或者像「舉重」所練的爆發性動作；如連續快速「高拉」（High-pull）、「上膊」（Power-clean ）或「高拉」、「上膊」再「上挺」（Jerk）三個連續做……等。
主要加強肌肉的爆發力，才能有所突破！美國的著名教練暨職業選手 Milos Sarcev 就一再強調「肌肉爆發力」對增肌的重要性！
而且偶而給肌肉不同的刺激是必要的，這就是所謂「變化混淆肌肉」訓練原理（Confusion Training）。

(19) **每天睡眠休息時間一定要充足**，如果睡眠休息不夠；那真的就是前功盡棄白練了！從事比較耗體力工作的朋友更要找時間休息。

(20) 最後再提醒想「增重」的朋友：「增重」是「增肌肉的重」，不是「增胖」或光「吃胖」！

健美是「看起來怎麼樣」？不是量起來的數據多少？一味地「吃胖」或「增胖」；肌肉是不結實的，也很難看！

試看健美比賽時，兩位站在一起的選手，體重較輕但肌肉結實的那位；看起來不但會比體重較重但沒什線條的好看！而且視覺上反而絕對是比較大隻！

更不要一廂情願存有先「增胖」再減脂的愚蠢想法！

（二）如何「減脂」？

(1)「燃脂」（Fat burning）不等於一定能「減脂」（Fat loss）！

因為我們每天 24 小時中的時時刻刻都在「燃燒脂肪」！幾乎每天所有的活動（含睡覺）百分之 7、80 都是由脂肪提供熱量；剩下來的則是由葡萄糖（glucose）提供。

但是這些日常的活動並不需要燃燒大量的脂肪，必須每分鐘心跳 120 下以上才能燃燒 8 卡路里熱量。如果每分鐘心跳達 180 下以上則能燃燒到 18 卡路里熱量！

譬如你每天要是練 1 個小時的健身，但如果重量訓練的組數與刺激強度不夠；加強心臟動脈血管的有氧運動時間與強度也不夠的話，那其他的 23 小時的低刺激強度日常活動更不可能燃燒掉身上多少卡路里熱量！

所以，雖然你整天的活動都是在「燃脂」之中，但燃燒掉的只是你每天所吃進去的全部甚或一部份熱量而已。屯積在身上脂肪肥肉根本還沒動到，甚至還繼續在累積中！
這就是「燃脂」不等於一定就能「減脂」的道理！

(2) 那想「減脂」的人到底每天要攝取多少卡路里熱量？
其實「減脂」跟「攝取卡路里」兩者的關係，就如同你的銀行存摺一樣。要是你每天存 3000 元（卡路里）進去，但是你只用掉 2000 元（卡路里），那當然就減不了脂！
身上每一磅的肌肉，每天需要燃燒掉 50 卡路里熱量來維持它。
我們每天所需攝取的卡路里計算（Daily Caloric Intake）是：
※「增肌或新陳代謝速度較快者」：每磅體重乘以 18-20，例如體重 70 公斤（155 磅）的人每天約需 3000 卡路里左右才能增肌增重。
※「維持目前體重者」：每磅體重乘以 15，譬如體重 70 公斤（155 磅）的人每天約需 2200 卡路里。
※「減脂或新陳代謝速度較慢者」：每磅體重乘以 10-12，如果 70 公斤（155 磅）的人每天約需 1500 卡路里。
當然除了特別肥胖者外，如果你是健美運動員；攝取的卡路里再比這個標準低的話就要小心了！
也有一說是：一般人要維持日常生活動能，每天所需攝取的卡路里計約在 1500 至 2000 之間即可。

(3) 打算以健美運動方式減肥減脂的人，每天攝取的食物內容又如何？
※ 蛋白質每天的攝取量約是每公斤體重 1～1.5 公克即可，不用到 2 公克。
※ 碳水化合物每天的攝取量約是每公斤體重 3.5 公克。那 70 公斤體重約需 240 公克。而且要以「緩慢消化」的碳水化合物；如糙米、全麥、蘋果……等為主。這些食物可以使胰島素分泌減慢並

因而抑止脂肪增加。此外要注意碳水化合物的攝取如果不足，非但無助於減肥；還會引發危險的「酮症」（Ketosis）！

※ 脂肪類的攝取不可因為了減肥而完全停止！而是要攝取優質的 Omega-3 跟 Omega-6 這類油脂。

※ 一公克的蛋白質或碳水化合物約 4 卡路里熱量，一公克的脂肪約 9 卡路里熱量。

※ 每天身體所需的卡路里熱量來自食物的最佳比例：

30-35 %（或高些）來自蛋白質

50-60 %來自碳水化合物

10-15 %（或低些）來自脂肪

(4) 每一個人先天的體質、體型都不一樣，「減脂」速度也不同。

前面我已經有介紹過三種不同體型，體內新陳代謝速度也差異很大，有些人確實是減脂的速度相當慢！

但最安全保險的「減脂」（減重）速度是：每星期約減掉你體重的百分之一！如體重一百公斤者一星期約只能減一公斤，所以你（妳）是不是太急了點？

各位一定要秉持我講的「3D」與「3P」精神練下去！肥胖絕不是一天造成的，要減脂減肥也是需要時間。

(5) 請注意：你要的是整年每天全身肌肉都保持一定的結實度，而**不能去學選手的「賽前減脂縮線條」方法！**

很多人一味地採用選手賽前減脂縮線條方法，企圖在短期之內也達到同樣的境界。其實一般人（尤其是初學者）這輩子從來也沒練出肌肉過，就算是體重給你降下來了，但是全身不結實的部位還是一樣鬆垮垮！

如果你無所不用其極地企圖在短期內狂減體重，到時就跟那些比賽選手一樣，等一比完賽；馬上很快又恢復原來的樣子！

(6)「有氧」跟「重訓」要並重！

「有氧」跟「重訓」是不相衝突的！如果光做有氧雖然也可以減脂減重，但同時也會減掉肌肉，那減下來的身材也不好看。所以一定要同時做「重訓」！

而且我已經講過很多次：身上的肌肉比例愈多，愈能夠幫助減脂！所以「增肌」與「減脂」是可以同時並行的。

至於「有氧」跟「重訓」兩者哪一項先做？端視個人習慣與需求。如果「減脂」之餘還想「增肌」，那「有氧」就擺在「重訓」之後；或是沒練「重訓」的那天。

很多人強調清晨或早上先做「有氧」效果較好，我個人認為還是看個人習慣與效果。

太短時間、低刺激強度的重訓比較難以減脂（因為主要只消耗肝醣、葡萄糖），但是超過 1 小時的多組數、多次數「高刺激強度」（每分鐘心跳 100 下以上）重訓是可以減脂的！而且肌肉在高刺激強度後還可以繼續維持 2～3 天的加速新陳代謝功能！

「減脂」是要「減全身的脂」，不可能只減個別部位！脂肪是分布在全身各個部位，雖然有些部位（如腹腰部、臀部、大腿……）會比較嚴重。但想減脂時的重訓項目要全身都練到，尤其是大的肌肉部位；特別是腿部！

如果只光練腹部，不練其他部位；而「有氧」又做的不夠，那腹肌肯定還是練不出來的！很多想「減脂」的朋友在做重訓時，反而常常只練一些小的肌肉部位（如手臂）；而捨棄練大的肌肉部位（如腿部）。小肌肉部位像手臂就算是給你練結實了，也改變不了你整體身材外觀！

所以想減脂，還是要練大肌肉部位。而且要以「自由式器材」為主。因為使用「自由式器材」時身體所參與的肌肉數目比「機械式器材」多，能消耗掉較多的熱量；更能達到減脂效果！

(7)「減脂」的食物以水煮及蒸煮為主！

有專家曾經說過：「腹肌是從廚房裡產生的」（Abs are made in the kitchen）。可見烹煮食物無論是對「增肌」或「減脂」有多麼重要！有些食物用水煮或蒸煮的方式實在很難下嚥，但是為了要「減脂」勢必須要犧牲口感。

既然已經是水煮或蒸煮，那當然就不能再放調味料。除了少油、無糖之外；最容易被大家所忽略的就是「鹽」！往往因為吃進去太多的鹽分，它本身就會結合水份停留在皮膚下面；讓你看起來腫腫的。很多人誤以為那是脂肪的屯積。

所以要「減脂」就不能「重口味」！吃的清淡；水喝的多似乎還是不二法則。

另外有人以吃水果來取代正餐，除了要注意營養攝取的均衡性外，有些水果含的糖分或澱粉質也特別高。

(8) 檢驗「減脂」效果主要是用看的！

你的身材外觀好壞是用看的，沒有人要聽你的尺寸、體重是多少？所以鏡子才是你檢驗「減脂」成果的最佳工具！

磅秤、皮尺、量脂器……等雖可供參考，但不要天天量或每星期固定量。不定期或久久量一次才會有它的效果。所謂盡信它不如不用它。

有時「體脂」高低也可供參考，譬如一般男性體脂約在 12 以下，女性約在 14～18 以下才能看到腹肌！但如果無所不用其極把它降到 5 %或 3 %以下，對正常人來說是不健康的。就算是體脂在 3 %以下的選手，也就比賽時撐這麼幾天而已！

不要被誤導以為照他準備比賽的減脂法就可以維持住一年 365 天的超級線條！

(9) 不能為了「減脂」每天只吃一餐！

「每天只吃一餐」是減脂、減重最愚蠢的方法！因為這一餐要是吃太多也會屯積脂肪，吃太少則會體力不夠、流失肌肉；甚至影響生活品質。

最好是分 3 至 4 小餐進食，其中早餐跟練完後的這一餐最重要！當然「有氧」跟「重訓」最好不要拖的太晚才練，以免造成睡前還要吃一餐。

很多想「減脂」的朋友請注意：睡前 3 個小時內不要再吃東西！如果實在很餓；那就以喝水來代替。

還有很多人以吃素食的方式來減脂，但是要注意其中蛋白質的攝取是否足夠與必要氨基酸含量。

(10)不使用「燃脂劑」或減肥藥物！

現在市面上標榜能「燃脂」的補品實在是太多了，再加上所謂的「減重專門醫師」所開的「處方」更是眼花撩亂！

其實大部分歐美合法上市的「燃脂補品」，其中的成份像燃脂效果很強的「麻黃鹼」跟「人工甲狀腺素」已經被列入管制藥物！所以這些合法的燃脂補品早已沒他們所宣傳這麼強的功效了！

至於一些醫師所開的減肥「處方」藥物，大多數是我後面禁藥篇中所介紹的種類。它們的副作用絕對是有害身體的！

減脂、減重要靠「運動」與「飲食控制」雖是老生常談，但絕對是真理！也是唯一效果安全持久的方法！正所謂「老方法才是真正的好方法」！

第四篇

「初學者的入門課程」（Beginner's training routine）？

◆如果你是一個剛入門健美運動的初學者，往往不知從何開始練？除了求助於教練、自己摸索之外，就是由相關資訊、書本中學習。所以我的這本書裡頭，對健美運動都有很詳細的介紹。尤其是「訓練原理」的那一篇，各位初學者一要耐住性子慢慢看，才能有基本的正確觀念。

初學者的入門「初階練習課程」要如何安排呢？茲分下列幾點說明：

一、初學者最重要的「基本觀念」是：「怎麼舉？不是要舉多重？」

初學者最常問的是：「我到底要做多少組？每組多少下？做多重呢？」、「練習課程要做多少個動作才夠呢？」那我告訴你一句最重要話：「**健美，是你怎麼舉？不是你舉多重！**」（Bodybuilding is how you lift？Not how much you lift！）。至於初學者要做多少個動作？組數？次數？原則上視不同對象的個別差異而定。

基本上，健美運動不是『競技』運動。不是練習運動技巧，而是鍛練肌肉。如何把「肌肉」練大、練結實？而不是如何把「力量」練大？也不是如何把「動作」練到爐火純青？所以，練「健美」不是練「舉重」，也不是練「健力」！有沒有進步是用「看」的，不是用「度量衡」來「量」的！舉得較重者，身材不見得好看！手臂量起來粗的人，二、三頭肌的「形狀」不一定漂亮！每天「仰臥起坐」固定做一百下，腹肌也不見得能練出來「六塊肌」！

所以，**「刺激強度」（High-Intensity）才是最重要！**「刺激強度」怎麼才叫夠？簡單的說：當練的時候，要練到肌肉膨脹而再也舉不動了。而練完後第二天；要有酸痛（但不是受傷）的感覺！但是初學者，要不要練到這種程度呢？我只能說：剛開始請「循序漸進」慢慢來。但請記住：「No Pain！No Gain！」（沒有酸痛，沒有進步！）這一句話。

最後我再引用美國的教練 Milos Sarcev 常強調的幾句話：

THE MOST IMPORTANT for a bodybuilder: DON'T EVER THINK, CONSIDER, MENTION, BE FOCUSED ON....etc...etc - ON AMOUNT OF WEIGHT...ANY AMOUNT...rather - focus on STIMULATING THE MUSCLES REGARDLESS OF THE WEIGHT USED...

MY BODYBUILDING doesn't ever considers numbers and poundages... Weight is absolutely NOT IMPORTANT...

（健美運動員最重要的觀念就是：要集中注意力在如何刺激肌肉！不要老是去想、考慮或專注著要做多重！重量事實上並不是那麼重要！）

二、初學者常犯的幾個「錯誤的觀念」

(一) 每次練之前先設定要「做多久」？「做幾組」？「練多重」？而不是「如何把肌肉練累」？

以本人練健美30幾年的經驗，每次當我詢問一位初學者：「你練完了嗎？」通常一半以上的答案是諸如：「我已經來了一個多小時，練胸的臥推進步了5公斤！仰臥起坐也多做了2組……」等等。初學者往往在乎的是「練多久」、「練多重」之類的事，很少會去考慮到今天要練的肌肉，到底有沒有練到累？

練了一陣子以後，大多數的初學者都是以「現在可以舉多重？」或是手臂、胸部「大了幾吋？」，來表示自己的「進步」程度。其實評估健美的進步與否？是以「看」的方式：整體身材的肌肉是否增大？線條結不結實？比例對稱好不好看？至於「舉多重」？那是「舉重」與「健力」的評估標準！

(二) 用「平均」方式，來分配鍛鍊課程的時間、組數、次數與重量。

前面講過初學者常犯的毛病，就是很在乎自己「練幾組」？「做多重」？當他在練的時後，很擔心沒有辦法把「預定要練的課程」做完。所以在一開始時就先「保留」一部份體力，把它平均分配到每一項動作與每一組，甚至於每一下！

在健身房常常看到一些學員，當一組動作還沒有做累時就停下來。問他為什麼不練到做不動呢？他一定振振有詞地說：後面我還要做很多組呢，需要留點體力！

又譬如教練幫他所安排課程中每組的「次數」是「8 － 10 下」，**它精確的意思是：你必須找一個重量讓你能在「8 至 10 下之間」，就能把肌肉練到完全練不動！如做不到 8 下；則減輕。若能做超過 10 下；則表示太輕要再加重！絕對不是隨便拿個重量做個 8 － 10 下。**

如果抱著只是「為練而練」，而不是為了讓「肌肉膨脹酸痛」的觀念，這就是阻礙進步的最大原因之一！肌肉要練大、練結實，基本上就是「重負荷」（Heavy-Duty），與「高刺激強度」（High-Intensity）兩大訓練原理！

(三) 練完時又回過頭「補練」或「複習」幾個動作。

很多初學者在練完當天的課程後，想想意猶未盡，又回頭再練幾組剛才練完的肌肉部位；或只是想「複習」一下動作而已。

如還能「回過頭補練」，就表示當初所練的密集度不夠；那塊肌肉沒練到累。不過各位一定要知道：一個肌肉部位就算完全把它練到累，過了半個小時以後，你還是能重新再練幾組。因為肌肉在短時間內，很快就能恢復到原來肌力的八成。如果舉不動，其實最大的問題是心理的障礙！

所以肌肉要的是一次把它練到累，就讓它完全休息。「練健美」不是「做工」！更不是「按件計酬」！不要太在意自己做了幾組？做多久？一次練到累就可以，不用複習，不用補練。如全部課程練完以後才覺得不夠，那下一次再遇到練同樣的肌肉部位時，屆時再增加練習的份量與刺激強度即可！

(四) 一直想嘗試「新的動作」，不喜歡練「基本動作」。

初學者常常會跟教練抱怨：你教我的這幾個基本動作，我已經都「會做」了，能不能再學點新的動作呢？

其實，初、中階段的健美課程，「基本動作」是最重要的！「Basics are best」就是這個道理。「練」健美不同於「學」技藝，不是說你「臥推」知道怎麼做了以後，就不用再做了，接著就想改練其他的「進階」動作！很多練了十幾二十年的選手，練胸時還是少不了要練「臥推」。

很多人把「練」健美，完全當成只是在「學」健美！以為只要動作「會做」了，身材肌肉就可以練出來。「練健美」絕對不是你只要把基本十項、二十項……動作都「學會」了，就表示可以「升級」了！要不要增加練其他的「進階」動作？完全是要看你肌肉的進步程度如何？或是需要什麼動作來修肌肉的線條、形狀？而不是你已經練了多久時間！

肌肉要進步，真的是需要時間的累積。尤其是一些「基本動作」，需要長時間的苦練以後，才能「感受」到它的竅門、精準度與效果。「練健美」跟「練舉重」不一樣，也許練了 10 年、8 年以後，肌肉有了大幅進步；但是所舉的重量可能反而比不上以前！

「練健美」跟很多其它的運動項目也大不相同，比賽時沒有什麼諸如「技藝精湛」、或「技不如人」……等類似的問題，只有平常「吃不過人家」、「苦練不夠」、「先天體型不好」……等問題。所以，「練健美」不是「動作」有沒有做到爐火純青的境界，而是「肌肉」有沒有練到完美漂亮！

三、初學者的「入門初階課程」要如何安排呢？

以一個初學者來說，在剛開始入門健美運動的**第 1 個月，最好是：「全身 1 個星期練 2 天或 3 天」**。因為對一個從來沒有練過肌肉的初學者來說，開始時，只要稍為練一下，就會酸痛好幾天！很多初學者往往就是捱不過這幾天的肌肉酸痛，而乾脆放棄了！所以練習的強度不能太強，要慢增加，讓身上每一部位的肌肉 1 星期練 2、3 次來適應。

原則上這「1 個星期只練 2、3 天」的課程要注意下列幾點：

(一) 隔天練

譬如「練 2 天」是「一、四」或「二、五」練，「練 3 天」是「一、三、五」或是「二、四、六」練。中間一定要隔開來，肌肉才能有休息的機會。

(二) 每次全身各部位都練（以大肌肉群為主）

以全身大肌肉群或主要部位為主，而每一個肌肉部位練 1、2 個動作即可。每一種動作只做 2、3 組，每組做約 8 至 12 下。這第一個月是適應期，其重點是先學習動作的標準姿勢與肌肉的感受度。

初學者如果一個星期「練超過 4 天」，那就不適宜每次「全身都練」！而是需要用「分開練習課程」的方式練。

(三) 要「漸進式」超負荷，不能一開始就完全採用「高刺激強度」練，以免受傷。

▲每一組不管是「做 8～10 下」或「10～15 下」，對剛開始沒有經驗的初學者來說，在做到每組的最後一下時，並不是表示把力量練到百分之百的極限。而是只約練到百分之 70 左右而已，也就是還保留著還能做 2、3 下的力量，原因是避免受傷。

▲每一組之間的休息時間，約 2、3 分鐘。

▲練完整個課程最多約需 60 至 90 分鐘。如覺得課程份量太多，可適度減少一些組數，但儘量不要減少動作項目或省略肌肉部位！

(四) 機動調整課程

如身體能很快進入狀況，全身的肌肉也適應很好，那也可以 1、2 個星期以後，就直接進入「第 2 個月以後的中階課程」，也就是採用「分開練習課程」（Split Routine）的方式練。

初學者「第 1 個月的課程」參考範例：

肌肉部位	動作名稱	組數	次數
胸部	臥推（用槓鈴或機器）	2 － 3	8 － 12
背部	滑輪下拉	2 － 3	8 － 12
肩膀	「立正划船」或「側舉」	2 － 3	8 － 12
手三頭肌	滑輪下壓	2 － 3	8 － 10
手二頭肌	慢彎舉	2 － 3	8 － 10
腿部	「深蹲」或「機器腿推舉」	2 － 3	10 － 15
腹肌	「縮腹運動」或「仰臥起坐」	2 － 3	15 － 25

※課程的「總組數」約在 15 至 20 組之間，練腿部及腹肌的「次數」，一定要比其他的肌肉部位高。

第五篇

「中階程度者」的
練習課程
(Intermediate)

◆ 當你經過幾個星期或一個月的初級入門課程練習以後，全身的肌肉已經開始能適應了，各項基本動作大致上也做得較標準，這時候就可以進入第二階段的「中階課程」（Intermediate）；正式採用「分開練習課程」（Split Routine）的方式練習！

◆ 原則上，**「中階」健美運動者，身體各部位肌肉以每星期練兩次最適宜**。因為每當肌肉練完以後，它在 24 小時以內都在進行「肌肉蛋白質」的「合成作用」（Synthesis）。36 小時以後才能恢復到當初鍛鍊前的肌力。所以，同一部位的肌肉最好休息 48 小時以後再練第二次。

◆ 雖然現在很多歐美**職業健美選手，全身每一肌肉部位一星期只練一次**。而且是分 5 天練，星期六、日休息。那初學者或中階程度者是不是也適合這樣練呢？筆者比較傾向不同意，因為這些頂尖的職業選手每天所練的肌肉部位，雖然只是 1、2 個。但是，他們練的刺激強度很大；對肌肉的掌控度、集中度也不是一般初學者所能體會感覺到的！就算是初學者跟他們練同樣的動作、組數、重量，也不一能獲得同樣的效果！所以我**奉勸初學者：先不要學資深健美運動員每一肌肉部位 1 星期只練 1 次！**

一、什麼是「中階課程」？

◆ **「中階程度者」是以每星期所練習的「天數」，來決定課程內容的安排。**

現在的工商社會大家都很忙。很少人能夠長期很規律地每個禮拜固定星期幾練？或固定練幾天？所以，一定要以你最近每一個星期中能練幾天？再決定練習課程怎麼排。

原則上，**每一個星期中以能練四天或六天的課程為最好安排**，否則如果只能練兩、三天的話；要安排「每一肌肉部位」在一星期內都能練到「兩次」則較難。

二、「中階課程」的安排法。

(一) 一個星期只能練「兩天」者

1.如果這兩天是「**連續的兩天**」，那你的課程內容就要把身體的 所有肌肉部位，**分成兩大部份來練，一天只練一部份**。

因為是「連續的兩天」，所以不可以連練兩天每天全身所有的部位都練，否則會過度練習，肌肉無法充份休息。

2.如果這兩天是「**間隔開來的兩天**」，例如星期一、四或星期二、五，那全身的肌肉部位你就可以**一個星期練到兩次，而且每次全身所有的部位都要練到**。這時你就可以採用類似前面初學者「第一個月全身都練的課程」，但跟初學者不同的是：組數與次數要增加，**第一天與第二天可以各自加強不同的肌肉部位，或加強較差的肌肉部位**。

「一星期練兩天，全身所有部位都練」的參考課程如下：

第一天課程（※加強胸、背、腹肌）

肌肉部位	動作名稱	組數	次數
※胸部	臥推、斜推、雙槓上撐	各 4～6	8～10
※背部	滑輪下拉、划船、單槓	各 4～6	8～10
肩膀	立正划船、側舉	各 3～5	8～10
手三頭肌	法式推舉、滑輪下壓	各 3～4	8～10
手二頭肌	慢彎舉、斜板彎舉	各 3～4	8～10
腿部	「深蹲」、「腿彎舉」	各 4～5	10～12
※腹肌	縮腹運動、提腿	各 3～4	20～30

第二天課程（※加強肩膀與手臂二、三頭肌）

肌肉部位	動作名稱	組數	次數
胸部	臥推、斜推	各 3～4	8～10
背部	滑輪下拉、划船	各 3～4	8～10
※肩膀	聳肩、立正划船、各種側舉	各 4～6	8～10
※手三頭肌	各種法式推舉、滑輪下壓	各 4～6	8～10
※手二頭肌	慢彎舉、斜板彎舉	各 5～6	8～10
腿部	「深蹲」、「腿彎舉」	各 3～4	10～12
腹肌	縮腹運動、提腿	各 2～3	15～25

(二) 一個星期只能練「三天」者

1.一個星期如果只能練「3 天」，最好是 3 天都能錯開來練（一、三、五或二、四、六）。3 天如能隔開來，那身上每個肌肉部位就可以 1 星期練到「2 次」。

2.假如這 3 天是連著，則只能把「較差」或「大肌肉群」抽出來練兩次。

參考課程如下：

練習日		肌肉部位
第 1 天	星期一（或星期二）	*1.*胸肌，*2.*背肌，*3.*肩膀 *4.*手三頭肌，*5.*手二頭肌，
第 2 天	星期三（或星期四）	*1.手二頭肌*，*2.手三頭肌*，*3.*腿肌，*4.*腹部
第 3 天	星期五（或星期六）	*1.胸肌*，*2.背肌*，*3.肩膀*，*4.腿肌*，*5.腹部*

※上面的參考課程，以「第 3 天」的份量最重（因為後面連休兩天），「第 1 天」次之，「第 2 天」份量最少。

※課程中的「動作種類」視肌肉部位之大小而定，每個「大或複雜的肌肉部位」（如胸、背、腿、肩）約練 3、4 個動作。「小的肌肉部位」（如手二、三頭肌，小腿或腹肌）約做 2、3 個動作。

※本參考課程中的「組數」、「次數」及「重量」自行調整決定。惟鍛鍊時的「刺激強度」，一定要比初學者高，約是練到自己極限的百分之 8、90 以上！

(三) 一個星期能練「四天」者

如果，1 個星期能練到 4 天，那就最理想；因為這樣可以「**連練兩天，休息一天**」（Two days on, One day off），每一個部位的肌肉 1 星期中都可以練到 2 次。

參考課程如下：（星期三、星期六與星期日休息）

練習日	鍛練的肌肉部位（任選一種）	
	參考課程 A	參考課程 B
星期一、星期四	*1.* 胸肌 *2.* 背肌 *3.* 肩膀 *4.* 腹部	*1.* 胸肌 *2.* 腿肌 *3.* 腹部
星期二、星期五	*1.* 手二頭肌 *2.* 手三頭肌 *3.* 腿肌	*1.* 背肌 *2.* 肩膀 *3.* 手二頭肌 *4.* 手三頭肌

※如果你是星期五下班後就休息不練者，那課程就變成從「星期一」連續練到「星期四」。由於星期五到星期日也連休 3 天，所以「星期一」跟「星期四」的鍛鍊份量要比「星期二、三」多一些。

※「肌肉部位」的先後鍛鍊順序，還是要遵照「優先順序原理」（Muscle Priority），也就是「大的」、「差的」肌肉部位先練。

(四) 一個星期能練「5 天」者

現在台灣實施週休二日，很多上班族也跟著 1 星期練 5 天，當然也有一些人只練 4 天（星期五就休息了）。如果是 1 星期能練到 5 天，那你可採取「**前 3 天與後 2 天各循環一次**」。也就是說星期一、二、三全身各部位均練 1 次，星期四、五再把全身分兩大部份分兩天練完。

參考課程如下：

練習日	鍛練的肌肉部位（任選 1 種）	
	參考課程 A（前 3 後 2）	參考課程 B（前 2 後 3）
星期一	胸部 腹部 背部	*大、小腿 腹部 胸部*
星期二	肩部（肩斜、三角肌） 手臂二、三頭肌	*背部 肩部 手臂二、三頭肌*
星期三	大、小腿 腹部	胸部 腹部
星期四	*胸部 肩部 背部*	背部 肩部 手臂二、三頭肌
星期五	*手臂二、三頭肌 大、小腿 腹部*	大、小腿 腹部

※由於 1 個星期連續練 5 天，所以「星期三」的課程份量要少一點。

(五) 一個星期能練「6 天」者

如果 1 星期可以練 6 天的話（星期天休息），那就要把全身的肌肉部位分成 3 部份，3 天 1 個循還練完它。全身的肌肉一個星期內剛好可以練到兩次。

參考課程如下：

練習日	鍛鍊的肌肉部位	
	課程 A	課程 B
星期一（星期四）	1. 胸肌 2. 背肌 3. 腹部	1. 腿肌 2. 腹部
星期二（星期五）	1. 肩膀 2. 手二頭肌 3. 手三頭肌	1. 胸肌 2. 肩膀
星期三（星期六）	1. 腿肌 2. 腹部	1. 背肌 2. 手二、三頭肌 3. 腹部

三、「練習課程表」與「練習記錄」有何不同？是否都要列出詳細的組數、次數與重量？

△「練習課程表」是鍛鍊時遵照或參考的課表。

△「練習記錄」則是在鍛鍊結束後，自已的練習內容記錄。

(一)「練習課程表」

基本上進入中階程度者，他們的健美運動已經練了一段時期。所以在「練習課程表」的內容安排方面，**原則上只要寫下每一次要鍛鍊的「肌肉部位」與「動作名稱」即可**。而不需要詳細註明每項動作的組數、次數、或重量。因為這些組數、次數、重量在每次鍛鍊的時候，都會因每天體能、精神……等狀況之差異，而有所不同。如果已經練了一段時日以後，甚至連這些書面的「練習課程表」也都可以不用寫了。因為心中和腦袋裡頭都知到今天要練甚麼？打算要拼到甚麼程度？

「練習課程表」如果想要寫得更清楚詳細一點，那麼「組數」與「次數」可以用約略的方式寫，如：5～6組、10～12下。但不要把「組數」、「次數」訂得死死板板的框住自己！更沒必要寫「重量」！

參考「練習課程表」：

第 1 天（星期一、四）				第 2 天（星期二、五）			
肌肉部位	動作名稱	組數	次數	肌肉部位	動作名稱	組數	次數
胸部	1.臥推 2.臥分舉 3.斜臥推 4.雙槓	5～6 3～4 3～4 3～4	8～12 8～10 8～12 8～10	手二頭肌	1.慢彎舉 2.斜板彎舉	4～5 4～5	8～10 8～10
背部	1.拉單槓 2.滑輪下拉 3.曲體滑船	4～5 5～6 4～5	8～12 8～12 8～10	手三頭肌	1.三頭肌伸展 2.三頭肌下壓	4～5 4～5	8～10 8～10
肩部	1.聳肩 2.立正划船 3.啞鈴側舉 4.曲體側舉	4～5 4～5 4～5 3～4	8～10 8～12 8～10 8～10	腿部	1.槓鈴深蹲 2.腿推舉 3.腿彎舉 4.小腿上提	4～5 3～4 5～6 4～5	10～15 10～15 10～15 12～15
腹部	1.仰臥起坐 2.提腿	2～3 2～3	20～25 20～25	腹部	1.仰臥起坐 2.提腿	2～3 2～3	20～25 20～25

※本課程為「連練 2 天，休息 1 天」，全身每一肌肉部位 1 星期練到 2 次。
※每一大肌肉群（如胸、背、腿）的總組數約 15 組左右，小肌肉群（如手二、三頭肌）約 10 組。「次數」方面，大的肌肉群需要較高，小肌肉群則以 8 至 10 下左右即可。

(二)「練習記錄」

至於「練習記錄」，如果有記錄練習內容的習慣者，可以在每天全部鍛鍊結束以後，稍作回憶再記錄下來。或是在「一個肌肉部位」練完以後，甚至是「一個動作」練完以後記錄。

筆者個人比較不傾向「每一組」一做完；馬上停下來記錄次數、重量，覺得這樣太浪費時間，並干擾到鍛鍊時的速度與節奏！

各位一定要記住：鍛鍊肌肉最重要是「刺激強度」夠不夠？不是一味地計算做幾組？幾下？練多重？

「練習記錄」的記載方式：（以練胸部的兩個動作為例）

<table>
<tr><td rowspan="1">胸部</td><td>一、槓鈴臥推
1. 60×15
2. 80×12
3. 100×10
4. 100×8
5. 100×6
6. 90×8
7. 60×12
※總共做 7 組，第一組 60 公斤練 15 下……以此類推。
二、啞鈴斜臥推
1. 10×12
2. 15×10
3. 20×10
4. 20×8
5. 20×6
6. 15×10
※第一組的 10×12，是表示兩隻手各拿一個 10 公斤的啞鈴，共推了 12 下。</td></tr>
</table>

第六篇

「高階程度者」（Advanced）的練習課程

一、「高階課程」的特點

(一) 所謂「高階程度」者，我是把它定位在「參加比賽的選手」或是健美「持續練 3 至 5 年以上者」。

(二) 基本上一定是採用「分開練習課程」（Split Routine）

也就是說把身體所要鍛鍊的「肌肉部位」與練習的「天數」間隔開來練，每天只練 2、3 個肌肉部位。

甚至 1 天當中還把這 2、3 個肌肉部位又分成上、下午 2 次來練，這種課程另外稱之「雙分開練習課程」（Double-Split Routine）。

(三) 全身每一肌肉部位一星期只練一次

通常「高階課程」是身上的每個肌肉部位，1 個星期以練 1 次為原則，4 天到 5 天全身循環練了 1 次。但每一肌肉部位鍛鍊的「動作」、「組數」、甚至「重量」等都可能比「中階課程」多，刺激強度也比較大。

(四) 不同的「週期性訓練」（Cycle Training）課程表

既然是「資深者」或是「選手」，就一定有明確的目標要達成。所以當然有「比賽期」、「非比賽期」或是「增肉期」、「縮線條期」……等不同的鍛鍊週期，不同「週期」有不一樣內容的「練習課程表」。

(五) 採用比較高階的「訓練原理」

高階的課程除了要遵循一些基本的訓練原理；如「重負荷」與「高刺激強度」等之外。也要採用像「兩組交替法」（Super-sets）、「補足次數法」（Forced reps）、「重量遞減組數法」（Descending set）、「肌肉預先疲累訓練原理」（Pre-exhausted Training Principle）、「壓塑定形肌肉訓練原理」（Iso-Tension Training Principle）等較高程度的練法。

二、「高階課程表」的種類

(一) 三天全身循環練一次

1. 一星期只練三天（練一天休息一天）

◆ 通常採用這種課程者，都是星期一、三、五時練習比較多。

◆ 由於一星期只練三天，每個肌肉部位也只練到一次。所以較**適合選手在「非比賽期」或為了增加肌肉量時採用**。

◆ 如果在一星期內「只練三天」，而每個肌肉部位又要「練兩次」，那就要參考前面的「中階課程」排法。

◆ 有些選手在「非比賽期」時，特別採行上、下午兩次練的「Double-Split Routine」，以增加肌肉量。

參考課程表(一)：

星期一	星期二	星期三	星期四	星期五	星期六	星期日
胸、背、腹	（休息）	肩、手臂、腹	（休息）	腿部、腹	（休息）	（休息）

參考課程表(二)：※本課程表是「Double-Split Routine」

	星期一	星期二	星期三	星期四	星期五	星期六	星期日
上午	胸部、腹	（休息）	肩部、腹	（休息）	腿部	（休息）	（休息）
下午	背部、有氧運動		手臂		腹、有氧運動		

2.「連續練三天」後休息一天

◆ 採用這種課程表的「前提」是：不跟著一般週六、日休息，而是以自己的課程表為「行事歷」。

◆「連續練三天後休息一天」，等於是「八天內每個肌肉部位練到兩次」。比起前面「一星期只練三天」課程的份量稍為重一些。

參考課程表：

第一天	第二天	第三天	第四天	第五天	第六天	第七天	第八天
胸、背、腹	肩、手臂、腹	腿部、腹	（休息）	胸、背、腹	肩、手臂、腹	腿部、腹	（休息）

3.「連續練六天」後休息一天

這種課程表如同「中階課程」的一星期練六天（星期天休息），把全身的肌肉部位分成三部份，三天一個循還練完它。「連續練六天」後休息一天。

如果再把每一天要練的肌肉部位分成上、下午兩次來練，這叫做「雙分開練習課程」（Double-Split Routine）。惟必須注意：「較大」或「較差」的肌肉部位要儘量先練（例如擺在上午練）。

採用這種課程練，休息時間很少（一星期只有一天）。**比較適合「比賽期」或主要想練肌肉「線條」時**。

如採行上、下午兩次練的「Double-Split Routine」，除非是職業選手，否則本身必須有充分的時間與毅力才行！

參考課程表：

星期一	星期二	星期三	星期四	星期五	星期六	星期日
胸、背、腹	肩、手臂、腹	腿部	胸、背、腹	肩、手臂、腹	腿部、腹	（休息）

(二) 四天全身循環練一次

1. 一星期只練四天

目前這種「一星期只練四天，全身每一肌肉部位一星期只練一次」的課程練法，**在台灣最為流行**。

很多人採用這種課程練法的「理由」是：健美雜誌上選手、專家們都這樣推薦！實際上，是週休二日加上星期五下班後也想休息的原因吧！

殊不知如果你鍛鍊時的「密集強度與感受度」不夠的話，加上每天只練一、兩個部位；而所做的「動作與組數」又少。這種課程到最後會變得輕輕鬆鬆，當然很多人喜歡採用！

所以，我還是老話一句：「健美選手」或是健美「已持續練了 3 至 5 年者」才適用這種課程！

普通一般中階程度的學員，如果一星期只想練 4 天的話，還是採用：「全身肌肉部位兩天循環練一次」及「每一肌肉部位一星期練兩次」。

參考課程表：

星期一	星期二	星期三	星期四	星期五	星期六	星期日
胸肌、腹	背肌、肩部	手臂、腹	腿部、腹	（休息）	（休息） 有氧運動	（休息） 有氧運動

2.「四天一個循環」後休息一天

同樣採用這種課程表的「前提」是：不隨著一般週六、日休息，而是以自己的課程表為「行事歷」。

「連續練四天後休息一天」，等於是「10 天內每個肌肉部位練到兩次」。

「非比賽期」或要「增大肌肉」時，可採用「連續練四天後休息一天」的課程。如「進入比賽期」或要「加強線條」時，則改用「連續練八天後才休息一天」。

參考課程表：

第一天	第二天	第三天	第四天	第五天	第六天	第七天	第八天	第九天	第十天
胸肌、腹	背肌、肩部	手臂、腹	腿部、腹	（休息）	胸肌、腹	背肌、肩部	手臂、腹	腿部、腹	（休息）

3.「連續練 8 天」後休息 1 天

也是不隨著一般週六、日休息，這種課程「9 天之內每個肌肉部位可以練到兩次」。

「連續練 8 天後才休息 1 天」，實施起來相當累，**比較適合「比賽期」或想練肌肉「線條」時**採用。不宜長期（3 個月）使用這種課程。

不過筆者本身長期以來，都是採用這種連續練八天課程的練法。如果實在是很累時，就休息 1 天，所以有時不一定是「練 8 天休 1 天」。而可能是 6 天、7 天甚至於是 10 天才休息 1 天！

(三) 五天全身循環練一次

1.1 星期只練 5 天

這種課程**目前最多「職業健美選手」採行**。

星期一練到星期五，星期六、日休息 2 天（或做有氧運動）。

由於是「全身 5 天循環練 1 次」，所以一定要把肌肉練到完全疲乏為止！這需要很高的刺激強度才行。

參考課程表(一)：

星期一	星期二	星期三	星期四	星期五	星期六	星期日
胸肌、腹	背肌、腹	肩部	手臂、腹	腿部、腹	（休息） 有氧運動	（休息） 有氧運動

參考課程表(二)：※本課程表是「Double-Split Routine」

	星期一	星期二	星期三	星期四	星期五	星期六	星期日
上午	胸部	闊背肌	肩部	手三頭肌	腿四頭肌	有氧運動	有氧運動
下午	腹肌、 有氧運動	低背肌、 腹肌	腹肌、 有氧運動	手二頭肌	腿二頭肌、 小腿、腹肌	（休息）	（休息）

2.「五天一個循環」後休息一天

同樣採用這種課程者，不能隨著一般週六、日休息，而是須要自行調整練習的日期。

「連續練五天休息一天」比起「一星期只練五天」稍為辛苦一些。

3.「連續練十天」後休息一天

「連續練十天休息一天」等於是「十一天之中，每個肌肉部位可以練到兩次」。這種練法又比前面的「一星期練五天」或「練五天休一天」都要來得累！

對於一個「訓練強度」很強；而且能感受「刺激強度」的有經驗選手來說，不失為一種「比賽期」可採用的課程！

第七篇

健美運動的訓練原理
（Bodybuilding Training Principle）

談到健美運動的鍛鍊方法，大部份的初學者都是在健身院中自我摸索，或是學員之間互相學習。除此之外，就是網路與書籍雜誌。但不論是中文還是英文的資訊，大部分人看了還是「霧煞煞」，有看沒有懂！

尤其是有些「訓練原理」，看起來彼此非常類似，好像又互相矛盾。所以我特別在這本書中，把健美運動中常常提到的一些「訓練原理」，由入門觀念到高程度的訓練法加以整理歸納，一一解釋說明清楚，並儘量附上英文原文，供大家參考。至於少數個別的訓練理論，如 HST（Hypertrophy-Specific Training），或「狗屎練法」（Doggcrap Training）……等等，嚴格講並無新意；也尚未成大家奉行的理論，所以就不列入本書討論範圍之內。現在把最常提到；也是基本的 31 種「訓練原理」介紹如下：

一、次數的觀念（Rep System）

(一) 定義

所謂「次數」（Repetition），簡稱「次」（Rep）。就是任何一個鍛鍊肌肉的「動作」（exercise），從「動作開始」到「動作完成」，這整個過程就稱為「1 次或 1 下」（Repetition）。

(二) 說明

我們在鍛鍊肌肉時，不管做任何「動作」（exercise），一定是做一「次」以上。例如做「仰臥起坐」（Sit up），當你從躺平；然後腹部開始用力，把整個上半身彎起來，達到整個腹部全部收縮為止。這整個動作的過程就稱為「1 次」（1 Rep），當然，通常我們不太可能只做「1 次」，常常都是做很「多次」（Reps）。

那到底要做幾「次」（下）呢？一般來說，如果肌肉要練大，每一組的次數大多是 4、5 次到 7、8 次左右。假如是要練線條的話，次數就要增加到 10 次；甚至是 15 次以上。另外，大塊肌肉像胸肌、腿肌，每一組的次數，大致上都需要比較多，至少 7、8 次或 10 次以上，肌肉才能徹底刺激到。小塊肌肉像手臂二、三頭肌，只要 5、6 次以上，就可以把它練到膨脹。但是像腹肌，就比較特別，每 1 組至少要做 20 次以上，腹部的肌肉線條，才有可能練出來。

所謂「4、5 次」、「7、8 次」或是「20 次」的「精確意思」是：肌肉要在該動作練到「第 7、8 次」或是「第 20 次」時，已經完全疲累做不動！絕對不是本來可以做 10 幾下的力量，現在看到課表寫「7、8 下」，就只練 7、8 下！

以上這些「次數的觀念」（Rep System），就是你要入門健美運動最重要的基本概念。

※本訓練原理適合所有程度者採用。

二、組數的觀念（Set System）

(一) 定義

針對一個肌肉部位的鍛鍊動作，連續做「一次以上」，直到停下來休息為止，這就是「1 組」（Set）。而這些鍛鍊的動作，可能只做「1 組」或是「很多組」，就稱之「組數的觀念」（Set System）。

(二) 說明

要鍛鍊一個肌肉部位，需要一個以上的「動作」。每一個「動作」需要一個以上的「組數」，每一「組」則需要一「次」以上的「次數」。

例如當你做「仰臥起坐」時，從躺平到坐起來的第一下開始，可能連續做「20 多次」，這就是你的第一「組」。休息一、兩分鐘以後，你又開始做第 2「組」，總共做了 4、5 組。所以，你的「仰臥起坐」課程是：4～5 組×20～25 次（4～5sets×20～25reps）。

很多人對「組數」、「次數」常有一種錯誤的觀念：既然是「做4組、每一組25下的仰臥起坐」課程，總共是要「做100下」。可是我每一組又做不到25下，那乾脆分10組；每一組做10下，一樣是「100下」！可是我告訴你：這樣做，腹肌受到的刺激強度變小，效果跟著也比較差了！鍛鍊肌肉不能用「量化」來算「總數」或「總重量」！這也就是我要強調的練健美之正確觀念是：〝How you lift？〞而不是〝How much you lift？〞！

那我每個肌肉部位到底要「做幾組」呢？一般來說，初學或中階程度者的身上每個大肌肉群（如胸、背、腿），大多需要練3種以上不同的「動作」，假如每個動作做4組的話，總組數起碼要12組以上。小肌肉群（如手臂），約在6至7組以上（兩個動作，每個動作3至4組）。但這也沒有絕對的標準，完全是「因人而異」。如果是資深者或健美選手的訓練課程組數，就比較多樣變化了。

※本訓練原理適合所有程度者採用。

三、「間隔身體部位訓練法」或稱之「分開練習法」（有Split System與Double- Split System兩種）

(一) 定義

把身體所有的「肌肉部位」與「練習天數」間隔開來的練習方法，稱之「分開練習法」或「間隔身體部位訓練法」（Split System）。

(二) 說明

當你（妳）開始入門練習健美時，1個星期以鍛鍊2到3天較適當，而且每次都是練全身幾個大肌肉群（如胸、背、腿、腹）。等到你連續練了2、3個月後（有的人可能只需要1、2個星期），身體會漸漸適應，覺得練習的份量與天數都不太夠，這時候如果想一星期練個四天以上，那我們練習的方式可以改為：1 個星期練 4 天，每天練習的身體部位也不一樣，星期一練胸、背、肩，星期二練手跟腿，星期三休息。星期四、五再重新循環。或者是 1 個星期練 6 天（星期一至星期六連續練習，星期日休息）等各種練法。

這種把身體所「鍛鍊的部位」、「練習的天數」間隔開來的練習方法，稱之為「分開練習法」（Split System）。用這種練習法所寫下的課程叫做「分開練習課程」（Split Routine）。現在我們用圖表把它呈現出來給大家看：

1. Split Routine（例如 1 星期練 4 天，每一肌肉部位 1 星期練 2 次）

星期一、星期四	星期二、星期五	星期三、星期六、星期日
胸、背、肩、腹	手、腿、腹	休息

※有些選手 1 星期連續練 6 天、5 天或是 4 天，接著休息到禮拜天，身體的每一肌肉部位每星期只練到一次而已。但是只要是「每天只練一次」的課程，都稱作 Split Routine。

※本訓練原理適合所有程度者採用。

2. Double- Split Routine（1 星期練 6 天，1 天練 2 次，上下午各一次）

星期一、星期四		星期二、星期五		星期三、星期六		星期日（休息）
上午	胸	上午	肩	上午	大腿	
下午	背、腹	下午	手、腹	下午	小腿、腹	

※1 天練 2 次，就叫做「Double-Split Routine」（雙分開練習課程）。

身上除了腹肌以外，每一個肌肉部位，1 星期不要練超過 2 次以上。尤其是你如想把肌肉練大的話，更要記住這原則！像當今很多職業健美選手，在非比賽期間，身上每一個部位的肌肉，僅只練一次而已。因為，肌肉是在你休息、睡覺時補充營養而長大的。並不是在健身房練膨脹時長大的。

※本訓練原理適合「高階」程度者採用。

四、漸進式超負荷原理（Progressive Overload Principle）

(一) 定義

肌肉要變得比較有力量、結實或粗大，一定要給它「超負荷」（Overload）的抗拮刺激作用，而且這種「刺激作用」要維持「漸進式 Progressive」。所謂「超負荷」是指肌肉所受的刺激要超過本身忍受的極限，而且每一次所受到的「刺激強度」都要比上一次大！

(二) 說明

「漸進式超負荷」的鍛鍊原理是每一位練健美的人，最重要、最基本的常識。也是想藉外力來增強肌力或改善體力者，不可不知的「重量訓練」基本原理。幾乎練健美時所使用的任何訓練方法，都是基於這種「漸進式超負荷」的鍛鍊原理。

前面我也提到練健美是：你「怎麼練」（How you lift）？不是你「練多重」（How much you lift）？也就是說，你的肌肉在給它「漸進式超負荷」的刺激後，你的感覺是怎麼樣？有沒有膨脹、酸痛？而不是在乎剛剛舉了多重？做了幾組？幾下？所謂：No pain No gain！沒有酸痛沒有進步！

※本訓練原理適合所有程度者採用。

五、「高刺激強度」原理（High-Intensity Principle）

(一) 定義

針對一個特定的肌肉部位，盡可能在最短的時間內，給它最大的刺激強度。

(二) 說明

在前面我們提到肌肉要增強力量、結實或粗大，一定要給它「超負荷 Overload」的抗拮刺激作用。而這種刺激作用，一定是要「高刺激強度」才更有效！我們常說：「健美運動總括一句話，就是高刺激強度！」（The name of the game is High-Intensity！）也就是要：train hard！（或是 hard training）

什麼叫做「高刺激強度」？那要怎樣才知道，我的練法已經讓肌肉達到了「高刺激強度」呢？就是當你在鍛鍊的時候，你覺得肌肉已經膨脹到最極限受不了；而且練到了完全沒有力量再練下去的境界。而練完以後的第 2 天，你會覺得肌肉很酸痛，需要 2、3 天才能恢復過來。這就是「高刺激強度」。

這種把肌肉「練到練不動」（Train to failure）的境界，也就是「高刺激強度」訓練原理的最佳描述。但是切記：這是要把肌肉「練到練不動」（Train to failure），並不是要把肌肉「練到衰竭」（Train to fatigue）！所以，〝Train to failure〞跟〝Train to fatigue〞的界線很接近，有如剃刀邊緣。到底有沒有練過頭？這完全要看每個人的個別差異，與當時的體能狀況。

簡而言之，〝failure〞就是「練到沒力」，〝fatigue〞就是「練到垮掉」！具體地說，肌肉在練的時候，要練到膨脹極限；完全舉不動。練完後的第二天，你會覺得肌肉很脹、酸痛。但是，這種酸痛，2、3 天過去就恢復正常了，而且這塊肌肉感覺比以前「結實」、「膨脹」，這就是練到「failure」。如果，這種酸痛一直持續下去，很多天都無法恢復的話，肌肉反而變得無力、甚至變小，那就表是你已經練到〝fatigue〞的地步。所謂：〝No pain No gain！〞的〝pain〞，是能讓你的肌肉進步的「好 pain」！我們常會提醒一些在健身房埋頭苦練的人：「你是來運動的，不是來做苦工，更不能像在部隊中折磨新兵一般地折磨自己。」

※本訓練原理適合「中階」、「高階」者採用。

六、「重負荷」原理（Heavy-Duty Principle）

(一) 定義

為了增大肌肉，用「低組數」、「低次數」的方法，在「短時間」內對特定的肌肉部位施以超負荷的高刺激強度訓練法。

(二) 說明

所謂「重負荷」原理（Heavy-Duty Principle），與前項「高刺激強度」原理（High-Intensity Principle），兩者的原理大致上是一樣的，只不過是強調的面向有些不同而已。「重負荷原理」特別強調的是「低組數、低次數與短時間」的條件，「高刺激強度原理」則沒有特別要求低組數或低次數。

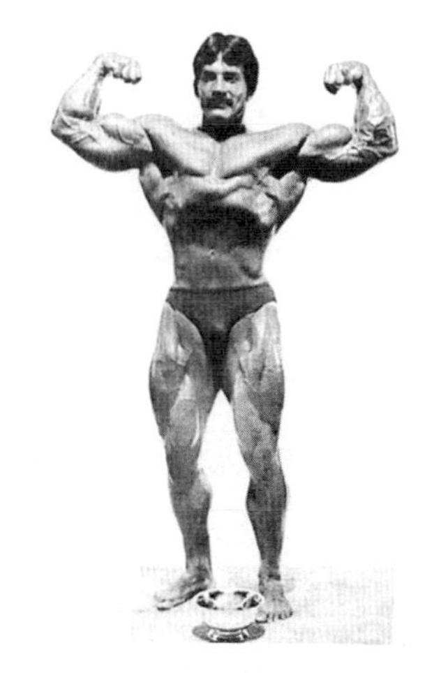

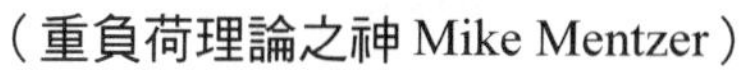

（重負荷理論之神 Mike Mentzer）

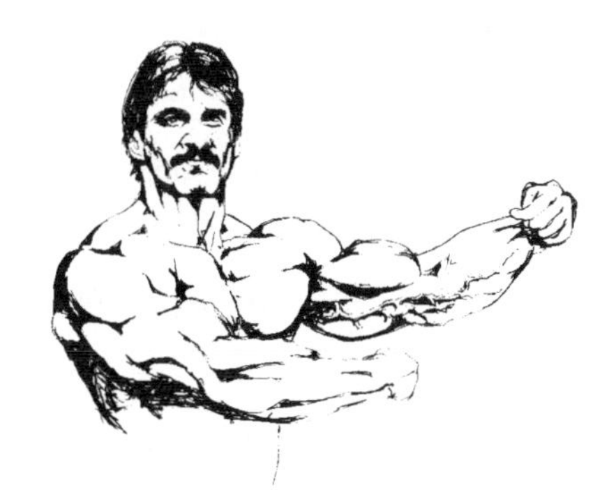

■ Mike Mentzer

最早的「重負荷原理」（Heavy-Duty Principle）是起源於 1970 年代的重量訓練器材〝Nautilus〞發明者 Arthur Jones，他所獨特研究出來的重量訓練理論。美國史上最年輕的 AAU Mr. America Casey Viator 就是在 Arthur Jones 的指導訓練之下，19 歲就獲得冠軍而聲名大噪！接著再由前「美國健美先生暨世界健美冠軍」麥克・孟哲（Mike Mentzer 如圖），於 1970 年代末期加以發揚光大。Mike Mentzer 當時所奉行的「重負荷原理」論點有三：

1. 每個動作在「反向離心」（Negatives）時也要用力，甚至是「反向時再加力」（Forced Negatives）。
2. 「每一下的次數只做部份」（Partial Reps），強調如果每次的動作都讓肌肉完全伸展，那將只是骨骼在撐重量，而肌肉卻在休息。
3. 每個動作只做 2、3 組以下（不含熱身），整個肌肉部位的鍛鍊時間也不超過 20 分鐘。

Mike Mentzer 曾用這段話詮譯他的「重負荷原理」：

"you can train hard or you can train long-you just can't do both. And it just so happens that it takes hard training to build big muscles."（你可以選擇練得很拼，或是練很久－但是你就是無法兩者同時兼顧！而且只有在拼命練的情況下，肌肉才能練大！）

到了 1990 年代，獲得 6 屆「奧林匹亞先生 Mr. Olympia」的英國人多林・葉氏（Dorian Yates），更是將它奉為圭臬。他一直特別強調：「肌肉要大，就要練重」（Lift big to get big！）。而且肌肉要練到完全練不動的所有組數與次數也不能做太多。每一個肌肉部位的總組數，大致上不超過 10 組。而其中的每一種動作只做 3、5 組左右；每一組的次數，也大約在 5、6 次以下。

然而當你要採用這種「重負荷原理」時，每 1 組、每 1 次，都要練到「完全疲累」（Total failure）為止！甚至於要超過肌肉能承受的 failure 點！而且一定要在這麼少的組、次數與時間之內完成！絕對不是刻意保留體力只做這麼少的組數與次數！

一般人在練習時要完全真正體會到這種「重負荷原理」，實在並不容易！而且稍一不慎也很容易受傷，所以初學者不太適合去嘗試。它的主要作用在增大肌肉，所以比賽前的「修線條」期；也不太適用！

※本訓練原理適合「高階」程度者採用。

七、「週期性」訓練原理（Cycle Training Principle）

(一) 定義

為了達成健美訓練的目標，分別就「訓練課程」與「飲食計畫」兩方面，以1個月、3個月或半年為一個階段，擬訂不同的「內容方式」、「份量比例」或是「強度」。每一階段都有所不同與變化，這就是「週期性訓練原理」（Cycle Training Principle）。

(二) 說明

不論你是選手；還是一般的健美愛好者，如果一整年的「訓練課程」與「飲食計畫」，都是一成不變。那麼進步的速度可能慢慢減緩下來，甚至停滯不進。你就算是不想比賽，只是「減肥」或是「增重」而已。那一整年的訓練課程與飲食，也不能天天一樣，否則到最後變得枯燥無味練不下去。

所以，不論是「訓練課程」或「飲食計畫」都要作「週期性」的規劃。譬如，你打算在10月底比賽，那麼8、9、10月，這3個月就是你的「比賽期」，8月之前則是「準備期」。「比賽期」的訓練課程要加重刺激強度，增加動作的次數、組數與訓練時間，為了是要肌肉密度與線條。反之，「準備期」的訓練內容就要增加全身的肉量。

比賽選手除了訓練課程要有「週期性」的規劃外。飲食方面，同樣也是要依照自己所設定的不同階段目標，同樣排定「週期性」的飲食計畫。譬如說，平時「碳水化合物」、「蛋白質」與「脂肪」三者的攝取比率百分比是「45：35：20」。一進入「比賽期」；可能就調整為「40：50：10」的百分比。

一般健美運動愛好者的「訓練課程」、「飲食計劃」，也可以有不同階段的「週期性」，才能容易快速達成自己的目標與願望。譬如前 3 個月要減掉幾公斤的肥肉？或增加幾磅結實的肌肉？剛開始的 3 個月，慢慢減少油脂、鹽分的攝取；一天先吃兩個蛋白……等。第 4 個月開始，增強練習的份量、強度與天數。讓自己習慣不吃垃圾食品、飲料，增加蛋白質的攝取量等。

所以不管是「選手」或是「一般健美運動愛好者」，都可以設定不同的「近階」、「中程」或「遠程」目標，甚至只是「夏天練法」或「冬天課程」的分別。這都可以稱作是「週期性訓練原理」！

※本訓練原理適合所有程度者採用。

八、「提昇訓練品質」原理（Quality Training Principle）

(一) 定義

為了改善或提昇鍛鍊肌肉的效果，把每個動作的 1 組與 1 組之間之休息時間，加以縮短（例如從 2 分鐘改為 30 秒），或是適度增加原來練的組數、次數與重量。這種練法上的修正調整就稱之「提昇訓練品質原理」（Quality Training Principle）

(二) 說明

一般來說，無論是甚麼訓練課程或方法，如果維持同樣的組數、次數、重量。常久練了一段時期下來，就會感到沒甚麼進步。譬如說：每次你練腹肌的課程都是「仰臥起坐」做 5 組，每組做 20 下左右。持續練幾個月下來，發覺腹肌也沒再變結實、進步了。這其中最主要的一個原因，就是你的腹肌已經習慣了這種練法，也就是「訓練品質」正慢慢在下降中。這時候，最快、最簡單的解決辦法，就是把原來每一組與每一組之間的休息時間縮短，或者是另外把組數、次數、重量也跟著增加，以改善或提昇鍛鍊肌肉的效果。

健美選手在進入比賽期時，為了讓全身的肌肉線條更突出明顯，一定要採用這種訓練原理。而初學者在練了一段時間後，也可以適度參考採用，以增加對肌肉的刺激強度。

※也有人認為提出〝Quality Training Principle〞訓練原理概念的人，是針對當時流行的「Heavy-Duty Principle」訓練原理（因為兩者的發明倡導人不同），其實兩者的理論是頗類似的。

※本訓練原理適合「中階」、「高階」者採用。

九、「變化混淆肌肉」訓練原理（Confusion Training Principle）

(一) 定義

為了不讓肌肉習慣於固定的動作、姿勢、器材、練法……等，漸漸造成對外來的刺激沒有反應。而適時加以調整、改變，使肌肉能不斷受到新的刺激強度，繼續進步。這就叫做「變化混淆肌肉訓練原理」，也有人稱之為「**震撼肌肉訓練原理**」（**Shocking Training Principle**）。

(二) 說明

通常我們練健美時，如要達成既訂的訓練目標，我們會採用「週期性」的訓練原理來逐步完成。但練了一段時間以後，常會感到成績停頓不能進步。這時最簡單的辦法，就是用縮短休息時間、增加次組數的「提昇訓練品質」（Quality Training）原理來改善。

如果這些肌肉部位還是沒甚麼進步的跡象，又覺得一樣的動作練了那麼久，如再繼續練下去，實在是愈來愈枯燥。這就是我們採用這種「變化混淆肌肉訓練原理」（Confusion Training Principle）來改善的時候，其方式如下：

1. 改採另外一種動作，或改變動作的角度、方向，或把前後所練的動作順序互調。

2. 改用不同的器材來練，或將手的握法、寬窄或雙腳踩的角度……..等加以調整。

以上的這些改變就是要混淆肌肉的長期固定刺激感，讓肌肉得到新的刺激強度。就如同一道再美好的佳餚，天天吃也會吃膩了，不如換換其他口味。

當然，也有些人可以一個動作練很久，也不用變換 ，照樣覺得很有效，像這種情形倒也不必為改變而改變。

這一種「Confusion Training」訓練原理也可稱之「震撼肌肉訓練原理」（Shocking Training Principle）。

※本訓練原理適合「中階」、「高階」者採用。

十、「肌肉訓練優先順序」原理（Muscle Priority Training Principle）

(一) 定義

當你想要先練身上「比較大」、「比較差」或「需要加強」的肌肉部位時，就要調整各肌肉部位鍛鍊的「先後順序」，這就是「肌肉訓練優先順序原理」（Muscle Priority Training Principle）。

(二) 說明

對大部分剛開始練健美的人，往往有一個最大的困擾，就是每天的練習課程表中那麼多不同的肌肉部位，到底要把哪個肌肉部位擺在最前面練？先後順序怎麼決定呢？

那我建議你採用「肌肉訓練優先順序原理」來決定，其方式如下：

1. 先練「比較差」或「需要加強」的部位。

為什麼呢？因為當你每天踏入健身房時，在剛開始練的前三十分鐘，是你體力、精神最好的時候，愈到後面，體力就愈來愈差。如果，你一開始都是先練自己最好，或最喜歡練的部位時。那麼半小時以後，就沒有體力去練較差、或想加強的肌肉部位，於是就草草把它練完。這樣的結果，身上好的、強的肌肉部位愈來愈好；差的愈來愈差！

2. 先練「大的肌肉部位」如胸、背，再練小塊肌肉如手臂。

假如你每次都先練小塊肌肉（如手臂三頭肌），等到要練大塊肌肉（如胸肌）時，手臂三頭肌都沒力量了，但練胸肌的一些動作卻也做不動了！

所謂「大、小肌肉部位」，特別是指「互相有關聯的」部位，譬如：「胸肌與手三頭肌」，「背肌與手二頭肌」。至於像「手二、三頭肌與大腿」兩者之間就比較沒什麼關係了。

3. 如果同一天的課程中，小塊肌肉又比大塊肌肉差，也需要加強時。那你就要把這兩個較差的大、小肌肉部位，分開到不同的日子去練習。

對於一個初學者，或是一些「很難進步的人」（Hard-gainer）來說，在遇到肌肉進步的瓶頸時，一定先仔細檢討自己的練習課程，是否需要採用這種「肌肉訓練優先順序原理」來調整？除非你身上每一肌肉部位都是一樣的差或一樣好，哪個先練都無所謂。否則一定要切記遵守這個最重要、最基本的訓練原理！

※本訓練原理適合所有程度者採用。

十一、「直覺本能式訓練」原理 (Instinctive Training Principle)

(一) 定義

依據練習當天的身體直覺感受、心情與體能，來決定當天的練習方式、動作與份量，而不拘泥於一定的練習課程表。或是自己有適合自己個別差異的課程表，不一味地跟別人一樣，或照抄職業選手的練法。這就是「直覺本能式訓練原理」（Instinctive Training Principle）。

(二) 說明

每個人在開始練健美運動一年半載以後，總會覺得有些動作，練起來特別有效、有感覺。可是也有些動作練了半天，別人說很有效，自己卻感覺不出來。甚至於同一個動作，上一次練5組有效。這一次同樣是練5組，可是肌肉一卻點也不膨脹。就像是有人照著職業選手建議的課程練習，有時候也不見得感覺有效。

像上面這些情形，就表示每個人之間存在的個別差異，也是自己每天都會有不同的差異。所以，當你每一次要開始練習時，先看看自己當天的身體狀況以及心情如何？如果是很累或情緒很低潮，那麼就少練一點，甚至休息不練，免得效果差或是受傷。反之，如果今天體能很好，心情特別愉快，又充滿了活力，那就多做一些。有些動作，也可以變換一下，改用其他的器材或角度來練。或試試別人建議的課程，有效就繼續用，不適合就放棄或加以調整。秉持這種根據直覺、適時機動調整練習課程的觀念，就稱為「直覺本能式訓練原理」！

但是健美運動跟其他的運動項目一樣，有一些基本動作，比如說像臥推、滑輪下拉、深蹲腿……等，不管你練多久、程度如何，是初學者還是資深選手，一定要保持練習，不能憑自己的好惡放棄不練。因為這種憑直覺本能練習的訓練方式，也是最基本的訓練原理之一！

※本訓練原理適合「中階」、「高階」者採用。

十二、「金字塔型」訓練原理（Pyramiding Training Principle）

(一) 定義

一項動作從開始到完成，所有的「重量」、「組數」、「次數」之變化呈現金字塔式的增減曲線，我們稱之為「金字塔型訓練原理」（Pyramiding Training Principle）。

(二) 說明

一般剛開始練健美的人常常會問：我每一次在開始做任何動作時，是慢慢把重量加上去？還是趁一開始力量較大的時候就先做重一點？

最安全的練法是：「重量」要隨練的組數增加而慢慢遞增，到最重的時候再遞減下來。另一方面，「次數」卻隨著組數的增加而慢慢遞減，做愈重時則次數愈少。到了重量開始減輕以後，次數才又逐漸增加回來。這種增減曲線變化我們稱它作「金字塔型訓練原理」。這是練健美時最普通、常見的「重量」、「次數」變化模式。一般剛入門的初學者也都應該採用這種方式來增減練習的重量與次數。

重量隨著每一組逐漸增加上去叫做：〝Ascending sets〞，而重量隨著每練的一組逐漸減少叫做：〝Descending sets〞。所以〝Accending sets〞加上〝Descending sets〞就叫做「金字塔型訓練原理」。

當然，也有的人只先練一兩組較輕的重量當作為熱身後，就直接跳到最重的重量，一直練到所有的組數結束為止，如前面所說的「重負荷訓練原理」即是！但這是選手級或較有經驗者才能採用，這種練法當然不能稱為「金字塔型」訓練法。初學者也最好不要嘗試，以免容易受傷。

※本訓練原理適合所有程度者採用。

十三、「膨脹燃燒」訓練原理(Burns Training Principle)

(一) 定義

練任何動作時「最後幾組」中的那「最後幾下」，在快做不太起來的時候，你可以快速地用「半下」、甚或「三分之一下」的方式（Partial Reps）做，一直做到練不動為止，讓整個肌肉感覺到「膨脹，快燃燒起來」！這就是「膨脹燃燒訓練原理」（Burns Training Principle）。

(二) 說明

前面我們談到鍛鍊肌肉的最高極致，就是想盡辦法，要用「高刺激強度」把肌肉「練到練不動」（Train to failure）為止。當然，這時候所鍛練的肌肉部位必須呈「充血膨脹」（Hyperemia）的狀態。但往往在最後一、兩組的最後幾下，無法用很標準的姿勢完成「整個動作」（Full-range motion）。這個時候，你就可以採用這一種「訓練原理」來完成它，讓肌肉所受的刺激達到極限。這種把肌肉練到有「膨脹燃燒」的感覺，就稱之為〝Burns Training Principle〞！

例如，我們用「啞鈴彎舉」練「手臂二頭肌」（Biceps）時，做到最後幾組的那「最後幾下」時，手臂已經都快彎不起來了。這時候，你就要拼命用力，用再做「半下」、甚或「三分之一下」的方式，一口氣把它練完。但並不是每一個動作，都從第一組開始，每一下都故意做一半。像這種現象，在健身院常常可以看到有些人拿一副很重的啞鈴或器材，在那邊輕輕地來回擺動，半下半下地做。這樣除了自我滿足一下以外，其實只是在浪費時間與體力而已。因為，**「膨脹燃燒訓練原理」僅是在一個肌肉部**

位快練完的時候，「最後幾組」中的那「最後幾下」採用而已。基本上健美運動的肌肉鍛鍊方式還是需要做「全部整個動作」（Full-range motion）！而且，整個鍛鍊過程中的肌肉部位一定要持續保持「充血膨脹」（**Hyperemia**）的狀態。「**Burns Training Principle**」只是告訴你如何在最後快練完時，讓肌肉達到極致的膨脹狀態燃燒感覺。

※本訓練原理適合「中階」、「高階」者採用。

十四、「肌肉充血」訓練原理 (Flushing Training Principle)

(一) 定義

當你選定一個肌肉部位鍛鍊時，一定要「集中」鍛鍊這一個肌肉部位，直到它完全「充血膨脹」，讓血液能把養分送到肌肉細胞中，這就稱為「肌肉充血訓練原理」或稱之「Hyperemia Training Principle」。

(二) 說明

這一個訓練原理，應該是健美運動項目所特有的。因為，很多其他運動項目的重量訓練練法，大都採用「循環式訓練 Circuit Training」的方法。而健美運動最主要的目的，就是想盡辦法要讓肌肉結實、增大。在這個前提之下，所有鍛鍊肌肉的動作，都須要持續不斷地高度刺激肌肉，讓肌肉完全膨脹充血。必須讓體內百分之七十以上的血液流往肌肉，並且加速其流動循環速度。這樣血液才能把養分送到肌肉纖維的細胞中，肌肉也才得以獲得補充營養與修補復原增大。

所以，當你要鍛鍊一個肌肉部位時，通常至少必須做兩、三種以上的動作，而每一種動作也要做三、四組以上。只有這樣連續不斷地練那麼多動作與組數，肌肉才可能達到膨脹充血！絕對不可以這塊肌肉練它一個動作，又跑去練其他肌肉一組。過了一下子，又跑回來練原來的肌肉。如果這樣東練這個肌肉部位一組；西練一下那塊肌肉，想要把所有肌肉都同時練到膨脹充血、結實變大，恐怕是很難的！但像這樣亂練，那跟用「兩組交替法」（Super-sets Principle）同時鍛鍊兩個肌肉部位是不一樣的！

以上所講的錯誤毛病，在健身院最常見到，尤其是一些初學者最容易犯而不自知！譬如初學者常常說：「我已經練一個小時了，教練教的課程我都練完一遍了！」（但是他從不在乎肌肉有沒有膨脹充血？）。或者當教練要求他好好把這個肌肉部位練完，他會說：「我不想太累，所以趁每一組之間休息時，再練點其他的部位」。諸如此類的錯誤觀念，常常在健身院聽到，這也是很多人練不進步的原因之一！

※本訓練原理適合所有程度者採用。

十五、「單一肌肉隔離」訓練原理（Isolation Training Principle）

(一) 定義

指練健美的「動作」當中，凡屬於只靠「單一肌肉部位（單關節）」獨自進行收縮就能完成動作的，均稱之「單一肌肉隔離訓練原理」。所有的「單關節動作」（One-Join Exercise）都是屬於這一個訓練原理。

(二) 說明

所有健美運動的「動作」，如以參與的「關節」多寡來分，有下面幾種：

1.「單關節動作」（One-Join Exercise）

有些健美運動的「動作」，它的整個動作完成只靠「單一關節」就能完成，不牽涉到其他肌肉部位的關節，而且運行的幅度範圍也較小，這類的「動作」，我們稱之為「單關節動作」。這種「單關節動作」能直接練到你所想要練的肌肉。它雖然不如雙關節動作的力量大，但是，卻能讓所要練的肌肉，直接受到刺激，比較容易練出「線條」與「形狀」。

以下的動作皆屬之：

練「胸肌 Chest」的「胸前滑輪交叉 Cable Cross-over」

練「前三角肌 Front Deltoid」的「前平舉 Front Raise」

練「手臂二頭肌 Biceps」的「集中彎舉 Concentration Curl」

練「手臂三頭肌 Triceps」的「啞鈴或纜繩後伸動作 Dumbbell or Cable Kick-Back」

練「大腿四頭肌 Quadriceps」的「大腿前伸動作 Leg Extensions」

所以，**當我們採用這種「單關節動作」，來鍛鍊某特定肌肉部位時，這種練法就稱之為「單一肌肉隔離訓練原理」（Isolation Training Principle）**。

2. 「雙關節動作」（Two-Join Exercise）或「多關節動作」（Multiple-Join Exercise）

大部份練健美的「動作」，都要靠多個肌肉部位一起來共同完成，例如：練「胸肌」的「臥推Bench Press」動作，主要除了靠「胸大肌」（Pectoral Maximums）出力外，其他像「手三頭肌 Triceps」、「手二頭肌 Biceps」、「肩膀三角肌 Deltoid」……等等，也都一起加入共同完成。所牽涉到的肌肉部位關節如是兩個，我們就稱這類的「動作」為「雙關節動作」（Two-Join Exercise）。如果是「三個關節以上」，則稱之「多關節動作」（Multiple-Join Exercise），如練「大腿肌」的「深蹲腿」（Squat）。

這些「雙關節動作」與「多關節動作」，也可以稱為「複合式動作」（Compound Exercise）。尤其是初階的初學者更要多做一些「複合式動作」！

「compound sets」則是指「複合式交替組數法」。

※「單一肌肉隔離訓練原理」較適合「中階」、「高階」者採用。

十六、「壓塑定形肌肉」訓練原理 (Iso-Tension Training Principle)

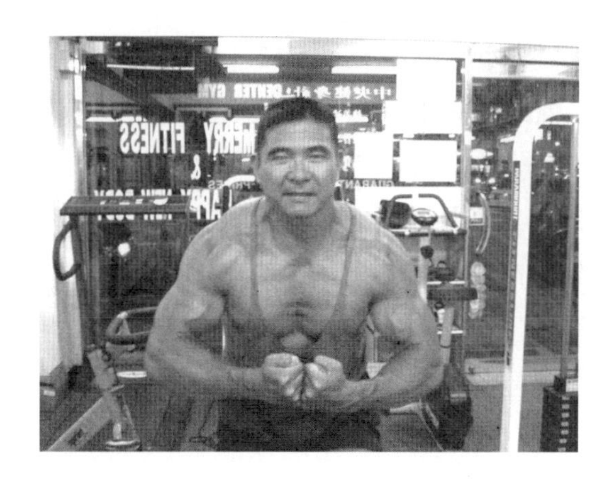

(一) 定義

一個肌肉部位在練完一組或全部練完結束後。馬上放下手中的重量，對著鏡子憋住氣，擺出姿勢用力擠壓剛剛練過的肌肉，並持續幾秒鐘（通常是六至十秒）固定不動。為的是讓那剛練過的肌肉形狀更突出成形、更結實漂亮。這就是「壓塑定形肌肉訓練原理」（Iso-Tension Training Principle）。

(二) 說明

一般我們從事健美肌肉鍛鍊，大都是指「等張收縮訓練」（Isotonic Contraction）。在這裡這個英文字「Iso」的全文是「Isometric」（中文是等長收縮的意思：肌肉大小形狀保持相同的靜止狀態）。

我把「Iso」音譯成「壓塑」比較傳神。當肌肉在經過鍛鍊以後，會膨脹變大，但形狀不一定也跟著變好看。所以，如果你希望每一個練完的肌肉部位，都能結實而且形狀看起來漂亮，那麼請在練完一個肌肉部位時，甚至在每個動作或每一組結束後，一定要做這種壓塑定形肌肉的動作。

尤其是選手在進入比賽期時，每練一個肌肉部位，都會利用休息的空檔，用力比個姿勢。這除了讓肌肉壓塑定形外，主要還可以讓自己在比賽時的姿勢表演動作更穩。因為參加一場健美比賽，通常是 3 回合，肌肉需要不斷地用力，而且又要呈現你肌肉最好看的一面。平常如果「擠肌肉」、「擺 Pose」練的不夠，屆時一到比賽舞台上，再加上緊張，輕則姿勢生硬不穩，重則可能比到抽筋！

那一般練健美不參加比賽的人，難道也要「擠肌肉」、「擺 Pose」嗎？答案當然是肯定的！因為如果常常這樣「壓塑定形肌肉」，肌肉才會更加結實、形狀更加好看！

※本訓練原理較適合「中階」、「高階」者採用。

十七、「持續張力刺激」訓練原理 （Continuous-Tension Training Principle）

(一) 定義

所有鍛鍊肌肉動作的「每一下」，從開始到結束之間，要保持「有控制的」、「不能停頓」、「全幅度」、甚至於「反向也要用力」，這就是「持續張力刺激訓練原理」（Continuous-Tension Training Principle）。

(二) 說明

健美運動本來就是一種「增大肌肉的運動」（Muscle-Building）。要把肌肉練結實、練大，基本上所依據的訓練原理，不外乎是「漸進式超負荷」與「高刺激強度」。除了這兩個訓練原理之外，像「膨脹燃燒訓練原理」等只能算是輔助性的訓練方法。

但還有一個最重要的訓練原理，那就是「持續張力刺激訓練原理」！

做每個動作的「每一下」時，從開始用力舉起重量，到整個動作完成，這整個「一下」（1 Rep）的全部過程，一定要包含以下幾個要項：

1. 是「持續不斷的」（Continuous），不僅單獨的「每一下」從動作開始到完成之間不能停頓，「每一下與每一下」之間也不能停下來休息。譬如練胸做「臥推」時，不能雙手往上伸直後；撐著槓鈴停頓幾秒（這時是兩隻手臂的骨骼在支撐重量，不是肌肉）！
   而奧林匹亞先生 Ronnie Coleman 特別以「蹲舉」為例說明，動作不是只有上下 "down and up"，而是像「地鐵環狀線」（a continuous loop），來回不能停！不能站直停頓讓骨骼撐重量。
2. 是「有控制的」（Controlled），不能用「甩的」（Momentum）或借其它部位的肌力，速度太快或太慢都不行。
3. 是「全部範圍的動作」（Full-range motion），不能只做「半下」或「部份」（Partial Rep）。譬如用「慢彎舉」練「手二頭肌」時，不能只「彎上來一半」，「或是「放下來一半」。
4. 當重量反向「放下時」（Negative）也要用力。做動作時不論是「正向」（Positive）或是「反向」（Negative），肌肉都要保持用力狀態！

如果你「每一下」的動作都能像上面所說的四個要點去做，那麼肌肉就可以很快練大、練結實起來，而且不容易受傷。這是健美運動一個非常重要的基本訓練原理！

※本訓練原理適合所有程度者採用。

十八、「反向用力」訓練原理（Reverse-Gravity Training Principle）

(一) 定義

當你在做鍛鍊肌肉動作的「每一下」時，於重量往下放回來的過程中，也要刻意用肌肉控制著；慢慢地將它放下來，以增加對肌肉的刺激作用。這就是「反向用力訓練原理」（Reverse-Gravity or Negative Training Principle）。

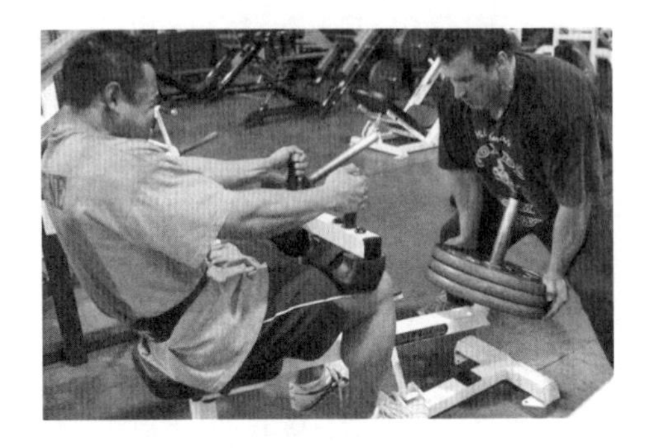

（Milos Sarcev 指導山岸練小腿反向用力訓練原理(Photo courtesy of milossarcev.com)）

(二) 說明

在「持續張力刺激」與「重負荷」兩個訓練原理裏面，我們特別強調不論是「舉起時的向心力」（Concentric，Positive）或是「放下時的離心力」（Eccentric，Negative），都會刺激鍛鍊到肌肉。尤其是「放下時的離心力」這一部份，常常被我們忽略掉了。事實上，當我們的肌肉在一個重量放下的時候，要比舉起來時，大約多承受百分之 30 左右的重量。所以我們不能忽略這「離心力」時的「反向用力」鍛鍊肌肉之效果！

那要怎麼做呢？一般實施的方式有二：

1. 第一種方法是：你可以把平常練的重量再加重百分之三十左右，然後最好是找一位「補手」（Spotter）幫忙，協助你把重量舉起來，但是當重量放下來的時候，他不可以再幫忙。這時要完全要靠你自己的力量，慢慢有控制地把重量放下來，達到「反向用力」刺激肌肉的效果。

2. 第二種方法是：在一個肌肉部位快練完的最後一兩組時，反而把重量減輕，大致上跟開始熱身時的重量差不多。同樣也是找一位「補手」幫忙，但是因為重量減輕了很多，所以你要自己舉起重量，「補手」只是在當你把重量放下來的時候，徐徐地順勢用力把重量往下壓，而你卻要反過來抗拮他往下壓的力量，不能任由重量被他壓下來。其目的在增強重量放下時，給肌肉的離心承受力，這也是「反向用力」訓練原理的一種。

各位在健美比賽的後台暖身室，常常看到選手要出場上台前，先做幾組「俯地挺身」來膨脹胸肌時，有時會找個人用手從背部按住再往下壓。這個動作就是「反向用力訓練原理」。

剛採用這種訓練原理時，最好是在使用「機器」練時才施行，這樣比較安全。如果用「自由式器材」（Free-weight）練，如啞鈴、槓鈴時，當「補手」的人要小心，不可以驟然用力。而且在把重量「壓回去」的運行過程中，要保持良好的平衡與平均使力，以防危險或受傷的發生（如槓鈴臥推）。初學者不太適合用這種訓練方法。

※本訓練原理較適合「中階」、「高階」者採用。

十九、「頂點收縮」訓練原理（Peak-contraction Training Principle）

(一) 定義

當你在做每個動作的「每一下」（不是最後一下）時，在動作將接近完成的那一霎那間（這時仍然用力控制著重量），把正在練的肌肉「用力收縮擠壓」約兩秒鐘左右，讓肌肉完全收縮到最頂點，這就是「頂點收縮訓練原理」（Peak-contraction Training Principle）。

(二)說明

前面我們所講的「壓塑定形肌肉訓練原理」（Iso-Tension Training Principle），是指當你練完一個動作或幾組後，放下器材（或重量），用力「擠壓」剛剛練過的肌肉，讓它壓塑定形；變得比較結實、形狀好看。

現在我們要講的這一個「頂點收縮訓練原理」，其「擠壓收縮」肌肉的原理雖是一樣，但它指的卻是；**當你在動作的「每一下」用力到最頂點；接近完成時的那一霎那間，把正在鍛鍊的肌肉「用力收縮擠壓」，時間維持兩秒鐘左右，然後才能接著繼續練下一下。在這其間，你手中的器材（或重量）不可放掉！〝Iso-Tension〞則是放下器材或重量，對著鏡子「壓塑」肌肉成形！**

※所有練健美的動作不只是「動作過程中」要遵守〝Continuous-Tension〞的訓練原理，「動作結束前」還要緊接著用〝Peak-contraction〞的訓練原理，肌肉才能大又結實！「動作全部完成後」再採用〝Iso-Tension〞壓塑定型，讓肌肉更結實，形狀好看！

舉例說明之：當我們用啞鈴練「單手二頭肌集中彎舉」（Dumbbell Concentration Curls）時，都知到這個動作主要目的是；要把二頭肌練得比較「尖凸」（Peak）。所以當二頭肌用力把啞鈴完全彎起來時，二頭肌的收縮也達到了最頂點。這個時候，握住啞鈴的那隻手，絕對不可以放鬆，要繼續用力把二頭肌「收縮擠壓」個 2、3 秒，讓它脹得像個「棒球」後，才能慢慢將重量往下放，然後繼續再練第 2 下。每一下都要這樣做！又如「臥推」也是一樣：雙手往上將槓鈴推直後，「胸肌」不能放鬆休息！反而要跟著用力「收縮」，不是只要把重量推起來就好了！

這個訓練原理就是；要把所鍛鍊的肌肉「逼出形狀」出來。很多人（尤其是初學者）在鍛鍊肌肉時，只想到如何把重量舉起來、舉重一點，完全沒去想到「形狀」、「線條」。所以不要練了半天，結果只是把力量跟肌肉練大了一點，而完全沒有練出好看的「肌肉形狀」（Shape）！另外像選手在比賽期的練習更特別要注意，也需要多多採用這個訓練原理。

※本訓練原理適合所有程度者採用。

二十、「肌肉預先疲累」訓練原理 (Pre-exhausted Training Principle)

(一) 定義

當你要鍛鍊一個肌肉部位之前，先選一個「單關節動作」，用輕一點的重量做個五、六組，預先讓這個肌肉部位有一點疲累、膨脹的感覺。之後再正式開始用「雙關節動作」鍛鍊，這樣才比較容易把整個肌肉部位練到完全膨脹充血與疲累，這就是所謂「肌肉預先疲累訓練原理」（Pre-exhausted Training Principle）。

(二) 說明

我們一般正常的肌肉鍛鍊課程，都是將「雙關節動作」擺在前面一開始時練，因為這些動作比較容易讓肌肉練大；而且較能使整個肌肉部位達到熱身效果。「單關節動作」則通常放在後面練，因為它可以幫助修「線條」、「形狀」。

然而如果你的健美運動已經練了一段時間，一定常常有過這種練經驗；就是身上有些肌肉部位，有時候再怎麼練，都沒甚麼感覺，也練不膨脹。這其中當然有很多原因，譬如：動作不正確、太疲憊、熱身不夠、舉的重量太輕、練的密集強度不夠……等等。如果都不是這些因素，那你可以試試「肌肉預先疲累訓練原理」來改善。

以下介紹幾個肌肉部位的〝Pre-exhausted〞練法：

1.「胸肌」：先做幾組「胸前滑輪交叉」之後，再開始做「臥推」。
2.「背肌」：先做幾組「單手纜繩划船」之後，再開始做「槓鈴曲體划船」。
3.「肩膀」：先做幾組「啞鈴側舉」之後，再開始做「雙手槓鈴推舉」。

4.「手二頭肌」：先做幾組「啞鈴集中彎舉」之後，再開始做「槓鈴慢彎舉」。
5.「手三頭肌」：先做幾組「纜繩後伸」（Kickbacks）之後，再開始做「槓鈴窄推」。
6. 「大腿」：先用機器做幾組「腿伸展」之後，再開始做「槓鈴深蹲」。

對於一些久練無效失望者，或是當天的練習時間不夠，甚至於是肌肉受過傷無法舉太重者，都可以採用這種訓練原理。它會讓你節省一些時間與體力，使你的肌肉快速膨脹充血與疲累。惟須注意的是：

為了讓「肌肉預先疲累」而先做的那幾組「單關節動作」，一定要確實把肌肉先「練膨脹一點點」起來！否則就失去這個訓練原理的原旨，並且也會因熱的不夠，肌肉有可能會受傷。

如長期採用這個訓練原理，效果可能慢慢遞減，較適合短期或權宜性採用。

※本訓練原理較適合「中階」、「高階」者採用。

二十一、「自欺式」訓練原理（Cheating Training Principle）

(一) 定義

當你練任何一組動作時，練到最後快做不起來的時候，只好靠身上其他部位力量的幫忙，用「借力使力」（Momentum）的方式再多做幾下，讓肌肉能練到膨脹充血、完全疲憊為止。英文稱之為〝Cheating〞，中文就姑且叫做「自欺式訓練原理」。

(二) 說明

當你在練任何動作時，練到最後的那幾「下」（Rep），往往做不太起來，這時候你可能會找一位「幫手」（Spotter）來補，他幫你補讓你多做的那幾下，就叫做「補足次數」（Forced reps）。找不到人補時，你也可以用「部份次數法 Partial reps」，快速再練幾個「半下」。但是一般最簡單、有效常用的方法則是「自欺式訓練原理」（Cheating Training Principle）。

所謂「自欺式訓練原理」就是藉著自己身上其他部位力量的幫忙，一起把最後那幾下練完或是再多練幾下。通常再多做的「這幾下」姿勢都不太標準，譬如用「甩的」、前後「擺動」……等「借力使力」（Momentum）的方式。但是要特別注意以下三點：

1. 只有每一組的「最後幾下」才能做。這種自欺式的「借力」不能「借」的太離譜！很多人從動作一開始時就不標準，並開始借力，從第一下甩到最後一下。這樣很容易受傷，也不見得有效果。
2. 有些可以做得比較重的動作；像「臥推」、「深蹲腿」等，最好不要輕易採用，因為一不小心就會受傷。最好是練身上小塊肌肉（如手臂、肩膀）的動作，才比較適合用這種方法。
3. 為了安全起見，初學者也不太適合用這種訓練方法。

最後這三、四下真的這麼重要嗎？

阿諾曾說過：最後那三、四下才是真正讓你的肌肉長大！能不能捱過這痛苦的三、四下？就是冠軍與一般人的分界點！

（The last 3 or 4 Reps is what make the muscle grow! This area of pain divides the champion from Someone else who is not a champion!）

※本訓練原理較適合「中階」、「高階」者採用。

二十二、「休息再練」訓練原理（Rest-Pause Training Principle）

(一) 定義

所謂「休息再練訓練原理」（Rest-Pause Training Principle），就是當你所做動作的最後那幾下，已經做到做不起來的時候，暫時放鬆休息五至十秒鐘，但手或身體不能離開器材或重量。然後就「原重量」再重新開始拼個三、四下。這時候可能又舉不起來了，沒關係，再休息幾秒鐘，馬上再拼個一、兩下，一直練到肌肉完全沒有力量為止。

(二) 說明

前面我們提到，每當練到最後的那幾下，要是已經做不太起來時，你可以找人幫忙「補幾下」（Forced reps）。也可以靠自己以「半下、三分之一下」（Partial reps）的方式把它練完。或是用「自欺式」的方法去完成它。現在還有一個方法，就是採用這個「休息再練訓練原理」（Rest-Pause Training Principle）讓自己繼續再練下去。

因為它的方式很簡單，這種練法很適合想把肌肉或力量練大，但又沒有「幫手」在旁幫忙「補」的人採用。但採用「休息再練訓練原理」時，使用的重量要維持不變。如果你是在休息幾秒鐘的同時，也把重量減輕一點再練，那就不是「休息再練」的訓練原理，而是類似「重量遞減組數法」（Descending set）了。

惟有一些像「臥推」、「蹲舉」等比較具危險性的動作，當你獨自練習時如要採用「休息再練」的方式，則要特別小心！尤其是「槓鈴臥推」，在休息的那幾秒中，不要把整隻槓鈴的重量放在胸部上，最好是放回到架上，因為萬一推不起來時，槓鈴會壓住身體！

※本訓練原理較適合「中階」、「高階」者採用。

二十三、「重量遞減」組數法（Descending set）

(一) 定義

所謂「重量遞減組數法」，就是當一組動作在做幾下；到快要舉不動的時候，馬上把重量減輕一點；繼續練而不休息。但緊接著做了幾下以後，又快舉不起來了；這時再減輕一點重量；繼續再練下去。

大約減了 3、4 次重量以後，這個肌肉部位一定能受到最大的刺激強度，並達到完全疲勞的境界。像這樣逐次把重量減輕，才完成一組動作的練法，稱之為〝Descending set〞，〝Drop sets〞或〝Stripping set〞。

(二) 說明

這種練法因為是逐漸把重量遞減，所以做起來比較安全。一般來說，使用「機器」鍛鍊時，減輕重量的變換速度比較快又方便，可以自己來。如果是使用像槓鈴或啞鈴這種〝Free-weight〞的話，最好找一個「幫手」來幫忙拿掉鐵片或遞上較輕的啞鈴。但是像練胸的「槓鈴臥推」，如果要採用這種練法，那就要找兩個「幫手」分站槓鈴的兩側，同時拿掉鐵片減重，以保持槓鈴的平衡（因為這時練的人還躺在臥椅上，兩手仍握著槓鈴）。

△「重量遞減組數法」跟「休息再練訓練原理」最大不同的地方在於：〝Descending set〞是練不動就減一次重量再做，之間是不停下來休息的。〝Rest-Pause〞則是練到做不動，休息幾秒鐘；原來的重量拿起來繼續做。

△兩者相同的則是：幾次練練停停，一直到肌肉完全做不動停下來休息為止，而且前後加起來只能算是「一組」。

△「重量遞減組數法」比較適合選手在「比賽期」採用，或特別要加強刺激強度練線條時。但不適合初學者採用。

△ 最近有所謂的〝Doggcrap Training〞（狗屎練法），其實就是用〝High-Intensity〞的方式做這種「重量遞減組數法」。

※本訓練原理較適合「高階」者或選手採用。

二十四、「周全完美」訓練原理（Holistic Training Principle）

(一) 定義

為了讓健美的成績能夠進步，不要拘泥於各種既有的練法與動作，廣泛利用各種好的練法，絕不漏失任何完美理想的訓練動作。然後把這些適合自己又好用的練法，組合起來隨時採用，就叫做「周全完美訓練原理」（Holistic Training Principle）。

(二) 說明

△〝Holistic〞這個字的意思是形容一個很自然完美、面面俱到的事情或生活（譬如心靈、肉體都很健康）。我們把它引用到健美運動領域來，用它來形容一種新觀念的訓練原理。譬如說：你可以一改以往每組固定做 8 到 10 下的練法，突然採取一組練個 20 或 30 下。或者一個肌肉部位改為全部只練一種動作，但是連續練 1、20 組；一直到肌肉完全疲累為止。

△ 還有一些選手常用的方式是：針對一個肌肉部位特別挑選 20 個或 15 個自己最喜愛的動作，當每次要練這肌肉部位時，就輪流挑其中五或四個不同的動作排入課程來練，輪個 4 次或 3 次下來，所有這 20 個或 15 個動作也都能練過一次。這種訓練原理，指你能隨心所欲自然地選擇各種練法，也有點類似「變化混淆肌肉訓練原理」（Confusion Training Principle）。

※本訓練原理適合所有程度者採用。

二十五、「複合式交替」組數法（Compound Sets Principle）

(一) 定義

針對「相同的」一個肌肉部位，採用兩種不同的動作，同時交互著練，這就是「複合式交替組數法」（Compound Sets）。

(二) 說明

例如練胸肌時，做完一組「臥推」（Bench Press）；馬上抓起兩個啞鈴做另一組「臥分舉」（Dumbbell Fly），這兩個動作的中間不能休息，要兩個都各做完一組以後，才能休息 30 秒到 1 分半鐘。接著再開始做下一個〝Compound Sets〞。又如練腹肌，先做 20 下「仰臥起坐」（Sit-Up）；接著馬上做「提腿」（Leg-Raise），兩個動作一起都各做完一組才能休息。

※「〝Compound Exercise〞（複合式動作）則是指「雙關節動作」或「多關節動作」。

※ 如果是兩個「不同的」肌肉部位交替著練，則是「兩組交替法」（Super-sets）

※ 本訓練原理較適合「中階」、「高階」者採用。

二十六、「兩組交替法」（Super-sets Principle）

(一) 定義

針對「兩個不同但相對的」（離心、向心）肌肉部位，同時一起輪流交替練習。在各自做完一組動作後才能算是「做完一個交替組」而休息，這就叫做「兩組交替法」（Super-sets）。

(二) 說明

例如先做 1 組練二頭肌的「慢彎舉」（Biceps Curl）；接著馬上做另一組「滑輪下壓」（Triceps Push-Down）練三頭肌。一般來說，「兩組交替法」比較常用在小的肌肉部位；如手臂。如果兩個大的肌肉部位像胸、背交替練的話，做起來會很累。因為兩個大塊肌肉都要同時練到膨脹充血，是相當耗體力的，很多人常常練到一半就草草結束，要不然就是愈練愈慢，肌肉跟著也無法膨脹，這樣反而浪費體力。

「兩組交替法」（Super-sets）是兩個不同肌肉部位交替練，「複合式交替組數法」（Compound Sets）則是同一個肌肉部位用兩個不同的動作去練。

當然現在也有人把這兩種都叫做〝Super-sets〞，不再刻意去區分。

※本訓練原理較適合「中階」、「高階」者採用。

二十七、「三組交替法」（Tri-sets Principle）

(一) 定義

用三種不同的動作針對同一個肌肉部位，連續各做完一組才停下來休息，這就是「三組交替法」（Tri-sets Principle）。

(二) 說明

舉例來說：練背肌時，先拉一組「單槓」（Chin-up），接著一組「滑輪下拉」（Lats Pull-down），最後做「屈體划船」（Bent-over Rowing）。這三個動作要一口氣全部連續做完，才能叫做「三組交替法」。這種練法較適合於鍛鍊「大的」肌肉部位（如胸、背）或「動作方向較多的」肌肉部位（如肩膀、腹部）時採用。另外在比賽前的階段，使用這種練法可以讓肌肉的線條更快練出來，所以資深或選手級的人也可以採用。

※本訓練原理較適合「中階」、「高階」者採用。

二十八、「大組式交替法」（Giant-sets Principle）

(一) 定義

用四種或四種以上不同的動作連續練同一個肌肉部位，則稱之為「大組式交替法」（Giant-sets Principle）。

(二) 說明

比如說練胸肌時，「臥推 Bench Press」、「斜推 Incline Press」、「臥分舉 Dumbbell Fly」、「胸前滑輪交叉 Cable Cross-over」這四個動作連續不停一次把它做完才休息。鍛鍊肌肉時如果用〝Giant-sets〞方式來做，因為一下子從各個角度同時刺激一個肌肉部位，效果雖是不錯但卻是相當累人的。偶而用之刺激肌肉則無妨，如要常常用這種方式練，則要考慮到健身院中是否人太多佔用著器材？否則根本無法很快速轉換器材去做這麼多項的動作。

選手常以六、七種以上的動作結合「重量遞減組數法」以增加效果。

※本訓練原理較適合「中階」、「高階」者採用。

二十九、「大小肌肉交替組數法」（Staggered sets Principle）

(一) 定義

當你在鍛鍊大的肌肉部位（如胸、背、腿）時，利用其中每一組或每一個動作結束時的空檔，再練一個小的肌肉部位（如前臂、小腿、腹肌）。

(二) 說明

用「大小肌肉交替組數法」練的方式有兩種：第一種是大肌肉練1組，接著小肌肉也練1組。第二種方式是在大肌肉練完一個動作（可能是3、5組或者是7、8組）後，緊接著小肌肉也要練完一個動作。

採用這種「大小肌肉交替組數法」要注意下列幾點：

1. 只能夠在練「大肌肉」時順便附帶練「小肌肉」，不能在練小肌肉時「附帶練」大肌肉。
2. 所謂「小肌肉」，通常指的是「前臂、小腿、腹肌」三個部位，如要附帶練手臂二、三頭肌則較不恰當。
3. 特別是在練大肌肉的「力量」或是只要「增大」它時，因為如果你只是要專練力量或是增大肌肉時，勢必每一組或每一個動作之間的休息要久一些，這時就好利用時間來練小的肌肉部位。如果是要練大肌肉的「線條」時，則不宜採用！
4. 當練習的時間不夠時也可以採用。
5. 不太適合初學者採用，否則最後常常變成是「偷懶或亂練」的藉口！

※本訓練原理較適合有經驗的「高階」者或選手們採用。

三十、「補足次數法」（Forced reps Principle）

(一) 定義

當你在每一組動作的最後 2、3 下做不起來的時候，找一位「幫手」（Spotter），在旁助你一臂之力；幫你「補」（Spot）起來，讓你完成這一組，這就是「補足次數法」（Forced reps）。

(二) 說明

每次鍛鍊肌肉時，你當然想要讓肌肉完全達到刺激膨脹充血，但每次最後那幾下老是做不起來。這個時候如果你有「訓練伙伴」（Training Partner）或是「幫手」，在旁邊幫你「補」幾下，那是最好不過了，也是最好的互相激勵打氣方法。

但是，採用這種「補足次數法」要注意下列幾點：

1. 練的重量不可以重到每一組的每一下都要別人幫你補，只能補最後的那 2、3 下。否則那是你的「補手」在練，不是你在練！
2. 「補」的方法也很重要，要徐徐地用力；輕輕的碰觸器材或重量，讓練的人感覺不太出來。不能驟然用力或緊抓著不放！
3. 如果每補幾下，「補手」就幫你減輕一次重量，讓你能一直練到完全疲累為止，這就變成是「補足次數法」加「重量遞減組數法」（Descending set /Stripping set）了。

※本訓練原理較適合「中階」、「高階」者採用。

三十一、部份次數法（Partial reps Principle）

(一) 定義

一下動作只做一半或部份的練習方式，不管是這一下動作的上半段或下半段部份，都稱之為「部份次數法」（Partial reps Principle）。

(二) 說明

我們在「膨脹燃燒訓練原理」（Burns Training Principle）中，就特別強調為了使肌肉快速膨脹充血，可以採取做「半下或不足一下」的方式。但通常是要在一個動作快做完成的最後 1、2 組，或者是每一組最後快做不太起來的那幾下，才用這種方式練。基本上，「部份次數法」是一個短期、臨時性；甚至是一項動作的「收尾」（Warm-down）。

切記：要鍛鍊肌肉，不可以所有全部的動作長期都用「部份次數法」做！因為肌肉要結實、增大，最根本有效的方法還是「持續張力刺激訓練原理」（Continuous-Tension Training Principle），而且「動作要做完整」（Full-Range motion）！

IFBB 職業選手（教練）Milos Sarcev 就常常強調：" Partial rep, Partial development! "（動作做一半，肌肉只大一半）

※本訓練原理較適合「中階」、「高階」者採用。

三十二、「德國大份量訓練法」（German Volume Training）

在台灣；很多人喜歡稱它為“德國壯漢訓練法”。其實更貼切的稱呼應該叫做「十組十下訓練法」（Ten Sets Method）。

這個訓練法源自於1970年代中期時；德國國家舉重教練Rolf Feser在非賽期訓練選手增加肌肉量的方法。

簡單講；單一個動作採用同樣的重量，一組做十下；連續做十組。而且這一個動作，通常是指雙關節或多關節的「複合式動作」（Compound Exercise）；如臥推、深蹲……等動作。

注意：這個「一組做十下」所使用的重量，是指自己RM約60%的重量，也就是在第十下時做到力竭。

三十三、「FST-7訓練法」

「FST-7訓練法」是近年來美國一位健身界教練Hany Rambod所「發明」，他自稱是「Pro Creator」（職業選手催生者）；並說自己這套「fst-7訓練法」已經訓練出多位不同運動項目的傑出選手。

所謂「FST-7」是「Fascia Stretch Training-Seven」的縮寫，簡單講就是「筋膜韌帶伸展七組訓練法」：

當訓練某一個肌肉部位時，在全部2-3個動作都練完結束後。緊接著再多做一個「單關節動作」：這個動作總共要做七組；每一組8-12下；組間只休息30-45秒。

Hany Rambod認為肌肉所附著的筋膜韌帶要完全伸展開來；這樣肌肉才能有更大的增長空間。其實他這套「新」訓練理論看在很多資深選手跟教練眼裡是：了無新意。有人認為他這些說法跟以前的John Parillo之訓練理論是雷同的！

基本上我也認為這是個人商業噱頭成份居多；談不上什麼大創新或新理論。

第八篇 肌肉鍛鍊篇—

肌肉與頸部的鍛鍊法

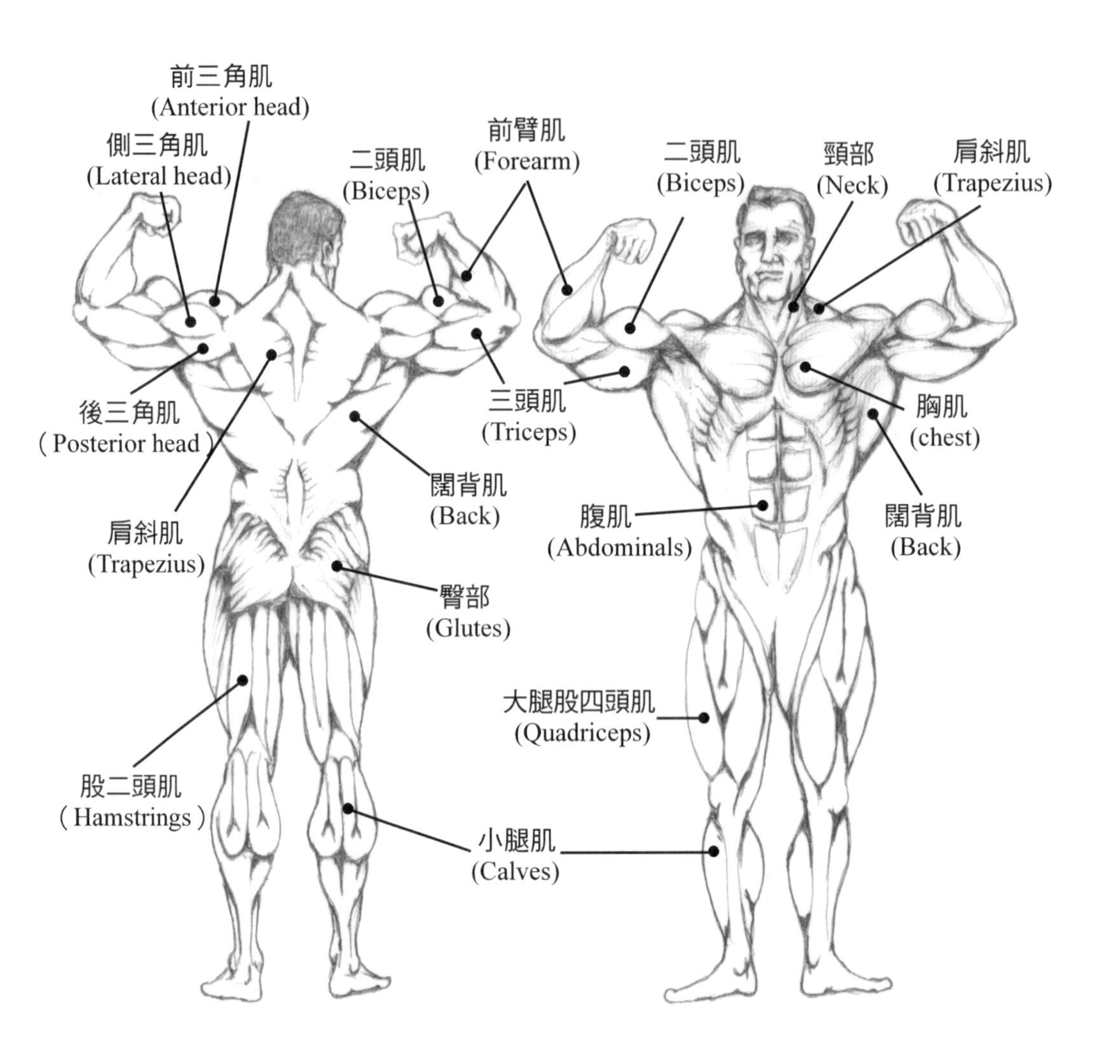

前三角肌
(Anterior head)
側三角肌
(Lateral head)
二頭肌
(Biceps)
前臂肌
(Forearm)
二頭肌
(Biceps)
頸部
(Neck)
肩斜肌
(Trapezius)
後三角肌
(Posterior head)
三頭肌
(Triceps)
胸肌
(chest)
闊背肌
(Back)
肩斜肌
(Trapezius)
腹肌
(Abdominals)
闊背肌
(Back)
臀部
(Glutes)
大腿股四頭肌
(Quadriceps)
股二頭肌
(Hamstrings)
小腿肌
(Calves)

■ 健美肌肉圖

第一章　「肌肉」是怎樣練大的？

從這一篇開始我要說明身體各部位肌肉的鍛鍊方法，介紹方式是：身體由上而下；也就是從頸部到小腿。但在開始說明之前，我先簡單介紹鍛鍊原理，讓大家瞭解「肌肉」是怎樣增強、練大的？

我們知道所謂人體的肌肉有三種：心肌、不隨意肌（平滑肌）與隨意肌（骨骼肌或橫紋肌）。健美運動主要就是經由「骨骼肌」的「收縮」與「伸展」來鍛鍊出肌肉。尤其是絕大部份的訓練動作都是藉由「骨骼肌」的「等張收縮」（Isotonic Contraction）原理所完成。

我們知道健美運動就是要把身材練好。身材體格要好；當然就要靠「健美的肌肉」。至於「肌肉」要怎樣增強、增大的呢？就是要在鍛鍊時慢慢地不斷增強它的刺激強度。這是大家耳熟能詳的「漸進式超負荷原理」（Progressive Overload Principle），這個理論，我在「訓練原理」篇中有詳細的解說。

至於健美所練的「肌肉」，當然主要是指「骨骼肌」（skeletal muscle）。骨骼肌是由兩種肌肉纖維組成的：

1.「快速收縮肌纖維」（fast-twitch fibers）簡稱「快肌」（FT）或稱「白肌」。

2.「慢速收縮肌肉纖維」（slow-twitch fibers）簡稱「慢肌」（ST）或稱「肌紅」。一般運動員中，短跑、投擲、舉重……等選手們身上的「快肌」比較發達。而長跑、籃足球、自行車……等選手的「慢肌」佔的比例較多。

當然，健美選手身上的「快肌」也比較發達，肌肉要增大必然是要靠「快肌」的增長。但是，「慢肌」同時也要隨之加強；因為肌肉不只要大，也要有「線條」！要有線條，練的時候就勢必加強次數、組數以及刺激強度。這個時候身上的「慢肌」自然就跟著也發達起來了。因此，健美選手身上的「快肌」、「慢肌」都需要鍛鍊！

事實上，你身上的肌肉能練到有多大？在父母遺傳給你的基因裡頭，就已經決定了一大半。也就是說，肌肉的大小有一半是取決於身上的「快肌」與「慢肌」先天之基因比例。

但在這裡我還要再補充重要的五點：

一、鍛鍊肌肉的基本原則——肌肉要「完全充血膨脹與收縮伸展」：

一個肌肉部位在接受外來的鍛鍊刺激時，本身一定要呈「充血膨脹」（Hyperemia）與「完全收縮伸展」之狀態。

(一)「肌肉要充血膨脹」（Hyperemia）：

通常人體在靜止狀態下；身體中只有 12-18%左右的血液在肌肉中流動，而肌肉要靠血液來輸送養分修復細胞。所以提高肌肉中血液的流動量以輸送養分是增大肌肉的基本原則！

要「提高肌肉中血液的流動量」達到「肌肉充血膨脹」（Hyperemia），則鍛鍊肌肉時要「增強訓練刺激強度」！讓身體中 70-80%左右的血液都能夠在肌肉中流動，而且這時候血液在肌肉中的流動循環速度；是將近人體靜止狀態時的二十倍。

練健美時；使用的「重量」固然很重要；但「刺激強度」更重要！正所謂：Train hard，not train heavy。

「肌肉要充血膨脹」除了增加訓練時所使用的重量外，增加「組數」（sets）與次數（reps）是基本前提。肌肉絕對需要足夠的組數與次數才能充血膨脹。肌肉要在充血膨脹的情況下施以大重量刺激才有效。如肌肉尚未充血膨脹就使用大重量；則效果有限。

而大肌肉群如腿、胸與背所需要的組數與次數；基本上要比小肌肉如手臂二、三頭肌多。

動作中每一「下或次」（rep）的速度也不能太快或太慢，太快會借力使力用甩的；太慢則肌肉根本無法充血膨脹！（請參閱第七篇之十四：肌肉充血訓練原理）

(二)「肌肉與筋膜韌帶要完全伸展」（Muscle & Fascia stretch）：

要把肌肉練大、練結實，那肌肉一定要完全伸展。因為「完全收縮伸展才能完全發達」！所以，每個動作的每一下絕對要做完全。不能只做一半甚至一點點。另外，為了讓肌肉有更大的成長空間；在鍛鍊之前的「伸展拉筋」（Stretch）也是很重要。

二、提昇與保持體內的「合成作用」（Anabolism）

(一) 體內蛋白質「合成作用」（Anabolism）的快慢關係到肌肉增大的程度！

(二) 要讓自己體內的類固醇完全釋放出來！使身體隨時保持在「同化合成狀態」（Anabolic state）下！

(三) 最簡單方法就是少量多餐攝取足夠的蛋白質！

(四) 另外，肌肉在鍛鍊之後的恢復快慢，也影響到肌肉的成長速度！

三、增大肌肉還要靠「神經系統」

肌肉的增大不光靠肌肉纖維的增大變粗，還要靠你的「神經系統」（nervous system）來配合！因為你的「神經系統」支配著每一條肌肉纖維的收縮功能。所以，有健全發達的神經系統才能帶動更多的肌肉纖維進行收縮運動，肌肉也才會增大。這也是為什麼肌肉有時會進步的很慢的原因之一。鍛鍊肌肉除了要有耐心之外，還要不斷去學習「體會、感覺」神經系統控制肌肉的那種「運動收縮」功能！

四、“Pain equals no gain！”

「肌肉練到痛不一定等於會進步」（Pain equals no gain）！雖然健身界常常講一句名言：「沒有練到酸痛，就沒有進步！」（No pain No Gain！）但要記住：酸痛要在 48 小時左右內恢復。如果過了 3、4 天還不能夠恢復，甚至於痛到一個禮拜，那這個「痛」就不是「好的 pain」了。所以說肌肉有時候練到酸痛，但不一定等於會進步！

所以，要讓練後酸痛的肌肉快速恢復、變大。除了要補充足夠的營養分之外，最重要的是要有充份足夠的休息。所謂「充份足夠的休息」是指練過的肌肉，至少要給它休息「48 小時」以後才能再練它。

五、要增大肌肉不要忘記補充「支鏈氨基酸」(BCAAS)、「肌酸」與「麩氨酸」(L-Glutamine)

我們知道肌肉纖維的細胞，在鍛鍊時受到刺激收縮而被破壞。那被破壞的細胞，會讓你感覺到酸痛。但同時肌肉中也馬上分泌出一種叫「白色酵母磷三酸鹽」（adenosine triphosphate 簡稱 ATP）的東西，這個「ATP」能讓你更有體力；會使肌肉能不斷再收縮。它同時也修補被破壞的細胞，然而它的功能不只是修補；還會讓原來的肌肉纖維更粗大、有力。

所以，為了讓肌肉增大，不只是要補充各種高蛋白、氨基酸營養品之外。還要記得補充足夠的「ATP 肌酸」！「肌酸」、「麩氨酸」與「支鏈氨基酸」是鍛鍊肌肉的三大必要補品，缺一不可！

第二章　頸部的鍛鍊法

一、肌肉說明（如圖）

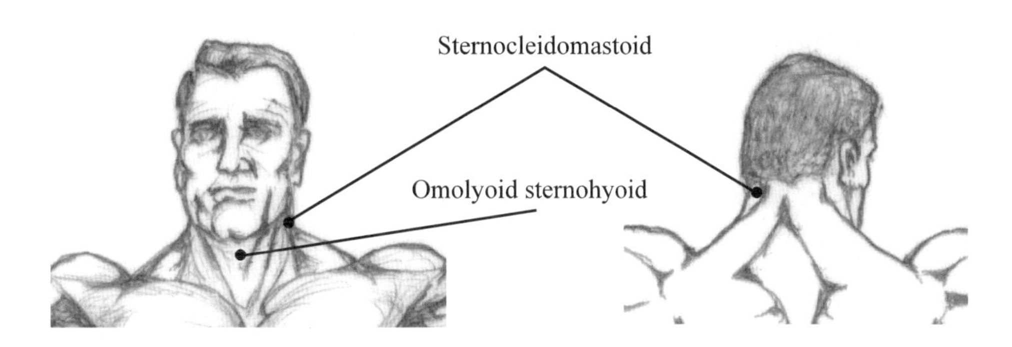

頸部的肌肉群主要是由左右各兩條上下垂直，上面從兩耳朵後開始一直延伸下來連接到胸骨，這肌肉的學名叫「Sternocleidomastoid」。

而下巴喉嚨處還有兩組肌肉，分別是 Omohyoid 與 Sternohyoid。

當然我們的頸部後面下方還有「肩斜肌」（Trapezius），要靠它來共同撐住頭部。

頸部肌肉不僅是撐起整個頭顱，舉凡轉頭、吃飯、講話……甚至於呼吸，都要靠它。另外它還有兩個重要的功能：

1. 保護頭部的安全：

擁有強而有力頸部肌肉，可以保護你在從事一些運動時；諸如拳擊、柔道所可能受到的傷害。另外，騎車或開車時如受到突然的撞擊，也可以保護頸椎與腦袋。

2. 為男人的外貌加分：

脖子如果瘦弱得像「雞脖」或「鉛筆脖」，儘管穿上西裝打領帶包住整個脖子，也難掩缺憾。所以當男人「盛裝」時，唯一能讓人看到的強而有力肌肉部位，就是頸部了！各位是否記得以前 007 電影中飾演詹姆士龐德的史恩康那來（Sean Connery），雖然他通常都是西裝畢挺出現在鏡頭前，但他那性格臉孔之下的強而有力「雄性脖子」，也是很多影迷注目的焦點。因為他畢竟曾是個參加過 1953 年「世界健美先生」比賽的健美選手！

二、頸部肌肉的練法

(一) 動作說明

頸部肌肉的鍛鍊，基本上要靠頭部「向前、向後、向左、向右」四個方向的轉動來練習。

除了用特殊的頸部訓練機器或「角力」運動中的「角力橋」訓練方式外，一般使用之器材不外乎兩種：

1.「頭頸帶」（Neck harness）。可以掛鐵片，或掛接纜繩調整重量。

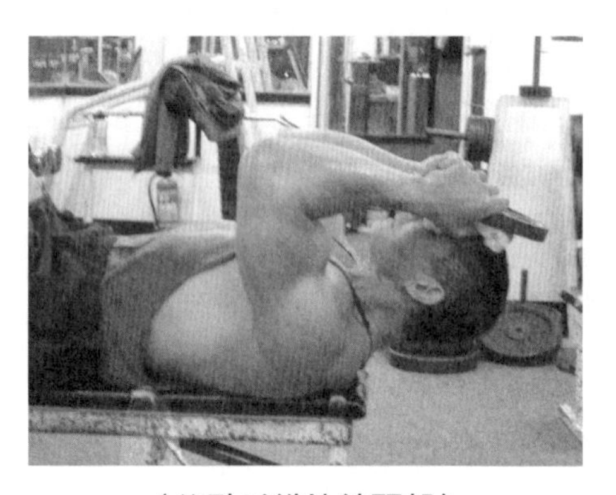

（仰臥以鐵片練頸部）

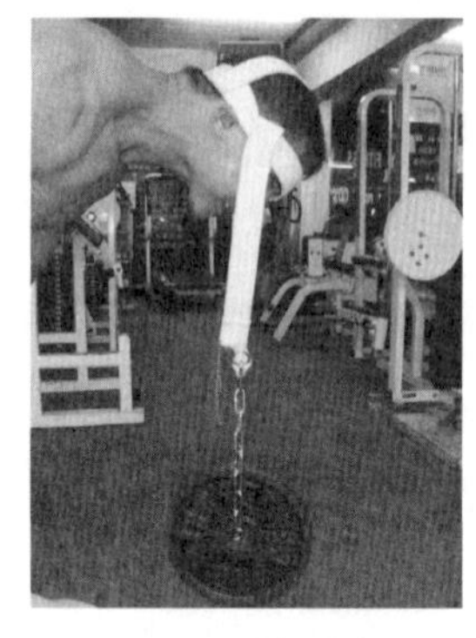

（頭頸帶鍛鍊法）

2.以毛巾包裹鐵片，（仰躺）置於額前、（面朝下）放在後腦、或（側躺）放太陽穴位置等方式練習。

(二) 注意事項

1.頸部是一個很脆弱的肌肉部位，尤其是初學者更要注意。剛開始練時，一定不可以用太多重量。每一組的次數要在 10 下以上，總組數不超過三組。

2. 開始練之前，頸部一定要先前、後、左、右慢慢轉動熱身幾分鐘，以免扭傷脖子。

3.「頸部」最好跟「肩膀」部位一起練習，而且是在肩膀練完之後再練。

4. 練「肩斜肌」的一些動作（諸如立正划船、聳肩），也可以練得到頸部肌肉。

第九篇 肌肉鍛鍊篇—

肩部的鍛鍊法

Shoulders be right！

練肩器材介紹

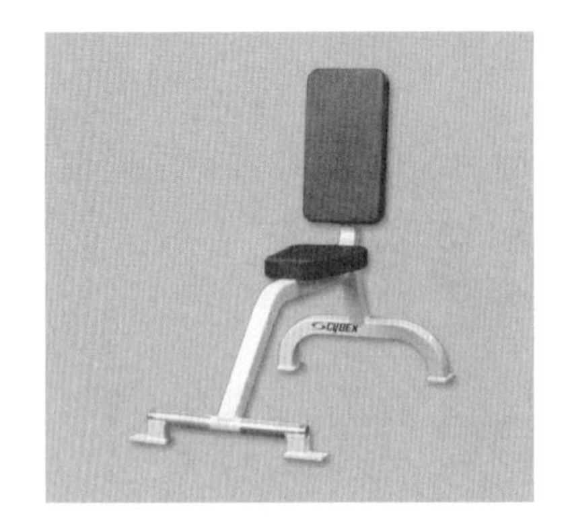

■ 垂直矮椅凳

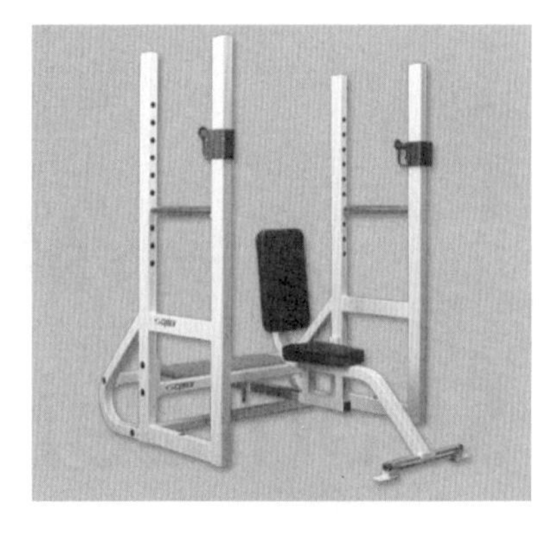

■ 槓鈴推舉架

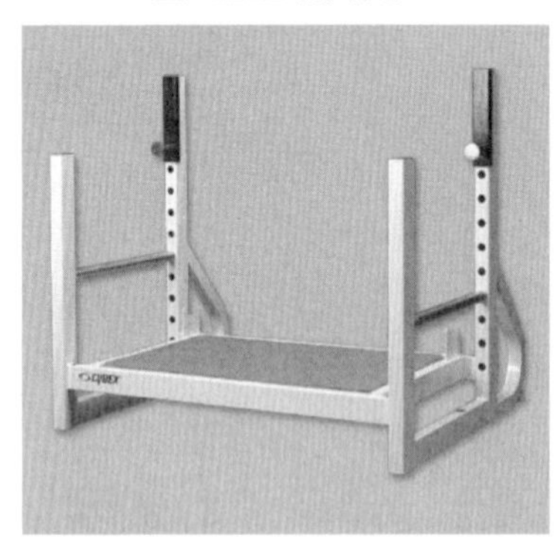

■ 槓鈴聳肩架

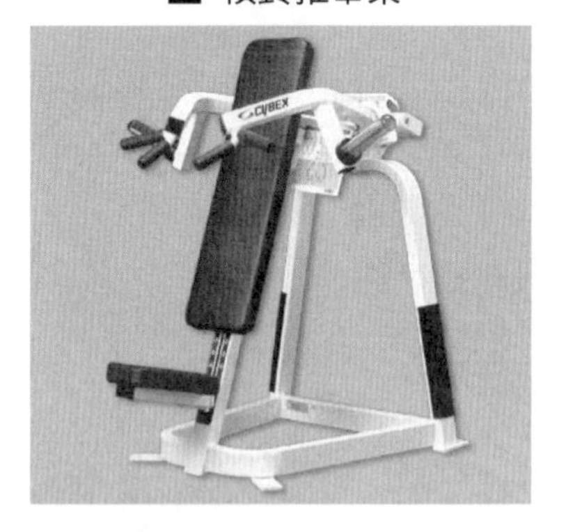

■ Hammer Strength 椅

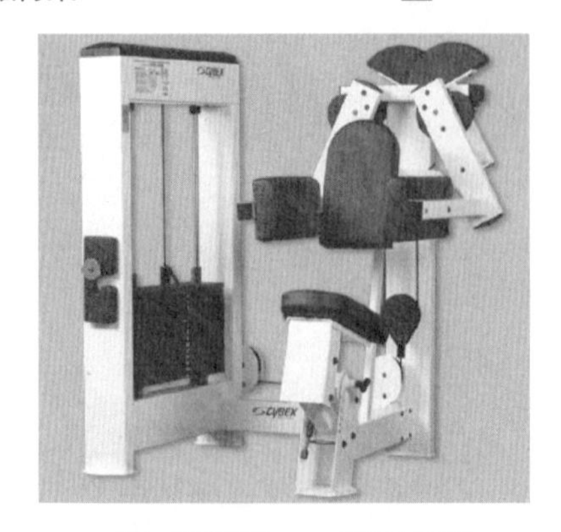

■ 側舉機——側三角肌

第一章　肌肉說明（如圖）

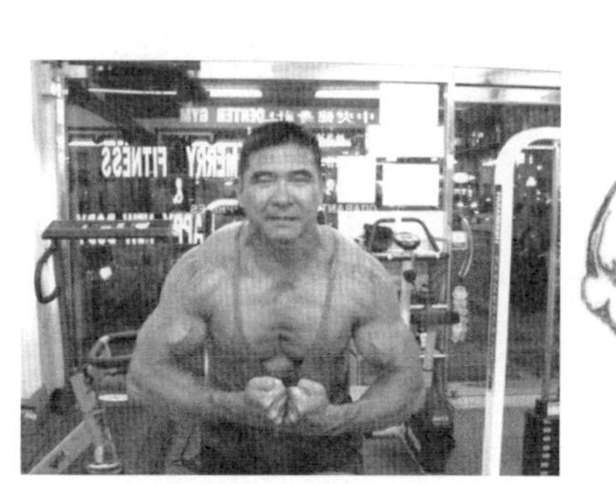

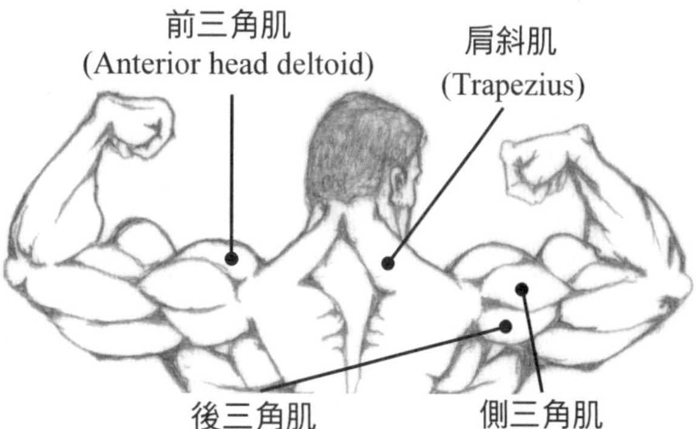

一、名稱

肩部（Shoulders）的肌肉，包括：**「上肩斜肌」（Upper trapezius）與「三角肌」（Deltoid）**兩大肌肉群。

其中「三角肌」還分成三個部位：

1.「前三角」（anterior head）。

2.「側三角」（lateral 或 middle head）。

3.「後三角」（posterior 或 rear head）。

二、功能

1.「前三角肌」使手臂向前舉起。

2.「側三角肌」讓手臂向兩側伸起來。

3.「後三角肌」能使手臂向後往上抬。

4.「上肩斜肌」協助頭頸、肩胛骨轉動及手臂上下左右轉動。

三、重要性

△「肩膀」對男人的重要性，就如「胸部」之於女人。

△我們常說「健美」練的好不好？要先看他的身材有沒有「倒三角形」？也就是「寬肩」、「闊背」、「窄腰」、「翹臀」……各項等。第一項就是要「寬肩」。

△肩膀要寬。試看穿西裝時，肩膀如果寬、又有肌肉，那西裝看起來就是「挺」！要是肩膀又窄又垮，再好的西裝掛在身上，也是像隻鬥敗的公雞。

△當健美比賽，全部選手一字排開站在舞台上的時候。「肩膀寬」在比賽舞台上，佔的視覺空間一定比較大。裁判們的眼睛會先落在肩膀寬又漂亮的選手身上！這也是審視選手的起始點。如果你先天上肩膀就比較窄；腰臀又寬了點，那更要把肩膀練寬才行！

四、課程安排法

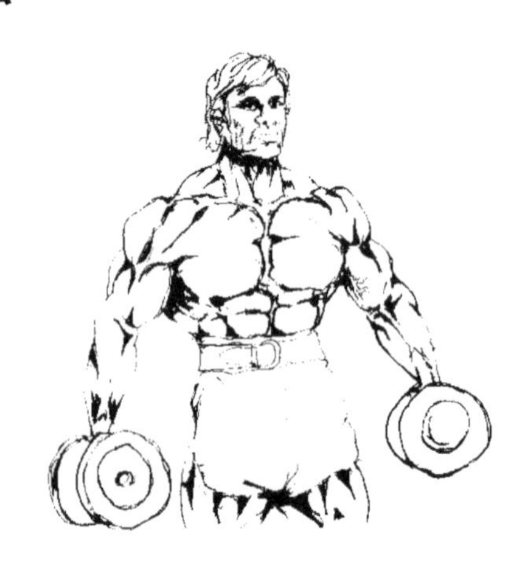

▲原則上「肩膀」可以跟胸部、背部或手臂同一天一起練習。

▲ 基於「先練大肌肉，再練小肌肉」的原則，如果跟胸部、背部一起練，肩部就要排在胸、背之後練。如和手臂一起練，就要先練肩、再練手臂的二、三頭肌。

▲ 就整個肩膀來說，原則上是先練「上肩斜肌」，再練「三角肌」。但，如果是「三角肌」比較差，那就先練三角肌。

▲ 就整個三角肌來說，大部分的人都是「後三角肌」較差，所以要先練後三角、再練側三角或前三角。

▲ 肩膀的肌肉，尤其是三角肌的肌力不是很大。練習時的重量不用拿太重，姿勢要先做標準，才能準確練到想練的肌肉部位。

(一)「初階」參考課程表

課表 1.	（肩斜肌）：	「立正划船」	3～4 組×10～12 下
	（三角肌）：	「啞鈴側舉」	3～4 組×8～10 下
課表 2.	（肩斜肌）：	「聳肩」	3～4 組×10～12 下
	（三角肌）：	「雙手槓鈴推舉」	3～4 組×8～10 下
課表 3.	（肩斜肌）：	「聳肩」	2～3 組×10～12 下
		「立正划船」	2～3 組×10～12 下
	（三角肌）：	「啞鈴側舉」	2～3 組×8～10 下
		「雙手啞鈴推舉」	2～3 組×8～10 下

(二)「中階」參考課程表

課表 1.	（肩斜肌）：	「聳肩」	3～4 組×10～12 下
		「立正划船」	3～4 組×8～10 下
	（側三角肌）：	「啞鈴側舉」	3～4 組×8～10 下
	（後三角肌）：	「曲體啞鈴側舉」	3～4 組×8～10 下
課表 2.	（肩斜肌）：	「聳肩」	3～4 組×8～10 下

「立正划船」 2～3 組×8～10 下

（前三角肌）：「雙手槓鈴或啞鈴推舉」 3～4 組×8～10 下

「前平舉」 2～3 組×8～10 下

（側三角肌）：「單手纜繩側舉」 2～3 組×8～10 下

（後三角肌）：「曲體啞鈴側舉」 2～3 組×8～10 下

(三)「高階」參考課程表

課表 1.（肩斜肌）：「聳肩」或「立正划船」5～6 組×10～12 下

（前三角肌）：「雙手推舉」 5～6 組×10～12 下

（頸前或頸後）

「前平舉」 3～4 組×8～10 下

（側三角肌）：「雙手纜繩交叉側舉」4～6 組×8～10 下

（後三角肌）：「雙手曲體纜繩側舉」3～5 組×8～10 下

課表 2.（肩斜肌）：「槓鈴或啞鈴聳肩」 4～5 組×10～12 下

「纜繩立正划船」 6～7 組×10～12 下

（先窄後寬）

（前三角肌）：「雙手推舉」 4～5 組×10～12 下

「前平舉」 3～4 組×8～10 下

（側三角肌）：「啞鈴側舉」 4～5 組×10～12 下

「單手纜繩側舉」 3～4 組×8～10 下

（後三角肌）：「曲體啞鈴側舉」 4～5 組×10～12 下

「單手曲體纜繩側舉」3～4 組×8～10 下

第二章　肩膀各部位的練法

一、「上肩斜肌」（Upper trapezius）練法

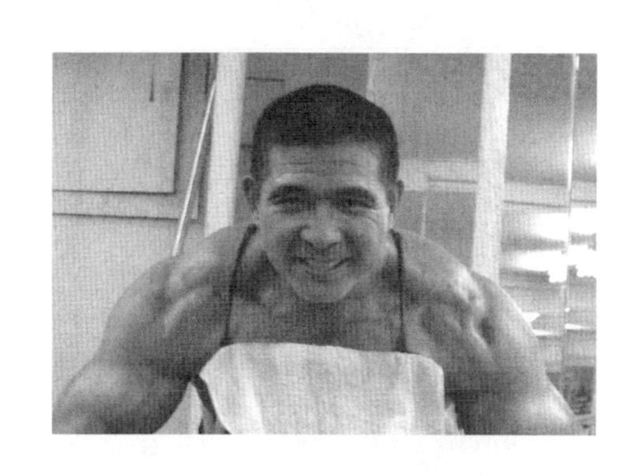

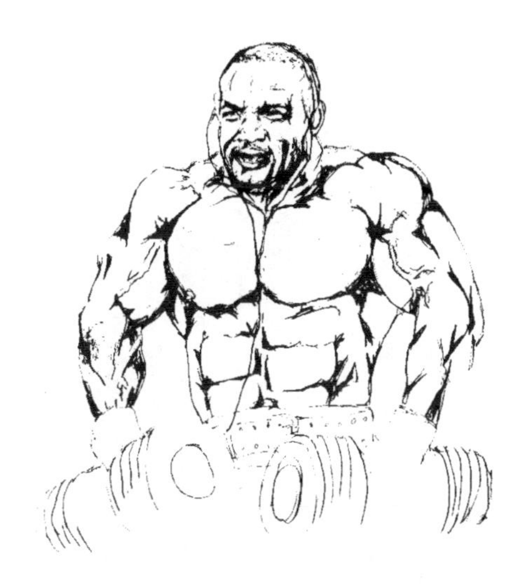

△「肩斜肌」又稱之「僧帽肌」。

△「肩斜肌」要是夠發達，不管從前面或後面看，它的肌肉應該是往上長到頸部一半以上，甚至看起來像連到耳際。

△「肩斜肌」如果不夠發達，整個人從胸部以上看起來會感覺瘦弱很多。

△健美比賽時，不管是比正面的「肌肉最發達姿勢」（Most muscular pose——類似螃蟹樣子），或是背面任何姿勢，都需要一個發達的「肩斜肌」。

△「肩斜肌」如果比「三角肌」發達的話，整個肩膀看起來會窄一點；成「斜肩」的形狀。

(一)「聳肩」（Shrug）

「聳肩」運動，可以用「槓鈴」（barbell）、「啞鈴」（dumbbell）或纜繩、機器等做皆可以。現分述如下：

1.「槓鈴聳肩」（Barbell shrug 如圖）

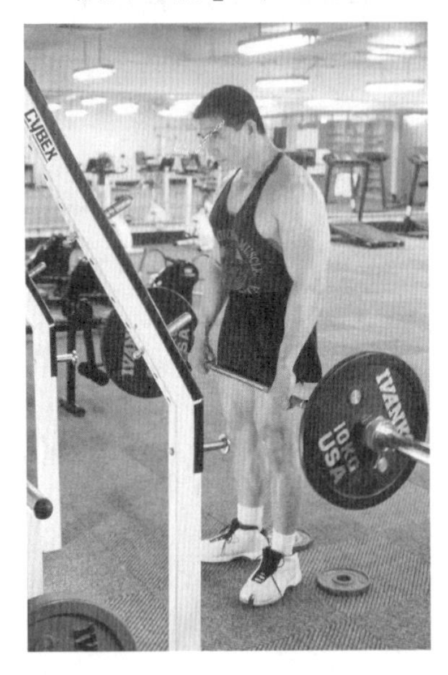

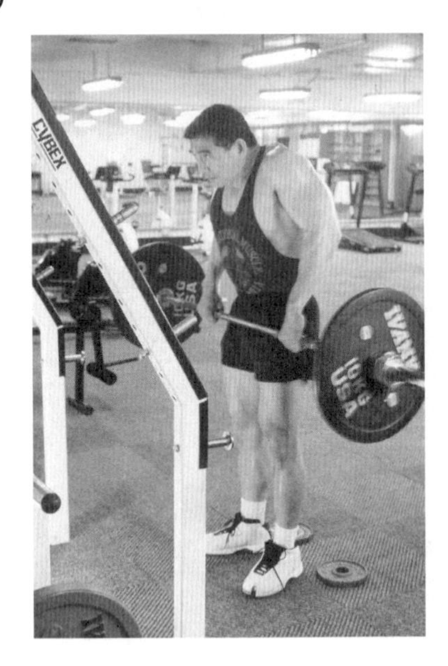

動作說明：

△ 身體直立，上身微向前傾，兩腳與肩同寬站立。

△ 雙手伸直正面握槓（約與肩同寬），槓鈴微靠大腿。

△ 用肩斜肌力量，將槓鈴重量直線往上提。愈高愈好，讓肩斜肌好像快要碰到耳朵下方。

△ 到頂後，用力；停住約 1、2 秒，再慢慢放下恢復到原來的姿勢。

注意事項：

△ 整個動作是「肩斜肌」直線往上、往下緩緩「聳」動肩膀。肩膀不可以前後轉（扭）動！

△ 做動作時，抬頭兩眼直視前方，擴胸。肩膀要往後張開；如果肩膀

往後張不舒服時，那請改用啞鈴代替槓鈴。

△ 只用肩斜肌力量，不可全身用力猛拉、猛放。兩隻手臂要伸直放鬆，不可彎曲或一彎一直用力。手掌像鉤子握住槓鈴即可，如果握力不夠，可用「助握帶」幫忙。

△ 如果是將槓鈴握在背後臀部下方練習，這叫做「背後槓鈴聳肩」（Behind-the-Back Barbell Shrug）。要注意的是：縮小腹，脊椎微弓。

△ 如果是用「低滑輪纜繩」（Low-pulley cable）代替槓鈴也可以，優點是動作中讓你的肌肉持續受到刺激。

2.「啞鈴聳肩」（Dumbbell shrug 如圖）

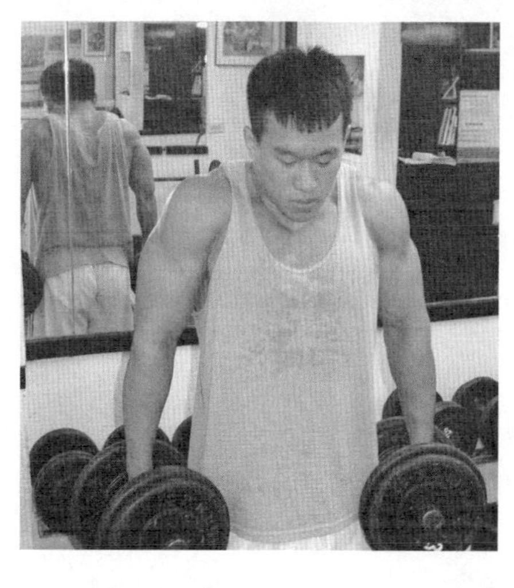

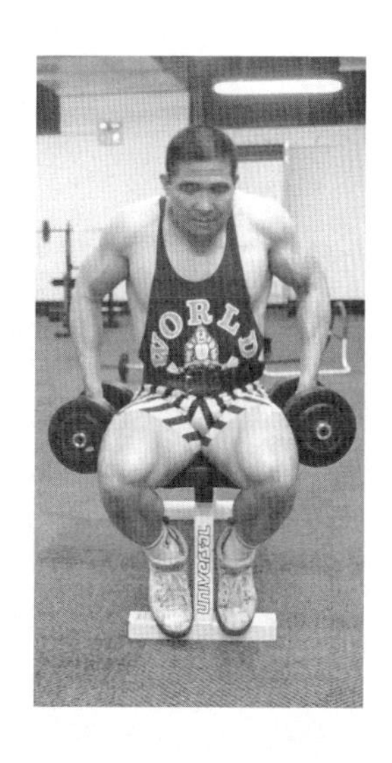

△ 動作跟用槓鈴做一樣，差別在用啞鈴時，肩膀的上下伸展幅度比較大。

△ 使用啞鈴時，兩隻手掌握的方向，可依自己肩膀的舒服度隨時調整。不像握槓鈴時，是固定住手掌方向。

(二)「立正划船」(Upright rowing)

「立正划船」同樣也是可以用「槓鈴」、「啞鈴」或「纜繩」來做。

1.「槓鈴立正划船」(Barbell upright rowing 如圖)

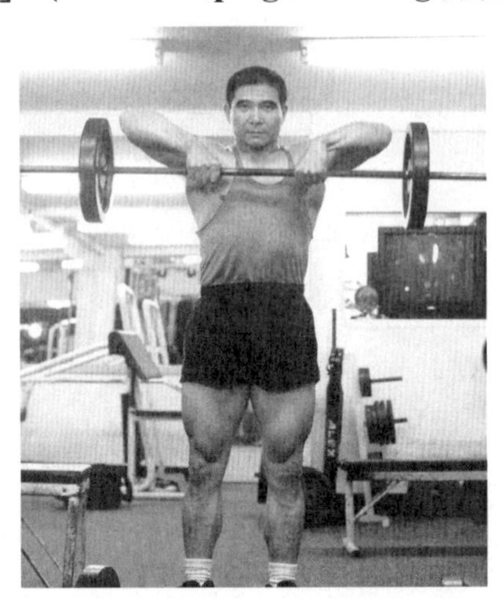

動作說明：

△ 身體直立，上身微向前傾，兩腳與肩同寬站立。

△ 雙手伸直正面握槓(兩手掌之間約一個拳頭寬度)，槓鈴微靠大腿。

△ 儘量使用「肩斜肌」的力量，將槓鈴往上拉至下巴的位置。跟做「聳肩」一樣，拉到頂後「肩斜肌」用力收縮；停住約一、二秒後，再放下恢復到原來的姿勢。

△ 練這個動作時，「手二頭肌」、「前三角肌」也會用到力。

注意事項：

△ 呼吸方式：槓鈴上拉時吸氣，放下時吐氣。

△ 做動作時，不可以晃動身體或借助腰力。

△ 槓鈴拉動時，「肩斜肌」才隨之用力收縮。不可以槓鈴還沒往上拉動，而肩斜肌就已經先往上「聳」著高高在等。

△ 兩手往上用力拉時，槓鈴上拉的高度，一定要超過胸前的鎖骨。兩個手肘儘量抬高，要超過握槓的手腕高度。這樣肩斜肌才會用到力，手腕也較不會受傷。

△ 兩隻手掌握槓鈴的寬度，如果「握愈窄」則練到「肩斜肌」愈多。

△「握愈寬」（約肩膀寬度），「前、側三角肌」會用力比較多。

△ 所以，「寬握立正划船」一做完，馬上接著練「三角肌」，效果特別好！甚至把「寬握立正划船」與「側舉」兩個動作用「兩組交替法」（Super-sets）練。

△ 因此，立正划船可以先做「窄握」練肩斜肌，然後接著練「寬握立正划船」。把「寬握立正划船」跟「前平舉」（前三角）或「側平舉」（側三角）一起交替練，效果很好。或者再加上「雙手推舉」，總共三個動作交替（Tri-sets，也就是立正划船、側舉、雙手推舉三個動作）。

2.「啞鈴立正划船」（Dumbbell upright rowing 如圖）

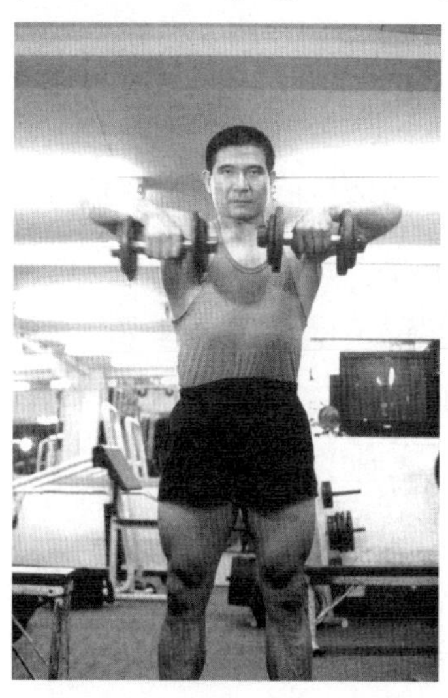

△ 動作與「槓鈴立正划船」相同。

△ 如果使用槓鈴時，肩膀或手腕會不舒服者，可改用啞鈴來做。

3.「纜繩立正划船」（Cable upright rowing 如圖）

△ 動作也與「槓鈴立正划船」相同。

△ 差別在纜繩對肌肉有持續的拉力。

△ 腰部脊椎有傷的朋友可以改做這種「纜繩立正划船」，以減少對腰椎之壓力。

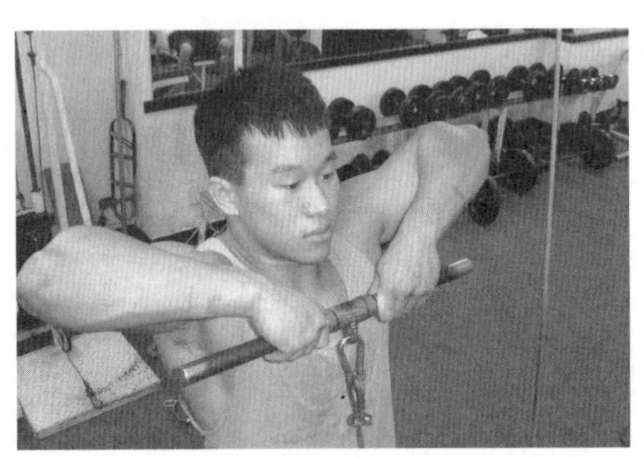

二、「前三角肌」（anterior head deltoid）練法

△「前三角肌」的位置，緊連接著「胸肌」。「前三角肌」如果練得很好，可以跟胸部「連成一起」（Tie-in）。

△ 要練這個肌肉部位，是要靠「推舉」（press）的各種動作與「前平舉」（front raise）來完成。

△ 其他各種「推」的動作，諸如「臥推」、「斜推」……等，也都會練到「前三角」這塊肌肉。

△ 所以，一般來說，大部份人的「側三角」與「後三角」這兩塊肌肉，都沒有「前三角肌」發達！

(一)「推舉」（press）

1.「雙手槓鈴推舉」（Two hands barbell press 或 Military press 如圖）

動作說明：

△「雙手槓鈴推舉」（或稱軍式推舉）是歷史相當優久的健美運動動作之一。

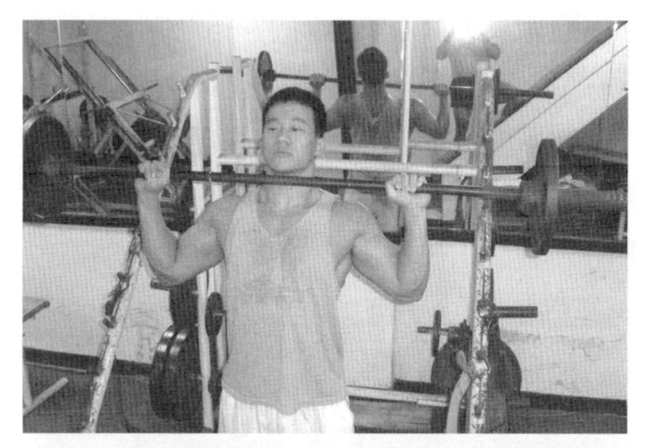

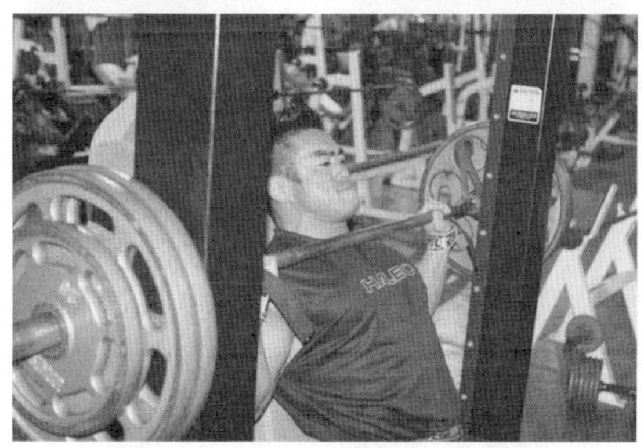

（日本 Pro 山岸示範史密斯頸前推舉
(Photo courtesy of milossarcev.com)）

△ 兩腳與肩同寬站立、或是坐在椅凳上。雙手自然與肩同寬握槓，挺胸背打直。

△ 用肩膀及手的力量，把槓鈴垂直往上推，直到兩手伸直為止。

△ 伸直後，不可停頓。因為當手一伸直後停下來的話，是兩隻手臂的骨頭在支撐重量；不是肌肉。肌肉在動作中只要一停頓休息，效果就大打折扣！

△ 動作完成後，馬上將槓鈴控制著慢慢放下到原來開始的位置。

注意事項：

△ 雙手握愈寬，肩膀的三角肌愈吃力，也會練到比較多。但如握太寬時，肩、手關節受力較大，上下推舉的距離也縮短。

△ 反之，握愈窄；手臂三頭肌吃較多力。

△ 上推時，上身不可一直往後傾仰，以免腰椎受傷。如果後仰太多，那就會都練到上胸了。

△ 重量太重時，請使用「護腰皮帶」保護腰椎。

△ 這項動作除了練「前三角肌」之外，「側三角肌」、「上胸肌」與「手三頭肌」等也都會練到。

2.「頸後槓鈴推舉」簡稱「頸後推」（Behind-the-neck barbell press 如圖）

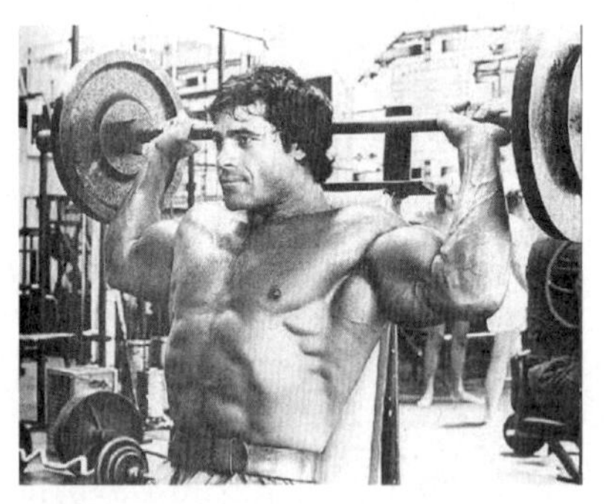

Mr. Olympia Franco Columbu 示範頸後推

△ 動作與「雙手槓鈴推舉」原則上相同。差別是：一個「頸前推」，另一個是「頸後推」。

△ 要注意槓鈴下放時，不要太低，約放到後腦耳際的地方。也就是兩手的「上臂」（upper arms）與地面平行即可。槓鈴如果再往下放

的話，肩膀關節則容易受傷！

△ 這個「頸後推」動作也同時練到「側三角肌」與「手三頭肌」。

△ 有時要把將整隻槓鈴舉起來，再放到腦袋後面練，確實是很麻煩或困難。

△ 所以，如果改在「史密斯機器」上做，那叫「史密斯推舉」（Smith machine press 如圖）。

△ 或是直接用機器練，那就稱之為「機械推舉」（Machine press 如圖）

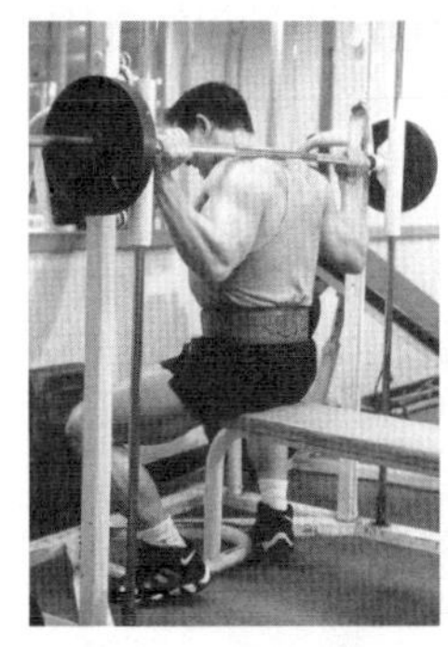

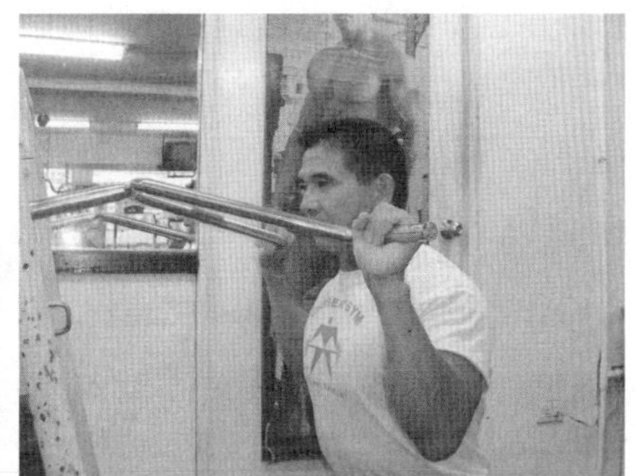

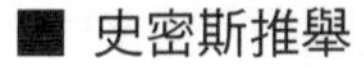

■ 史密斯推舉　■ 機器推舉

3.「肩膀啞鈴推舉」（Dumbbell shoulder press 如圖）

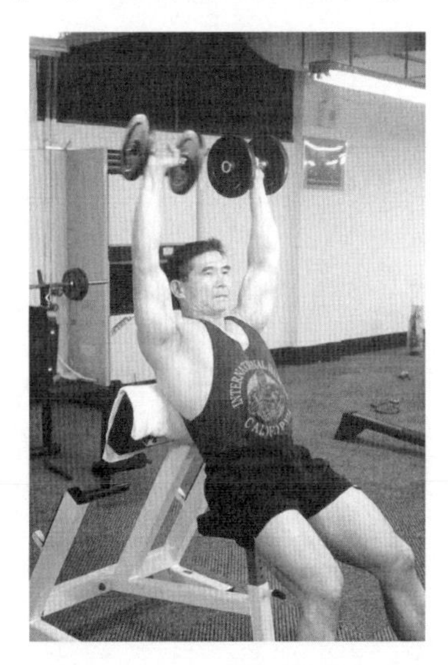

動作說明：

△「肩膀啞鈴推舉」也稱之「雙手啞鈴推舉」。

△ 開始姿勢：坐在一張有靠背的矮椅凳上，先將一對啞鈴握在左右肩膀上面。這時兩隻握著啞鈴的手掌掌心是相對的，也就是左右兩隻啞鈴是成平行狀態。

△ 用手臂及肩膀的力量，把啞鈴直接推向上方。在上推的過程當中，雙手隨之自然地把啞鈴轉向。等推到頂點時，兩手掌心都是向著前方。

△ 手臂在完全伸直後，馬上將啞鈴緩緩下放回原開始的位置（兩手掌心又回到相對的狀態）。下放的速度要比上推時稍慢一點點。

注意事項：

△ 兩個啞鈴如果是用交互上下推舉的方式，那就叫做「啞鈴交互推舉」（Alternate dumbbell press）。

△ 做這個動作時，最好是採用較低坐姿，並且坐椅要有靠背，以免腰椎受傷。

△ 這個動作在上推下放的過程中，需要維持住啞鈴的平衡才安全。所以，初學者要先拿輕一點的啞鈴。

△ 如果資深練習者，想拿較重的啞鈴時，為了避免受傷可自己用雙手先將一隻啞鈴放到一邊肩膀上。再請旁邊的助手將另一個啞鈴，從地上拿起來放到另外一邊肩膀上面。

△ 這個「肩膀啞鈴推舉」同時也練到一點點「側、後三角肌」與「手三頭肌」，可說是一個很基本的練肩膀動作。

△ 如果雙手的啞鈴往下放的不夠低，甚至只是放一半又往上推的話，那就大部份只能練到手臂的三頭肌而已！

4.「阿諾式推舉」（Arnold press 如圖）

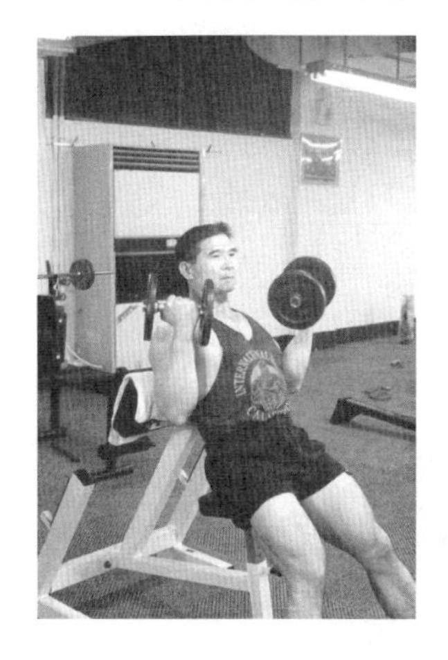

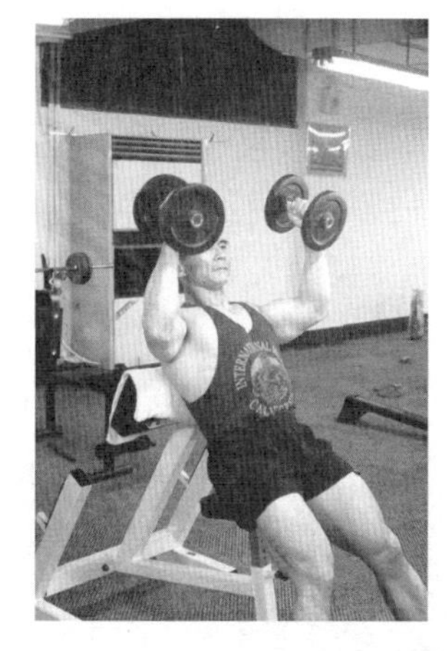

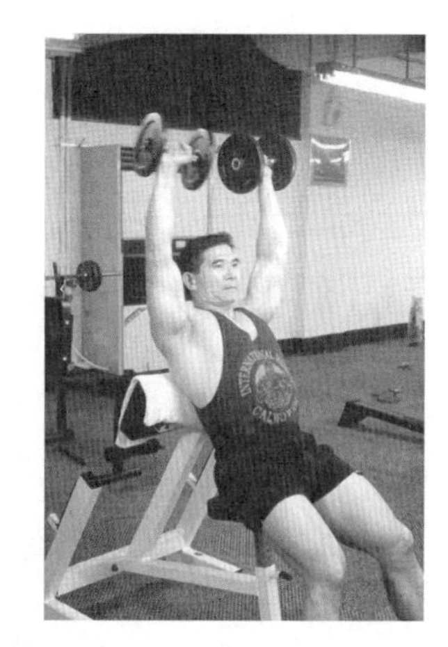

△ 所謂「阿諾式推舉」，動作基本上是跟前面介紹的「肩膀啞鈴推舉」差不多。

△ 兩者不同的地方是：「阿諾式推舉」的開始時姿勢，是握啞鈴的雙手掌心同時「面向自己」。

△ 等推到頂點時，兩手掌心也都是朝向著前方。也就是說，**「阿諾式推舉」整個動作從開始到完成，握啞鈴的手掌轉了一百八十度。一般的「肩膀啞鈴推舉」只有九十度而已。**

△ 阿諾所持的理論就是：在上推下放的動作過程中，經由握啞鈴手掌的一百八十度轉動，使得整個肩膀各肌肉部位都能練到！是否如此？各

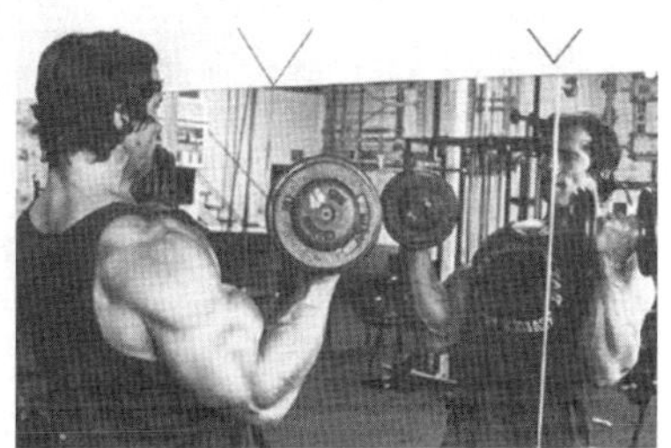

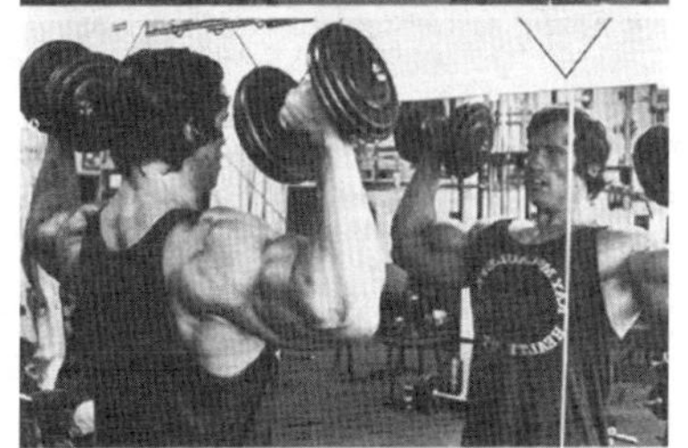

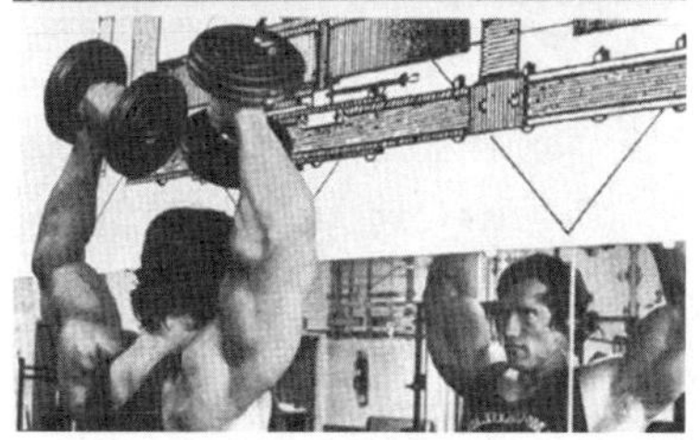

（阿諾式推舉）

位不妨試試看。

△ 練「阿諾式推舉」時，不太適合把兩個啞鈴用交互推舉的方式進行。

(二)「前平舉」（Front raise）

1.「啞鈴前平舉」（Dumbbell front raise 如圖）

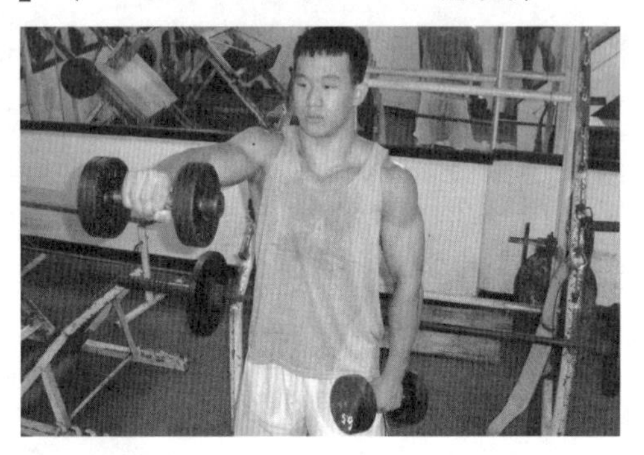

動作說明：

△ 開始姿勢：採立姿或坐姿皆可，兩手自然伸直各握一個啞鈴，靠在大腿前面。

△ 同時或交互將啞鈴，由大腿前方位置開始往上舉起，一直舉到超過肩膀約頭頂的高度後。用力收縮「前三角肌」一、兩秒後，再控制著啞鈴的重量；慢慢下放，回復到原來開始的位置。

注意事項：

△ 在整個上舉下放的動作過程中，握著啞鈴的手掌掌心，要朝下。前臂、手掌儘量不要用力，只有用「前三角肌」力量。

△ 手臂不要伸太直，手肘保持一點點微彎，這樣才不會用到太多手臂的力量。

△ 三角肌本身的力量並不大，所以不要貪心企圖拿太重的啞鈴。否則都是用到腰力或其他身體力量。

2.「槓鈴前平舉」（Barbell front raise 如圖）

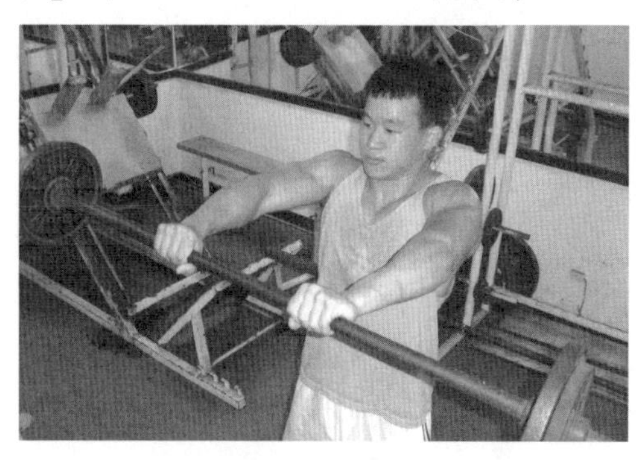

△動作與「啞鈴前平舉」大致相同，不過只能採用立姿練習。

△槓鈴下放時，不可以碰觸大腿借以反彈上去。

3.「纜繩前平舉」（Cable front raise 如圖）

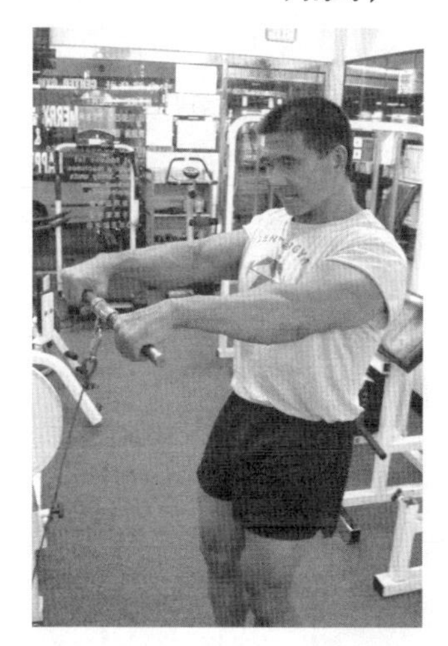

△ 可用雙手握「短槓」練，或單手抓著「握把」來做「單手纜繩前平舉」。

△ 使用「纜繩」比較能使肌肉持續受到刺激。

三、「側三角肌」（lateral head deltoid）練法

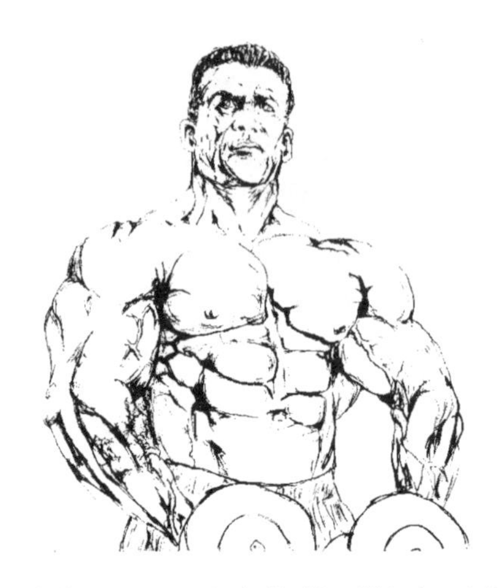

△「側三角肌」發達與否？可決定你的肩膀寬不寬。有的選手「側三角肌」練的很大，像半個小南瓜長在那裡。尤其是肩膀在先天上骨架比較窄的朋友，更要把「側三角肌」練出來才行。

△練「側三角肌」，以各種「側舉」動作為主。至於一些「推舉」的動作多少也會練到側三角肌，這裡就不再重覆敘述了。

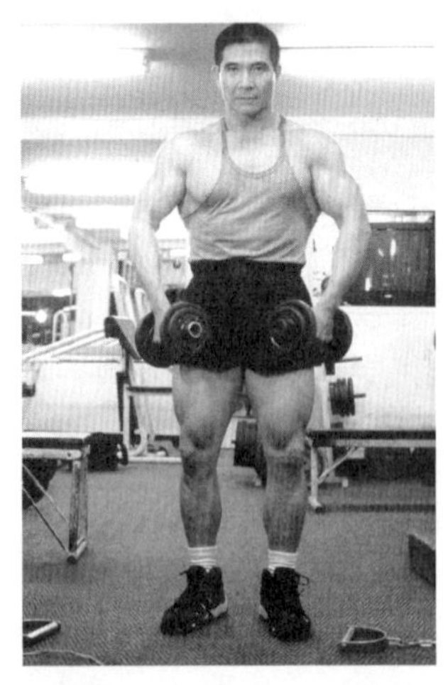

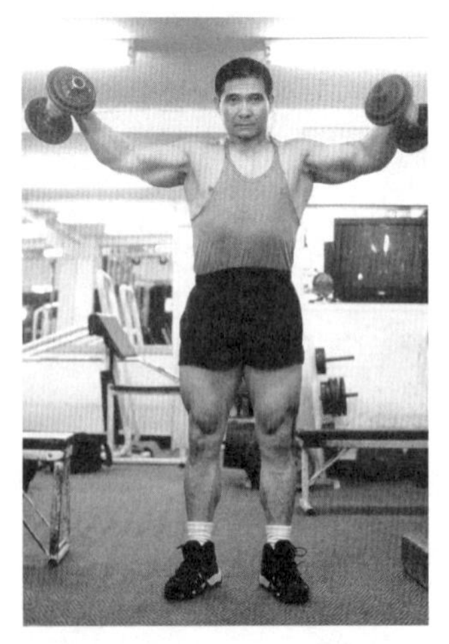

1.「啞鈴側舉」（Dumbbell lateral 或 side raise 如圖）

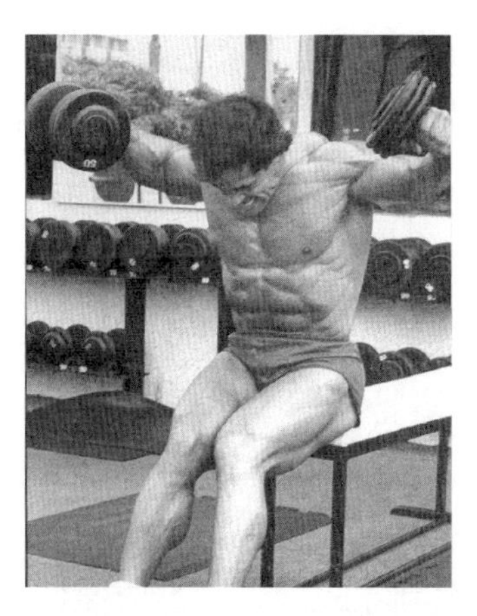

Mr.Olympia Franco Clumbu 示範坐姿啞鈴側舉

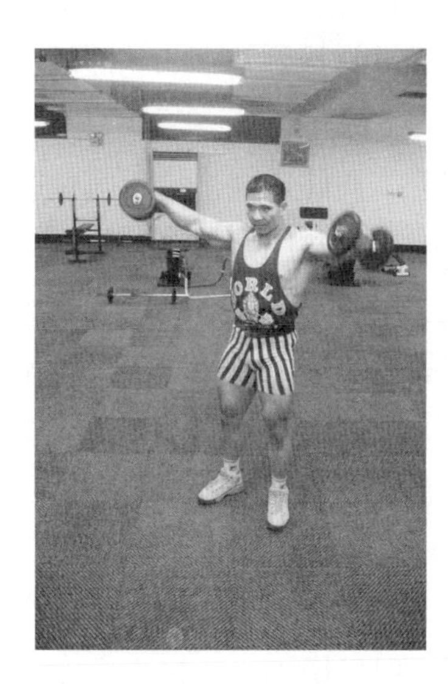

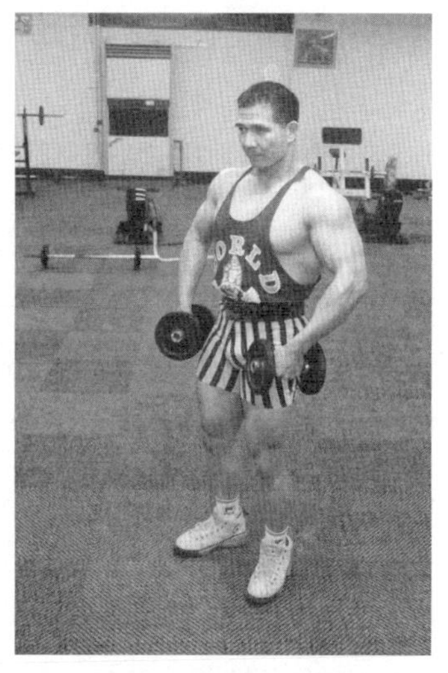

動作說明：

△ 開始姿勢：採立姿或坐著皆可，兩手手肘微微彎曲各握一個啞鈴，靠在大腿兩側。

△ 然後用「側三角肌」的力量，兩手將啞鈴往身體兩側上方舉起。整隻手臂的「手肘、手腕」都要超過「肩膀」高度才行！

△ 啞鈴停止後用力收縮「側三角肌」一、兩秒，再將啞鈴慢慢放下，

回復到大腿兩側原來的位置。

△ 兩隻「手肘」在往上側舉的時，從開始到完成之間，要儘量比「手腕」部位稍微高一點！

△ 如果「手肘」一直都是比「手腕」低，那就會用到一些「推」的力量。

注意事項：

△ 全部動作過程中，只能用「側三角肌」的力量。如果拿的重量太重，勢必會用到身體其他力量。

△ 兩手手肘從開始到完成之中，都要保持「微彎」。彎度太大，會用到前臂力量；如果手肘打太直的話，三頭肌也跟著用力。

△ 兩隻手在往上側舉的時候，手掌當然是朝下的，而且小指頭的高度要比拇指高一點，這樣「側三角肌」才能受到較大的刺激。

△ 在動作完成時，手肘的「高度」要儘量往上抬，三角肌才能練到。

△ 手掌掌心除了要朝下外，手腕也要往內關，不可以往上翻！以免用到前臂的力量。

△ 兩手在下放時，要控制著啞鈴的重量，徐徐放下。不可驟然讓啞鈴落下來。

△ 大部份人在做「啞鈴側舉」時，**最常犯的錯誤動作**是：

(1)「肩斜肌」比「三角肌」用力。

在兩手還沒有把啞鈴舉起時，肩斜肌已經先開始用力「往上聳」去拉動啞鈴。等於一半是「肩斜肌」用力，「側三角肌」也只有用到一半力量而已。

(2)「啞鈴」停在空中不動，光是「手肘」在擺動。

這一種情形是：兩手將啞鈴舉到動作的一半高度後，啞鈴幾乎是停在半空中。然後手臂打的彎彎的，只有「手肘」往兩側上下擺動而已，「側三角肌」根本沒用到多少力；也不可能練到。

(3) 兩個啞鈴不往身體「側面上方」舉起，而是一直偏向兩側的「前面」，結果是都練到「前三角肌」去了。

2.「單手啞鈴側舉」（One -arm dumbbell side raise 如圖）

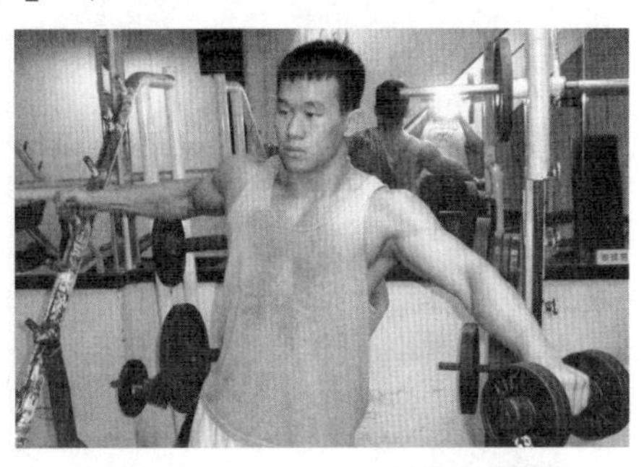

△ 如果用單手做「側舉」，可選擇啞鈴或纜繩。一次用一隻手練，目的是可以集中精力與意念在單邊的「側三角肌」上。

△ 手肘一樣要微彎，手腕內關、掌心同樣要朝下。

△ 為了讓側三角肌受到更大的刺激，所以要增加整隻手臂上舉下放的幅度。方法是：把站立的姿勢稍做調整。未拿啞鈴的另一隻手，伸直抓住一根固定的柱子，兩腳合攏靠著那根柱子。這樣整個上半身就傾斜向拿啞鈴的那邊，拿啞鈴的手臂上下揮動的幅度就比較大了。

△ 在整個上舉下放的過程中，一定要讓肌肉完全掌控著啞鈴！不可以像鐘擺一樣的甩動啞鈴。

3.「單手纜繩側舉」（One -arm cable side raise 如圖）

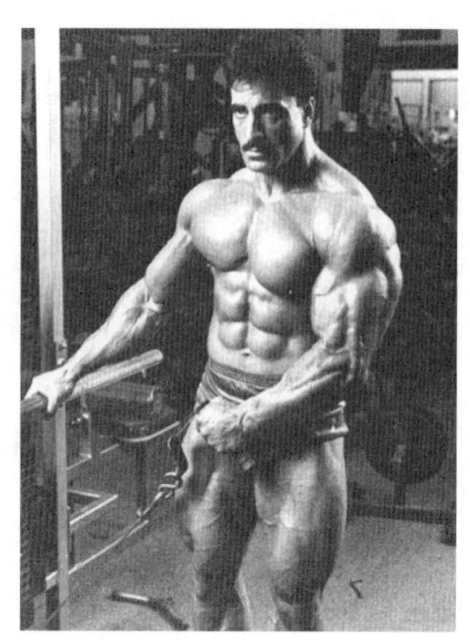

1983Mr. Olympia Samir Bannout 示範纜繩側舉

△ 用纜繩做「側舉」，比起用啞鈴，因為纜繩是經由滑輪來拉動重量，所給肌肉的刺激是持續的。

△ 如同「單手啞鈴側舉」一樣，未握滑輪纜繩的一隻手可抓住一根固定的柱子。傾斜著上半身，讓拿纜繩握把的手有較大的幅度練。

△ 做「單手纜繩側舉」這個動作，一般都是纜繩經由身體前面拉過。有的選手則喜歡跨過纜繩，由背後拉動纜繩，認為這樣比較能練到「側三角肌」。這動作稱為「背後單手纜繩側舉」。

4.「雙手纜繩交叉側舉」（Two-arms cross-over cable side raise 如圖）

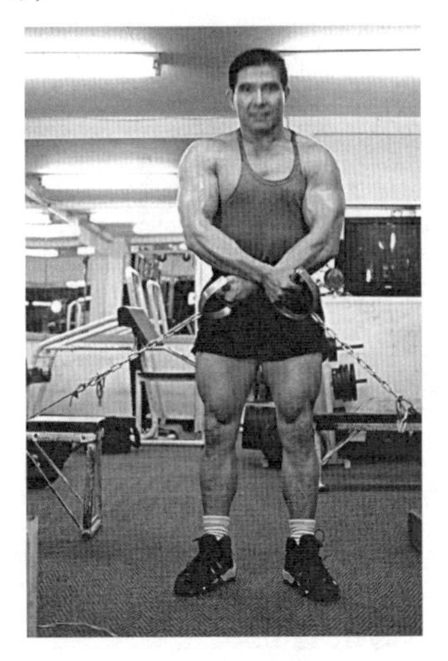
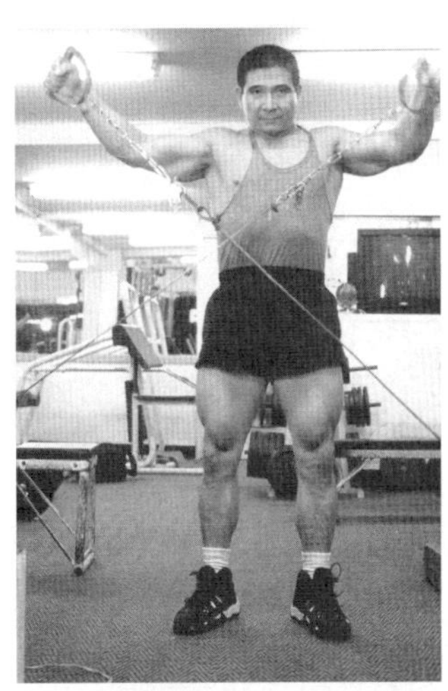

△ 這個動作須要站著做，兩手在胸前交叉，各握住左右對向低滑輪的纜繩把手。

△ 雙手手肘一樣是微彎，用「側三角肌」力量將纜繩拉到最高點，再回復到原來的位置。

△ 做這個動作時，身體一定要保持直立狀態，才能練到「側三角肌」。上身愈往前傾，受力的肌肉部位就愈轉到「後三角肌」上面。反之，上身往後仰，「前三角肌」就會開始用到力。

△ 練習時身體要站在左右兩個（連接纜繩）低滑輪的中間點。如果身體往後站（也就是兩個低滑輪位於自己的左、右前方），那「前三角肌」的受力也就比較大。

5.「側臥姿側舉」（Lying side laterals 如圖）

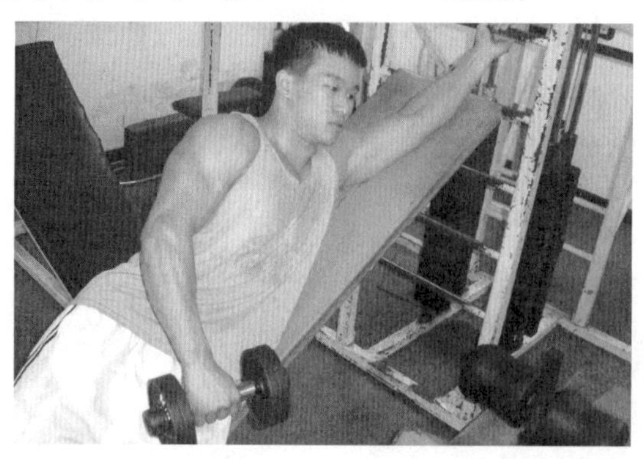

△ 找一張斜板或斜椅，角度調到約三、四十度。身體單邊側躺在椅面上，在身體下方的手扶著固定物。在上側的手握住一個啞鈴，直接用力往上抬到最高點，但不要高到跟地面成九十度。

△ 因為是躺在有角度的斜板上，所以握啞鈴的手可以往下放得較低，低過斜臥的身體，這樣三角肌的受力會比較多。

△ 這個動作除了練「側三角肌」外，同時也練到「後三角肌」。

△ 除了啞鈴外，也可用纜繩滑輪做。

四、「後三角肌」（posterior head deltoid）練法

△ 整個肩膀的肌肉群，就屬「後三角肌」最容易被忽略。一般選手的肩膀，多半是只能看到「前三角肌」與「側三角肌」。「後三角肌」則不是還沒練出來，就是不夠明顯、不夠大。

△ 「後三角肌」如果不夠發達，從後面看過去，整個肩膀就會窄很多。不僅如此，當你要展現闊背肌、或表演任何背面姿勢時，也會遜色很多！

1.「站姿曲體啞鈴側舉」（Standing bent-over dumbbell laterals 如圖）

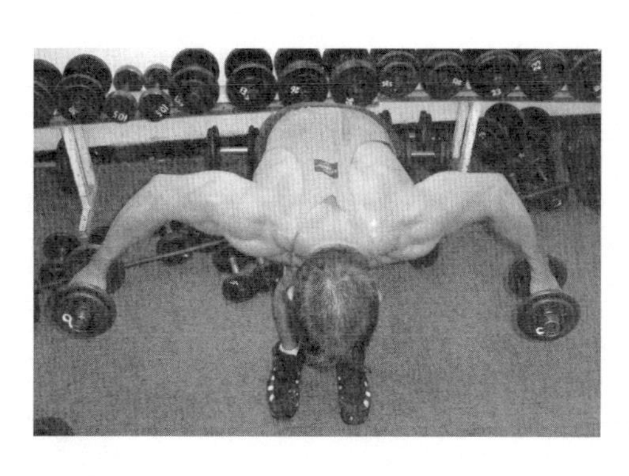

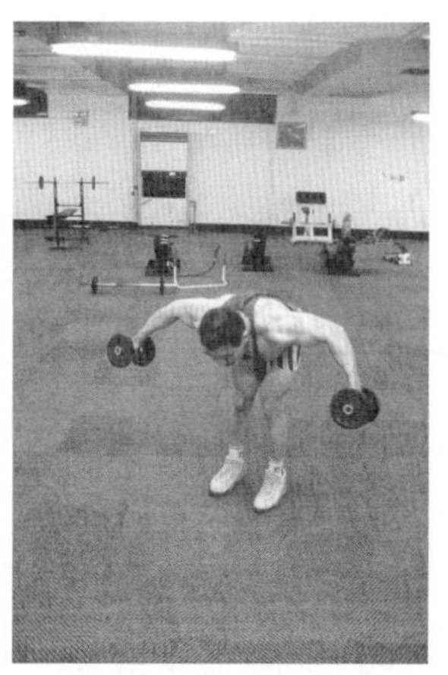

動作說明：

△ 開始姿勢：兩腳與肩同寬，膝蓋微彎站立。雙手手肘微彎各握一個啞鈴。

△ 上身向前彎曲約四十五度；或再往下彎到幾乎與地面成平行。

△ 用「後三角肌」力量，將啞鈴往左右舉起，儘量舉到肩膀的高度。用力收縮「後三角肌」一、兩秒後，再將啞鈴慢慢放下。

注意事項：

△ 當兩手上舉到最高點時，握啞鈴手掌的小指頭要比拇指高一些。這樣「後三角肌」才會吃到較多力。

△ 兩手在往兩側上舉時，手肘只能「微彎」。如果彎得太多，會變成其他肌肉部位（如背肌、手臂）在用力。

△ 另外，左右兩手臂在完成上舉動作時，從上面看是成一直線的。如果拿啞鈴的兩隻手偏往前面時，是「前」三角肌用到力。要是往後偏時，變成肩斜肌及背肌在出力。

△ **常見的錯誤**是：那兩隻手肘在練到最後幾下快沒力時候，常常是在往上時愈來愈彎。反而在往下放時，手臂卻變成是打直的，變成有點像練背的「曲體划船」動作。

△ 「後三角肌」本身的肌力是很小的，所以不需要拿很重練。姿勢做標準，肌肉才練得到。

△ 做這個「俯前啞鈴側舉」動作，上半身需要往下前彎，很多人因而腰椎會酸痛受不了。改善之道是：上身往前彎時，以腹部貼靠著大腿，讓上半身體重落在大腿上。或是兩腳膝蓋靠攏彎曲，小腿微開站著。

△ 有的人把前額頭擱在椅子上，藉以減輕腰背的壓力，但要注意，不要扭傷脖子。

△ 根本解決腰椎壓力的方法，是臉朝下，身體趴在長形板凳（板面稍有斜度）上面做（如圖）。

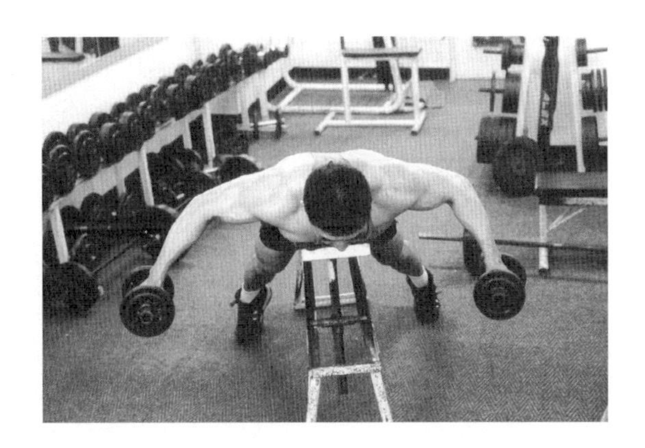

2.「**坐姿曲體啞鈴側舉**」（**Seated bent-over dumbbell laterals 如圖**）

△ 把站著做「俯前啞鈴側舉」，改為坐在椅子上做，就叫做「坐姿俯前啞鈴側舉」。

△ 兩條大腿緊靠一起，坐在椅凳邊上（屁股約只坐三分之二）。上半身前彎緊貼靠在大腿上，兩手握著啞鈴靠在小腿後面。練的動作大致上跟前面的俯前側舉姿勢一樣。

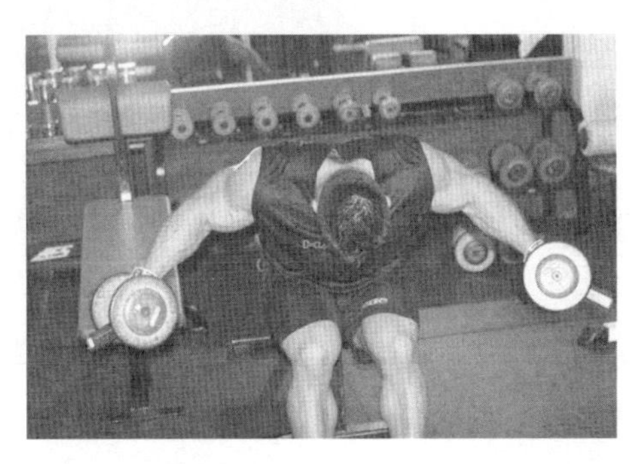

（日本 Pro 山岸示範曲體啞鈴側舉(Photo courtesy of milossarcev.com)）

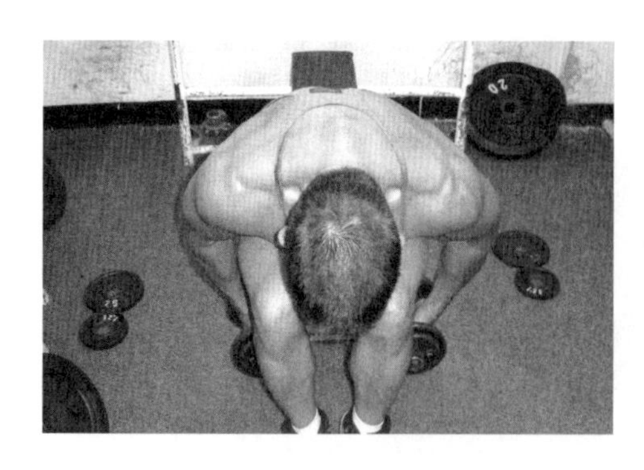
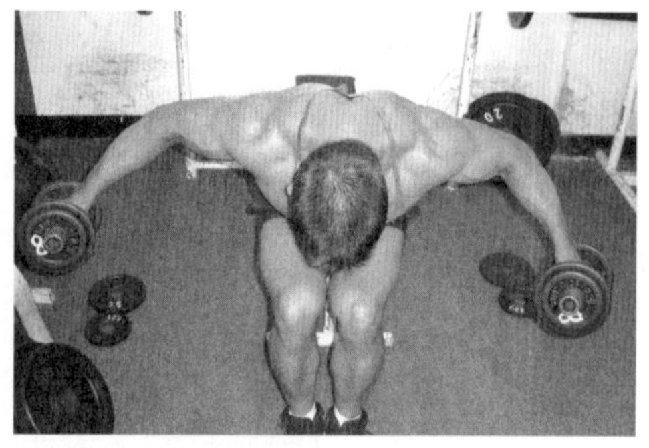

△ 用這個姿勢練「後三角肌」時，最重要的是：往前彎的上半身，要固定不動，不可以上下晃動。

3.「單手曲體纜繩側舉」（One-arm bent-over cable laterals 如圖）

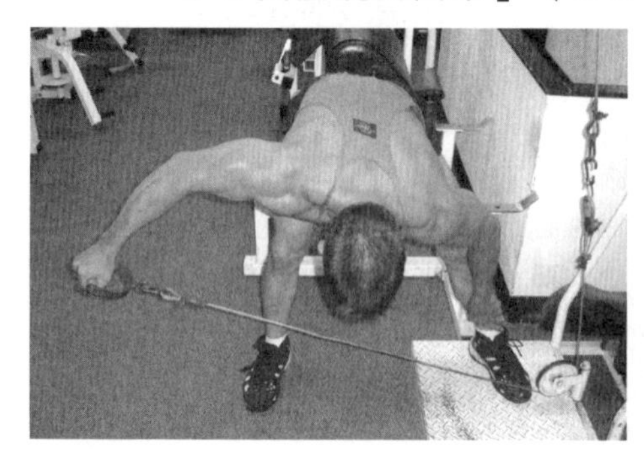
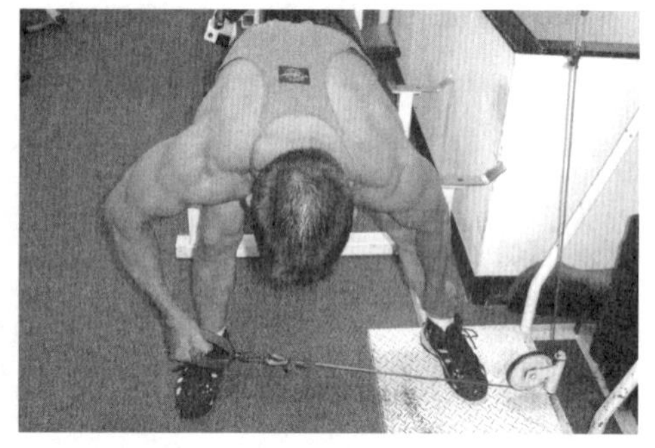

△ 雙腳打開，比肩膀稍寬，站在低滑輪纜繩前。上半身也是前彎約四十五度；或再彎下一些。

△ 一隻手拉著纜繩握把，另一隻手扶著固定物（架）；或伸直握住自己身體同一邊的腳踝。

△ 這時抓著纜繩的手臂，手肘一樣保持微彎。用「後三角肌」的力量，把重量往上「帶」。整隻手臂就像鐘的指針一樣，以劃半圓方式，把重量舉上去。

△ 不能用「拉」或「推扯」的方式做，否則「後三角肌」就練到不多了。所以，老話一句：不要用太重練。

△ 也可以趴在長條板凳（板面要稍有斜度）上面做（如圖）。

4.「雙手曲體纜繩側舉」（Two-arms bent-over cable laterals 如圖）

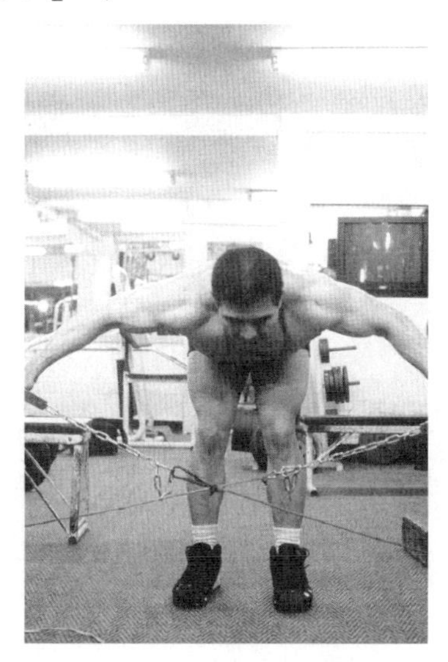

△ 動作要領如同「站姿俯前啞鈴側舉」一樣。

△ 注意事項：上半身在整個動作中，一定要保持固定不動，不可以上下晃動。

5.「機器側舉」（Machine laterals 如圖）

△「後三角肌」在整個（前、側、後）三角肌中最難練，所以有很多機器設計專門來練它。

△ 如果沒有專門的「後三角肌」訓練機器，可以用「蝴蝶式闊胸機」（Pec-Deck Machine）來代替。只是改變一下原來坐的姿勢，變成面對「靠背板」坐。以雙手的手肘背，頂著「握板」（如果是握把的設計，當然要用握抓的），往背部中央用力收縮「後三角肌」。

△ 胸部一定要緊貼住靠背板，不可以晃動。

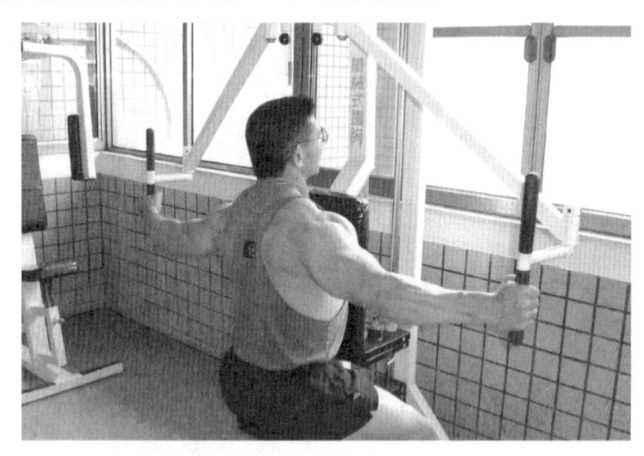

第十篇 肌肉鍛鍊篇—

胸部的鍛鍊法

Pec some muscle！

■ 練胸器材介紹

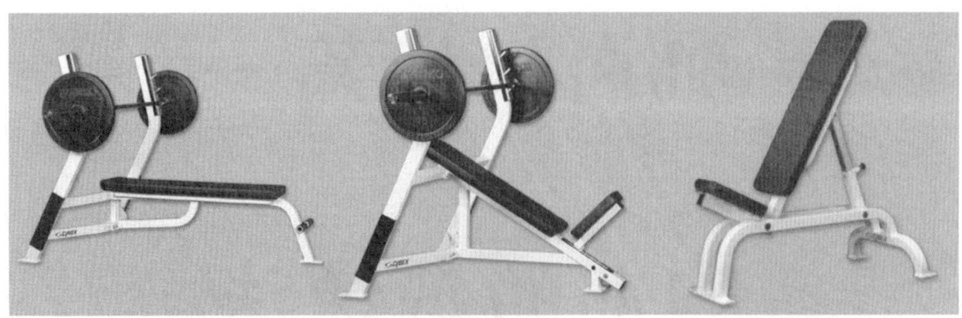

（臥推椅）　（斜推椅）　（可調式斜椅）

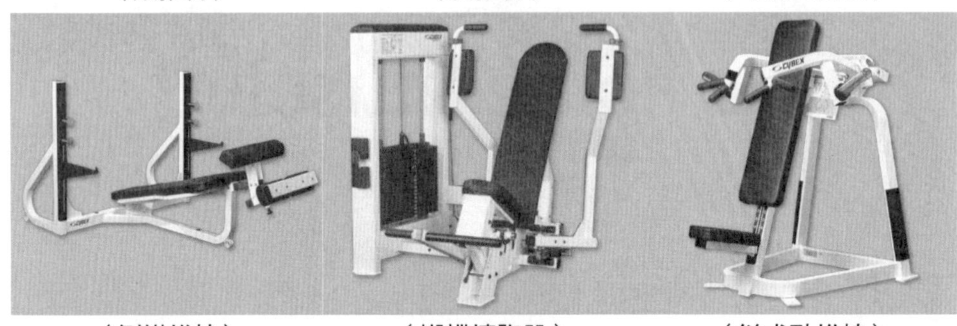

（倒掛推椅）　（蝴蝶擴胸肌）　（鎚式臥推椅）

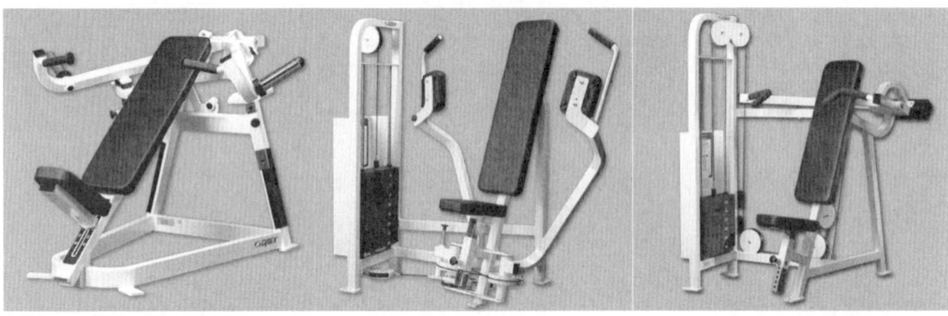

（鎚式斜推椅）　（直立式臥分舉機）　（直立式推胸機）

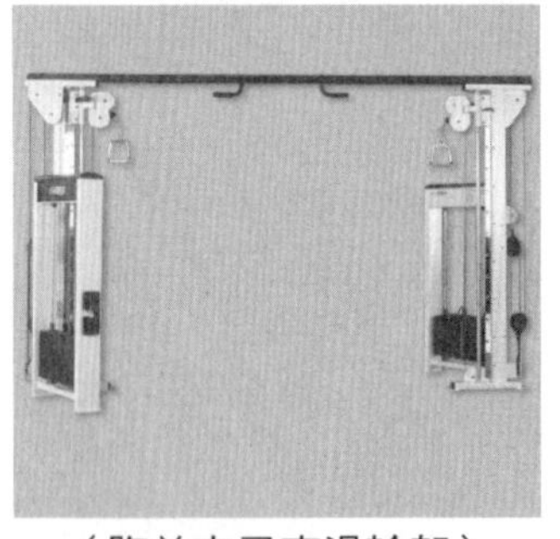

（胸前交叉高滑輪架）

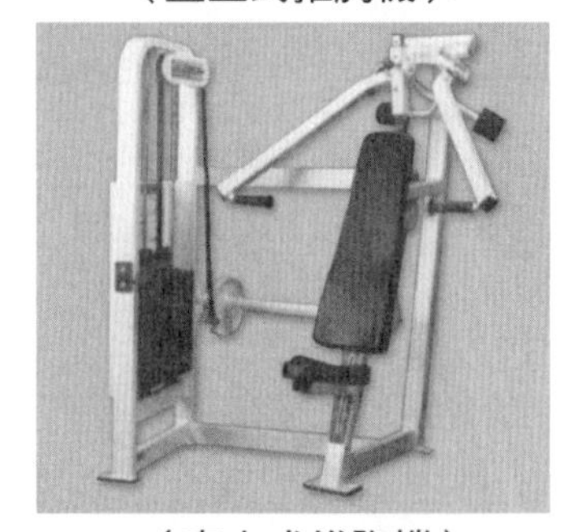

（直立式推胸機）

第一章　肌肉說明（如圖）

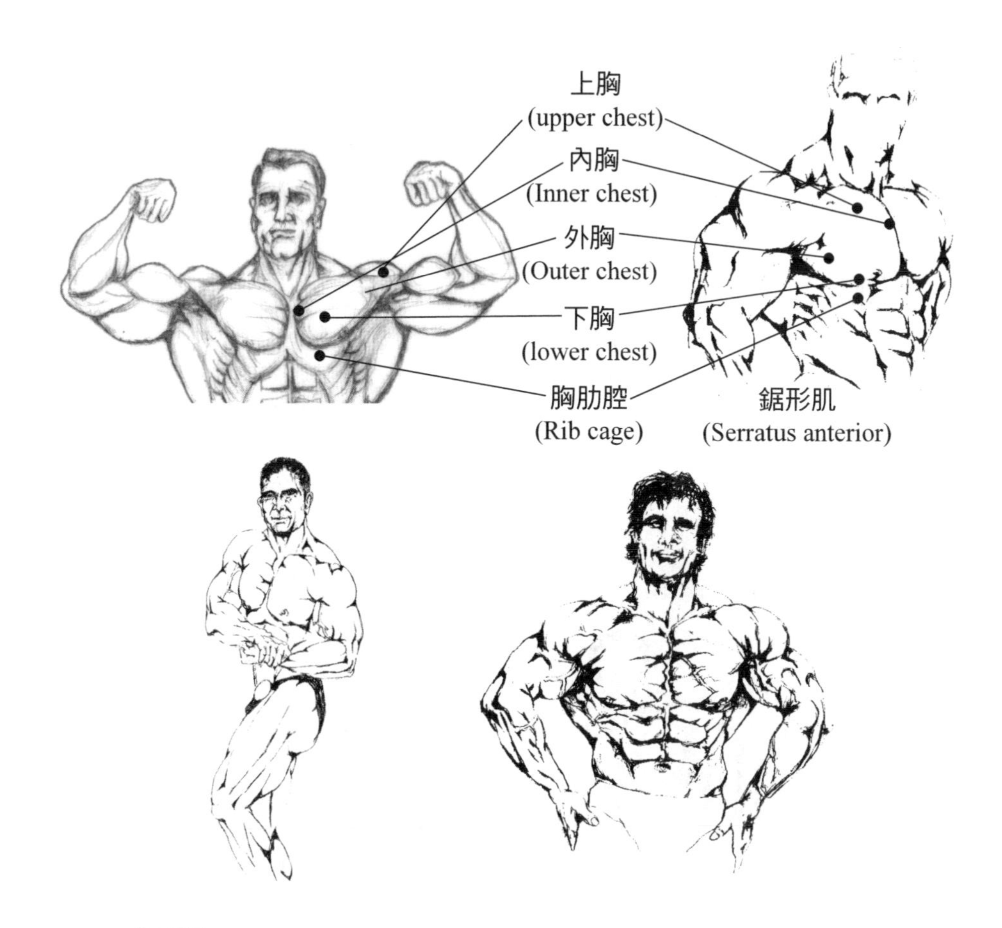

一、名稱

胸部的肌肉，我們通常叫「胸肌」（Chest），英文的學名叫「Pectoralis Major」（簡稱 Pectorals 或 Pecs）。

以練健美的角度看，胸部應包括以下五大部位：

1.「上胸」（Upper Chest）

2.「下胸」（Lower Chest）

3.「內胸」（Inner Chest）

4.「外胸」（Outer Chest）

5.「胸肋腔」（Rib Cage）

胸、背之間的「鋸形肌」（Serratus anterior）我將它歸入「背肌」篇來敘說。

二、功能

舉凡手臂的動作、肩膀的活動、胸腔的呼吸…等等，都是牽涉到胸部肌肉的功能。

三、重要性

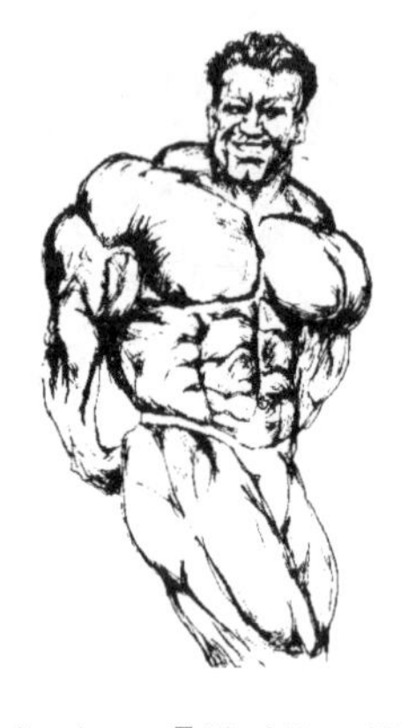
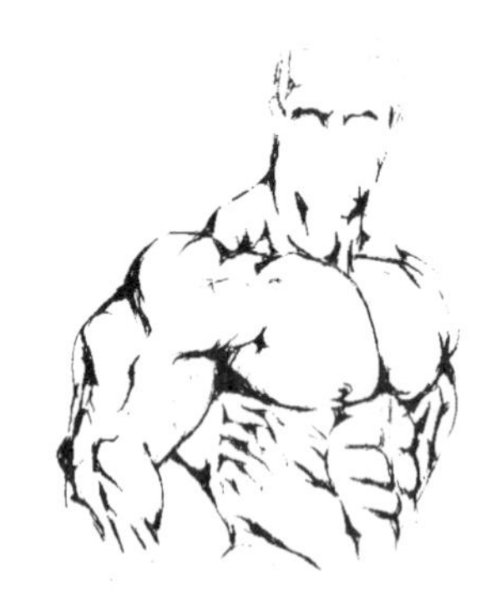

△ 在健美比賽時，「胸部」佔正面上半身姿勢的最大「視覺面積」。

△ 擁有一個寬厚的胸部，是男人「雄性的象徵」。因為當男人解開上衣扣子時，先露出的肌肉部位就是「胸部」！

△ 雄渾健美的胸部是：正面看是「方而寬」；側看「厚又實」；上、下、內、外胸皆「飽滿」。

△ 在健美比賽時，一定要有發達的胸部，才不用擔心當雙手舉起來比姿勢時；會看不到胸肌。

四、課程安排法

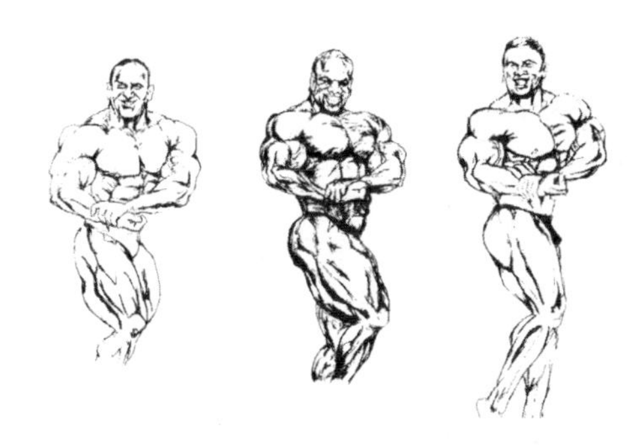

△ 胸肌既然是個大肌肉部位，都可以和其他肌肉部位搭配著練。

△ 但要注意的是，如果和小肌肉部位（如肩、手）一起練，一定要先練胸肌。因為你如果先練手臂三頭肌，等練完之後再練胸肌時，練胸的動作根本就做不動了。

△ 如果你是「胸」與「背」一起練，而肩膀關節又不舒服的話，那就最好先從背部開始練，這樣可以讓肩關節活動開來，在練胸時才不會受傷。

△ 練胸肌的動作主要分「推舉」（Press）與「臥分舉或飛鳥」（Fly）兩大類。

△ 「推舉」是把肌肉尺吋練大的「雙關節動作」（Two-joins exercise）。

△ 「臥分舉」則是練細部線條的「單關節動作」（One-joins exercise）。

△ 胸部雖然是包括五大部位，但是大部份的練胸動作都是躺在「平椅」（Flat bench）上做。因為當你平躺時，整個胸部反而是下胸部朝上呈倒斜面的，「下胸」受力自然比「上胸」多。長久下來，上胸反而不如下胸發達。

△ 所以，整個胸部的鍛鍊課程，絕對不能忽略「上胸」！甚至有些選手從「上胸」開始練起。

(一)「初階」參考課程表

課表 1.	「槓鈴平椅臥推」	3 － 4 組×10 － 12 下
	「槓鈴斜推」	2 － 3 組×8 － 10 下
課表 2.	「機器推胸」	3 － 4 組×10 － 12 下
	「雙槓上撐」	2 － 3 組×8 － 10 下
課表 3.	「槓鈴平椅臥推」	3 － 4 組×10 － 12 下
	「雙槓上撐」	2 － 3 組×8 － 10 下

(二)「中階」參考課程表

課表 1.	「槓鈴平椅臥推」	4 － 5 組×8 － 10 下
	「啞鈴臥分舉」（與臥推交替）	4 － 5 組×10 － 12 下
	「雙槓上撐」	3 － 4 組×8 － 10 下
課表 2.	「槓鈴平椅臥推」	4 － 5 組×8 － 10 下
	「槓鈴或啞鈴斜推」	4 － 5 組×8 － 10 下
	「倒掛推」或「雙槓上撐」	3 － 4 組×8 － 10 下
課表 3.	「槓鈴平椅臥推」	4 － 5 組×8 － 10 下
	「斜推」	4 － 5 組×8 － 10 下
	「直立纜繩胸前交叉」	3 － 4 組×8 － 10 下

(三)「高階」參考課程表

課表 1.「啞鈴平椅臥推」　5－6 組×8－10 下
「纜繩平椅臥分舉」（與臥推交替）5－6 組×8－10 下
「槓鈴或啞鈴斜推」　5－6 組×8－10 下
「雙槓上撐」　3－4 組×8－10 下

課表 2.「槓鈴平椅臥推」　5－6 組×8－10 下
「槓鈴或啞鈴斜推」　5－6 組×8－10 下
「直立纜繩胸前交叉」(與斜推交替) 5－6 組×8－10 下
「倒掛推」　4－5 組×8－10 下

課表 3.「機器推胸」　4－5 組×8－10 下
「直立纜繩胸前交叉」（與機器推胸交替）
4－5 組×8－10 下
「鎚式機器斜推」　4－5 組×8－10 下
「纜繩斜板臥分舉」（與鎚式機器斜推交替）
4－5 組×8－10 下
「雙槓上撐」（或倒掛推）　4－5 組×8－10 下

第二章　胸的各部位練法

一、「胸腔」（Rib Cage）練法

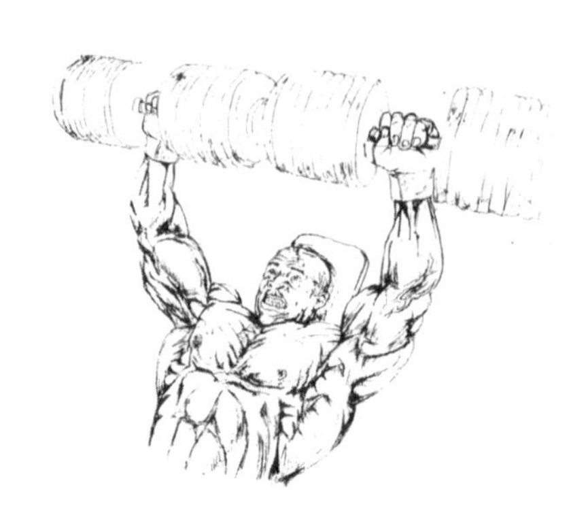

△「胸腔」（Rib Cage）位於整個胸部的下面，等於是胸肌的基座。
要擁有一個寬厚上挺的胸部，一定要先把「胸腔」練大。
練大「胸腔」就是要把胸骨、肋骨膜「刺激擴大」。
練「胸腔」也可以練到肺活量。

「啞鈴過頂舉」（Lying straight-arm dumbbell pullover 如圖）

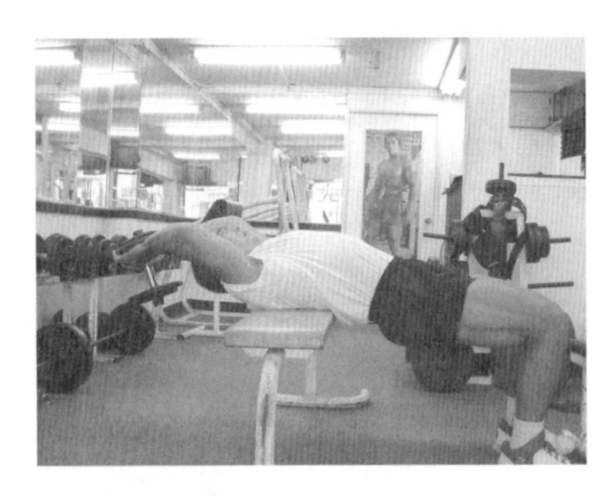

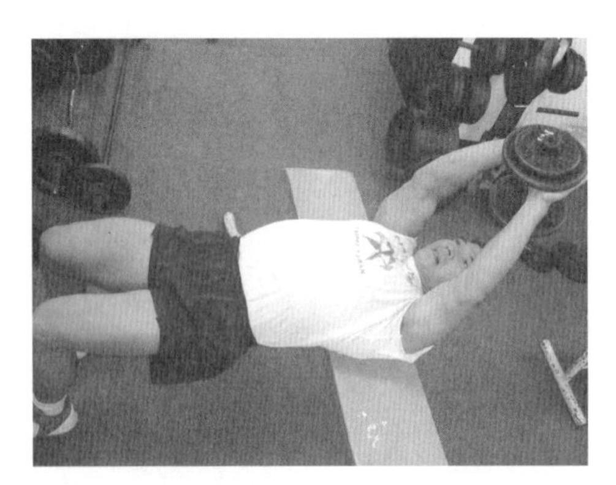

△ 橫著仰躺在長形低腳椅凳上（身體與椅面交叉成 90 度）。雙手伸直合握一個啞鈴，以弧形方式往頭頂後面放下。

△ 往後放下時，胸腔跟著張開擴大，用力吸氣。雙手的啞鈴儘量放到底，然後再慢慢用胸腔與「鋸形肌」的力量把啞鈴提上來。啞鈴上提時也隨著吐氣。

△ 動作完成時，合握啞鈴的雙手約與地面成 90° 即可。

△ 躺臥的椅凳約膝蓋的高度。太高或太低都不適宜。

△ 身體仰躺在椅上時，臀部要保持低於椅面高度。整個身體不要上下擺動。

△ 做這個動作為了安全，必要時，找一位助手幫忙把啞鈴遞給你，之後請他用雙手按住你的膝蓋，固定住身體。

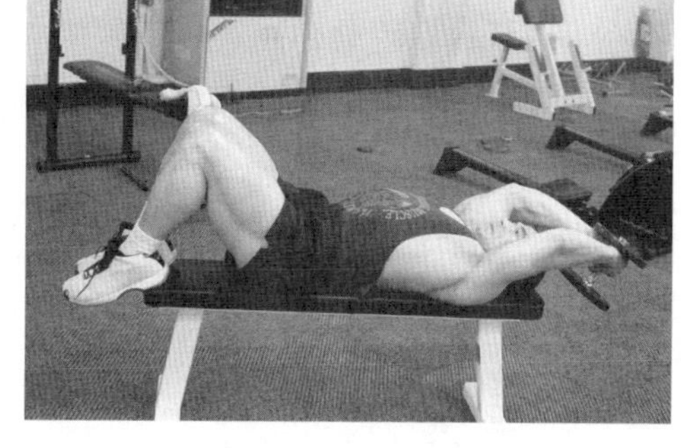

△ 也可以改用「槓鈴」或「低滑輪纜繩」來做「過頂舉」。

△ 如果坐在機器上做，就稱之「機器過頂舉」。

△ 為了安全起見，不用跟椅面交叉成 90 度橫躺。直接「直躺」在長椅上面做亦可。（如圖）

△ **為達擴大「胸腔」效果，可以和練腿的「深蹲」一起交替做**。因為每當做完一組高次數的「槓鈴深蹲」後，一定非常喘。這時馬上抓起一個啞鈴做「啞鈴過頂舉」，既可調節呼吸順暢舒服，又可達到擴大「胸腔」效果！

二、「上胸」（Upper Chest）、「下胸」（Lower Chest）、「內胸」（Inner Chest）、「外胸」（Outer Chest）的練法

「伏地挺身」（Push-ups）

△ 從未到健身院練過的朋友，也都知道徒手做「伏地挺身」（Push-Ups）這個動作是練胸部。

△ 在說明用「器材」練胸肌之前，我先說明一下**「伏地挺身」（Push-Ups）的動作：**

△ 臉朝下，身體伏趴在地上，兩手分開約比肩膀稍微寬些，手臂伸直以手掌撐住地面。

△ 身體往下降，約將接觸地面時，馬上以雙手用胸肌的力量，將身體撐起來。反覆地做，到胸肌完全疲累為止。

△ 雙手撐起身體時，兩個手肘一定要往外張開，才能用到胸肌力量。手肘假如往內靠著身體，手三頭肌反而用到力。

△ 扶撐在地上的兩個手掌指頭，儘量朝內。指頭如果朝向前面，三頭肌就用到較多力量。

△ 扶撐在地上的兩隻手掌，如果距離比肩膀窄，三頭肌也會用到較多力。但距離分太開，肩的「前三角肌」也會練的較多。

△ 如要增加胸肌的負荷，可抬高雙腳。或請人放鐵片在背部上。

△ 如要擴展胸部，讓胸部往下放更低，兩手可分開扶撐在兩張椅子上。

△ 如要增強胸肌的「反向」（Negative）受力，在你下降身體時，找人用力往下推壓背部，而你要抗拮他的下壓力量。

△ 做「伏地挺身」時，不可以雙腿貼放著地面，只有上半身在動。

△ 也不要整個身體像波浪般前後鼓動。

△ 更不能只是雙手撐的直直地，趴在那裡光「點頭」。

△ 做「伏地挺身」時，因為胸肌只有承受自己上半身的體重，刺激力道顯然不夠。如果連著幾組，每組都可以做二、三十下以上，那對練大胸肌肯定就沒甚麼效果了。

△ 所以絕對不要以為光做「伏地挺身」，就可以把胸部練漂亮！

△ 「伏地挺身」是一個很好的練胸之前「熱身」，與練完胸之後的「結束動作」（Warm-down）。

※ 不管是「推舉」還是「臥分舉」，幾乎所有的練胸動作，多少都練到胸的每一部份。只看是哪一部份？「上胸」、「下胸」還是「內胸」…吃到比較多的力。

※ 一般用器材練胸，都是先從平面角度，如「平椅臥推」（Flat bench press）或正斜面如「斜推」（Incline press）的動作開始練。儘量不要從倒斜面如「倒掛臥推」（Decline bench press）開始做。

※ 本章**練胸動作的解說順序是：**

1. 以動作的角度，先「平面」（flat）、再「正斜面」（Incline）、最後「倒斜面」（Decline）。
2. 相同的角度面，先「推舉」（Press），再說明「臥分舉或飛鳥」（Fly）。

(一)「平面」（Flat）動作

1.「槓鈴平椅臥推」（Barbell flat bench press 如圖）

動作說明：

△「槓鈴平椅臥推」簡稱「臥推」（Bench press），是練胸的最基本動作，也是「健力運動」（Powerlifting）的三個比賽項目之一。

△ 躺在一張平板臥推椅上，兩腳落地固定著身體。眼睛位於槓鈴正下方，雙手握住槓鈴（寬度要比肩膀稍寬）。

△ 用力將槓鈴從架上舉起來，徐徐將它放下來，在到達胸部乳頭上方約一、兩公分處停止，但不可停頓下來。

△ 馬上將槓鈴往上推，直到雙手完全伸直後，並同時收縮胸肌。同樣不能停頓，將槓鈴（用肌肉控制著）慢慢放下來，到達剛剛開始上推時胸部的位置。這就是做一下「臥推」的全部完成動作。

△ 所有胸部肌肉部位都可練到。

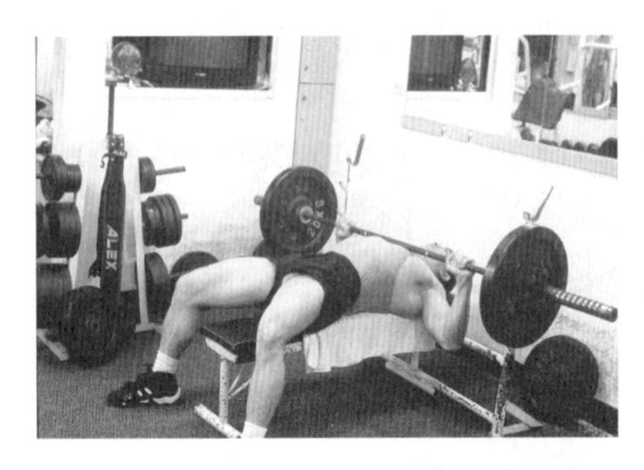

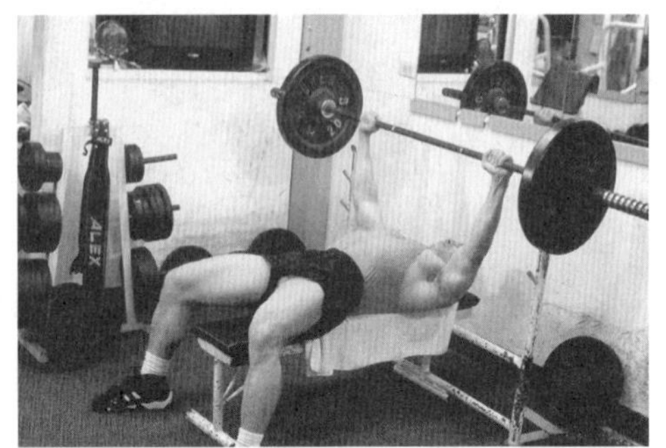

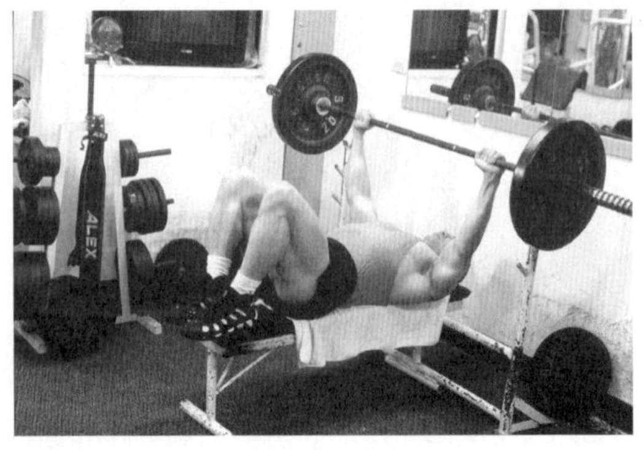

注意事項：

△呼吸方式：槓鈴往下放時（擴胸）吸氣，槓鈴往上推時吐氣。

△ 做「臥推」所使用的槓鈴，最好是能用標準的「奧運舉重槓鈴」。因為「舉重槓」的鋼質比較好，兩端加掛鐵片的那一截，與中間兩手握的這一段是互相可以轉動的。所以推起來，感覺就不一樣！

△ 要儘量避免用白鐵材質的槓鈴，因為「白鐵」的材質較軟，沒有彈性。用久了或重量加多一點，馬上就變形。對練「臥推」時很傷手腕關節；甚至肩膀。

△ 躺在臥推椅上面的身體，不可扭動。尤其是在用力往上推時，腰腹部更不能往上挺！整個後腰背是要貼住椅面。

△ 如果你腰椎有傷痛或不舒服，可以把雙腳膝蓋彎曲，抬起來擺在臥推椅上面。這樣，可減少用力時對腰部的壓迫。

△ 槓鈴下放到胸部上，接著往上推，整個過程都要用肌肉控制著。絕對不可以碰撞胸部後，再借力反彈上去！

△ 槓鈴放到底時，不但不可以碰撞胸部借力反彈，也不能停放在胸部上面休息。

△ 當槓鈴推到頂時，有的人卻將雙手伸直，把槓鈴撐在那裡幾秒鐘，喘幾口氣或調節一下呼吸後再繼續練。像這樣是兩隻手臂的骨頭在撐重量，而胸部肌肉根本是在放鬆休息！

△ 雙手握槓的寬度到底要多寬呢？基本上，握愈寬「外胸肌」與「三角肌」練到愈多。握愈窄「內胸肌」和「手三頭肌」練得愈多。

△ **最理想的是：握槓雙手的「前臂」，在槓鈴放到最底的時候，它是跟地面呈「垂直」的！同時也完全在槓鈴正下方。**

△ **槓鈴下放到胸部的位置，是在乳頭上方約一、兩公分處。如果放到鎖骨甚或下巴的地方，那就很容易傷到肩膀！尤其是肩關節！**

△ 「臥推」這個動作，基本上有一點潛在的危險性。因為它可以做到很重的重量，如果放到底時推不起來，槓鈴很容易壓到脖子！所

以，最好要練習時，找一位「補手」（spotter）站在旁邊幫你「補」。重量如太重，請找兩位左右各站一個人幫忙。

△ 幫人「補」臥推時，補的技巧很重要。「補手」一定要站在臥推架後面，雙手掌心朝上，放在槓子下面。當槓鈴上推下放時，輕輕碰觸著槓，隨著它動。除非「臥推者」示意要你幫忙，否則不要用力。要幫忙時；徐徐用出力，不可一把就往上抓。（拉）（如圖）

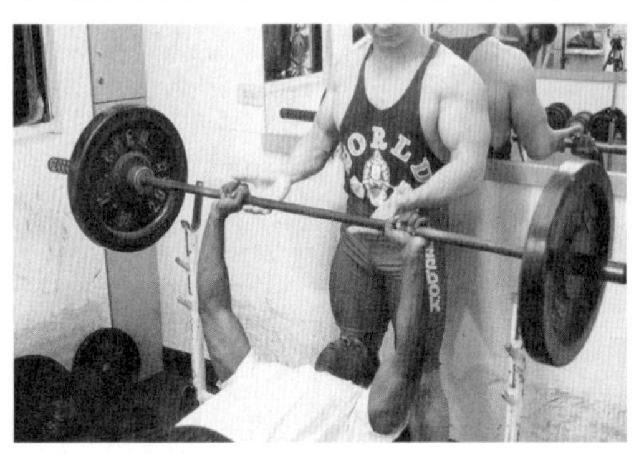

2.「啞鈴平椅臥推」（Dumbbell flat bench press 如圖）

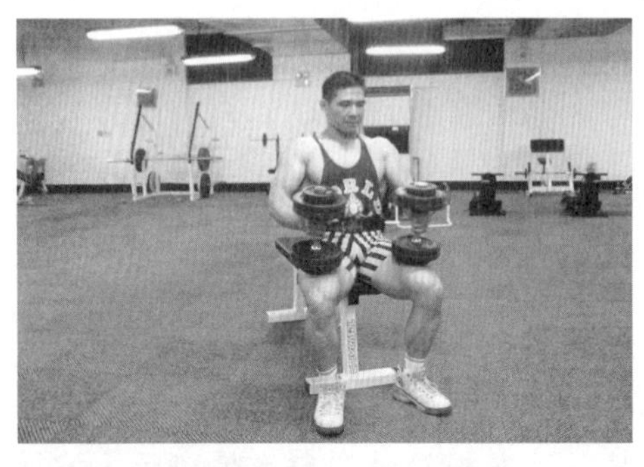

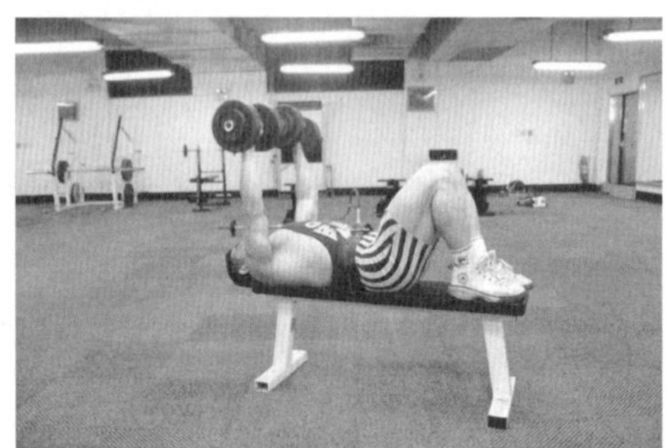

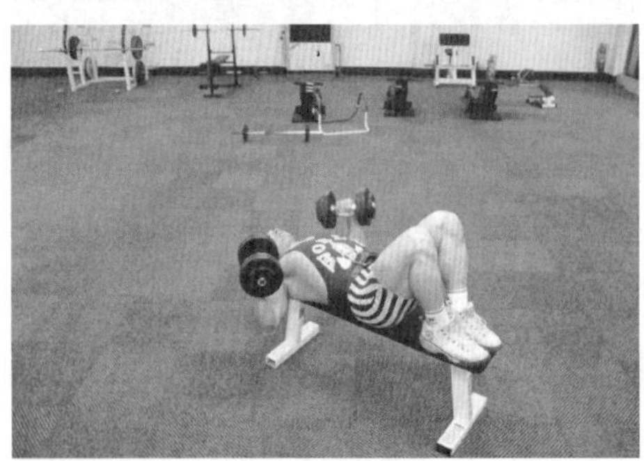

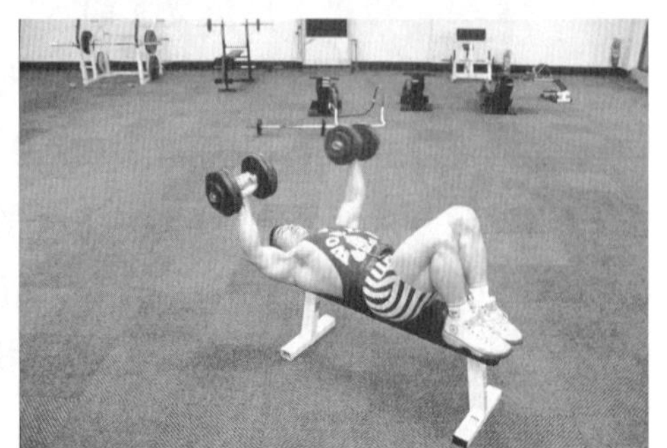

△ 用「啞鈴」做「臥推」，動作姿勢基本上跟用「槓鈴」做差不多。

△ 最大的差別是：用「啞鈴」做，雖無法像用「槓鈴」可推那麼重。但是，因左右手拿的重量一樣，可避免像「槓鈴臥推」時，胸部兩邊用力不平均。

△ 啞鈴可以讓你下放到比用槓鈴，更低的幅度。這可以讓胸肌擴展得更開。

△ 也有少數選手練久了以後，捨槓鈴不用，全部改用啞鈴做「臥推」。這完全是個人的感受度與習慣問題。

△「啞鈴平椅臥推」一樣練到整個胸部，但「外胸部」練到較多。

△ 要怎樣將一對很重的啞鈴拿到胸部上面，安全地躺下來做呢？先將那兩個啞鈴移到你的兩隻腳踝旁，挺胸背打直，曲膝向前彎身。雙手將啞鈴抓起，先放在緊靠近膝蓋的大腿上面，同時坐在椅凳上（的一端）。接著整個人要往後躺下來的同時，雙腿「膝部」也用力往上抬，幫助兩手將啞鈴「頂」到胸部的位置。（如圖）

△ 以上所說拿起啞鈴的方式，是運用重量慣性原理。而且過程中儘量讓啞鈴靠近身體，以減少對腰椎之傷害。做完以後，放下啞鈴回地上也要照前面所說的動作相反程序為之。

△ 如果要做更重，不要勉強自己同時拿起兩個啞鈴，請找兩個人分立左右，同時各「抱」起一個啞鈴放到你的兩隻手中。

△ 不管用的啞鈴是輕是重，做完了最後一下，要將啞鈴按剛剛拿起來的動作，以相反程序放下。不可以逕自把啞鈴往左右地上丟！

△ 有人在最後一下做不起來，雙手左右一攤，就把啞鈴直接放掉重落地。這種情況最容易讓肩膀受傷！

△ 解決之道，筆者建議：拿一對比你平常做「臥分舉」稍重的啞鈴，躺下來先做幾下「臥分舉」，等到做不動時，接著就做「啞鈴臥推」。這樣既可達到完全練累胸肌目的，又可避免受傷。

△ 用「啞鈴」做「臥推」時，是不是跟做「肩膀啞鈴推舉」一樣，手

腕、掌心也要轉動角度方向呢？原則上，視個人習慣即可。但也不要像「撥浪鼓」一樣地轉動啞鈴。

△「啞鈴臥推」要怎麼「補」呢？當「補手」的人，可以彎身或蹲在「臥推者」後面。用手輕輕托觸他的手肘處即可。

3.「機器推胸」（Machine chest press）

用「機器」來取代槓、啞鈴做「推胸」的種類很多，有躺著、有坐著等各種機器。基本上，用槓、啞鈴這種「自由式器材」（Free-weight）練胸時，對增大肌肉與力量的效果很好。但是，在使用它時，需要控制好平衡，並且有壓迫感。一不小心推不起來，還真怕被壓到。

△ 所以，在練胸方面，發展很多相關的機器出來。儘管肌肉如要練大，它的效果沒有槓、啞鈴這種 Free-weight 好，但在安全性與練「細部肌肉」（Details）上，是絕對不錯的。

△ 為了讓胸肌完全疲乏，你可以在練「機器推胸」時，找一位助手，用力將你每一次推上來的重量壓回去。這叫做「反向用力」訓練原理（Reverse-Gravity or Negative Training Principle）。用「機器推胸」做這種動作，比用「槓鈴臥推」做來得安全。

△ 用「機器」練胸，雖然比較安全，但是最大的缺點就是：重量運行的角度固定，無法像槓、啞鈴這種「自由式器材」，能隨每個人的個別骨架、關節差異，任意上下左右移動調整。所以，肩膀關節，常常會不舒服甚或受傷。這點對愛好用「機器」練胸者，要特別注意。

現在我大致上把使用「機器」來做「推胸」的動作姿勢分述如下：

(1)「機器平椅臥推」（Machine flat bench press 如圖）

這個動作設計跟「槓鈴平椅臥推」差不多，不同的是用「機器」取代「槓鈴」。

「握槓」位置愈往上靠肩膀，「外胸」愈吃力。位置往下移（靠肋骨處），「下胸」練到愈多。

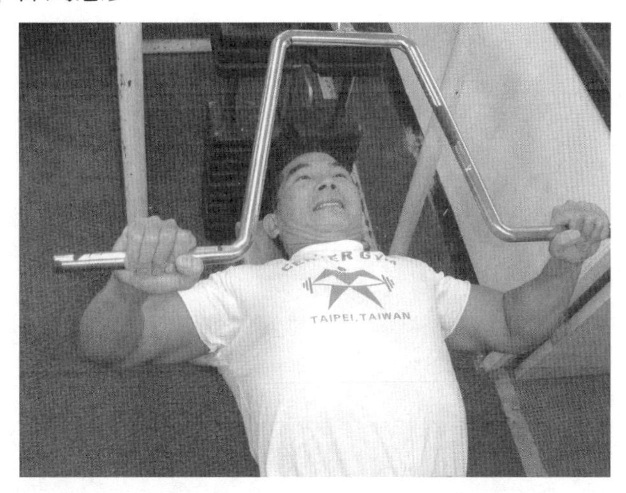

(2)「**機器直立椅推胸**」（Machine vertical bench press 如圖）

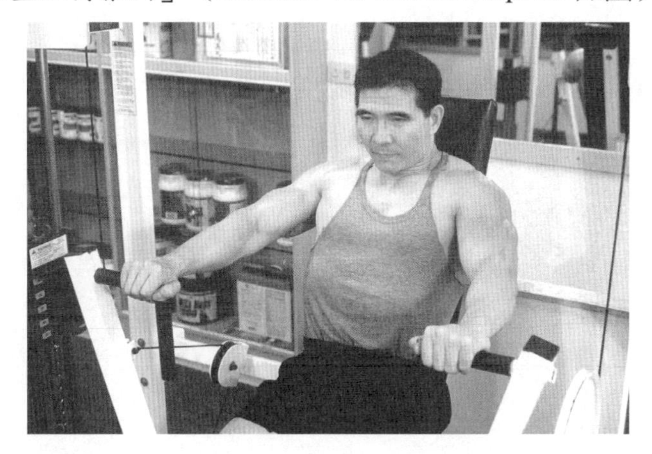

身體改為坐姿，坐在有靠背的「直立椅」上做，因為不是躺著做，所以心理上比較沒有壓力。

坐姿較高（肩膀高於握槓手腕），「下胸」練的比較多。

(3)「**史密斯機器臥推**」（Smith machine bench press 如圖）

△ 用「史密斯機器」做「臥推」，可說是長久以來，健美選手最喜歡的「槓鈴臥推」替代動作。

△ 如要嘗試推重一點，記得找人在旁邊「補」。因為如果推不起來，「史密斯機器」的槓子是固定在機器滑道上，一旦被壓住是逃不出來的。

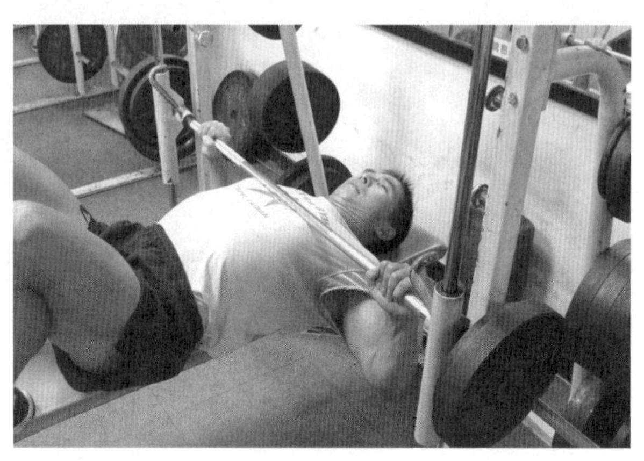

(4)**「鎚式機器推胸」**（Hammer strength chest press 如圖）

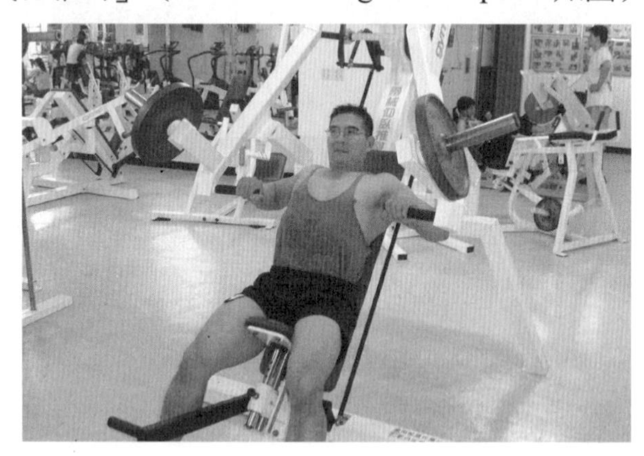

△ 「Hammer strength」是在 90 年代以後由美國人 Gary Jones 新研發出來的器材，經由前「奧林匹亞先生 1992-1997」Dorian Yates 的使

用活廣告，在健美界逐漸流行起來。像這種「鐵鎚槓桿鐘擺」式的設計，比起其他傳統機械式健身器材，關節比較沒有不舒服感。因此在使用感覺上，比較接近槓、啞鈴這種「自由式器材」。

△ 裝卸重量採用標準槓鈴用的大型鐵片，有紮實的重量感。由於是「槓桿鐘擺」式的設計，可以推得比「槓鈴臥推」更重，滿足不少人的心理。

△ 儘管這種推胸的「鎚式機器」，有這麼大的改進與優點。但還是無法取代「槓鈴臥推」！

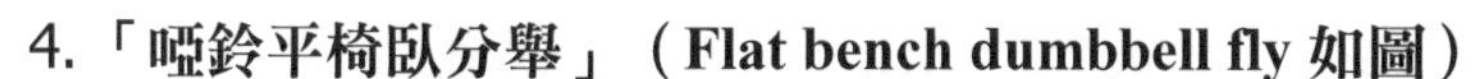

4.「啞鈴平椅臥分舉」（Flat bench dumbbell fly 如圖）

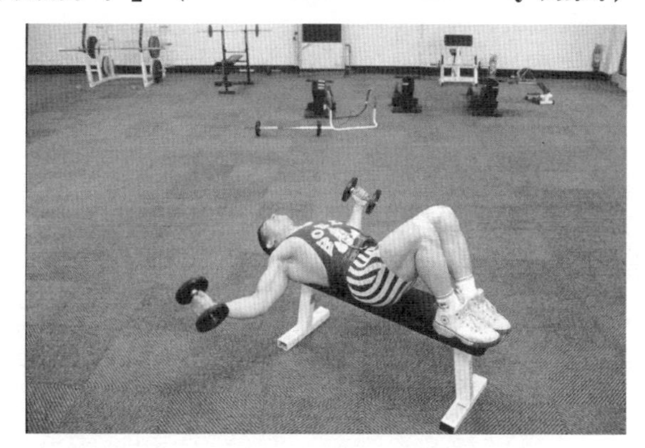

△ 用「啞鈴」做「臥分舉」，是練胸、擴胸的重要基本動作之一。

△ 把啞鈴從地上拿起來開始練，到練完放回地上的整個動作要領與「啞鈴臥推」差不多。

△ 「啞鈴臥分舉」的動作是：仰臥躺在平椅上，雙手掌心相對手肘微彎，朝向上方直伸握著啞鈴。

△ 兩手握著啞鈴，以半弧形分向左右邊放下。向下放的「幅度」（range of motion）當然愈大愈好，不過手肘要是低過肩膀的高

度，肩關節、肘關節與手腕所受壓力就愈大，受傷機會也跟著增加。

△ 當然，兩手的啞鈴放得愈低，「外胸肌」也會練到較多。

△ 所以，兩手向左右下放的安全高度，以兩隻手的「上臂」（肩膀到手肘這一段）放到成一直線為止。

△ 做這個動作，有些像大鳥上下展翅飛翔，所以也稱之「飛鳥」。

△ 動作既然像大鳥上下展翅，所以不要拿太重的啞鈴。以免在兩手將啞鈴舉回胸部上方時，手臂卻打得直直的。只要手臂一打直，整個胸肌就沒用到甚麼力，都是兩隻手的骨骼在撐住重量。

△ 所以，兩手向上分舉時，手肘一定要微彎，不可打直。

△ 兩手向左右邊放下的整個動作過程中，手肘都要保持「微彎」。很多人在放到底時，整個手肘都彎成 90 度了。這樣就變成是在做「啞鈴臥推」，不是「臥分舉」！

5.「纜繩平椅臥分舉」（Flat bench cable fly 如圖）

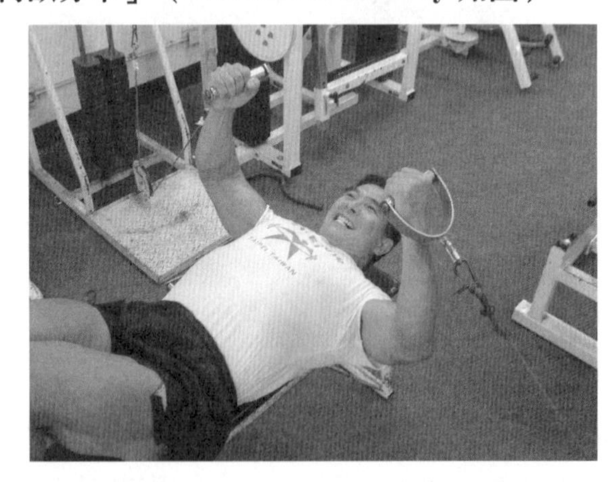

△ 如果你擔心用啞鈴做臥分舉，無法很精準掌握動作要領，又覺得好像沒練到胸部。那我建議你將「啞鈴」改成用「纜繩」做，感覺就

完全不一樣。

△「纜繩」雖然是屬於「機械式器材」，但是使用起來，它的操控性很好，尤其是對肌肉有「持續性刺激力」（Continuous tension）。所以用「低滑輪纜繩」做「臥分舉」，是練胸肌線條最好的方法！

△ 腰椎有傷痛者，最好是選擇做這種「纜繩平椅臥分舉」。

△ 這是練「外胸肌」與「擴胸」最好的動作之一。

6.「直立纜繩胸前交叉」（Standing cable cross-over 如圖）

△ 身體站在兩座「高滑輪纜繩架」中間，上身微向前傾固定不動，左右雙手手肘微彎，分握高滑輪纜繩的握把。

△ 胸肌開始用力，而使雙手以弧形幅度將重量帶起來。一直到兩手掌於胸前微微相碰觸，同時胸肌也用力收縮約一、兩秒。兩手再慢慢張開，同時控制著重量往兩邊放回去。

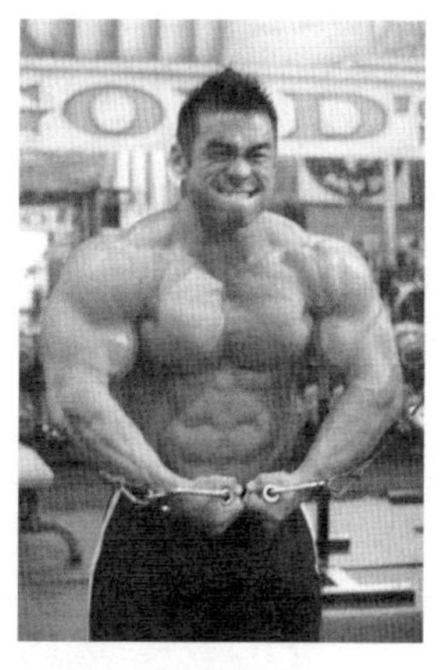

（日本 Pro 山岸示範纜繩胸前交叉(Photo courtesy of milossarcev.com)）

△ 做這一個動作，最容易犯的毛病就是：在開始時胸肌並未出力，而是用兩隻手去「拉扯」滑輪的重量。在快完成時，又用身體或手（三頭肌）去下壓重量。或者是上半身也跟著上下晃動。

△ 身體站立的位置與姿勢會影響不同的胸部練習部位：

※ 身體如往前站（超過左右兩滑輪中心線），「外胸肌」練到較多，但小心肩關節易受傷。

※ 身體如往後站一點，「下胸肌」與「內胸肌」會練得較多。

※ 上身如上挺接近直立狀態，也是「下胸」、「內胸」比較會練到。

※ 上半身如往前下彎的角度很大，則練到胸部的位置會往上移一些。

※ 如以標準姿勢練習，這一個動作主要是練「內胸肌」與整個「胸肌線條」。

7.「蝴蝶式闊胸機臥分舉」（Pec-Deck Machine fly 如圖 ）

△「蝴蝶式闊胸機」是很多初學者，主觀上認定是練胸、擴胸最有效的器材。「蝴蝶式闊胸機臥分舉」簡稱「蝴蝶機動作」，更是健身房中最常見的練胸動作。

△ 事實上不是這樣，嚴格來講，它只是一個「修飾」（Refined）胸肌線條的器材罷了。絕對不能取代「臥推」或「臥分舉」。

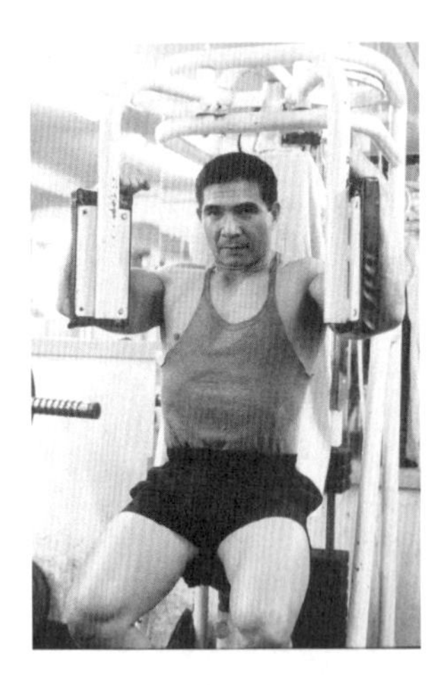
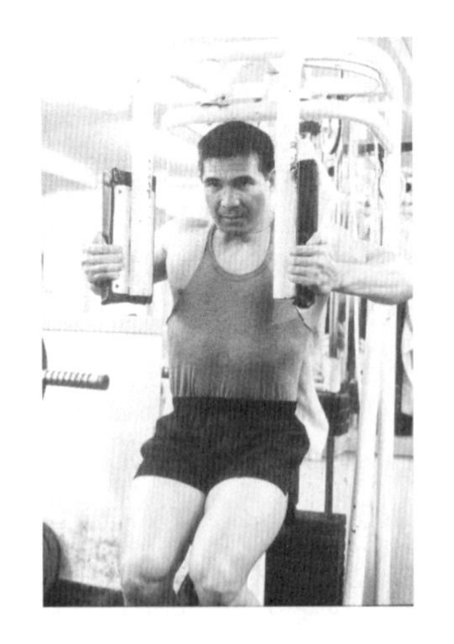
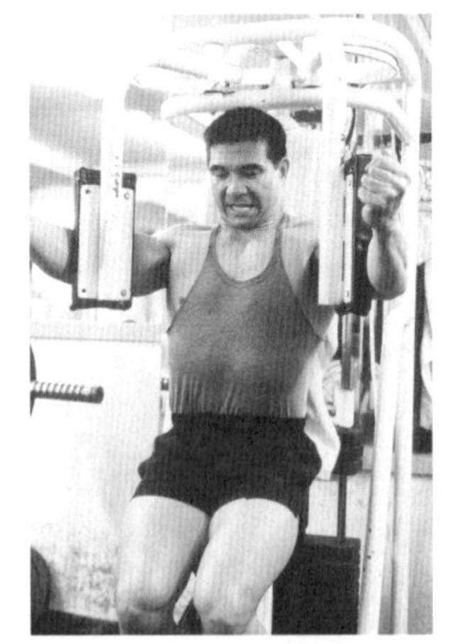

△ 這個動作是用雙手手肘「扣握住」蝴蝶機的「握板」（或滾輪），

胸肌往中間用力收縮。停約一、兩秒後，再張開回復到原來的位置。

△ 往後張開再用力時，要注意到機器的後放角度是不是很大？許多人因為使用「蝴蝶機」而肩關節受傷。

△ 筆者認為雙手伸直，手掌心朝上。這樣肩部關節較不受到壓力，而且不失一個練「內側胸肌」的好動作。

8.「機器坐姿飛鳥運動」

△ 這裡所講的「機器坐姿飛鳥運動」，其實只是把「蝴蝶機」的「握板」（Deck）改成「握槓」，讓手臂與肩膀活動空間幅度加大而已。

△ 動作主要也是練胸部線條與「內胸」。

(二)「正斜面」（Incline）動作

1.「槓鈴斜推」（Incline barbell press 如圖）

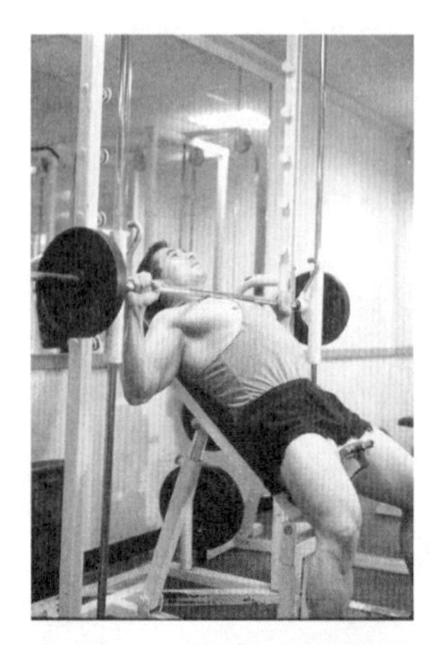

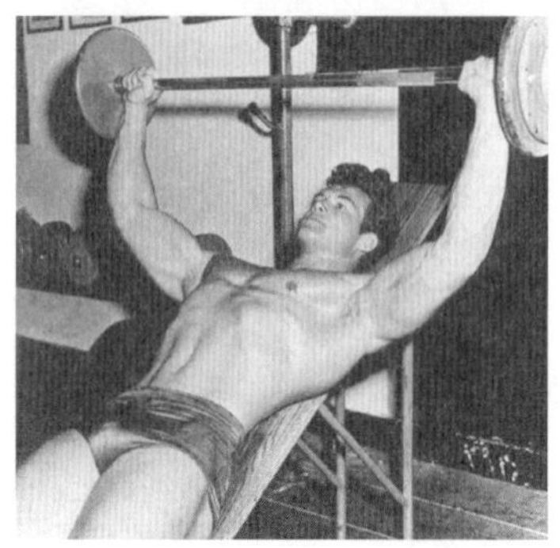

50 年代健美巨星 Steve Reeves 示範槓鈴斜推

△ 動作要領基本上跟「平椅臥推」差不多，只是改為用 45 度角的斜板椅做。斜度愈斜，愈會練到「前三角肌」。

△ 所以，「上胸」比較差的的人，練胸課程可以把「斜推」的動作擺第一優先，尤其是「槓鈴斜推」！

△ 因為要練的是「上胸肌」，所以槓鈴放下來的位置，是在上胸的鎖骨附近。不能放在胸部中央或下胸位置。

△後腰背要緊靠著坐椅，如果腹部往上挺，那就跟「臥推」差不多。

△「斜推」也可以用「史密斯機器」或「鎚式機器」練。

△ 動作雖然主要是練「上胸肌」，但是肩膀的「前三角肌」也會練到。

2.「啞鈴斜推」（Incline dumbbell press 如圖）

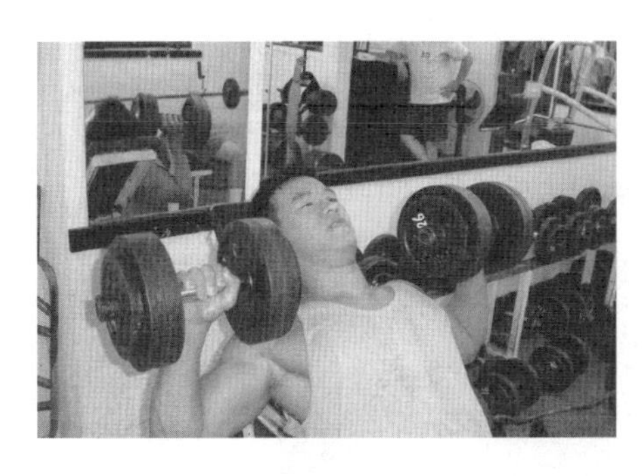

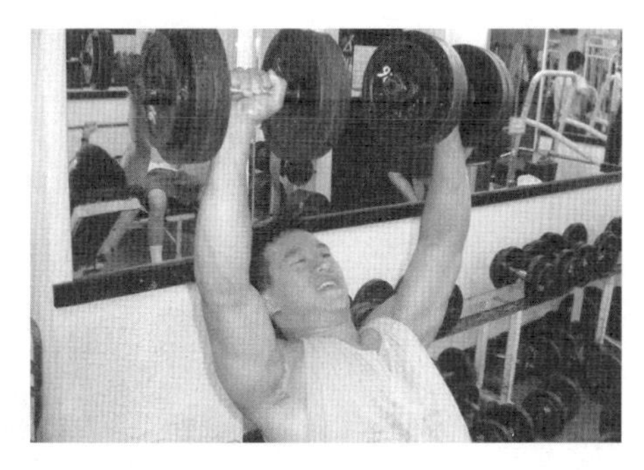

△ 用「啞鈴」做「斜推」，道理跟做臥推一樣。因為啞鈴可以下放的幅度比較大。

△「上胸」要跟肩膀的「三角肌」連成一起（Tie-in），變成一大塊肌肉，像穿上護肩盔甲。「啞鈴斜推」就是最好的練習動作。

△「啞鈴斜推」的角度如太斜陡（45 度以上），則與練肩膀的「啞鈴雙手推舉」差不多。角度如果太低（30 度以下），那就等於是在做「臥推」了。

△ 動作中，身體的背部一定要緊貼著椅面，腹部絕不能往上挺起來。

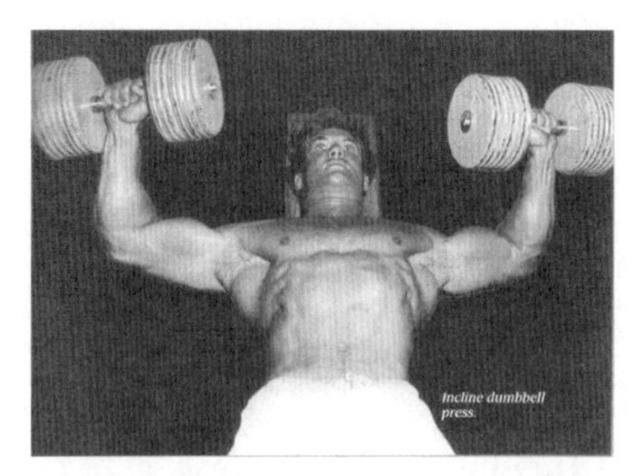

50 年代健美巨星 Steve Reeves 示範啞鈴斜推

3.「啞鈴斜板臥分舉」（Incline dumbbell Fly 如圖）

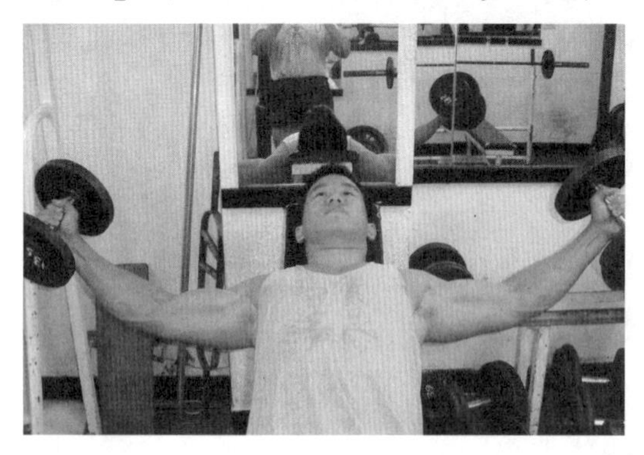

△ 在「斜板」上做啞鈴臥分舉，跟在「平椅」上做。動作大致上是一樣的。

△ 重點是：斜板的角度約在 35 至 45 度之間，如果角度太陡，這個動作很難用啞鈴來做。而且兩隻手臂會像在做二頭肌「彎舉」。

△ 為了讓「上胸肌」受到更大的刺激，你可以在做完「斜板啞鈴臥分舉」之後，手上的兩隻啞鈴不要放下來，繼續做「啞鈴斜推」。這樣保證你的「上胸」可以練到完全酸痛！

4.「纜繩斜板臥分舉」（Incline cable Fly 如圖）

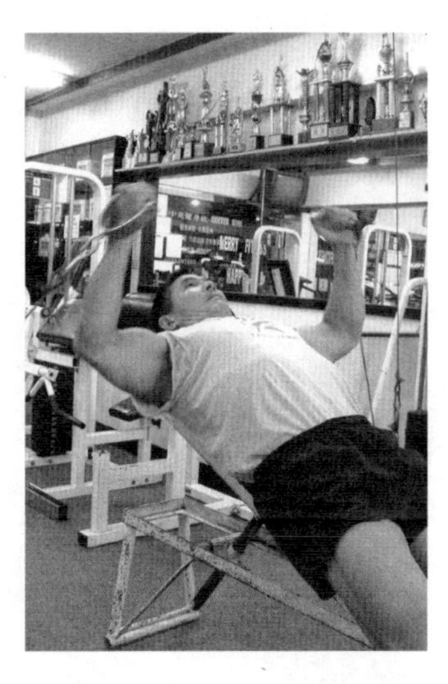

△ 用纜繩做「斜板臥分舉」，個人覺得比用啞鈴做有感覺。因為不用擔心躺在斜板上不好操控啞鈴，而且纜繩滑輪對肌肉的持續拉力，使「上胸肌」、「肩三角肌」很快就一起膨脹起來。

△ 如與啞鈴或槓鈴「斜推」交替練，對發達上胸與肩膀；使它們連成一塊（Tie-ins）很有效。而且肩膀也會加寬！筆者在此強力推薦「纜繩斜板臥分舉」！

(三)「倒斜面」（Decline）動作

1.「槓鈴倒掛推」（Decline barbell press 如圖）

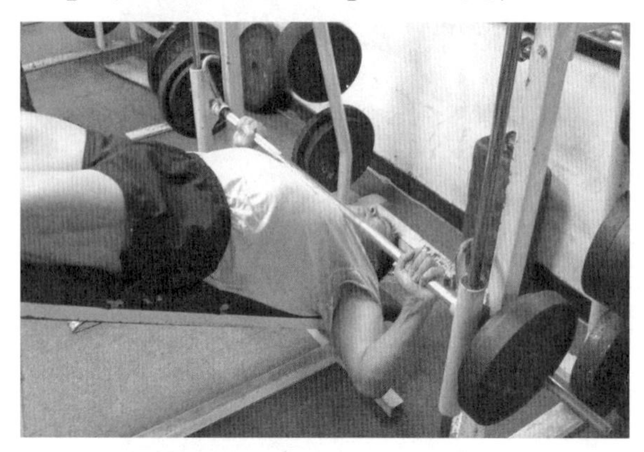

△ 有不少健美專家或職業選手反對用「倒斜面」（Decline）的角度練下胸肌。

△ 因為他們認為：因為胸部本身的構造，使得大部份的練胸動作，多少都會練到下胸。所以不用刻意再去練太多的下胸動作，只要做「雙槓上撐」（Dips）就夠了。

△ 像胸肌很漂亮的「奧林匹亞」選手 Kevin Levrone 就聲稱從來不做下胸動作！有人說以前阿諾史瓦辛格也很少做類似「槓鈴倒掛推」的動作。

△ 基本上，不要把「槓鈴倒掛推」擺在第一個練胸動作。因為胸肌要練大，「倒掛推」絕對比不上「臥推」及「斜推」來得有效。

△ 「倒掛推」也不能取代「臥推」及「斜推」，因為它的上推下放動作幅度比較小，而且「闊背肌」與手三頭肌也一起共同加入用力。

△ 那「倒掛推」到底除了練「下胸肌」外，還有甚麼作用？就是能避免胸部下垂。而且讓你的胸部（尤其是中、下胸）看起來有立體感。

△ 所有練下胸肌的「倒斜面」（Decline）動作，最好是放在最後來做。

△ **槓鈴往下放的位置是：胸部的下沿。不可以放到下巴、脖子或上胸的地方。因為放到這些位置，很容易傷到肩關節！**

△「倒掛推」所躺的斜板角度，最好在 45 度以下。不要太陡，否則對肩關節很傷。而且角度愈陡；手臂三頭肌愈會用到力。

△ 用「史密斯機器」也可以做「倒掛推」。

△ 當「倒掛推」想做重一點時，記得找人在旁邊幫忙「補」。以免推不起來時壓到脖子！

△ 血壓高的人也儘量避免做「倒掛推」，以免危險。

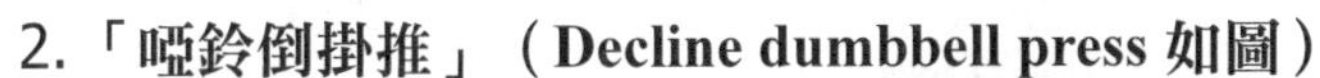

2.「啞鈴倒掛推」（**Decline dumbbell press** 如圖）

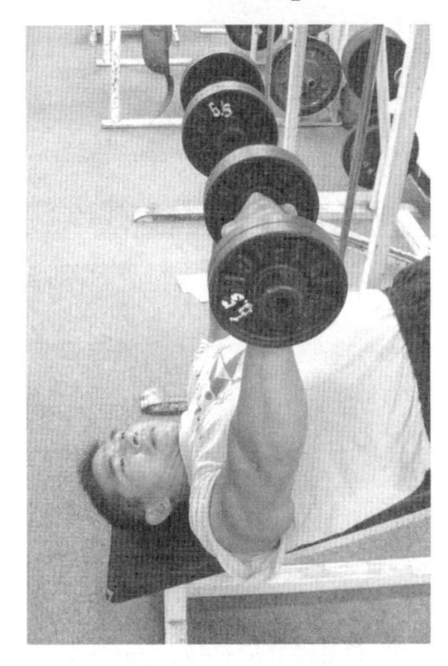

△ 用啞鈴做「倒掛推」，比用槓鈴的活動幅度大。

△ 但是當人躺在倒斜椅上，要把地上一對很重的啞鈴拿到胸部上面，確是相當困難，最好找人幫忙你拿上來。

△開始不要做太重，以免傷到肩膀；甚至於肩脫臼。

3.「雙槓上撐」（Parallel-bar dips）

△「雙槓上撐」是一個最傳統、最基本的健身動作之一。

△ 無論你練健美的程度是初學、中級或是高階，大多數的健美專家一定會建議你：「雙槓上撐」是一個最好的練「下胸」動作。

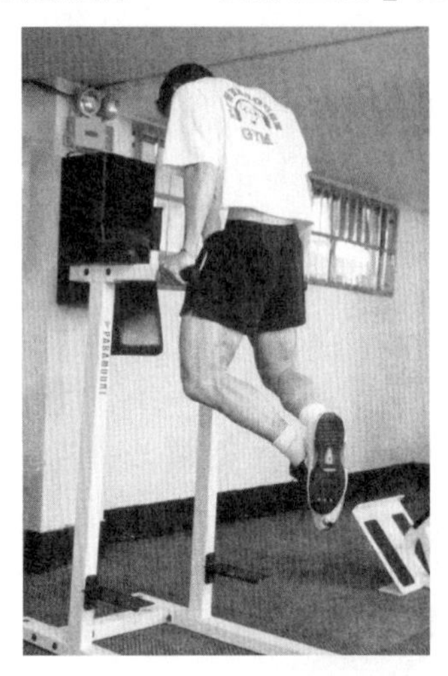

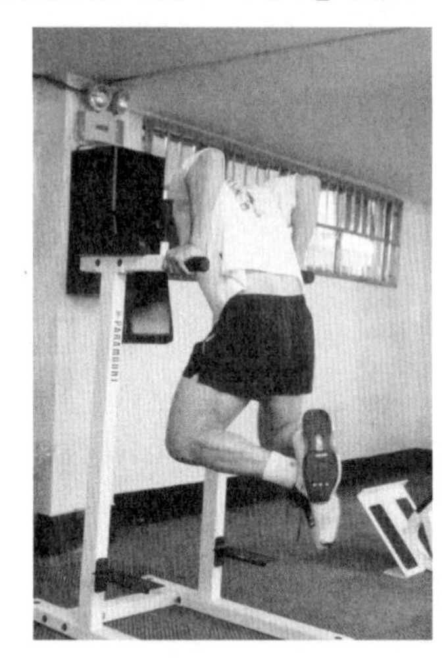

△ **身體的姿勢會影響到練習的部位：**

※ 雙槓如果愈寬，「下胸」愈練得到。如與肩同寬或稍窄，則「手三頭肌」用力較多。

※ 上身要前傾約三、四十度，「下胸肌」才練得到。上半身如挺得太直；甚至於與地面成垂直，頭又往上仰的話，那就練到「手三頭肌」比較多了。

※ 身體上撐、下放動作過程當中，兩手手肘儘量往外張，下胸才練的到。雙手肘如朝內或平行，則練到手三頭肌。

△ 整個動作當中，雙腳膝蓋打彎小腿朝上。

△ 身體上、下動作當時，要保持固定姿勢，不要擺動或借力扭上來。

△ 身體上、下的動作不要只做一點點，要儘量往下降，上臂與前臂約成 90 度。身體如再放低，可以把下胸、外胸幅度拉大。但是肩關節所受的拉力也跟著加大，較易受傷。

△ 如果用標準姿勢可以做十下以上，不妨在雙腳間夾著啞鈴，增加負重。或用腰帶掛上重量。

△ 「雙槓上撐」也是一個很好的胸部結束動作（但不要當熱身或開始的動作）。

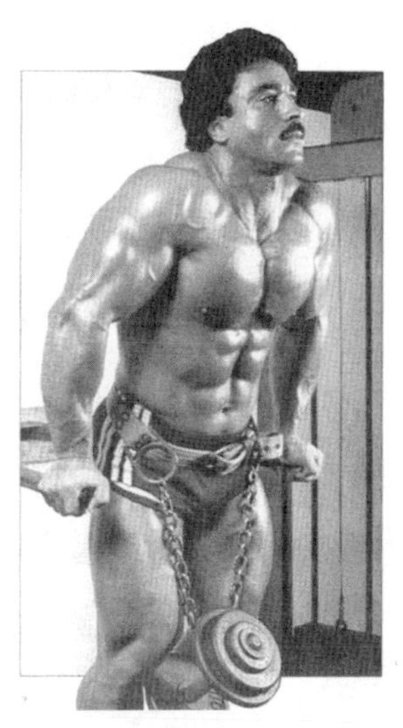

1983 Mr. Olympia Samir Bannout 示範「負重雙槓上撐」

4.「啞鈴倒掛臥分舉」（Decline dumbbell Fly 如圖）

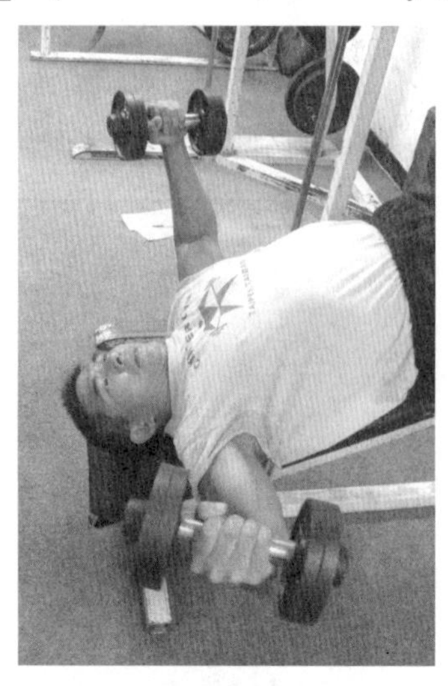

△ 不論用啞鈴做「倒掛推」或「倒掛臥分舉」，倒斜板的角度不可以太陡。如果角度太陡，受力點會從下胸轉移到手三頭肌。而且整個肩關節承受的壓力很大。

△ 倒掛板角度要小於 45 度，以策安全及效果。

△ 所以「倒掛臥分舉」改用纜繩來練比較安全，但「纜繩倒掛臥分舉」卻有些類似「纜繩胸前交叉」（Cable cross-over）。

第十一篇 肌肉鍛鍊篇—

背部的鍛鍊法

Lats do it！

■ 練背器材介紹

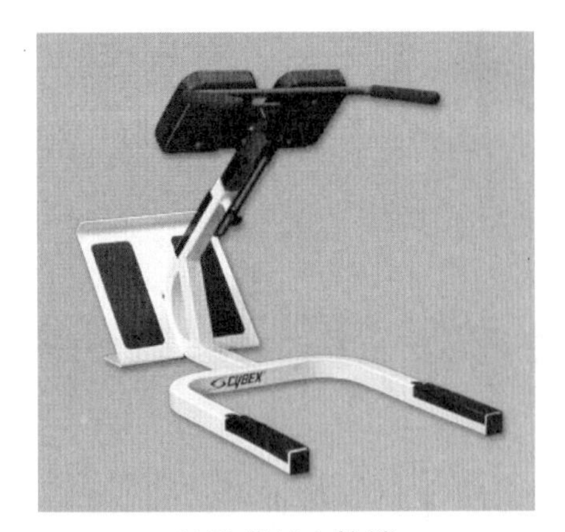

俯臥背部上抬機

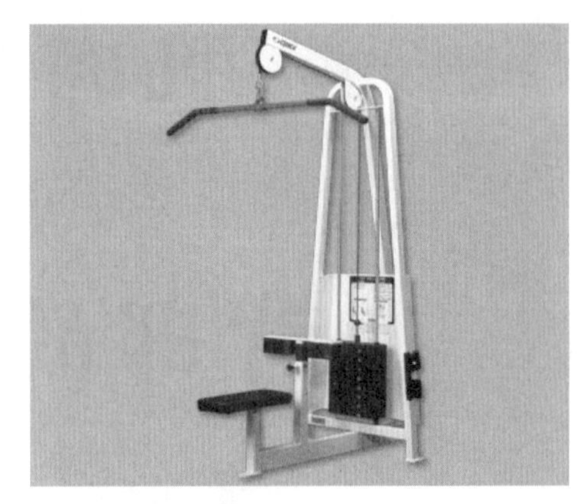

滑輪下拉架

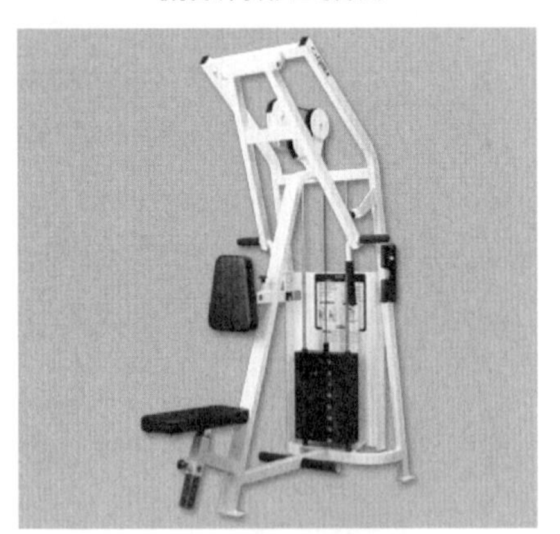

直立式纜繩滑船機

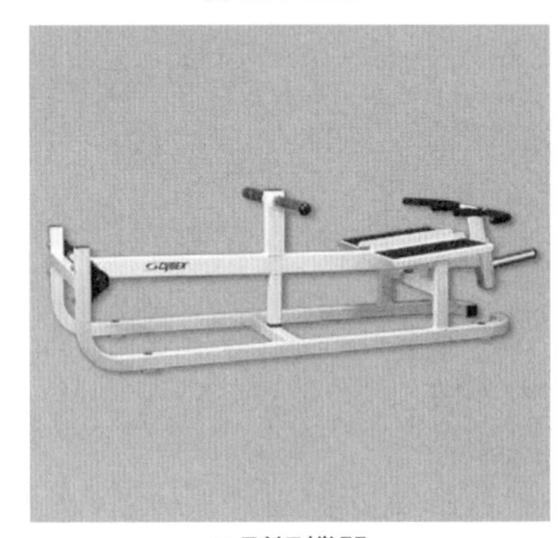

T 型槓機器

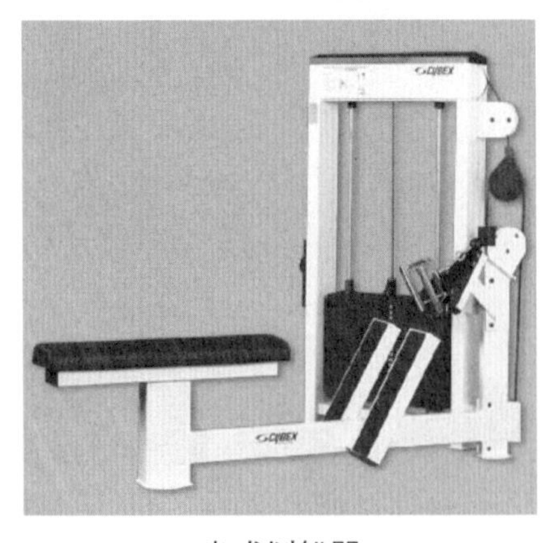

坐式划船器

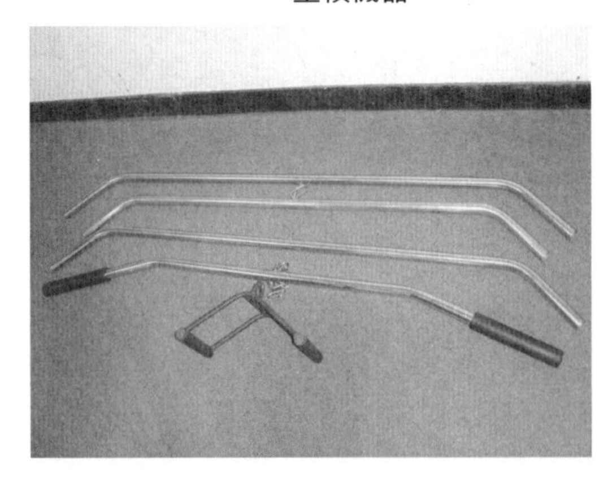

第一章　肌肉說明（如圖）

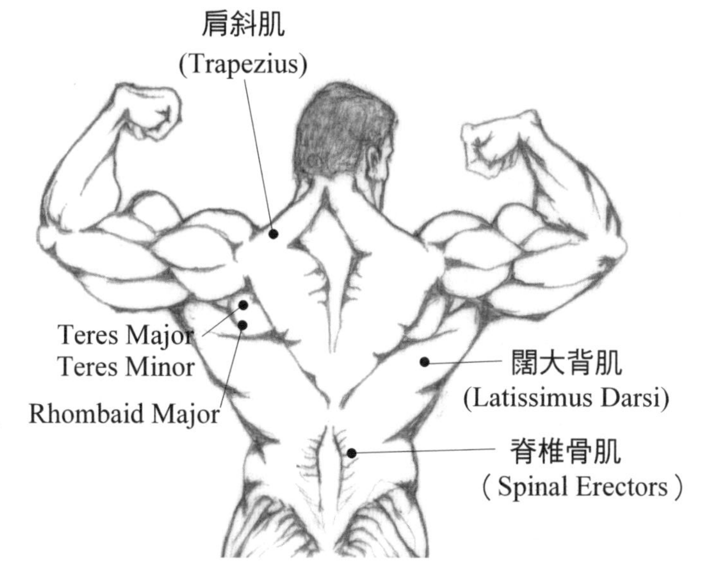
肩斜肌
(Trapezius)
Teres Major
Teres Minor
Rhombaid Major
闊大背肌
(Latissimus Darsi)
脊椎骨肌
(Spinal Erectors)

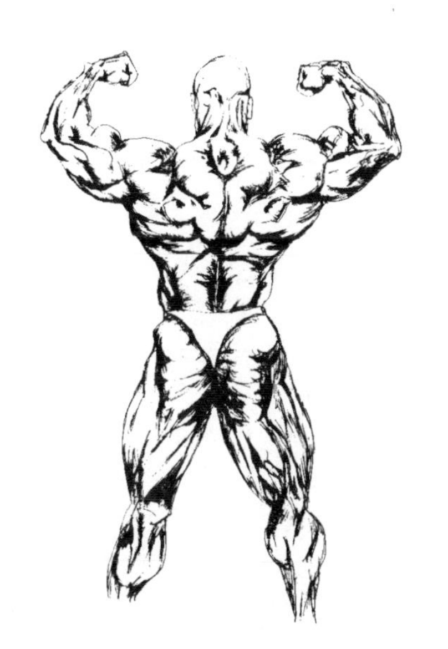

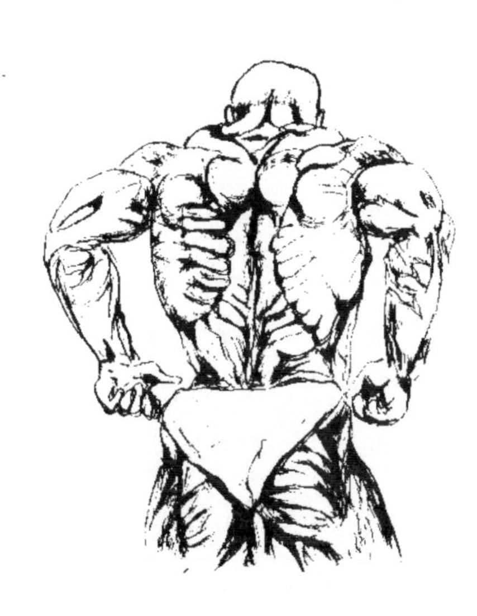

一、名稱

▲ 背部肌肉以學名來分，它包括：

1.「肩斜肌」（Trapezius）
2.「闊大背肌」（Latissimus Dorsi）
3.「脊椎骨肌」（Erector Spinae 或 Trapezius）
4. 以及位於肩胛骨下方的 Teres Major、Teres Minor、Infraspinatus、Rhomboid Major 四塊小肌肉。
5.「鋸形肌」（Serratus anterior），有人把它歸為胸肌，筆者則把它安排在「背肌」這一章說明。

▲ 若以「健美」的慣用稱呼來說，整個「背部肌肉」通常叫做〝Back〞或稱之〝Lats〞。

▲ 如以動作所練到的「背肌部位」來做區別，通常分為：

1.「上背肌」（Upper back）
2.「中背肌」（Middle back）
3.「下背肌」（Low Lats）
4.「低腰脊椎骨肌」（Low back）

或是：

1. 上面——「肩斜肌」（Trapezius）
2. 中間——「闊大背肌」（Latissimus Dorsi）
3. 下面——「脊椎骨肌」（Spinal erectors）

二、功能

△「背肌」的功能基本上跟其它肌肉群不太一樣，它是屬於一種「固定者」（Stabilizers）的性質。主要作用有二：

1. 讓肩膀往後做動作，如各種「划船」（Rowing）的動作。
2. 協助肩膀往上的動作，如各種「下拉」（Pulldown）、「拉單槓」（Chinning）的動作均是。

△「背肌」在身體所在的位置相當特殊，因為當你在練的時候，你的眼睛根本看不到背肌，完全是要憑「感覺」才能體會到它「伸展」（Stretching）與收縮的功能。

三、重要性

△ 要擁有一個倒三角 V 形身材，除了寬肩外，就是發達完美的「背肌」。

△ 亞洲東方民族健美選手的背肌，先天上普遍都比較差，不夠寬也不夠厚！

△ 背肌如不夠寬、拉不夠低的話，從正面看就會小一號。

△ 美國一些健美專家，常常比喻沒練好背肌的選手，就像是好萊塢片廠西部電影的街道佈景，只能看正面！

▲而發達完美的「背肌」應該是：

※正面看，整個背部肌肉像蝙蝠，連到左右兩邊的腹斜肌。胸、背之間的「鉅形肌」也要清清楚楚。

※從背面看過去，像背著一個盔甲。肩斜肌往上長到兩耳下沿，快看不到後頸，往下像一片大楓葉，厚厚地貼在背中央。背的兩邊像扇子成半圓形，上面與手臂三頭肌相接觸，下面連到後腰。「低腰脊

椎骨肌」像聖誕樹的樹枝，分列脊椎兩側。

△ 背肌是上半身最大塊的肌肉群，要「增重」就要好好把背肌練大。

△ 一個強而有力的背肌是「穩定」與「支撐」身體的基礎，尤其是當你嘗試練很重的「硬舉」（Deadlift）與「蹲舉」（Squat）時。

四、課程安排法

△ 背肌是個大肌肉群，原則上可搭配一、兩個小肌肉如肩或手都可以。但是像筆者就偏好背肌、胸肌同一天一起練。

△ 「背肌」誠如前面所說，是大部份華人體格上最難練大的肌肉部位之一！所以儘量要安排在最優先的時段練！

△ 練背肌的動作，基本上分練「寬」跟「厚」兩大類。

△ 練背肌時的開始動作，最好是從「下拉」（練寬）動作開始，以免腰椎受傷。

▲ 練背肌時多數人的最大困擾是：「背肌」還沒有感覺練酸，但兩隻手臂（尤其是二頭肌）已經先酸痛到無法用力了！

※解決之道是：當背肌的下拉熱身動作一、兩組做完後，一定要接著做「拉筋伸展」（Stretching）動作，才能開始整個練背課程。

※「背肌」是唯一當你鍛鍊時，卻無法看到的肌肉部位！所以一定要靠「意念」集中（練哪裡？想哪裡？），以及做「拉筋伸展」動作！

※背肌的「伸展」動作怎麼做呢？找一支垂直固定的鐵柱，站在前面。雙手（或單手）伸直以膝蓋高度，放鬆勾握著柱子，腿要打直，全身只用背部肌肉用力在拉，臀部跟著一下一下往下沉坐。

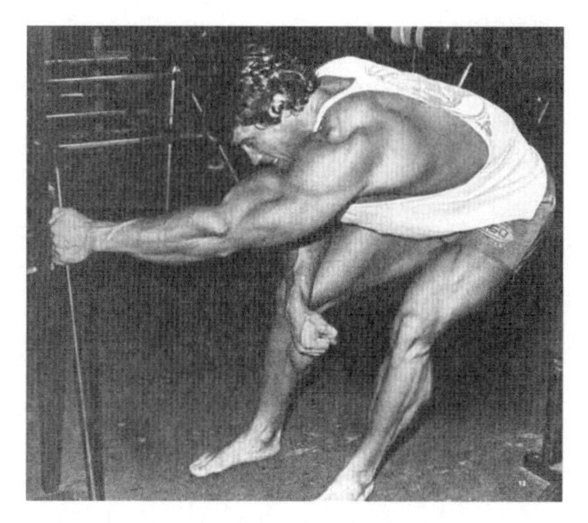

（阿諾示範背肌的伸展動作練法）

△ 長期背肌都沒練出來，尤其是背肌「拉」得不夠低的朋友，請您試試筆者的建議：除了背肌熱身要做「伸展」的動作外，只要每做完 1 組練背肌的動作，馬上接著做前面所說的「伸展」運動，保證感覺效果不一樣！

△ 練背的動作很多，主要是練背部的四大部位（上、中、下、低背）。其實健美比賽中所謂的「上背」，有一大部份指的就是「肩斜肌」與「三角肌」，而相關的動作我在練肩膀那章已經說明過了。

△ 至於其他的部位，我們把它分成兩部份來敘說：

1. 「闊背肌」（Latissimus Dorsi 簡稱 Lats 或 Back）
2. 「低背肌或脊椎骨肌」（Low back 或稱 Spinal erectors）

(一)「初階」參考課程表

課表 1.「滑輪下拉」	3～4 組×10 － 12 下
「坐式划船」	3～4 組×8 － 10 下
課表 2.「拉單槓」	3～4 組×8 － 10 下

「鎚式機器划船」 3～4組×8～10下
課表3.「滑輪下拉」 3～4組×10～12下
「單手啞鈴划船」 3～4組×8～10下

(二)「中階」參考課程表

課表1.「拉單槓」 3～4組×8～10下
「滑輪下拉」 4～5組×10～12下
「曲體槓鈴划船」 4～5組×8～10下
課表2.「滑輪下拉」 4～5組×10～12下
「鎚式機器划船」 4～5組×8～10下
「曲體啞鈴划船」 4～5組×8～10下
課表3.「拉單槓」 4～5組×8～10下
「坐式划船」 3～4組×8～10下
「單手啞鈴划船」 3～4組×8～10下
「硬舉」 3～4組×8～10下

(三)「高階」參考課程表

課表1.「滑輪反握下拉」 4～5組×8～10下
「窄握單槓上拉」 4～5組×8～10下
「曲體槓鈴划船」 4～5組×8～10下
「單手啞鈴划船」 3～4組×8～10下
「俯臥背部上抬」 3～4組×10～15下
課表2.「滑輪下拉」 4～5組×10～12下
「曲體啞鈴划船」 4～5組×8～10下
「鎚式機器划船」 4～5組×8～10下
「坐式划船」 3～4組×8～10下
「單手纜繩划船」 3～4組×8～10下

「硬舉」	3～4 組×10～12 下
課表 3.「拉單槓」	4～5 組×10～12 下
「曲體槓鈴划船」	4～5 組×8～10 下
「T 形槓划船」	4～5 組×8～10 下
「單手啞鈴划船」	3～4 組×8～10 下
「早安運動」	3～4 組×10～12 下

第二章 背肌的各部位練法

「闊背肌」（Lats）與「低背肌」（Low Back）的練法

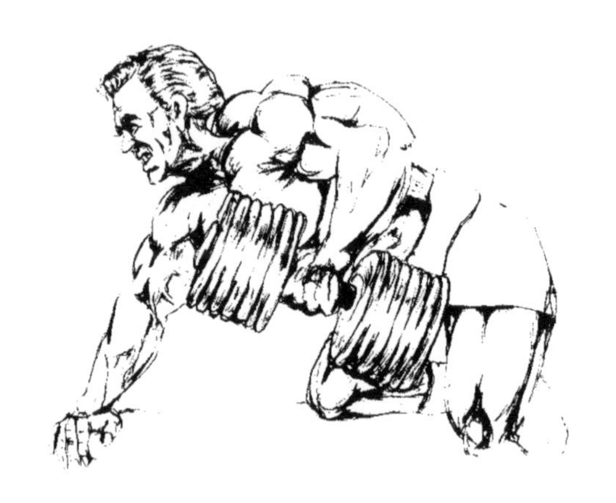

一、「闊背肌」（Lats）練法

△「闊背肌」要練「寬」跟「厚」，「寬」就是練一些「上拉」或「下拉」的動作。而「厚」則是要練各種不同的「划船」動作。

△ 雙手握器材的方式與寬度，會練到不同的背肌位置。

△ 同一天的課程中，切記練背之前最好不要先練「手二頭肌」。一定要擺在背肌練完之後再練，否則手二頭肌先練累了，背肌的動作就無法做了。

△ 練背肌時，跟本看不到背部，只能憑感覺。所以，每做完任何一個動作，一定要做一組「伸展」（Stretching）。

△ 練背肌一定要經過手臂的使力，所以要視手臂只是一個「連接」。

練的時候，一定要「冥想」著背肌用力的部位。

△ 背肌需要伸展，「完整的動作幅度」（Full range of motion）對練背肌來說很重要，動作絕對不能只做一半！

△ 練背肌要不要使用「助握帶」？這是一個因人而異的問題。用「助握帶」可以讓背肌拉得比較重，尤其是握力較差的人，往往背肌還沒有練累，手已經酸到握不住器材。但是「助握帶」用久了以後，兩手的握力會退步。而且用了帶子，前手臂肌肉會自然放鬆，有時反而造成拉傷。用與不用，完全取決於自己的感覺與習慣。

1.「滑輪前面下拉」（Lat machine front pull-down 如圖）

動作說明：

△ 坐在「高滑輪」下方，雙手向上伸直，以比肩膀稍寬的寬度握住槓子。頭微往上抬，挺胸、背打直。

△ 雙手往下拉的同時，兩個肩胛骨往下、往中間收縮。將槓子拉到上胸部靠鎖骨處。停頓約一、兩秒，經由肩胛骨的動作用力收縮「闊背肌」。

△ 背肌一收縮完畢，雙手馬上將重量徐徐往上放。同時肩胛骨也跟著伸展張開，直到雙手完全伸直為止。這時的背肌是完全向上伸展開來的。

△ 雙手下拉時，因為胸部是慢慢跟著在擴開來，所以要吸氣。當雙手往上放回去時，要吐氣。

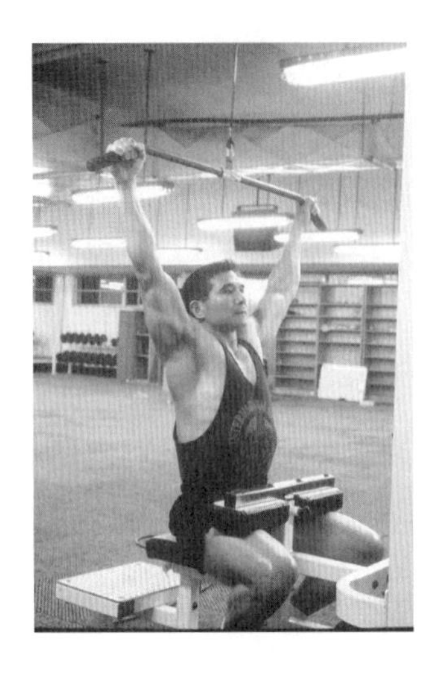
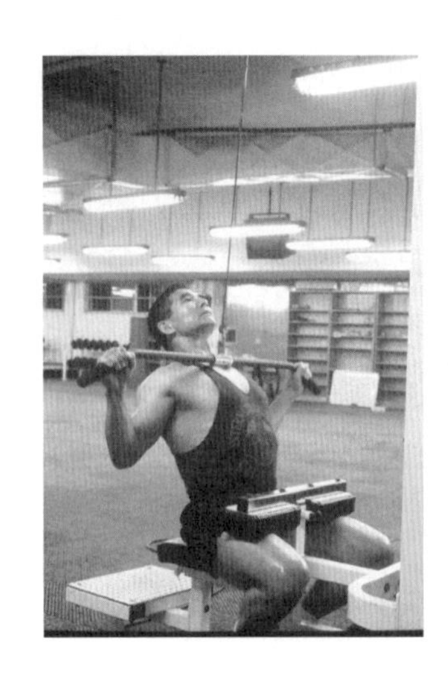

注意事項：

△ 主要作用是練到上背肌以及使背部加寬。

△ 雙手握愈寬，愈練到上背肌的兩側。但愈寬；手腕、手肘、肩膀關節愈吃力。

△ 握的愈窄，練到背肌的部位愈往下移。手二頭肌也愈會用到力。

△ 整個動作過程中，身體要「抬頭、挺胸、背打直」，上半身要固定不動（用靠墊固定住腿部）。不可以前後擺動或往後躺，否則變成肩膀及腰部在用力。

△ 要慢慢體會動作的要領，不要一味地加重量，背部肌肉如果沒感覺，拉再重也沒用。

△ 「滑輪下拉」跟其他使用滑輪的動作都一樣：凡是滑輪纜繩將所帶動的重量放下時，不要讓重量碰到底座。一旦把重量放到碰底，肌肉就跟著放鬆休息。一定要保持一點點距離，這樣對肌肉才會產生持續的刺激力。

△ 通常「滑輪前面下拉」多做為練背肌的第一個動作，因為動作的方向是「下拉」，腰椎不會受力。而且剛開始拉的重量，一定不像「單槓上拉」是拉動整個身體重量。所以背部比較不會受傷。

2.「滑輪頸後下拉」（Pull-down behind the neck 如圖）

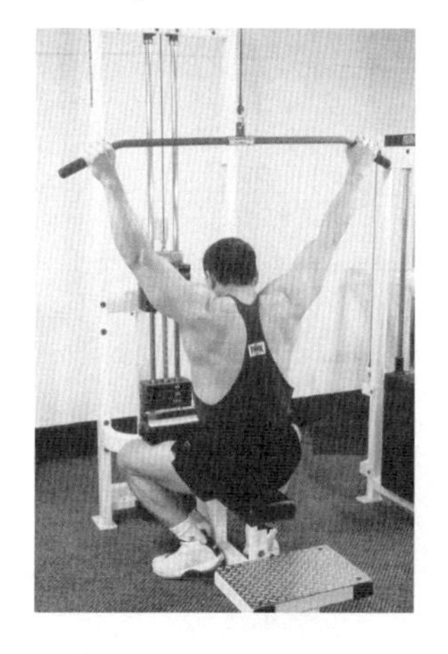
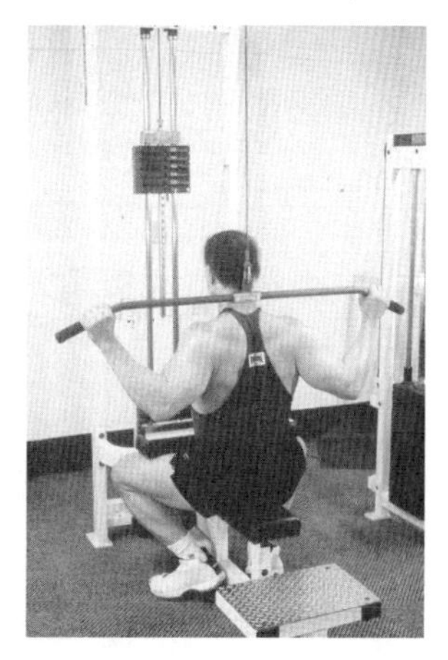

△ 動作要領與「前面下拉」大致相同。重點還是：下拉時，背肌要完全收縮。

△ 一樣是練上背肌與練寬背部。

△ 惟槓子下拉到頸後時，上半身還是要保持「挺胸、背打直」的姿勢，上身不可以往前彎傾。因為這樣一來，雙手會把肩關節往後拉扯，容易造成受傷。

△ 同樣的情形，做這個「滑輪頸後下拉」動作時，身體坐的位置，一定要讓肩膀在「高滑輪」的正下方。這樣肩關節才會在安全的範圍內。

△ 雙手握槓往下拉到頸後的位置不能太低。約是兩隻手的上臂與肩成一直線即可，拉太低容易造成肩關節受傷。這也是某些人反對做「頸後下拉」的理由，但是個人覺得倒不必因噎廢食。

3.「滑輪反握下拉」(Reverse-grip pull-down 如圖)

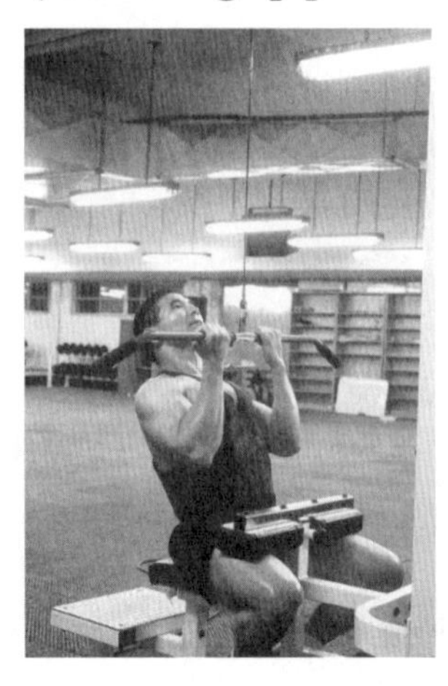

△ 在「練背」動作中，有各種的「握槓」方式，所謂「反握」(Reverse-grip)，就是握槓手掌的掌心面向著自己的方向。英文叫做 Supinated 或 Underhand grip(正握是 Overhand grip)。

△ 做「滑輪反握下拉」，兩手握槓的距離約肩膀的寬度；或稍窄一些。

△ 握窄一點，背部練到的位置會低一些，「鋸形肌」也會練到。

△ 如果你希望背肌，可以從前面看得很清楚，那請練這一個「滑輪反握下拉」動作。

△ 兩手握的直槓，如果改為V形握把，則更能練到「下背肌」及「鋸形肌」。

△ 由於是「反握」下拉，握的寬度當然比較窄。由於握的窄，兩個手肘自然容易往後。練這個動作時手肘一定要往後張；超過身體之後，背肌的收縮才可達到最大極限。這時背部的中央部份也可以練到了。

4.「單槓上拉」（Chin-up to the front 如圖）

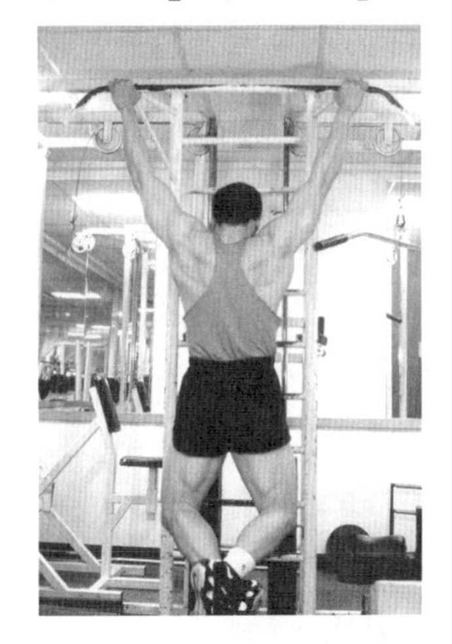

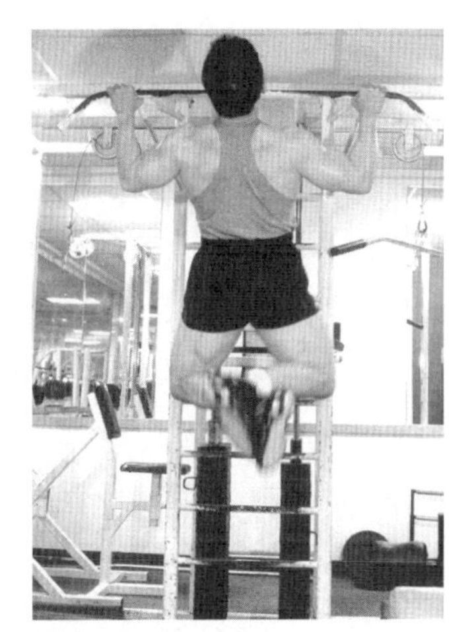

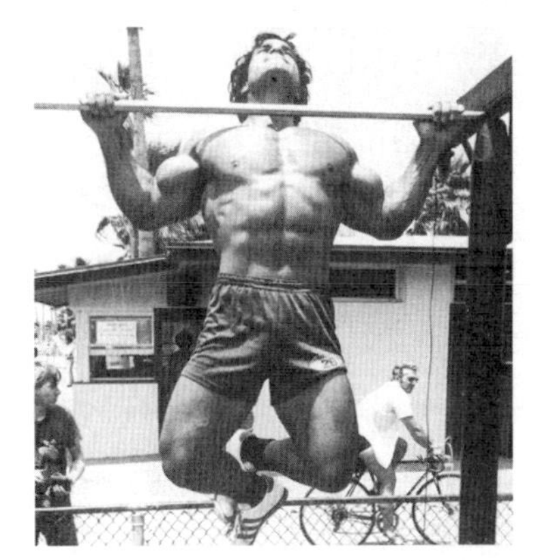

（Mr.Olympia Franco Columbu 示範拉單槓）

△「單槓上拉」通常我們叫做「拉單槓」，是一個最古老、有效的健身動作。

△ 它主要的作用是拉寬背部與練上背肌。

△「正握」、「拉到胸前」、「約比肩膀稍寬」是「單槓上拉」的三大重點！

△「拉單槓」雖然也是一個下拉的動作，但它卻是「引體向上」。不

像「滑輪下拉」這些動作，身體保持不動，重量往下拉。這兩種不同出力方式，對背肌之鍛鍊，都有必要性，不能相互取代。

△ 健美運動的「單槓上拉」大都是拉到「胸前」，較少做「頸後單槓上拉」。

△ 兩手握槓（用正握）的寬度約比肩膀稍寬即可。握太寬；關節用力較多，而且上拉距離縮小，背肌沒有完全收縮到。

△ 兩隻小腿向後打彎弓起來，整個身體成 45 度往上拉。（這樣單槓才能碰觸到胸部）。

△ 往上拉到頂時，胸部上挺、背打直、臉朝上、完全收縮背肌，儘量讓「上胸」（不是下巴）去碰觸到單槓。

△ 身體放下時，徐徐張開背肌，不要驟然放下。

△ 當你一組可做 12 或 15 下以上時，可以用兩腳夾住一個啞鈴，增加背肌負重力。也可用腰帶繫啞鈴或鐵片。

△ 如以「單槓上拉」做為練背肌時的第一個動作，要特別小心！因為此時背肌跟手二頭肌負擔整個體重。暖身沒做夠的話，手二頭肌或前臂肌很容易拉傷。所以，單槓拉不上來的人，最好不要把「單槓上拉」這個動作擺在一開始就做。

△ 有些初學者連一下都拉不上來，可以找一個「補手」，扶著你的小腿或用手掌托著後背幫你「補」。

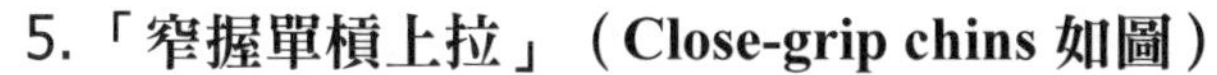

5.「窄握單槓上拉」（Close-grip chins 如圖）

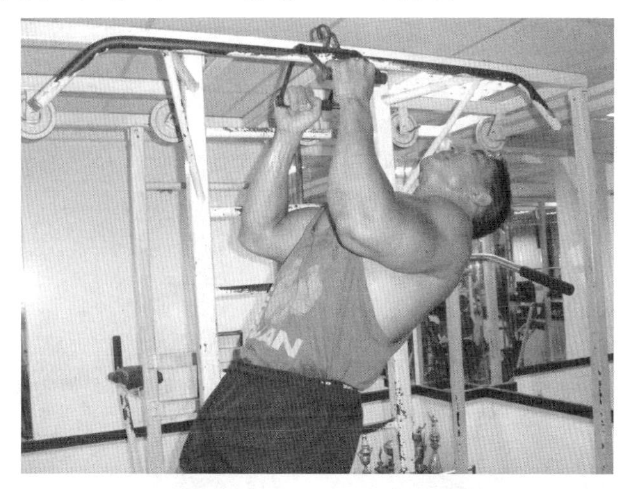

△「窄握單槓上拉」也是練上背。但由於是窄握，比較能練到背肌外側的下沿，以及「鋸形肌」；尤其是想從前面就能清楚看到背肌的時候，一定要練這個動作。

△ 用「窄握」做「單槓上拉」有兩種方式，一是照正常的握槓法，只是兩手改握的較窄；約一個拳頭寬。另一種握法是，找一個 V 形握把，勾放在單槓上面，雙手掌心相對握住。

△ 當你往上拉時，身體也是上仰 45 度，到頂時是胸部去接觸 V 形握把。（不是下巴）。

6.「直臂滑輪下拉」（Straight-arms pull-down 如圖）

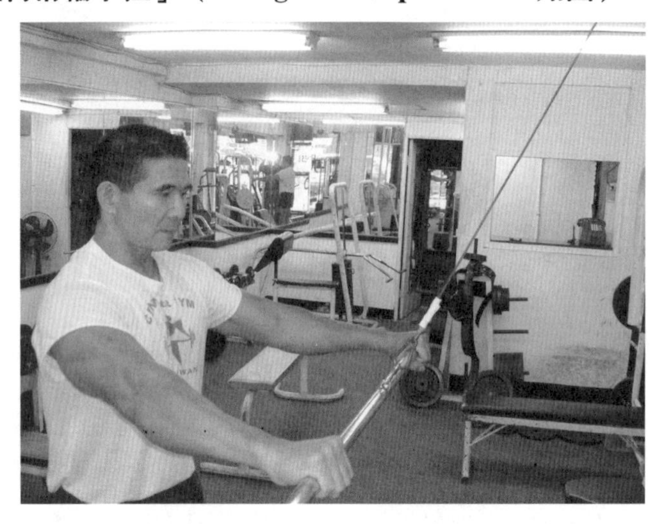

△ 這是一個練「鋸形肌」最好方法之一，上腹肌也會練到一些。

△ 身體站在高滑輪前，雙手伸直正面握槓。

△ 用「鋸形肌」及背肌力量把重量往下拉，把直槓拉到下腹位置，這時腹肌要配合跟著收縮。儘量不要用到手的前臂及三頭肌「壓」的力量。

△ 不要使用太重的重量，否則其他部位的肌肉也會用到力。

△ 如不用直槓，可改握抓兩個「纜繩結」（Rope）。優點就是雙手運行的空間及角度比較大。

7.「曲體槓鈴划船」（Bent-over barbell rows 如圖）

動作說明：

△「曲體槓鈴划船」簡稱「曲體划船」，它與「單槓上拉」是兩項最基本、最重要的練背動作。一個練「厚」，一個是練「寬」。

△人站在槓鈴前面，雙腳約與肩同寬。膝蓋微彎，挺胸、背打直。上半身向前彎下，肩約比臀部稍為高些。整個上半身向上之斜度，與地面不超過 30 度。

△兩手握槓的寬度，約與肩膀同寬。然後背肌用力，借由雙手將槓鈴直線往上划。一直拉到上腹部處，停住、收縮背肌約一兩秒，再徐徐放下槓鈴。

△當兩手把槓鈴拉到腹部時，兩個手肘往上一定要超過身體的高度，這樣整個背肌才能完全收縮。手肘愈往上、往後抬，愈可以練到背肌的中央部位。

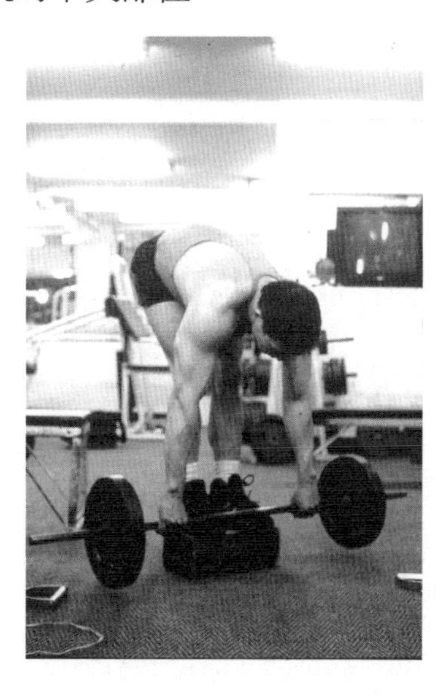

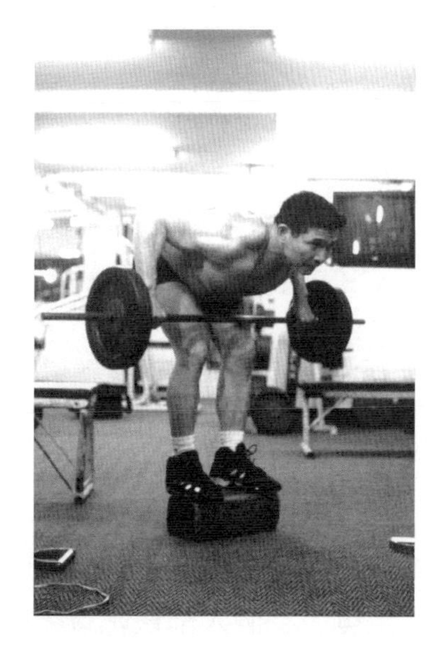

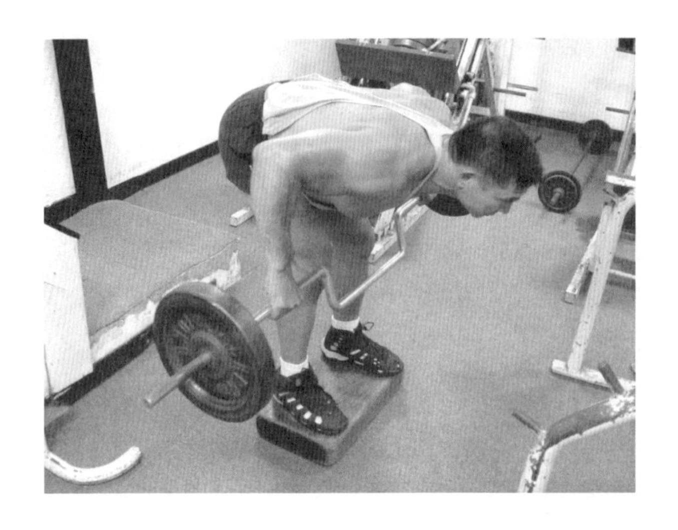

注意事項：

△ 用槓鈴做「曲體划船」，最能有效把背肌練厚，但因為槓鈴可以加的很重，所以腰椎部位也很容易受傷。

△ 避免受傷之道，首先不要拿太重。先把姿勢做正確：背部不能弓著、雙腳膝蓋不可打直、上半身不能上下晃動。雙手是控制著槓鈴，有韻律地往上「划」。不是用所有身體的力量往上猛拉、往下驟放！

△ 尤其是槓鈴往下放，雙手手臂將伸直那一霎那，不能放鬆背肌，馬上用力再將槓鈴拉起。如果放鬆肌肉抓著槓鈴休息，由於整個重量往前帶；很容易傷到腰椎。

△ 做「曲體划船」時，全身只有背肌收縮跟雙手的拉動，其他的肌肉部位都儘量不要用到力。

△ 很多人為了拉重一點，或怕腰受傷。在做動作時，上半身愈做愈往上挺，整個人都快站直。結果變成都是肩膀及腰在用力。

為了避免腰椎受傷之道，筆者建議：

(1) 當上半身向前彎下時，以腹部靠在大腿上面，減輕後腰的受力。

(2) 或以臀部頂著後面的牆壁或固定物，這樣也可以減緩腰椎壓力。

(3) 趴在一張長形的椅凳上面，將槓鈴橫放在椅子下面。如果你擔心槓鈴上拉時會碰到椅子，那可改用「U 形槓」（如圖）做，或用啞鈴。

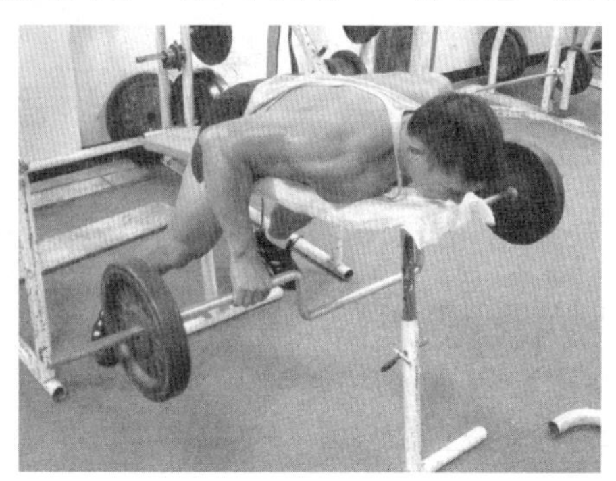

(4) 用「史密斯機器」做（如圖），也可以減少很多腰椎的壓力。

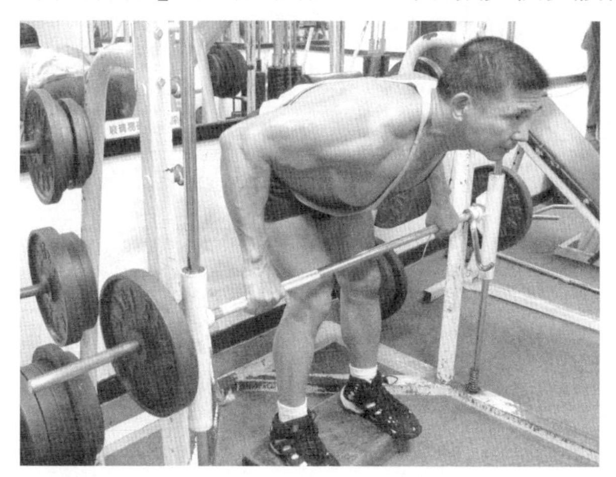

△ 如果要讓背肌的收縮幅度更大，也就是槓鈴能往下放更低，你可以站在一個木塊上面做。甚或站在臥推椅上做，這樣槓鈴就可以放得更低。

△ 做「曲體划船」時是不是要繫皮帶保護腰椎？事實上當你在做這個動作時，背部脊椎幾乎跟地面呈平行。繫上皮帶並不能保護到腰椎，反而造成不舒服。

8.「曲體啞鈴划船」（Bent-over dumbbell rows 如圖）

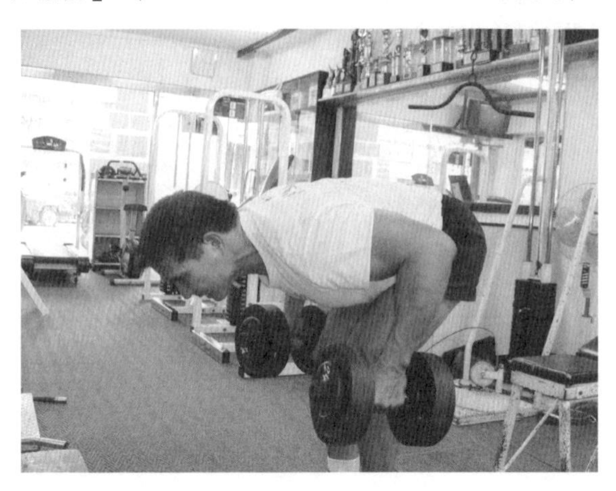

△ 用啞鈴做「曲體划船」，整個身體的動作姿勢，都跟用槓鈴做時一樣。啞鈴要往上拉到兩邊的腰際，不要拉到胸部。

△ 用啞鈴做跟用槓鈴做不同的是：兩隻手臂可以往上拉得較高。整個背肌收縮幅度較大。練到背肌的部位也比較下面及中間。

△ 有人做「曲體啞鈴划船」時，為了固定上身及保護腰椎，以頭的前額擱在椅背或其他固定物上面。但是要注意脖子的受力很大，小心扭傷。

△ 我建議你可以找一張長形的椅凳，面朝下趴在上面做（如圖），這樣絕對不會傷到腰椎。你可以用單手交替做，椅凳的角度也可以調整。

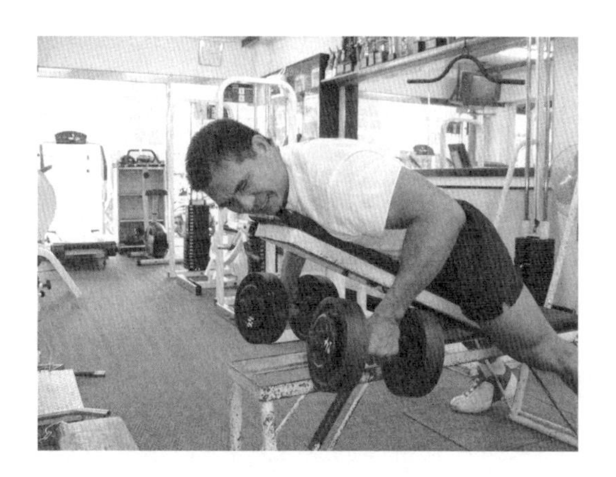

9.「單手啞鈴划船」（One-Arm Dumbbell Row 如圖）

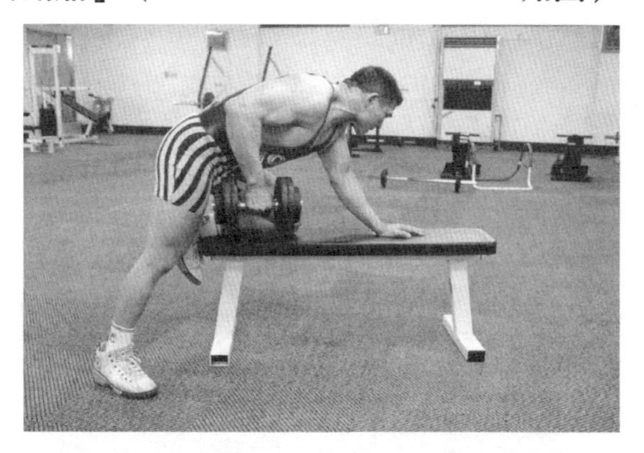

△ 練背肌的下半部，以及外沿。讓整個背部看起來有V字形的幅度，而且可以把背肌「拉」到很下面。

△ 前面所介紹的「曲體啞鈴划船」，效果很好，但是做太重又怕傷腰椎。如果改成單腳跪在低椅上用單手交替做，這就是「單手啞鈴划船」。

△ 以單腳的膝蓋跪在一張約膝蓋高度的長形椅凳上，上身前彎，跪腳那邊的手臂，伸直扶在椅面上。臀部抬高約比肩膀稍低，但不要坐在小腿肚上。

△ 另一隻手將啞鈴從地面，直接往上拉到胸部下面與腰際之間。手肘

要儘量往上抬，並超過背的高度。

△ 上拉啞鈴時，只有手的動作跟背肌的收縮，上半身不要扭動或往另一邊傾斜。有人以為這個動作很安全，反因扭動腰臀而「閃」到腰。

10.「單手纜繩划船」（One-Arm Cable Row）

△ 「單手纜繩划船」也是練背肌的下半部及外側，不過它是用「纜繩」做。所以，動作的拉幅及持續拉力比較大。

△ 它的做法有兩種，一種是跟上一動作「單手啞鈴划船」同樣，單腳跪在椅子上做。另一種是直接站在低滑輪前，上身前彎像「拔河」的姿勢，一手扶住膝蓋，一手拉纜繩。

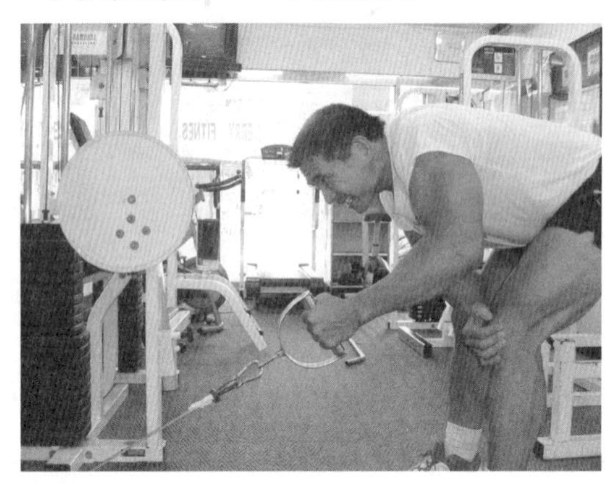

△ 如果改為用雙手一起拉著纜繩做，那就叫「雙手纜繩划船」（如圖）。對膨脹背肌的效果很好，可以當成練背時最後一個收尾結束動作。

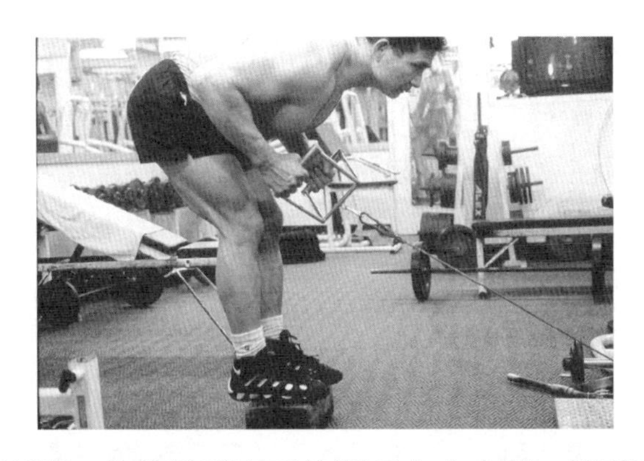

△ 健美比賽時，各位常看到兩位選手在上台前，彎著身像拔河用一條毛巾互相拉動，一來一往讓背肌膨脹起來。你就知道這個動作的作用了。

11.「T 形槓划船」（T-Bar Row）

△ 「T形槓划船」是一個特別能把背肌（尤其是中間靠脊椎的地方）練厚的動作。

△做「T 形槓划船」的方式有兩種：

(1) 用「標準舉重槓鈴」（如圖）來做。

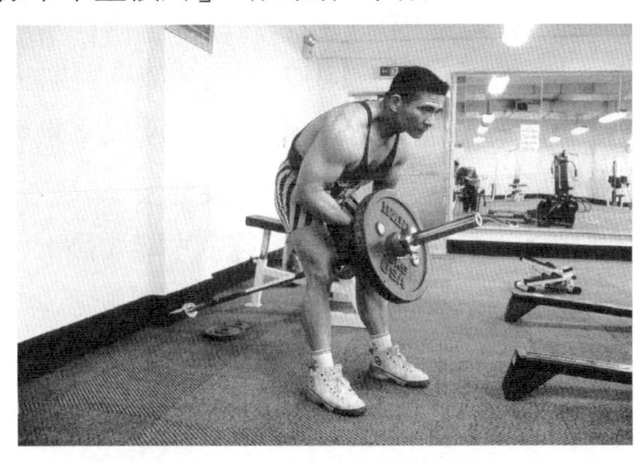

※如果沒有「標準舉重槓」，也可以拿裝卸大尺寸鐵片的鐵槓。將沒裝鐵片的那一頭鐵槓，頂住牆角。

※然後身體向前彎，跨站在有鐵片的這一頭，雙手合握住鐵槓（或用 v 形握把勾著）。背肌用力往上拉、往中間收縮，手肘要超過背部的高度。但注意不要讓鐵片碰撞到胸口或臉部。

※做動作時，身體不要上下晃動。或者是愈做上半身愈往上挺直，這樣效果就大打折扣了。

(2) 用「T 形槓機器」做。

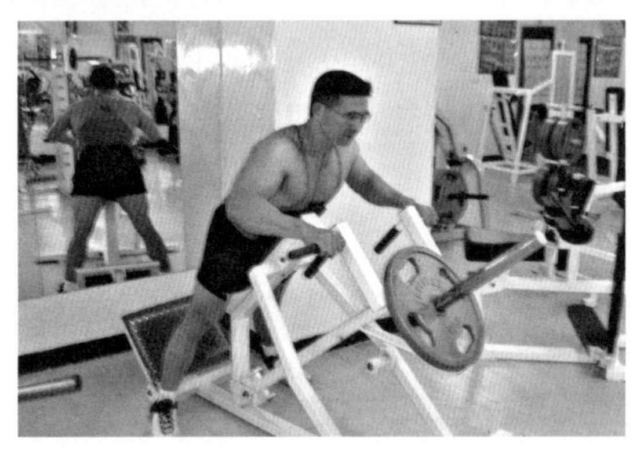

※身體俯趴在斜的高腳椅胸墊上，雙手抓住機器的握把。

※背肌用力拉動重量。

※兩隻手臂在往上拉時，手肘一樣是要儘量往後抬高。

※雙手只是抓住握把，注意力及用力部位全放在背肌上。

※由於身體有胸墊靠著，腰椎不會壓迫到。所以重量可加重一點，但是上半身不能往後仰晃，否則會傷到腰椎。

※「斜墊板」的角度約調在 45 以下，角度太陡（高），受力點會轉到肩膀（肩斜肌）部位。

12.「鎚式機器划船」（Hammer Strength Machine Row 如圖）

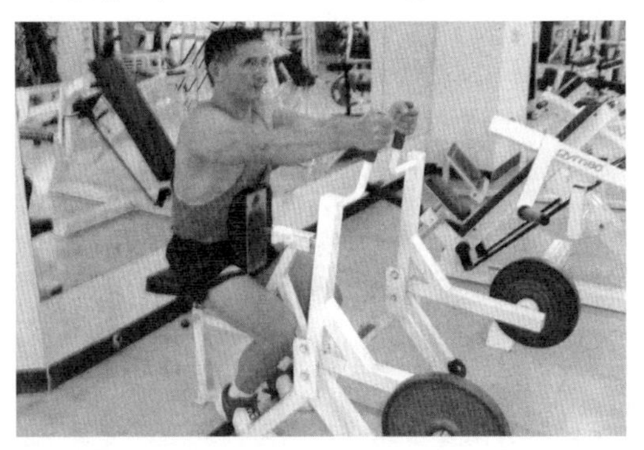

△「鎚式機器划船」也是把背肌「練厚」，以及背肌的較下、較外側部位。

△用 Hammer Strength 的機器做划船動作，也是有兩種稍不同的器材：

※一種是舊式的器材（如本圖所示），鐵片加在兩腳前面。

※另一種是較新式的器材，鐵片要加在肩膀的兩邊上方。

△不管你用的是那一種器材，「鎚式機器」本身的設計就是一種利用支點、力點的「槓桿原理」。所以，讓你可以比用「自由式器材」（槓、啞鈴）時的實際重量還要重。

△「鎚式機器划船」是左右手，各拉一隻獨立的握把。比起「T形槓機器」；甚至槓鈴划船，都比較能兼顧到背肌左右兩邊的平均受力。

△有人為了補救一邊較差的背肌，喜歡用單手做，或兩手交互做。但兩手同時一起拉，對背肌的收縮效果比較好。

13.「坐式划船」（Seated Cable Row 如圖）

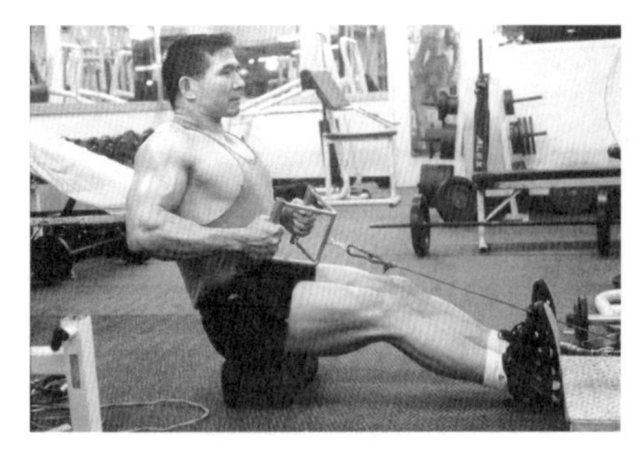

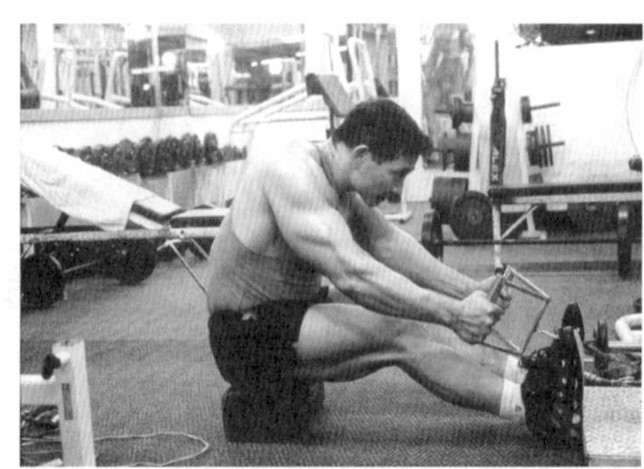

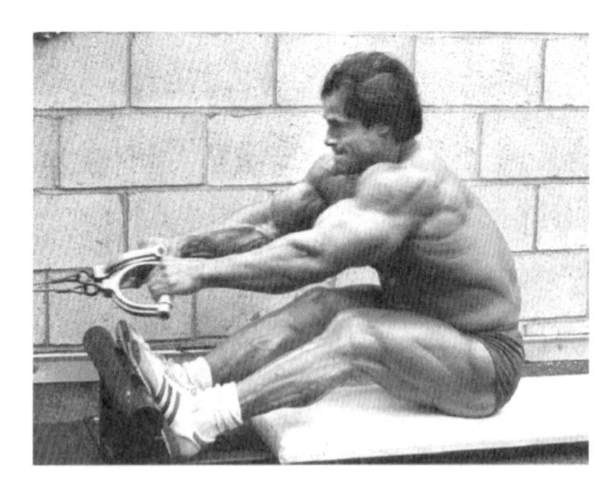

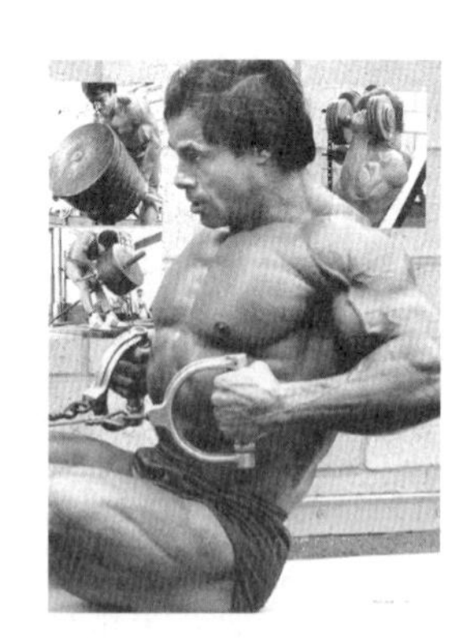

（Mr.Olympia Franco Columbu 示範坐式划船動作）

△ 前面講的「雙手纜繩划船」是身體往前彎、站著做。而「坐式划船」則是一樣的動作，改為坐下來做而已。

△ 「坐式划船」對練背肌的中下半部很有效。尤其想要讓背肌看起來「拉得很低」（Tape-down），就是練這個動作。

△ 身體採坐姿，兩腳膝蓋微彎，腳底頂住機器的橫槓（或木塊）。

△ 兩手伸直抓著纜繩握把，上半身只要稍微前傾一點（不要整個上身往前趴），讓雙手將背肌往前伸展拉開。

△ 再用背肌把重量拉起來，一直拉到讓「握把」能碰觸到「腹部」為

止。這時整個背肌要完全收縮；兩隻手肘往後超過了身體。而上半身要呈垂直狀態，或是稍微一點點後仰。

△ 雙手再將滑輪的重量徐徐放回去，但切記：不要把重量整個放到底座上！以免背肌也跟著放鬆休息。

△ 還有兩手在重量放回去時，「握把」（或手掌）往前伸不要超過了「腳尖」（或腳踏板）！以免上身前傾太多而傷到腰。

△ 上半身在整個動作中，最好保持垂直。不要前後用力晃動，變成是肩及腰部在用力，而且會傷到腰椎。如背部要向後收縮、向前伸展，那也只是需要一點點的自然擺動。

二、「低背肌」（Low back）的練法

△ 在「健美」領域裡面的習慣用語，「低背肌」（Low back）通常指的是「Spinal erectors」，也就是「脊椎骨肌」。至於背肌的下半部或下沿，我們通常稱它是「下背肌」，英文叫做 Low lats。

△ 「低背肌」大家都有，但能練到看得很清楚的；卻沒幾個人。我們知道 1984 年的「奧林匹亞先生」Samir Banout，是健美界第一個能把「低背肌」練到像「聖誕樹枝」般漂亮的選手（可惜幾年前筆者在日本時，看到這位老朋友的低背肌已變成模糊一片了）。

△ 在當今的國際健美比賽中，擁有清楚明顯的「低背肌」，是獲勝的絕對必要的條件！

△ 強壯有力的「低背肌」是保護腰椎的最好支柱。也是讓你能支撐站立著，去完成一些比較重的推舉或蹲舉動作。

1.「硬舉」（Deadlifts 如圖）

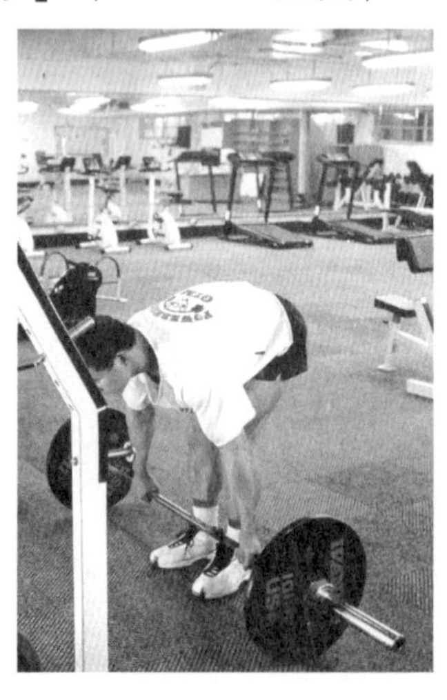

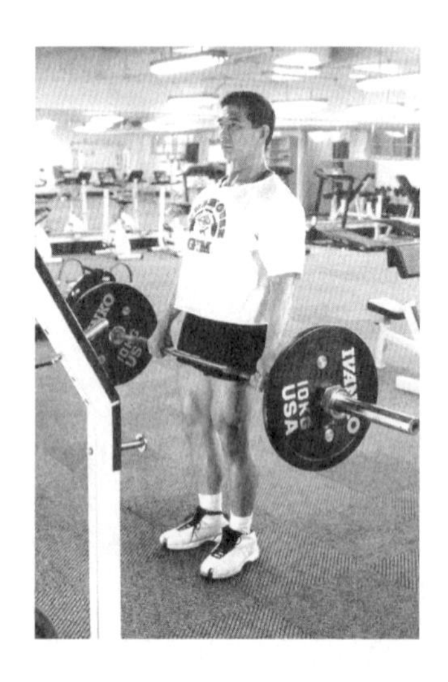

A renowned strength athlete,
Franco Columbu once said his
greatest feat was lifting two
Olympia titles.

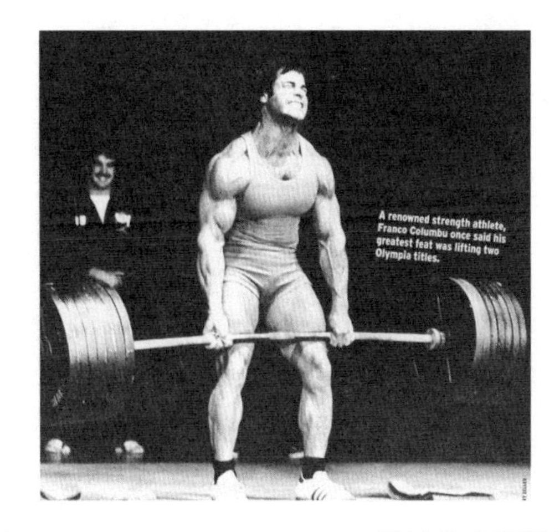

（Mr.Olympia　Franco Columbu 的健力式硬舉）

動作說明：

△「硬舉」有兩種練法：

※一種是「直腿硬舉」（Stiff-leg deadlift）。整個動作中，兩個膝蓋都要打直，主要是練臀部及大腿後側二頭肌，當然低背肌也練到不少。

※另一種是膝蓋彎曲的「硬舉」（Deadlifts）。可以拉得比較重，一起出力的肌肉部位很多，主要目的是練「低背肌」。

△「硬舉」（Deadlifts）是所有練健美的動作中，可以做最重的項目。它是一個最基本的健身動作，也是「健力比賽」的項目之一。

△「硬舉」主要是練「低背肌」，但是相關可練到的肌肉也很多，諸如：闊背肌、肩斜肌、腿肌、臀部以及手臂的抓握力……等等。

△ 兩腳約與肩同寬或稍寬站在槓鈴前面，膝蓋彎曲、臀部下沉、腰背打直、胸往上挺。

△ 雙手伸直，手掌一正一反，約與肩同寬或稍寬握住槓鈴。

△ 為避免腰椎受傷，兩手在開始拉動槓鈴的第一階段，是先用「雙腿」以及全身的力量，把槓鈴拉起來離開地面。

△ 槓鈴在往上拉的過程中，膝蓋要保持彎曲狀態。一直到槓鈴完全被拉起來，膝蓋及腰背才幾乎同時打直。

△ 動作完成時，上半身只要打直即可，不可往後仰，以免傷腰。

△ 槓鈴放下來時，要控制著重量。不可以猛拉猛放。

注意事項：

△ 做「硬舉」動作要特別小心，很多選手在這個動作中受傷。筆者腰脊椎二十幾年的傷痛，主要就是做「硬舉」造成的！

△ 這裡所說的「硬舉」，是「練健美」的練法，不是練「健力比賽」。健美的練法是要把「低背肌」練出來。「健力」則是要在「硬舉」這項目中拉愈重愈好，低背肌明不明顯並不重要。

△ 所以拉的重量，每一組要能做到七、八下以上。儘量不要只用很重的重量拉一、兩下。

△ 槓鈴往下放或往上拉時，上半身都要打直，不可弓著背。否則會傷到腰脊椎。

△ 槓鈴往下放時，上半身向前彎到與地面平形即可！有人為了槓鈴要放更低，站在椅凳或木塊上做。如放低過或與地面平形，很容易傷到脊椎，要非常小心。

△ 槓鈴在上拉或下放時，儘量靠近身體。槓鈴如為了放更低，往前離身體太遠，也會傷到腰椎。改用「史密斯機器」做（如圖），稍較安全。

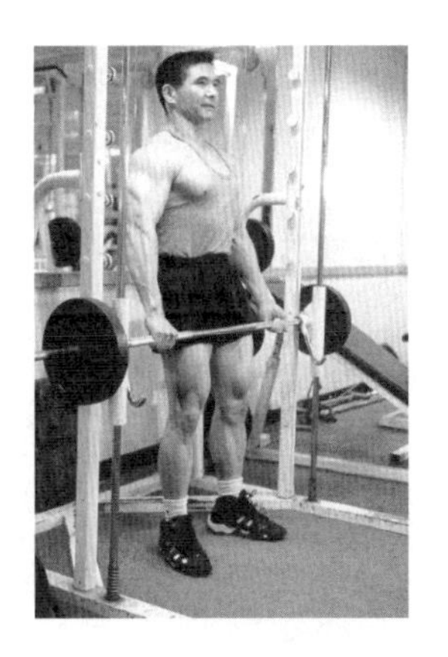

△ 既然練「硬舉」時很容易受傷。是不是需要在練習時繫一條皮帶呢？個人覺得如果你腰部沒傷，暖身也做的夠，而且每一組次數都做很多下，大可不必用腰帶，以免腰部的伸展受限制。

△ 如果你腰部有舊傷或不舒服，最好是暫時不要做「硬舉」這動作。真想要做，那請務必繫上皮帶！

△ 做「硬舉」時，兩腳站立與肩同寬或稍寬即可。站太窄時，臀部及腿後面二頭肌會用到較多力，腰椎也較吃力。

2.「早安運動」（Good morning exercise 如圖）

△「早安運動」也是一個很古老的練低背肌動作。

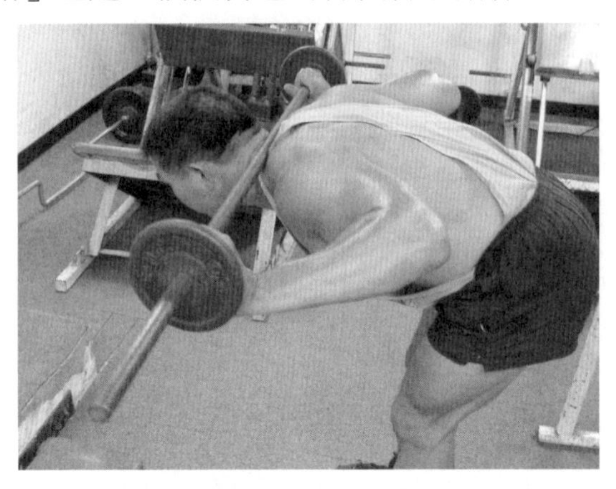

△ 雖然沒有辦法像「硬舉」做那麼重，但也很容易受傷。

△ 開始動作：找一組輕的槓鈴，橫扛在肩膀上面，雙手扶著固定住。

△ 抬頭、挺胸、背打直，雙腳膝蓋處微彎，與肩同寬或稍寬站立。

△ 上半身往前彎，彎到與地面平行即可。再低的話，腰脊椎較吃力，槓鈴也會扛不住往後頸部滑。

△ 上半身在往上挺起來時，只要到回直立狀態即可，不要往後仰。

△ 整個前彎、上挺動作要慢慢地做，不要前後快速擺動。

△ 兩腳站的距離，與肩同寬或稍寬即可。太窄時，出力點都跑到臀部及大腿二頭肌，腰椎也容易受傷。

△ 練「低背肌」時，兩隻腳的膝蓋一定要保持微彎。如果打直，一來腰椎容易受傷，二來變成臀肌及大腿二頭肌在用力。

3.「俯臥背部上抬」（Hyper-back Extensions 如圖）

△〝Hyper-back Extensions〞的動作，中文叫「俯臥背部上抬」。也有人稱作「俯臥舉體」或「俯臥背部向上伸展」。

△ 這是一個比較安全的練「低背肌」動作，它也可以練到臀部一些。

△ 動作是：臉朝下，身體俯臥趴在器材的靠墊上。用腳後跟頂住頂板固定身體，雙手放在頭部後面；或是交互抱在胸前。

△ 如果沒有機器做，也可以趴在長形高腳椅上面。上半身懸空，找人幫你按住雙腳固定著。

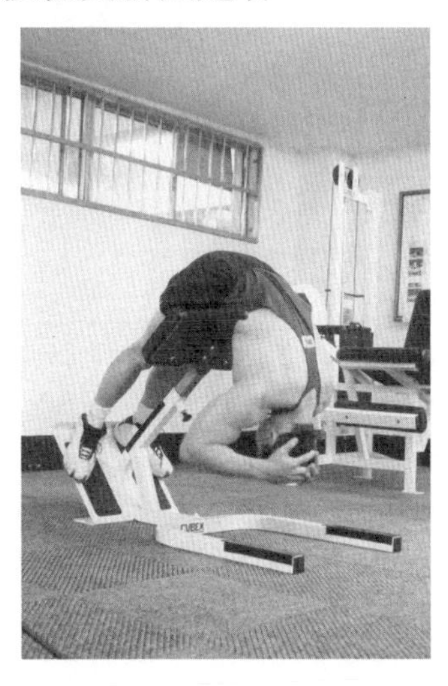
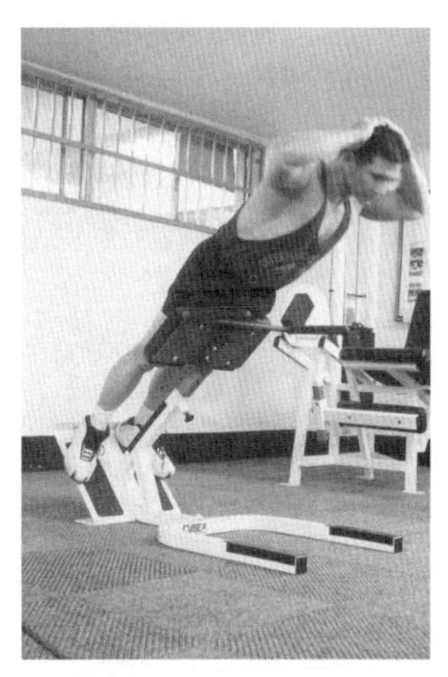

△ 上半身往下放，頭部下垂快與地面快接觸。不要停頓，馬上「低背肌」用力**將身體往上抬起來，到達與地面平行的高度即可**。

△ 身體往上抬太高，超過與地面平行時，腰椎受到擠壓容易受傷。

△ 如果一組可以很容易做到二、三十下以上時，不妨雙手拿個鐵片，增加負重力。

△ 男士們做這個動作，要特別小心！當你伏趴在椅墊上時，下陰部要往前移，避免被壓扣住，影響到動作的伸展。

第十二篇 肌肉鍛鍊篇—

手臂的鍛鍊法（ARMS）

Arm yourself！

■練手臂器材介紹

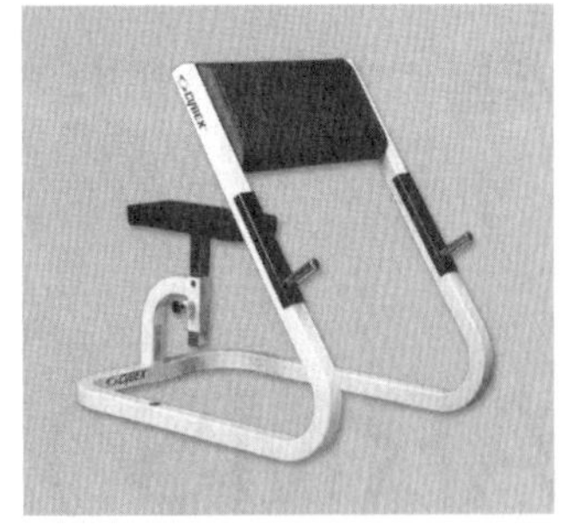

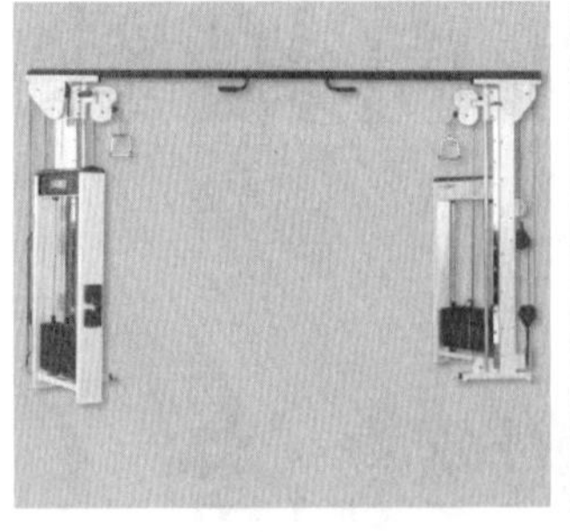

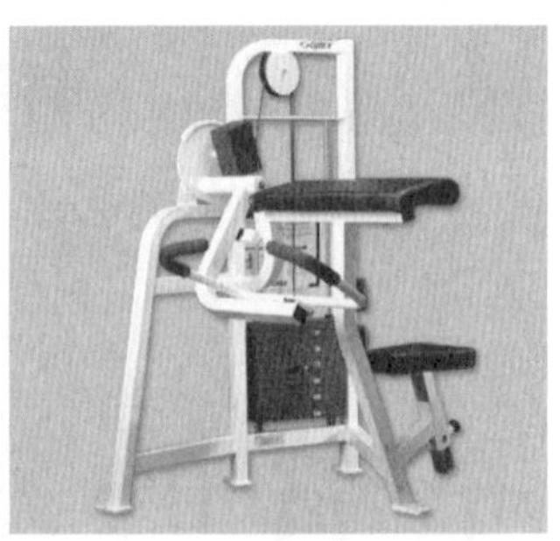

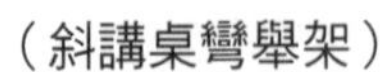

（斜講桌彎舉架）

（高低滑輪架）

（斜講桌彎舉機）

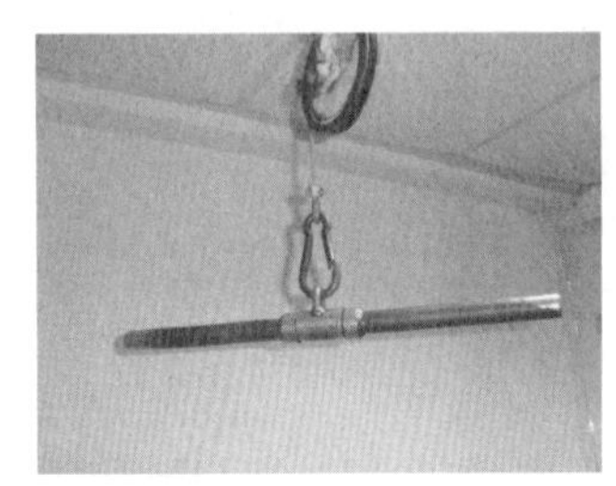

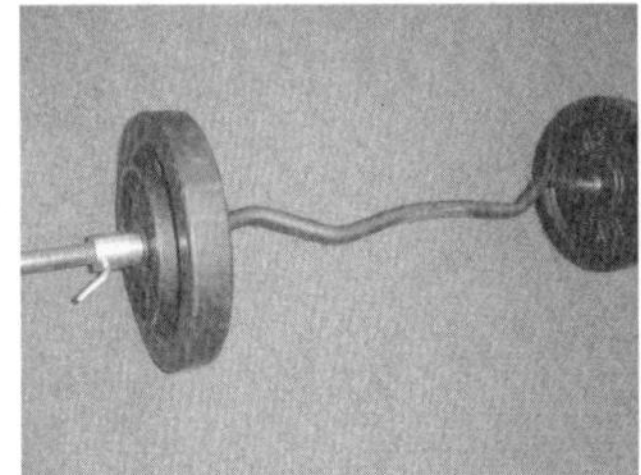

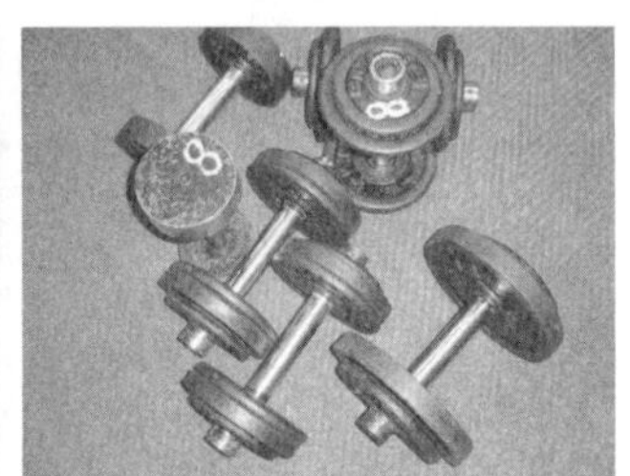

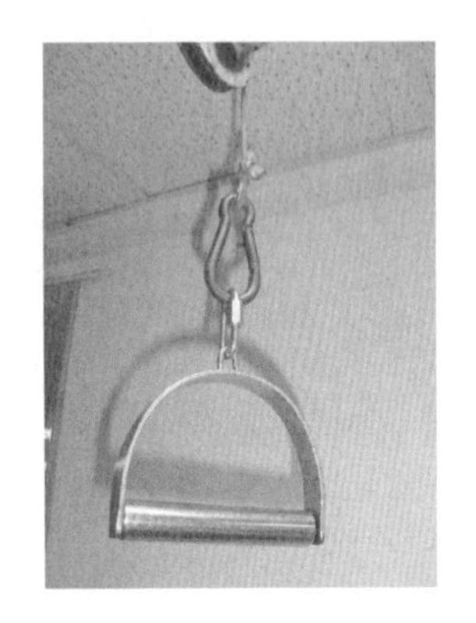

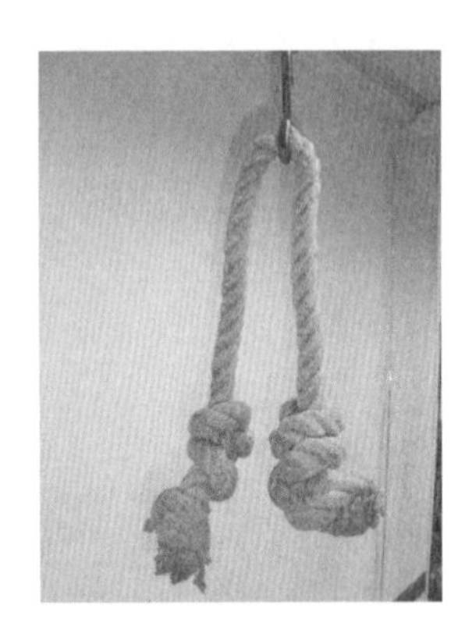

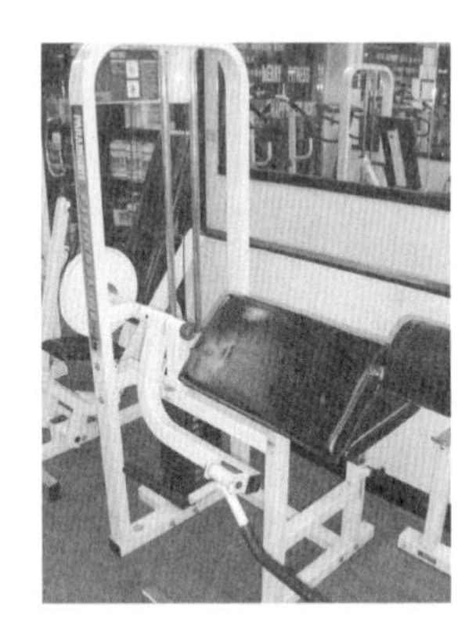

第一章　肌肉說明（如圖）

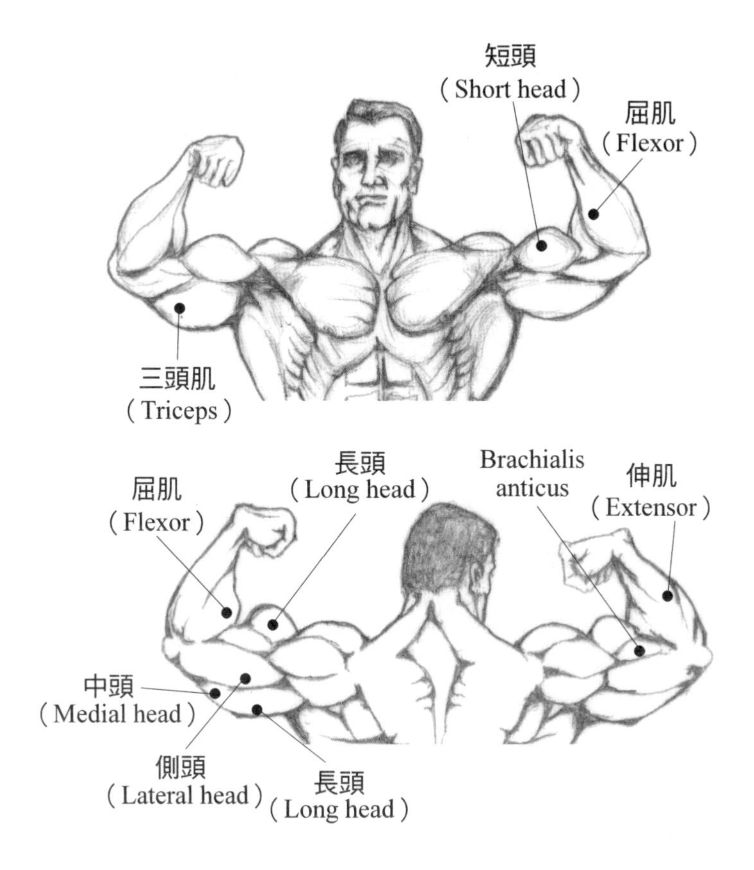

一、名稱

基本上，手臂肌肉分三部份：

(一) 三頭肌（Triceps），也有三部份，但我們通常看到的是比較明顯的「長頭」與「側頭」那兩塊。

(1)「長頭」（Long Head），位置在靠近身體的那塊長條形肌肉，占三頭肌的大部份。它大部份往上連接到「肩胛骨」。

(2)「側頭」（Lateral Head），三頭肌中靠外側的部份。

(3)「中頭」（Medial Head），它的位置是在「長頭」的下面。與「側頭」一樣，連接到手肘關節。所謂「馬蹄形」（Horse Shoe）的三頭肌，即是指這兩塊肌肉所形成的部份。

(二) 二頭肌（Biceps），主要有兩部份：

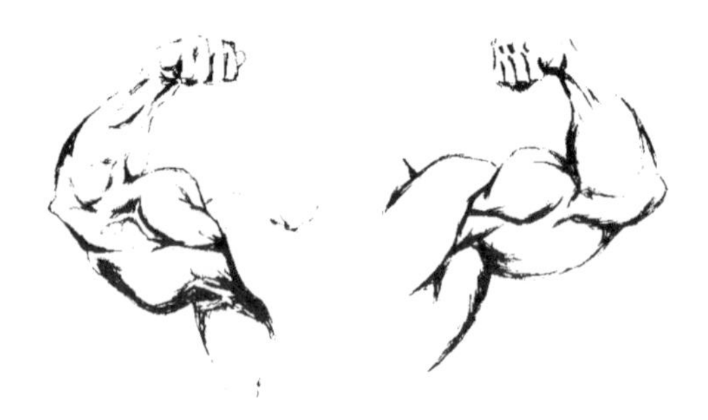

(1)「長頭」（Long Head），靠外側的部份。

(2)「短頭」（Short Head），靠內側（身體）的部份。

（還有位於二、三頭肌之間，較靠近肘關節與前臂的Brachialis anticus。）

(三) 前臂肌（Forearms），主要分兩個部位：

(1)「屈肌」（Flexor Carpi），掌心與二頭肌之間的前臂肌。

(2)「伸肌」（Extensor Carpi）手背與三頭肌之間（外側）的肌肉。

(3)「拇指、手肘間的伸肌」（學名叫 Brachioradialis）

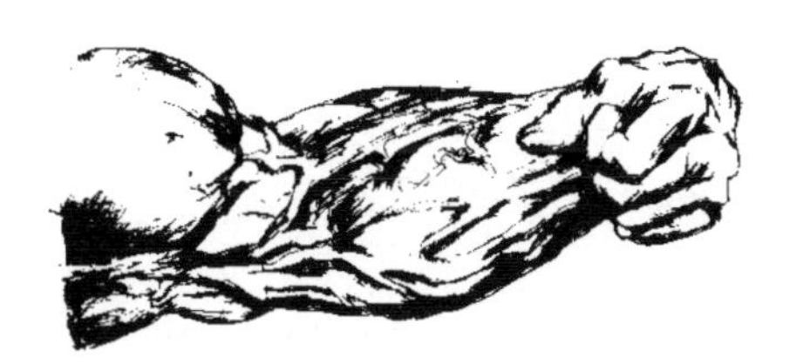

二、功能

(一) 三頭肌（Triceps）

△「三頭肌」位於「上臂」（Upper Arm）的後側，從肩膀的三角肌連接到手肘關節處。三頭肌占上臂的三分之二。

△ 三頭肌讓手臂伸直。

△ 三頭肌的「長頭」（Long Head）因為向上連接到「肩胛骨」，所以如果在練三頭肌時，「手肘」的部位愈往上抬靠近到頭部，則愈會練到「長頭」，如「三頭肌頭頂伸展」（Triceps Overhead Extension）。

△ 三頭肌的「側頭」與「中頭」則是往下連接到肘關節處的前臂骨，所以手肘要是往下放在身體兩側，以肘關節為主的動作如「三頭肌下壓運動」（Triceps Press-down），就會練到外側的「側頭」與「中頭」比較多。

(二) 二頭肌（Biceps）

△「二頭肌」位於「上臂」的前面，占上臂肌肉的三分之一。

△ 二頭肌讓「前臂」彎曲。

△ 二頭肌同時也使手掌「向上往外翻轉」（Supination），這就是為什麼用啞鈴做「彎舉」，在動作快要完成時；手掌要往外翻。

△ 在練二頭肌的動作當中，如果「手肘的位置」與「手握的寬窄」不同，也會使得二頭肌練到的部位稍有不同：

※ 雙手握的比肩膀寬（寬握），練到「短頭」（內側二頭肌）比較多。

※ 雙手握的比肩膀窄（窄握），主要練到「長頭」（外側二頭肌）。

※ 手肘與身體靠近（成同一條線）並與肩同寬，例如站著用槓鈴做「慢彎舉」（Barbell Curls），那麼內、外側二頭肌都可以平均練到。

※手肘如往身後移，如「斜板啞鈴慢彎舉」（Incline Dumbbell Curls），則內側二頭肌（短頭）練到較多。

手肘要是往身體前面移，如「集中彎舉」（Concentration Curls），則外側二頭肌（長頭）練到較多。

(三) 前臂肌（Forearm）

使手掌與手腕活動，並協助二、三頭肌的運動。

三、重要性

△平常穿衣服時，唯一可以「露」的肌肉部位就是：兩隻手臂。

△ 當人家要你「秀」一下肌肉時，你一定是捲起袖子，「秀」你的二頭肌。應該不會撩起褲管「秀」大腿或「秀」肩膀。

△ 發達飽滿、筋肉線條暴出的胳臂，也是男人「雄性」的象徵之一。君不見公車捷運上，看那一整排抓住吊環的手臂，往往讓人搞不清楚哪一隻是男人的手？因為大部分男人的手看起來都是「手無縛雞之力」！

△ 健美比賽中，幾乎所有擺出來的姿勢，很少有不「秀」到手臂的。

△ 一雙發達完美的Big Guns（大手臂），可以讓你比出很多不同的健美姿勢。

△ 就算是雙手放鬆下垂，擁有兩隻大手臂的選手，看起來就是「大隻佬」，身體也比別人寬。

△ 漂亮的手臂應該是：不管正面看或側看，二、三頭肌都要切分清楚。要「看」起來大，不是「量」起來。形狀不好、沒線條，就算量起來 18 吋，也沒有線條清楚的 16 吋好看！

四、課程安排法

△「三頭肌」佔手臂（上臂）的 3 分之 2，絕對不能只注重練二頭肌，卻忽略了三頭肌！

△ 所以我們以下敘述手臂的練法時，先說明「三頭肌」，再敘述「二頭肌」，最後講「前臂肌」。

△ 手臂如與它有關的大肌肉群（如胸、背、或肩膀）一起練習時，一定要先練大肌肉再練手臂。如果先練手臂的話，等二、三頭肌練累了，那也沒有力氣再推胸或拉背了。這就是「肌肉訓練優先順序原理」（Muscle Priority Training Principle）。

△ 假如當天的課程，全部只有練二、三頭肌，那就要先練其中較差的肌肉部位。

(一)「初階」參考課程表

課表 1.（三頭肌）：「滑輪下壓」　3～4 組×8～10 下
（二頭肌）：「慢彎舉」　3～4 組×8～10 下

課表 2.（三頭肌）：「法式推舉」（三頭肌頭頂伸展）　3～4 組×8～10 下
（二頭肌）：「雙手纜繩慢彎舉」　3～4 組×8～10 下

(二)「中階」參考課程表

課表 1.（三頭肌）：「仰臥法式推舉」　3～4 組×8～10 下
「三頭肌頭頂伸展」　3～4 組×8～10 下

「滑輪下壓」 3～4 組×8～10 下

（二頭肌）：「慢彎舉」 3～4 組×8～10 下

「啞鈴斜講桌彎舉」 3～4 組×8～10 下

課表 2.（三頭肌）：「坐姿三頭肌 EZ 槓頭頂伸展」

3～4 組×8～10 下

「單手滑輪下壓」 3～4 組×8～10 下

「椅面雙槓上撐」 3～4 組×8～10 下

（二頭肌）：「斜板啞鈴慢彎舉」 3～4 組×8～10 下

「啞鈴集中彎舉」 3～4 組×8～10 下

(三)「高階」參考課程表

課表 1.（三頭肌）：「仰臥法式推舉」 4～5 組×6～8 下

「繩結滑輪下壓」 3～4 組×6～8 下

「椅面雙槓上撐」 3～4 組×8～10 下

「三頭肌後伸」 3～4 組×10～12 下

（二頭肌）：「斜板啞鈴慢彎舉」 4～5 組×6～8 下

「單手纜繩慢彎舉」 3～4 組×6～8 下

「啞鈴集中彎舉」 3～4 組×8～10 下

課表 2.（三頭肌）：「仰臥纜繩三頭肌伸展」4～5 組×6～8 下

「斜靠板滑輪下壓」 3～4 組×8～10 下

「斜板三頭肌纜繩頭頂伸展」

3～4 組×8～10 下

「纜繩三頭肌後伸」 3～4 組×10～12 下

（二頭肌）：「啞鈴交替慢彎舉」 3～4 組×6～8 下

「雙手纜繩慢彎舉」 4～5 組×6～8 下

「纜繩斜講桌彎舉」 3～4 組×8～10 下

第二章 手臂各部位的練法

一、「三頭肌」（TRICEPS）練法 Give a *Tri*！

△「三頭肌」佔整個上臂的 3 分之 2，手臂要練大，就不能忽略它。

△ 位在內側靠近身體的「長頭」（Long Head），佔三頭肌的較大部份。三頭肌要練大，就要加強一些練「長頭」的動作。

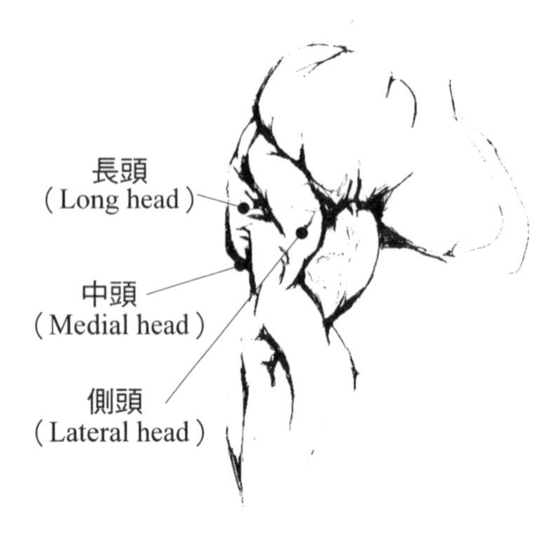

△ 很多人因為常常只有練靠外側的「側頭」（Lateral Head）動作；如「滑輪下壓」，所以三頭肌老是練不大。

△ 也有人抱怨自己的三頭肌，天生長的很上面、很高。改善之道，就是把靠內側的「長頭」練大。

△ 三頭肌「形狀」要好看，就是要把它練成「馬蹄形」（Horse Shoe）；也就是ㄇ字形。這個ㄇ字形的肌肉是由「中頭」與「側

頭」所組成。

△練「三頭肌」的動作，以參與之關節多寡分：

(1)「雙關節動作」：由「肘關節」與「肩關節」一起共同參與的動作，如「雙槓上撐」（Dips）、「槓鈴窄推」（Close-grip presses）。雙關節的動作，可以做比較重，主要是在讓肌肉練大。

(2)「單關節動作」：僅由「肘關節」單獨運作。如「滑輪下壓」、「後伸動作」（Kickbacks）。這些動作可以讓三頭肌的線條、形狀練出來，使用的重量也比較輕。

△ 練「三頭肌」的動作，如果「手肘」放的位置不同，則會影響到三頭肌練的部位：

(1)「手肘」如果固定在身體兩側，與身體同一線，如「滑輪下壓」（Triceps Press-down）。則練到三頭肌的「外側部位」（側頭與中頭）比較多。

(2)「手肘」如果往上或往後抬，離開身體兩側的腰際愈遠，則三頭肌的內側部位「長頭」（Long Head）愈受力。手肘如果再往上，靠在頭的兩側耳際做動作，如「三頭肌過頭伸展運動」（Triceps Over-head Extension），那更加能練到內側的「長頭」部位。

▲以下是「三頭肌練習動作」的解說順序：

（一）「雙關節動作」

（二）「單關節動作」

（三）「手肘」固定在身體兩側，與身體同一條線之動作。

（四）「手肘」往上或往後之動作

(一)「雙關節動作」

1.「槓鈴窄推」（Close-grip presses 如圖）

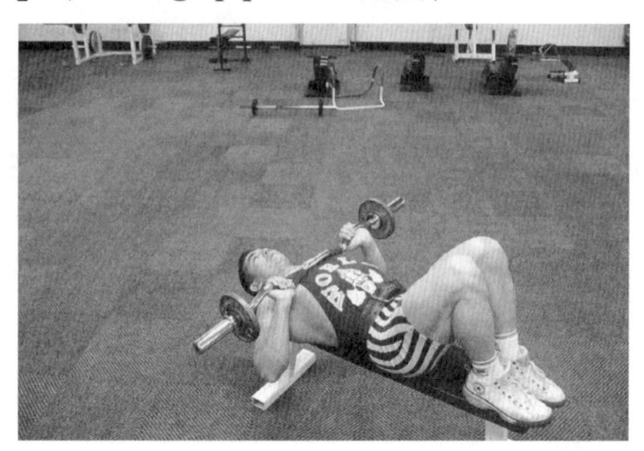

△「槓鈴窄推」是一個把三頭肌練大的雙關節動作。

△ 由於做動作時「手肘」是往上的，所以練到內側的「長頭」比較多。

動作說明：

△ 身體仰躺在「臥推椅」上面，兩手以比肩膀稍窄的寬度握住槓鈴。

△ 將槓鈴拿起來，往下放到約胸部下沿的位置。這時兩手肘儘量靠近身體，如果張太開；胸跟肩就會用到力。

△ 槓鈴往上推時，要把注意力量中在兩隻手的三頭肌上面，以減少胸部跟肩膀的出力。

△ 全身只用到三頭肌的力量，上推時；肚子不能往上挺。

△ 兩手握槓的距離，約比肩膀稍窄即可。握太窄，手腕容易受傷，而且不好控制平衡。

△ 如果手腕不太舒服，可以改用 EZ 彎槓做。不過要找人幫忙把 EZ 槓鈴拿起來給你。

△ 用槓鈴做時，因為握的窄；不太好控制平衡，可換用「史密斯器材」（Smith Machine）做。

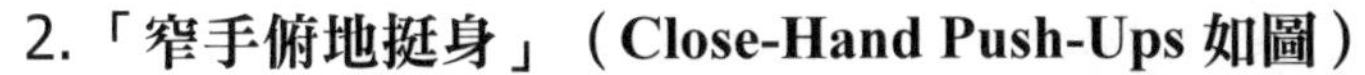

2.「窄手俯地挺身」（Close-Hand Push-Ups 如圖）

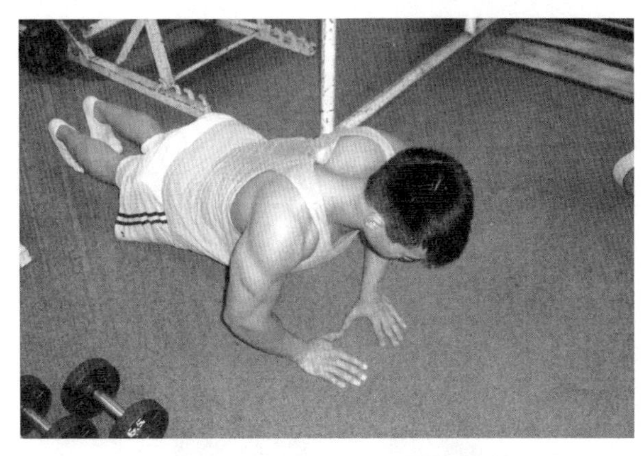

△ 通常做「俯地挺身」都是練胸部，但如果撐地的雙手比肩膀窄時，就可以練到手臂的三頭肌。

△ 「俯地挺身」練到三頭肌的內側部位「長頭」（Long Head）稍微多一點。

動作說明：

△ 臉朝下，身體俯趴在地上，兩手分開約比肩膀稍微窄，兩手伸直以手掌撐住地面。

△ 身體往下降，約將接觸地面時，馬上以雙手三頭肌的力量，將身體撐起來。

△ 兩手肘要朝向後面，並往內靠著身體。兩個手掌指尖朝向前面，這樣才能練到手的三頭肌。

△ 如要增加三頭肌的負荷，可抬高雙腳比肩膀高。

△ 撐地的雙手一定要比肩膀稍窄，手肘要朝後，還有兩手掌指頭也要朝向前面。否則就會練到胸部。

3.「雙槓上撐」（Parallel-Bars Dips 如圖）

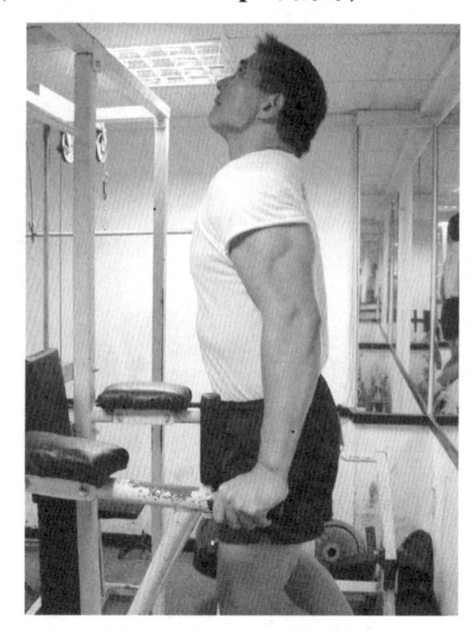

△「雙槓上撐」本身也是一個練下胸的動作。

△ 如果將「雙槓上撐」的動作稍作調整，可以當成一個練三頭肌的動作。特別是可以練到三頭肌接近手肘關節的部位。

△ 三頭肌如果長的位置太高，以至於肘關節上面沒有肉的朋友，請試試這一個動作。

動作說明：

△ 找個稍窄一點的雙槓（有的雙槓器材是成 U 字形，外寬內窄），雙手握槓把身體往上撐起來，兩腳膝蓋打彎小腿朝上。

△ 上身儘量與地面垂直狀態，兩手肘要保持朝向後方，並儘量靠近身體。

△ 臉部朝上或直視前方，三頭肌用力使身體直上直下，不要前後擺動。

△ 雙手往上撐起時，一定要全部伸直，三頭肌才能完全收縮。

△ 雙手如果握槓太寬或手肘朝外、上身又向前傾，那就會變成練到胸

肌。

△ 身體往下降的程度是：手的上臂與前臂約成90度。身體如再放低，肩關節受力大，較易受傷。而且身體愈低，愈會練到胸部。

△ 每一組次數如果很輕鬆能做到十幾下，可以試著在小腿打彎處夾掛啞鈴。或於腰際用皮帶加掛重量。

4.「椅面雙槓上撐」（Dips On Bench 如圖）

△「椅面雙槓上撐」也稱之Bench Dips或Reverse Push-Ups甚或Dips Behind Back皆可。

△ 這個動作，也是加強練三頭肌下方靠肘關節的部位。

動作說明：

△ 雙手打直以手掌，撐在橫放的長椅椅面邊上。雙腳伸直擱放在另一張稍高的椅子上。

△ 三頭肌用力，將上半身撐起來，直到手臂完全打直。

△ 身體往下降的幅度為：上臂與前臂之間的角度稍微小於90度。

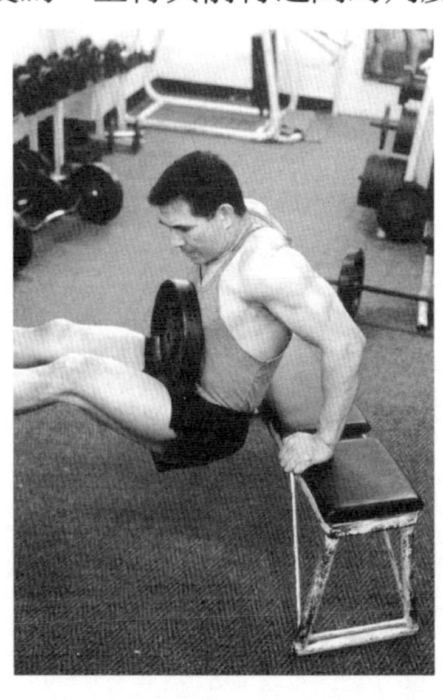

△ 撐在椅面上的雙手手掌間寬度，約與肩同寬。兩手之間愈窄，三頭肌內側部位「長頭」（Long Head）愈吃力。愈寬則肩膀愈會用到力。

△ 身體往下放太低，肩膀與胸肌就會用到力。

△ 如果每一組做的次數超過 10 幾下，可以在腹部上面擺鐵片，以增加三頭肌的負重。

△ 如要以「反向用力訓練法」（Reverse-Gravity Training Principle）刺激三頭肌，可利用這個動作來做：當身體往下降時，請助手下壓你的肩膀。或是往下壓放在腹部上的鐵片。

△ 「雙槓上撐」跟「椅面雙槓上撐」，這兩個動作都是練三頭肌最好的「結束動作」。

(二)「手肘」固定在身體兩側，與身體同一條線的單關節動作。

1.「滑輪下壓」（Triceps Press-down）

△「滑輪下壓」是「手肘」固定在身體兩側，與身體同一條線的「單關節動作」。

△「滑輪下壓」是一個「下壓」（Pressdowns），而不是「下推」（Pushdowns）的動作。更不是往下「拉」的動作。

△因此「滑輪下壓」這個動作，對三頭肌靠外面的「側頭」（Lateral Head）與接近肘關節的「中頭」這兩部位練到特別多。也就是針對「馬蹄形三頭肌」（Horse Shoe）的訓練動作。

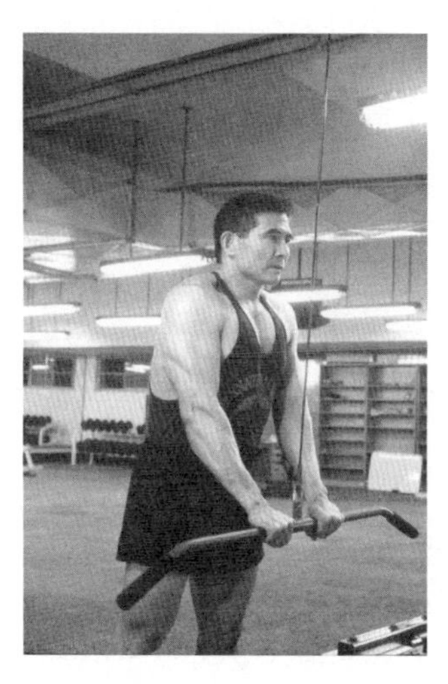

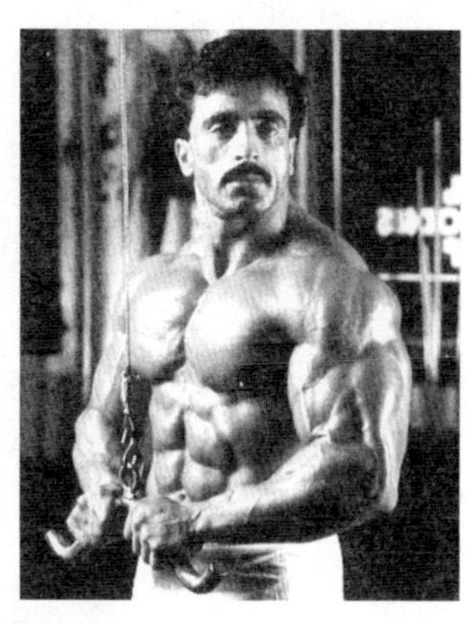

1983 Mr. Olympia Samir Bannout
示範滑輪下壓

△三頭肌的「滑輪下壓」動作，因為不同的手掌握法、或所使用器材之不同，而產生幾種不一樣的動作。

△這些不同的動作，不一定只是針對某一特定的三頭肌個別部位，而是整個「側頭」與「中頭」：

(1)「直槓滑輪下壓」（**Straight-Bar Press-down** 如圖）

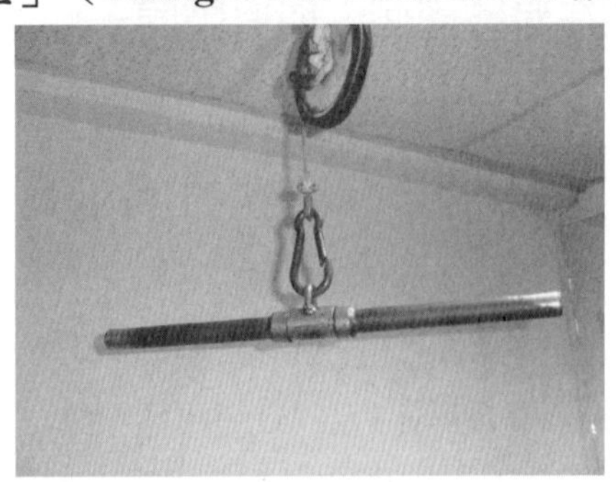

△ 站在高滑輪纜繩架前面約三、四十公分的位置，上半身微向前傾。

△ 雙手上臂與手肘固定靠在身體兩側，前臂以「正握」（掌心朝下）握住短槓，與上臂之間的角度約小於 90 度。

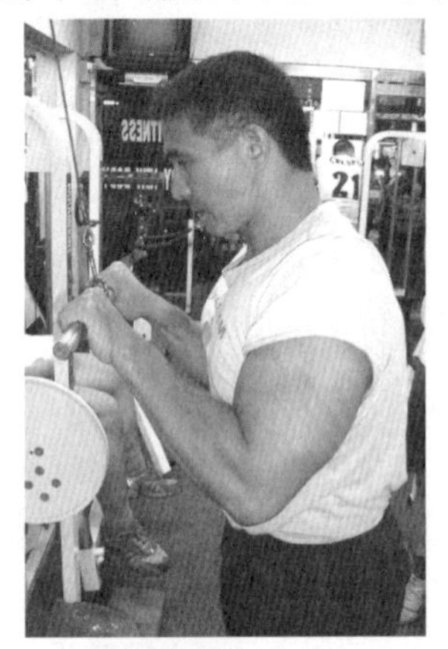

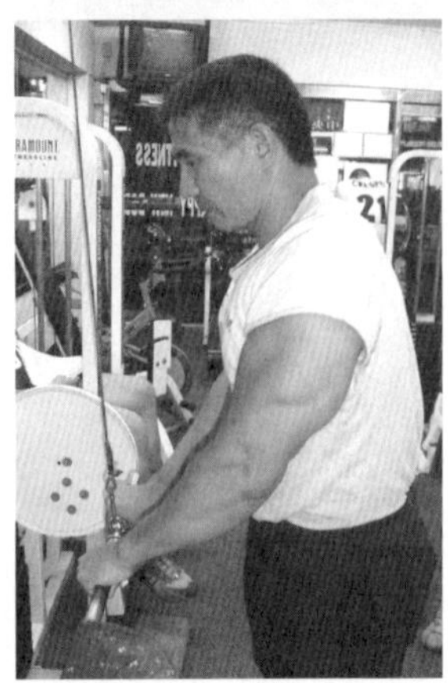

△ 以肘關節為支點，三頭肌用力將纜繩牽引的重量「往下壓」。

△ 整隻手臂一定要伸直，讓三頭肌收縮約一秒鐘，再徐徐讓重量往上放回去。

△ 手掌是「握」住短槓，不是「勾」著短槓。所以整個過程中，手腕不要往上彎，手掌的掌背與前臂是平的；成一直線的。

△ 肩膀不能往上拱起來、往前壓或扭動出力。

△ 兩手從頭到尾都是用「壓」的，不能往下拉、或往前推。

△ 「纜繩」都要在身體的正前方中央，不要偏到頭部的任何一側。

△ 全身只有「前臂」在動，上半身保持固定微向前傾即可，不能愈做愈往前彎下身體。

△ 手肘要固定靠在身體的腰際兩側，絕不能往前移。

(2)「反握滑輪下壓」（Reverse-Grip Press-down 如圖）

△ 以「反握」做「滑輪下壓」，比起「正握」更能練出三頭肌的線條。因為它練到的位置比較接近肘關節。

△ 與「直槓滑輪下壓」的動作要領幾乎完全一樣。

△ 所謂「反握」是掌心朝上握槓。

△ 由於是反握，手腕以及前臂很容易用到力。所以不要做太重，動作姿勢才能做標準。

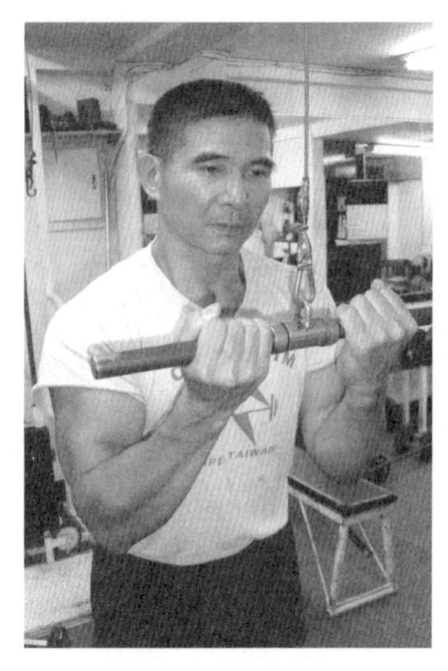

■ 反握滑輪下壓

△切記這個動作一定要用「壓」，稍不注意就變成「拉」的動作。

(3)「**繩結滑輪下壓**」（**Rope Press-down 如圖**）

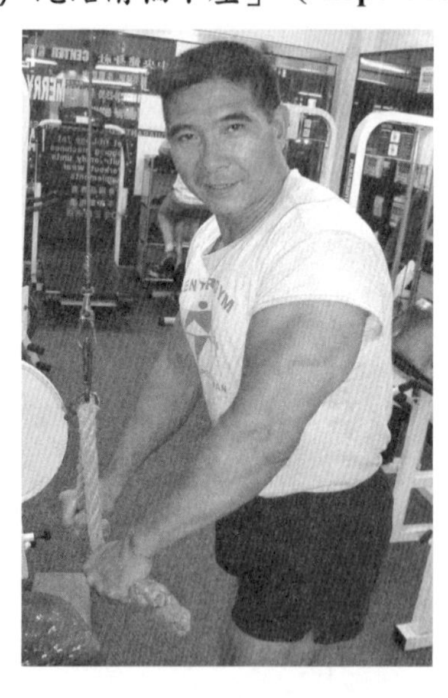

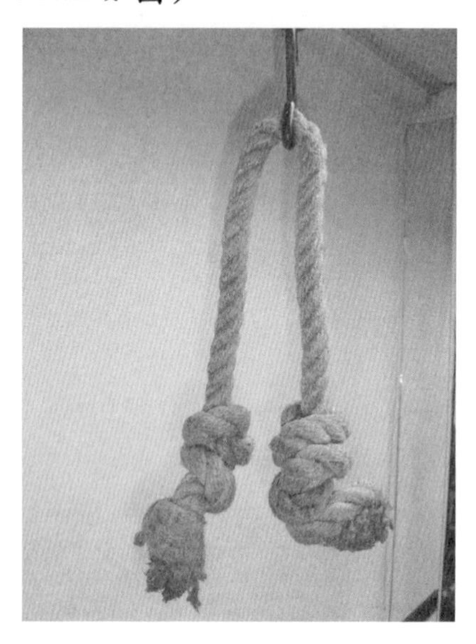

△ 用「繩結」做「滑輪下壓」，動作姿勢也是跟「直槓滑輪下壓」一樣。

△ 差別是：握住「繩結」的兩隻手掌，在雙手伸直時，可稍為向外轉動。讓掌心變成斜斜朝下，對用直槓做「滑輪下壓」時手腕會不舒服的人，是另一個很好的選擇。

△ 用「繩結」做，多少會用到一些腕力與握力，但它的動作方向與範圍比較不受拘束。用力時也較合乎人體工學。

(4)「單手滑輪下壓」（One-Arm Press-down 如圖）

△ 用「單手」做「滑輪下壓」，也可分「正握」與「反握」。

△ 動作姿勢原則上與前面幾個「滑輪下壓」一樣，不同的地方如下面幾點。

※ 單手握住「D」字形的握把（如圖），另一隻手可扶著固定物，以穩定身體。

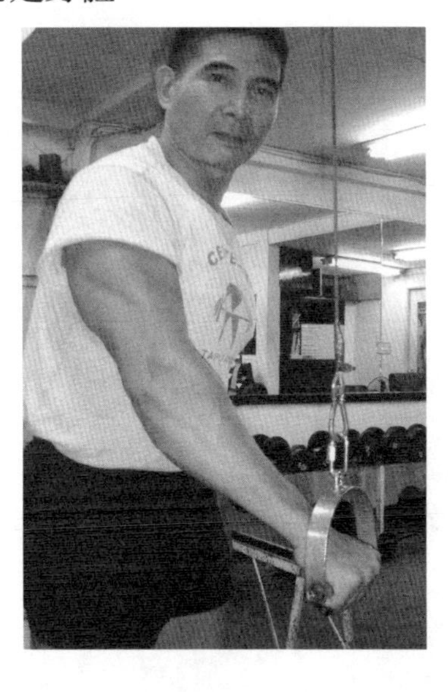

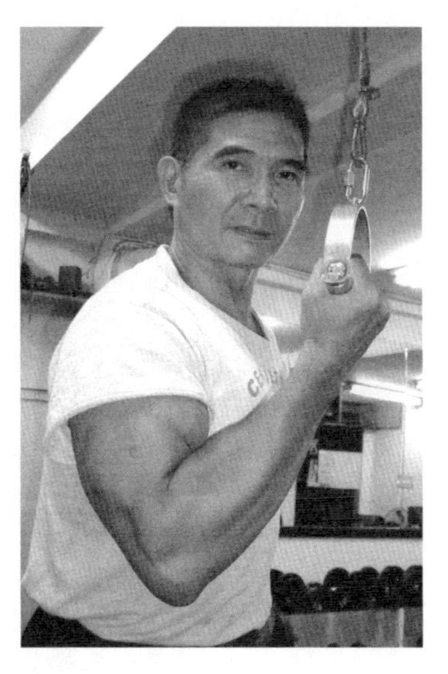

※單隻手做，優點是可以平均左右手三頭肌的不一樣大小。

※可以左右手交替著做，或先單獨練完一隻手。

△「單手滑輪下壓」也是練三頭肌線條的幾個首選動作之一。

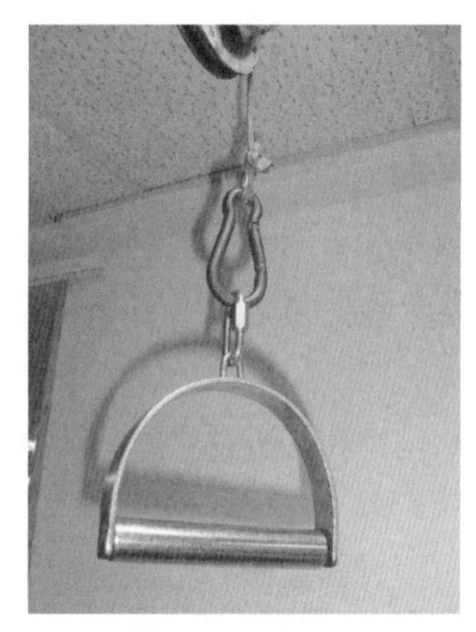

■ D 字形握把

△ 用「單手」做，手腕與前臂會用到較多力。常常有人做到最後時，不知不覺用拉的。

(5)「**斜靠板滑輪下壓**」（**Press-down With Incline Board 如圖**）

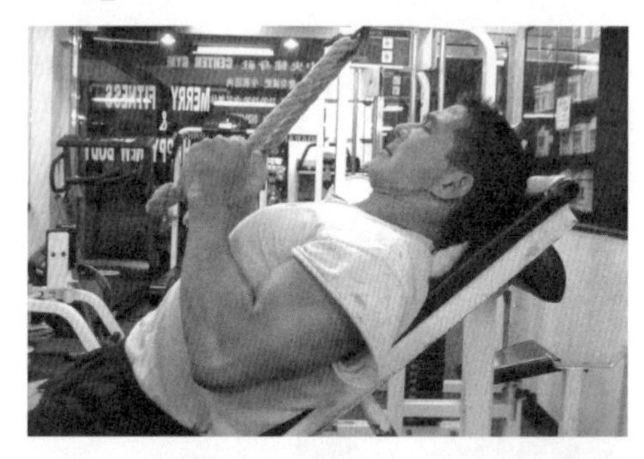

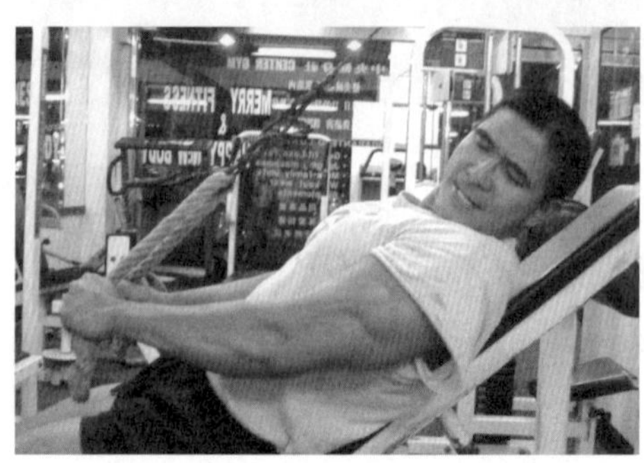

△ 練「滑輪下壓」時，全身只有「前臂」可以動，身體其他部位如果也跟著動，效果就大打折扣。

△ 所以，找一張斜椅，背靠著練。效果就不一樣。

動作說明：

△ 將椅子的斜板調到約 45 度，背部對著高滑輪纜繩。

△ 背部緊靠著斜板坐下，雙手將「纜繩結」（或短槓）先拉到胸前停住，這時的上臂與手肘要固定不動。握住重量的前臂與上臂之間的角度約小於 90 度。

△ 三頭肌開始用力，把纜繩牽引的重量，與身體成平行線往下壓。直到手臂完全伸直為止。

△ 背部靠著斜板做「滑輪下壓」，無法做得很重。但是三頭肌絕對可以完全單獨練到，尤其是「逼」三頭肌的「線條」與「形狀」最有效。

2.「啞鈴三頭肌後伸」（Kickbacks 如圖）

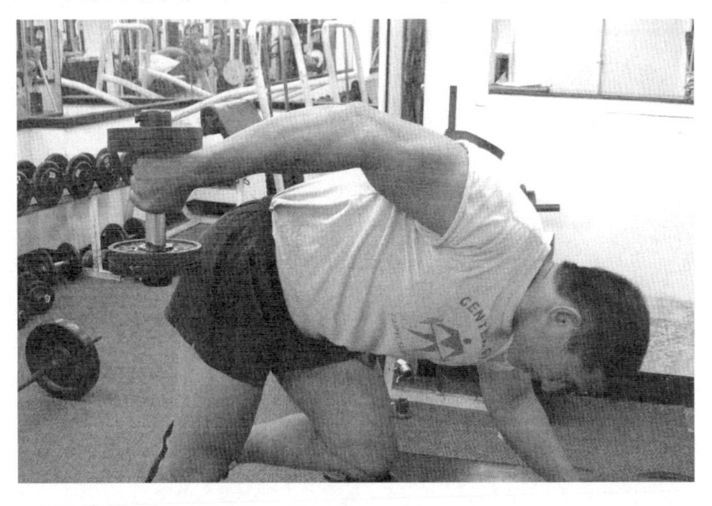

△ 這個動作也是練三頭肌靠近肘關節的「側頭」與「中頭」部位，要

擁有「馬蹄形三頭肌」（Horse Shoe），就不能漏掉這個動作。

△ 身體向前彎曲，以單腳膝蓋跪在長椅上面，跪腳這邊的手伸直扶在椅面上。臀部抬高（不要坐在小腿上），讓上半身與地面平行。

△ 另一隻手手肘朝後抬高，約與上半身同高或稍微高些。前臂打彎握著啞鈴；與地面成垂直狀態。

△ 三頭肌往後用力，讓手臂完全伸直，這時的啞鈴一定要比手肘高、而手肘要比肩膀高！

△ 握著啞鈴的前臂再徐徐放下來，與地面成垂直後即停止。

△ 單邊的手練完一組後，再換另一隻手練下一組。

△ 這個動作的重點是：啞鈴往後一定要抬的比手肘及肩膀高，往下放時與地垂直即可。絕對不是前後擺動！而是就像馬用腳在「往後踢」一樣，踢完了放下踩回地上。

△ 如果改用纜繩做，因為纜繩牽引重量有「持續拉力」。所以三頭肌會感覺比較吃到力。

△ 「三頭肌後伸」也可以當做是一個練三頭肌的最後結束動作。

(三) 手肘「朝上」的「三頭肌頭頂伸展」單關節動作（Triceps Overhead Extension）

1.「坐姿三頭肌啞鈴單手頭頂伸展」（Seated One-Arm Overhead Dumbbell Extension 如圖）

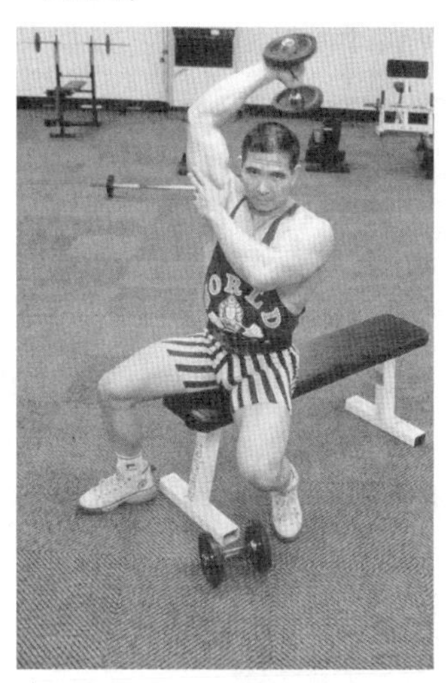

△ 手臂往上抬高，特別是手肘朝上靠近頭部時，所做的三頭肌動作，愈會練到內側的「長頭」（Long Head）部位。

△ 上半身挺直坐在椅子上，單手握著啞鈴向上伸直。

△ 這時另一隻手，可扶托著握啞鈴手的肘部，或扶住椅面固定身體。

△ 三頭肌用力將啞鈴往上直推到頂，手臂完全伸直後再慢慢放下來。

△ 整個動作中，只有握啞鈴的前臂在動。上身挺直不動，臉直視前方或微朝下，但不要偏向手肘。握啞鈴的肘部要緊貼著側臉。

△ 手肘關節要保持朝上，不可以手肘愈做愈往下放。身體也不能偏向一邊。

△ 握啞鈴的手，最好是用手掌「托」著重量。

△ 如果是用「握」的話，當手臂在伸直後，啞鈴會由豎直變成橫的，

手掌的「掌邊」（手刀）也會是向著前方。那這時三頭肌的「中頭」（Medial Head）就比較吃到力。相對的也會用到一些腕力。

2.「坐姿三頭肌啞鈴雙手頭頂伸展」（Seated Two-Arm Overhead Dumbbell Extension 如圖）

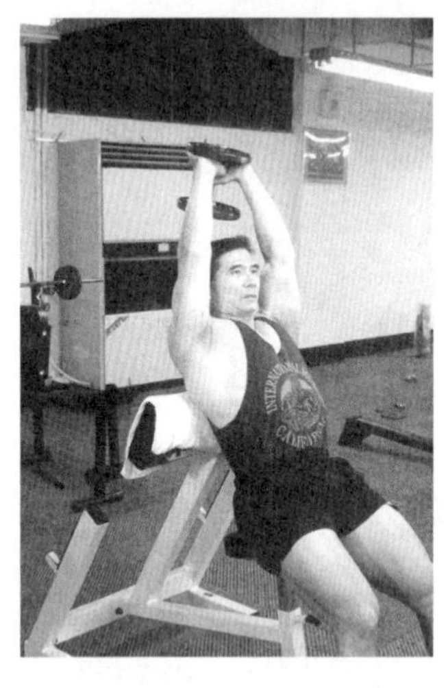

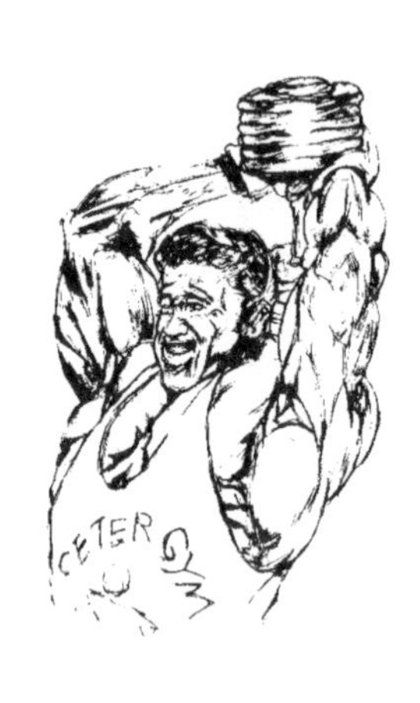

△ 動作姿勢要領與用單手做時差不多。

△ 用雙手托住啞鈴往上推時，頭要微向前低。否則啞鈴可能會碰到後腦袋。啞鈴在整個往上、往下的過程中都要保持「豎直」狀態。

△ 雙手托著啞鈴要做「全部動作」，不可以只推一半、放一半。

△ 如果三頭肌的力量變大，啞鈴愈拿愈大隻。會造成動作不方便做，可以改為用 EZ 槓或纜繩做。

△ 喜歡用啞鈴練的朋友，也可以雙手各握著一個啞鈴做，左右手就可以出一樣的力量。

3.「坐姿三頭肌 EZ 槓頭頂伸展」（Seated EZ-Bar Overhead Extension 如圖）

△ 這個動作也可以稱為 Seated EZ-Bar French Press。

△ 三頭肌的「伸展動作」（Extension），有人叫做「法式推舉」（French Press）。

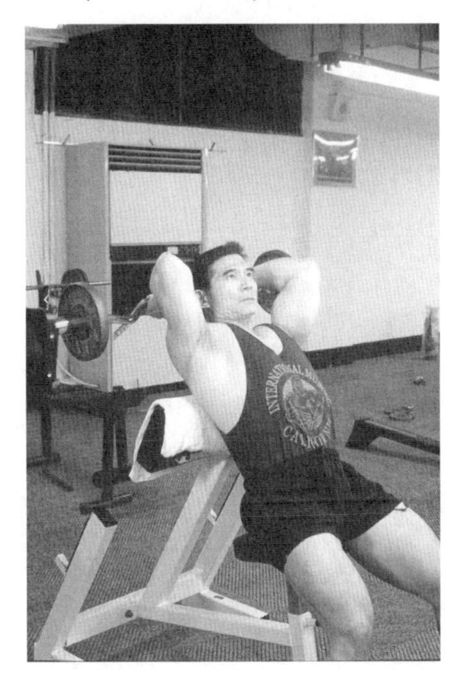

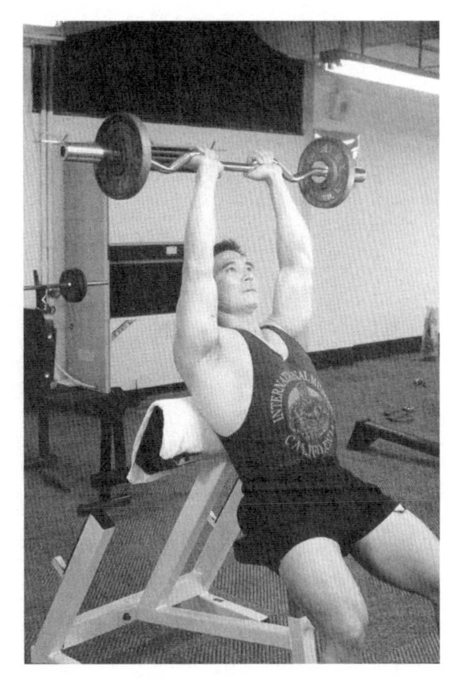

△ 採用「坐姿」練，比起「站著」做，比較不會用到身體其他部位的力量。腰椎也較安全。（如圖）

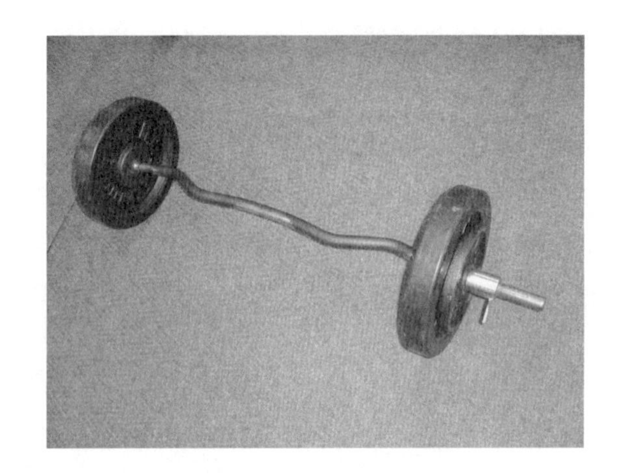

△ 兩手用 EZ 槓的槓鈴做「三頭肌頭頂伸展」動作，可以舉的比啞鈴還要重。而且不會碰到頭部。

△ 如用短一點的直槓也可以做，因為比較好控制平衡。

△ 或是用「H 槓」做，兩手掌心相對握槓，三頭肌內側的「長頭」受力很多。

△ 但是要小心，如果你的肩關節柔軟度不好，或有傷痛。最後避免做這個動作，甚至只要是手肘朝上接近頭部的「伸展動作」都要避免。

△ 如果必要的話，找一張有低靠背的椅子來坐，身體可以固定住，腰椎也有的靠不會受傷。

△ 用 EZ 槓比較接近人體手腕的自然握法，如果用直槓比較難握。而且長度長，要注意到槓鈴的平衡，以免傷到手腕。

△ 因為使用 EZ 槓做這個動作，雙手只能用「正握」（推到頂時雙手掌是朝上的）方式練。所以也比較會練到「長頭」部位。

4.「斜板三頭肌纜繩頭頂伸展」（Incline Bench Overhead Cable Extension 如圖）

△ 用 EZ 槓做「三頭肌頭頂伸展」，雖然可以做的比較重。但是要控制平衡，又怕傷到腰。如果坐在有靠背的斜椅，改用低滑輪纜繩來做，則感覺不一樣。

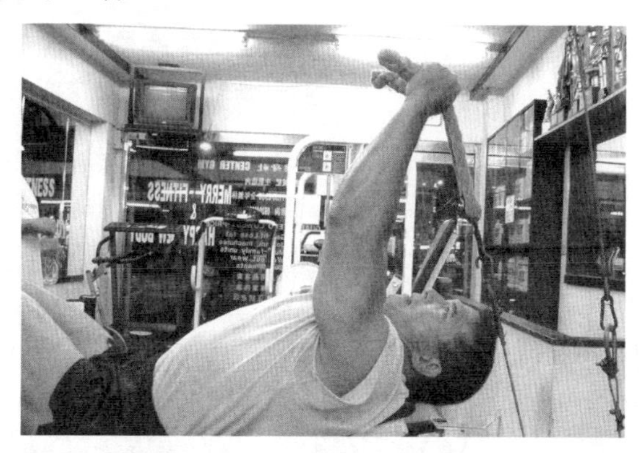

■ 斜板三頭肌纜繩頭頂伸展

△ 因為身體是躺在斜椅上做，肩關節壓迫感較小，注意力較能集中在三頭肌上。

△ 用纜繩做，有兩種方式：一是握兩手各握一個「纜繩頭」，二是雙手合握一隻「短槓」。

△ 用「纜繩頭」做時，雙手以「自然的握法」（Neutral Grip）方式抓住。從頭到尾兩手掌心保持相對，這樣對三頭肌的「側頭」部位會特別練到。

△ 用「短槓」做時，如以「正握」（推到頂時雙手掌是朝上的）抓槓時，大部份都練到「長頭」。要是以「反握」（推到頂時雙手掌是朝下）的方式做，「中頭」會練到較多。

(四)「仰臥」三頭肌伸展的單關節動作（Lying Triceps Extension）

1.「仰臥槓鈴三頭肌伸展」（Lying Barbell Triceps Extension 如圖）

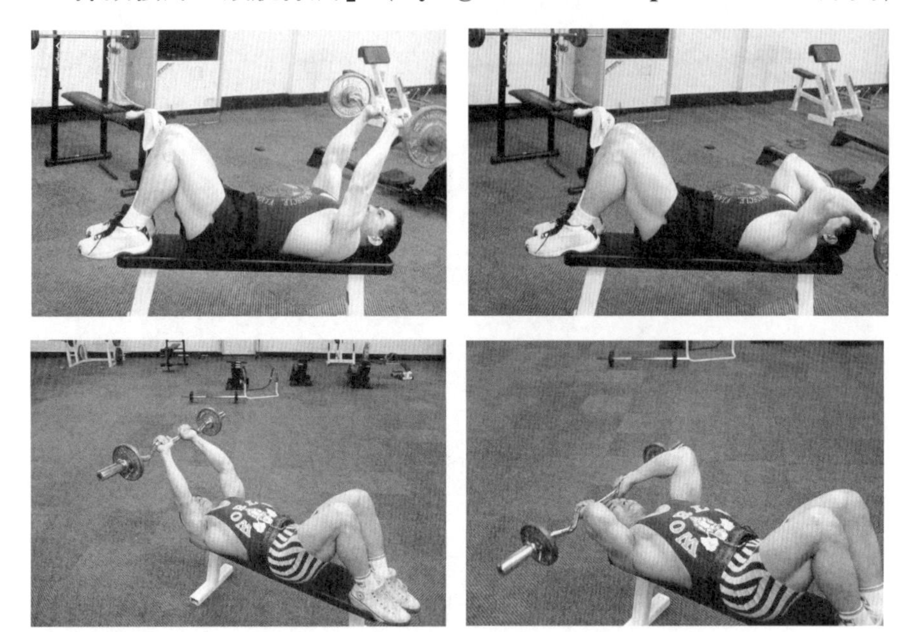

△ 仰臥做三頭肌伸展動作，亦稱之「仰臥法式推舉」（Lying French Press）。也有人叫它「槓鈴碰頭動作」（Skullcrushers）、甚至叫「槓鈴撞破鼻樑動作」（Nosebreakers）。不管怎麼叫，它是一個把三頭肌練大的最基本動作！

△ 這個動作可以用「EZ 槓鈴」或一般直的槓鈴做。

△ 自己雙手抓起一隻 EZ 槓鈴停靠在胸前，然後慢慢躺下來在長形椅子上。或是先躺在椅凳上面，請助手把槓鈴拿起來，放在自己的雙手上。

△ 兩手向上伸直，讓握住的槓鈴稍微斜向頭部上方，上臂與手肘當然也是保持一點斜度固定住。再用三頭肌控制住重量，慢慢將槓鈴往額頭或頭頂的位置放下。

△ 到底後馬上用三頭肌力量，把槓鈴再斜斜向上推起來。一樣是推到

頭部上方。

△ 兩隻手的手肘在整個動作過程中，要儘量保持平行的距離，不要比肩膀寬。要是比肩膀寬，就會用到肩的力量。

△ 為什麼手臂要斜向頭部上方呢？因為手臂如果與地面成垂直的話，是手臂的骨骼在撐住槓鈴的重量，而三頭肌這時呈放鬆休息狀態。

△ 兩隻手臂如果都保持打斜著做，那三頭肌從頭到尾都會用到力！

△ 槓鈴不可以放到頭頂的太後面，否則多少會用「拉」的力量，而不是「推」的動作。

△ 槓鈴往額頭或頭頂的位置放下時，要控制著重量，不要驟然放下，以免撞到腦袋。所以說有人叫這個動作是「打破頭顱的動作」（Skullcrushers）！

△ 筆者建議各位，可以試試躺在「倒掛斜板」上，腳朝上頭朝下，改用「H槓」做。槓鈴比較不會造成壓迫感。而且可以很容易自行抓起或放下槓鈴。（如圖）

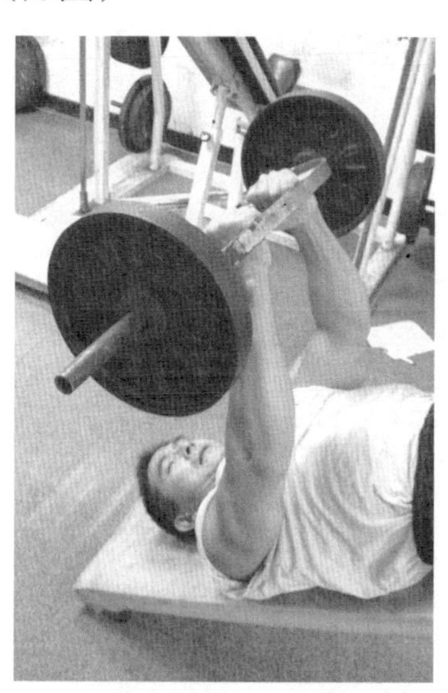

△切記「上臂與手肘」，在整個動作過程中，一定要保持固定不動。

2.「仰臥啞鈴三頭肌伸展」（Lying Dumbbell Skull-crusher 如圖）

△ 如果用「啞鈴」代替槓鈴做「仰臥三頭肌伸展動作」，雖然無法像用槓鈴做那麼重，但它可以讓兩隻手的三頭肌受到同樣的刺激力道。

△ 如果兩隻手的三頭肌，左右不一樣大，可以用單手一次練一邊。

△ 動作姿勢要領與前項的動作一樣。「上臂與手肘」也是要保持「斜向」固定不動。

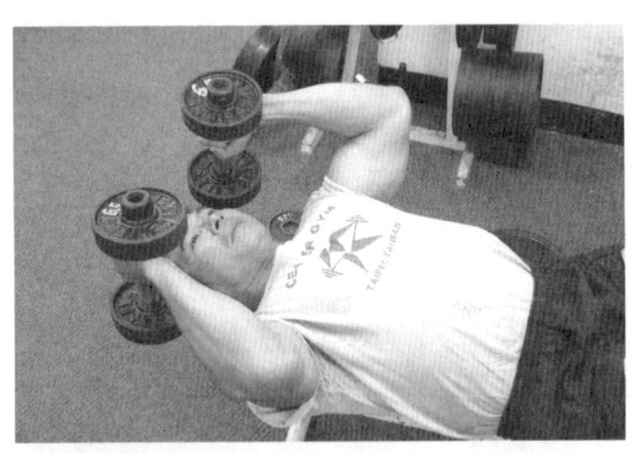

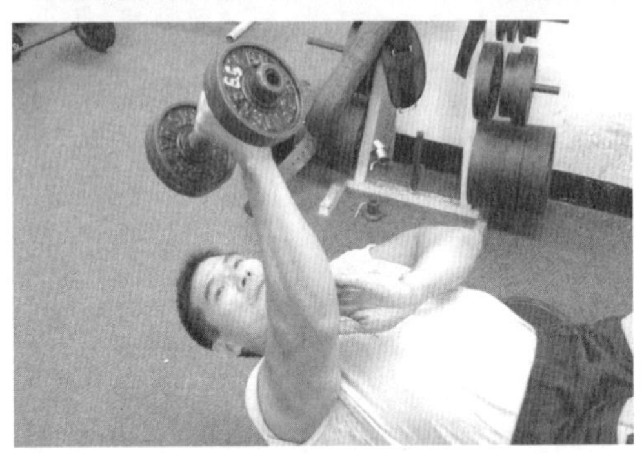

△ 開始時要用輕一點的啞鈴做。

△ 雙手握啞鈴的方式是：以兩手掌心相對的「自然握法」（Neutral Grip），像就握鐵鎚般的握住兩隻啞鈴。

3.「仰臥纜繩三頭肌伸展」（Lying Cable Triceps Extension 如圖）

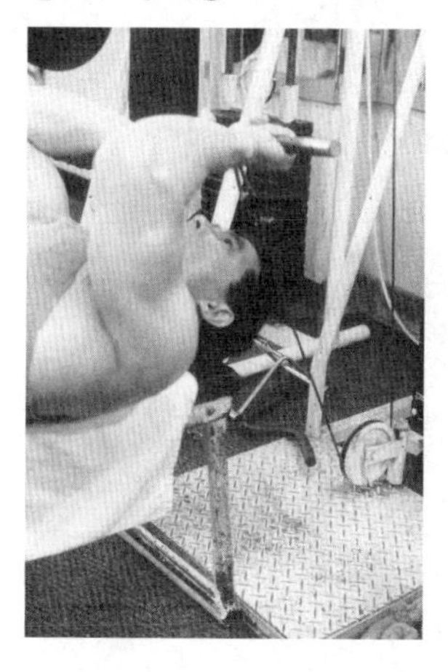

△ 如果你對拿槓鈴或啞鈴做「仰臥三頭肌伸展」動作，覺得不好控制平衡，又擔心碰到頭部。那就改用「低滑輪纜繩」做。

△ 動作姿勢要領是：「上臂與手肘」要保持「傾斜」且固定不動。

△ 雙手可以握著「短槓」或抓著兩個「纜繩結」做。「滑輪纜繩」所牽引的重量，具有「持續張力刺激」（Continuous -Tension）的原理。

△ 用滑輪纜繩做，還有一個優點就是：可以很快增減重量。尤其是採用「重量遞減組數法」（Descending set），雙手抓著「短槓」不放下；動作不要停止，只讓重量遞減。這樣保證你的三頭肌可練到很「脹」！

二、「二頭肌」(BICEPS)練法

Make a good *Bi*!

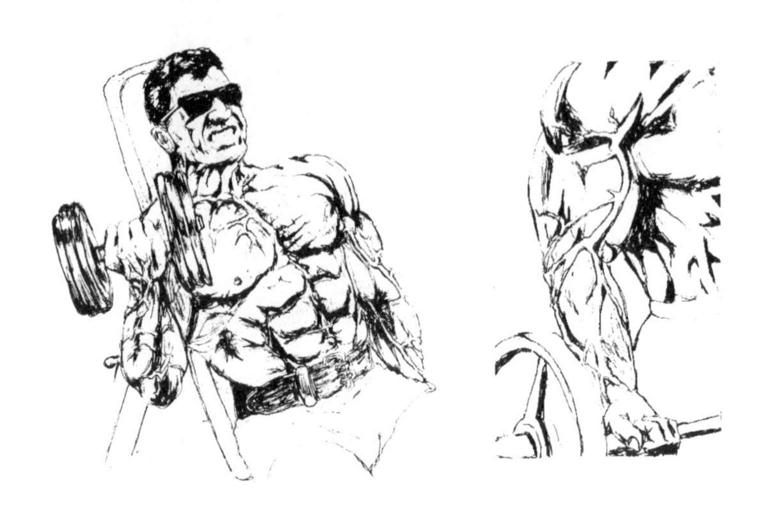

△ 就「健美」的領域來說，在我們常提到的身體各肌肉部位之中，「二頭肌」算是最小的肌肉部位。但它卻是一個很重要、很受人注意的肌肉！

△ 當你要表示自己「練過」健美，或要「秀」一下肌肉，八成是展現你的「二頭肌」。

△ 通常形容手臂很「大隻」，叫「Big Guns」。這個 Guns 常常是指「二頭肌」。

△ 「二頭肌」雖然很搶眼，但是它只佔上臂的三分之一而已！很多人把它重視過頭了而練太多。

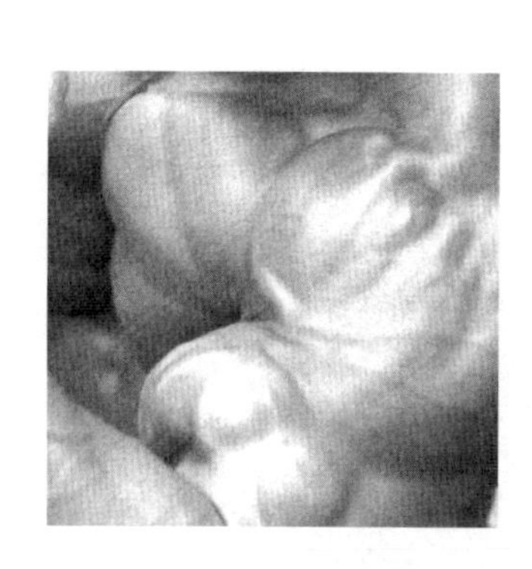

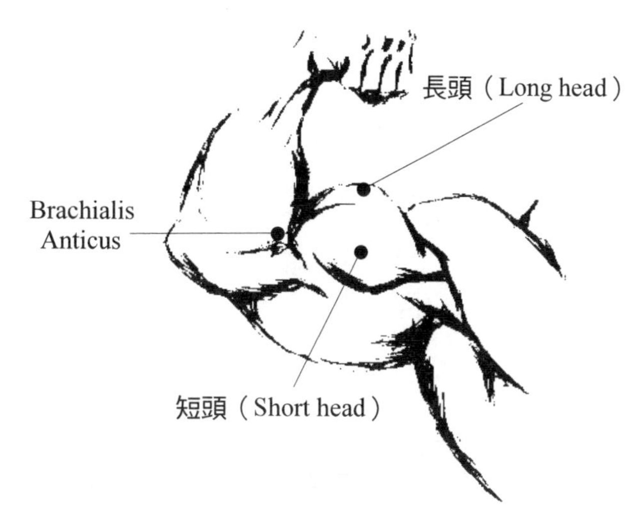

▲漂亮、發達完美的「二頭肌」是怎麼樣個形狀呢？

(1)「大」而飽滿，不管是用力彎起或放下放鬆，它跟前臂之間不能有「空隙」（Gap）。

(2)「形狀」（Shape）要「高又尖」（High Peak）。無論是比「前面雙手二頭肌」，還是比「背面雙手二頭肌」的姿勢，都要看得清清楚楚。

(3)「線條」要明顯，外側的「長頭」（Long Head）跟內側的「短頭」（Short Head），要像「兩瓣」橘子一樣分開。甚至上面再繞兩條血管！

△ 雖然有一些「雙關節動作」（如拉單槓、滑輪下拉等練背動作），也會練到「二頭肌」，但只能讓二頭肌的力量增強。對於整個二頭肌的「形狀」、「線條」，甚至是「飽滿度」都沒甚麼大的幫助。

△ 所以，我們在這裡只介紹專練「二頭肌」的「單關節動作」。

▲ 以下是練二頭肌動作的解說順序：

※ 手肘固定在「身體兩側」，與身體同一條線之動作。

※ 手肘朝後固定在「身體後面」的動作。

※手肘放到「身體前面」所做的動作。

(一)手肘固定在「身體兩側」的動作

1.「立姿槓鈴慢彎舉」（Standing Barbell Curl 如圖）

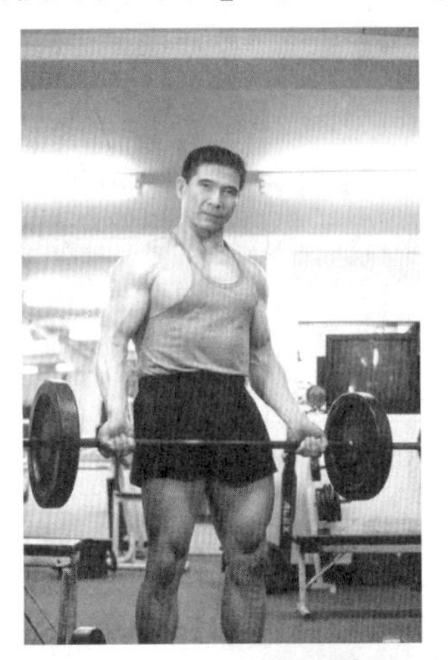

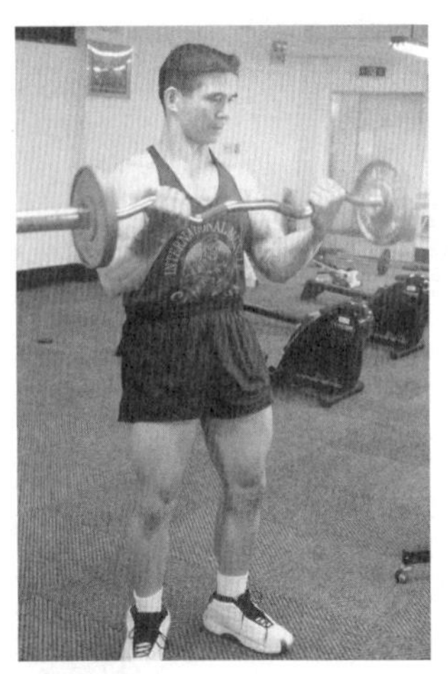

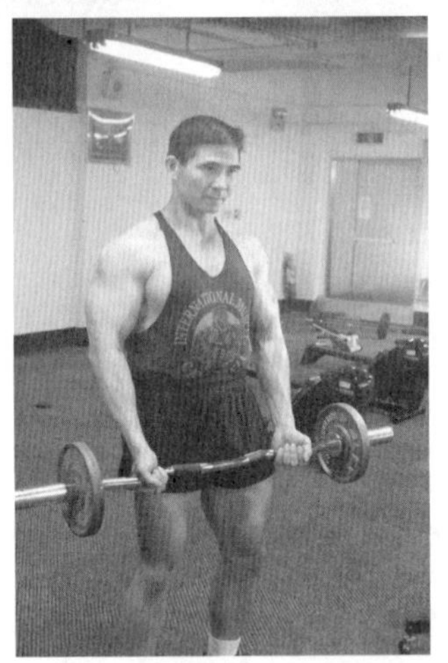

△ 站著用槓鈴做「慢彎舉」，可說是歷史最優久、最基本的練「二頭肌」動作。它是把「二頭肌」練大，最簡單、最好的動作。

△ 可以用「EZ 槓」代替直槓做，手腕會比較舒服。

動作說明：

△ 雙手放下伸直與肩膀同寬，以「正握」（Underhand grip 掌心朝

上）方式握住槓鈴。

△ 身體直立，挺胸、背打直、肩膀放鬆。兩手肘緊靠腰際固定。

△ 用「二頭肌」力量，慢慢向上彎起槓鈴。握槓的手腕也要保持固定，不可翻轉上來或往下彎。

△ 二頭肌完成收縮後，前臂不能停頓，馬上慢慢放下來。

△ 手放下伸直，但是不能停頓；接著又再向上彎起來。

△ 全身只有前臂在做「彎曲」動作，兩個手肘一定要固定在腰際。「阿諾」（Arnold）以前練「慢彎舉」時，特別用「靠肘帶」（Arm-Blaster）掛在身上固定手肘。不過現在用的人已經不太多了。

注意事項：

△ 很多人的錯誤動作是在一開始時，上身就往前彎，兩手也沒有打直，但前臂已經先彎好了一半。等一開始做動作，就用全身的力量把槓鈴往前、往上「推」。「二頭肌」從頭到尾跟本沒有收縮彎曲到，槓鈴已經舉到胸前了！整個動作都用甩、用擺動的。

△ 前臂往上彎時，手肘如果也跟著往前帶、往上抬，那就會用到肩膀跟腰力。而且當前臂彎到頂時，手肘還是跟著往上抬，那槓鈴的重量會停在頂點，二頭肌就呈休息放鬆狀態。

△ 兩手握槓的距離，約是肩膀的寬度。握的比肩膀寬，內側二頭肌練的多。握的窄一點，二頭肌外側練到多一些。

△ 也有的人「慢彎舉」動作只彎一半，我個人堅持：所有動作都要做「完全」（Full Motion），肌肉才能發達「完全」。

△ 還有人喜歡做所謂「上半段慢彎舉」或「下半段慢彎舉」。也就是槓鈴先彎起來到一半就停住，或是從彎到一半的地方再開始往上彎。我個人對這種練法的效果持保留態度。

△ 大家都知到「阿諾」的二頭肌很大、很漂亮。他對練二頭肌的動作，有兩個自己情有獨鐘的「最愛」：一是「啞鈴向外翻轉慢彎

舉」（Supinating Dumbbell Curl），另一個是「自欺式慢彎舉」（Cheat Curls）！

△ 我們先介紹一下「自欺式慢彎舉」（Cheat Curls）：所謂「自欺式」，就是指當我們以「標準的」動作做「慢彎舉」，已經舉不動時。就用身體其他部位的力量幫助二頭肌，再將槓鈴的重量「彎舉」起來。這也就是我前面「訓練原理」篇中所講的「自欺式訓練法」（Cheating Training Principle）。

△ 但是做「自欺式慢彎舉」時，也不能太「自欺欺人」。手肘還是要儘量靠在腰際，不可全身用力甩、用擺盪的。最好是在做「慢彎舉」的最後一、兩組，或是一組的最後一、兩下才採取這種方式練。

△ 用「自欺式慢彎舉」練時，最好繫條「腰帶」保護腰椎較安全。

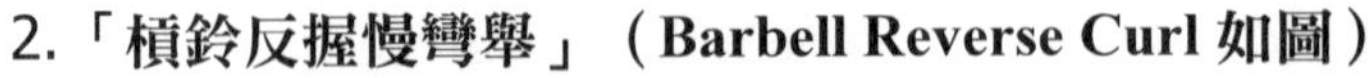

2.「槓鈴反握慢彎舉」（Barbell Reverse Curl 如圖）

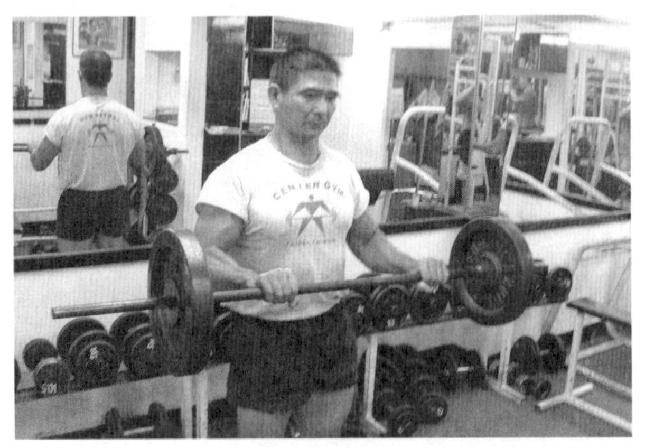

△ 以掌心朝下方式，「反握」（Overhand Grip）槓鈴做「慢彎舉」。跟「正握」槓鈴做「慢彎舉」的動作姿勢要領是一樣的。

△ 「槓鈴反握慢彎舉」主要是加強鍛鍊：

(1) 二頭肌下面接近前臂「靠手肘的部位」（學名叫 Brachialis）。

(2) 前臂「姆指、手肘間的伸肌」（學名叫 Brachioradialis）。

△ 簡單的說，就是「二頭肌」向下長得不夠飽滿，與肘關節之間還有「空隙」（Gap）的話，就要練這個動作。

△ 做這個動作時，兩隻手腕要固定住，不能往上翻轉。也就是手掌掌背要保持與前臂成一平面，否則就用到很多腕力。

△ 「反握慢彎舉」也可以用「低滑輪纜繩」掛接短槓來做。

3.「握鎚式啞鈴慢彎舉」（Dumbbell Hammer Curl 如圖）

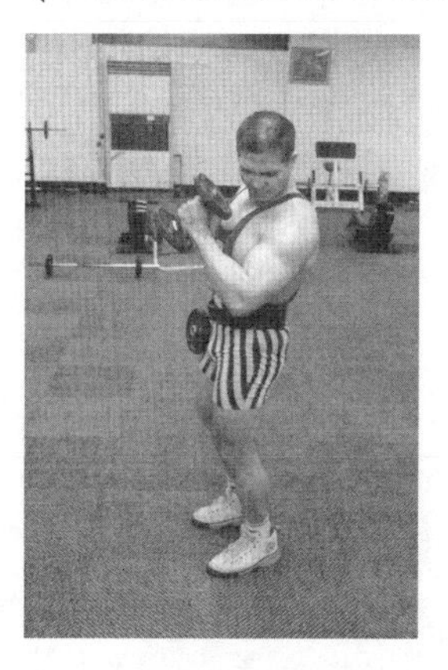

△ 「握鎚式啞鈴慢彎舉」也是加強鍛鍊二頭肌下面的 Brachialis 與前臂靠手肘的 Brachioradialis 這兩個部位。

△ 「握鎚式慢彎舉」也可以站著用「H形槓」（如圖）加鐵片來做。

△ 所謂「握鎚式」握法，是兩隻手掌像「握鐵鎚」一樣各握一隻啞鈴；掌心保持相對。

△ 用啞鈴做「握鎚式慢彎舉」，可以站著或坐著練皆可。

△ 兩手也可同時一起彎舉啞鈴，或左右手交替著做。

△ 做這個動作時要慢一點，最常看到的錯誤是：很多人抓著兩隻啞鈴，好像在「跑步」一樣前後擺動著手肘。鏗鏗鏘鏘又像是在「打鐵」。

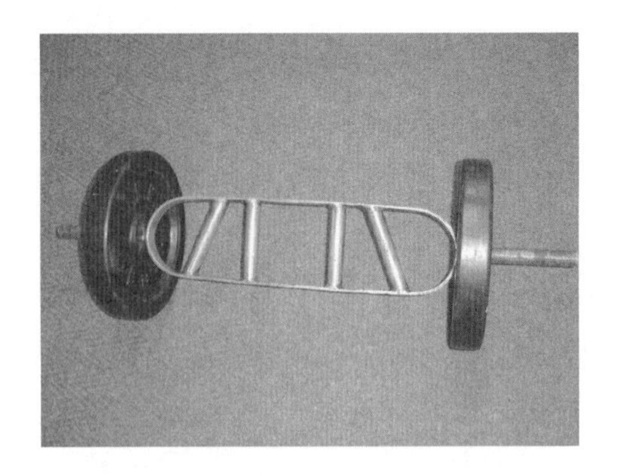

4.「立姿啞鈴慢彎舉」（Standing Dumbbell Curl 如圖）

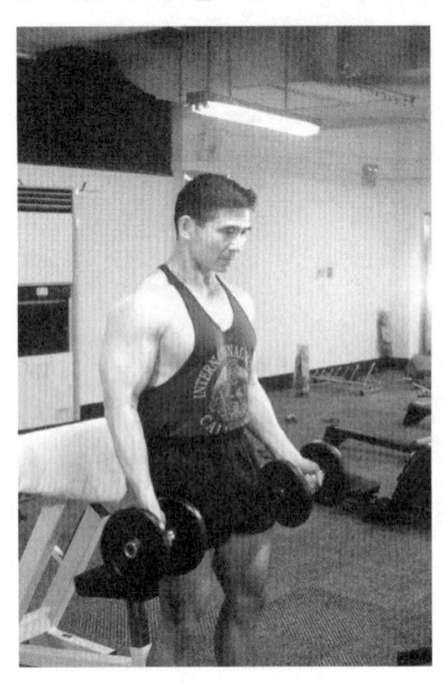

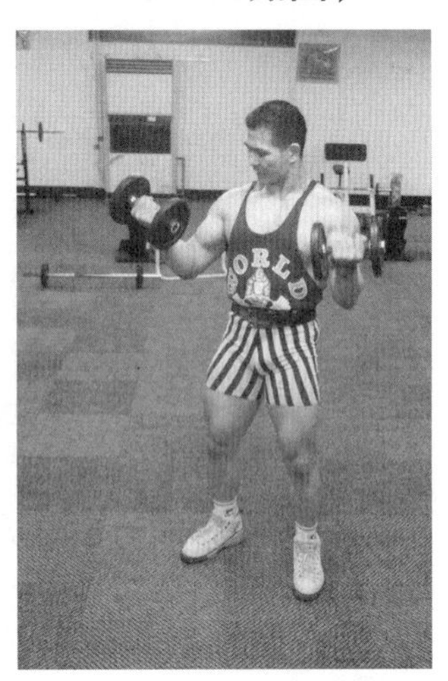

△ 用「啞鈴」站著做慢彎舉，動作要領雖然跟用「槓鈴」做差不多。但還是有不一樣的地方：

(1) 用「啞鈴」做，讓左右手拿同樣的重量。不會有哪一隻手練到特別多。

(2)「啞鈴」在動作中，讓手臂、手腕的活動空間幅度加大。尤其是手腕感覺比較舒服。

△ 原則上，動作一開始時，兩隻握啞鈴的手掌掌心還是要向著前面。

△ 當啞鈴彎舉到上面最頂點時，掌心可以微向外側翻轉一點點，以增

加二頭肌的收縮力。

△ 用啞鈴練的時候，手肘的活動範圍比較大。絕對不可以把手肘向後擺，再用腰力輔助向前，把啞鈴「推」上來。

△ 重點還是：手肘要固定在腰際，身體不能擺動。

5.「坐姿啞鈴慢彎舉」（Seated Dumbbell Curl 如圖）

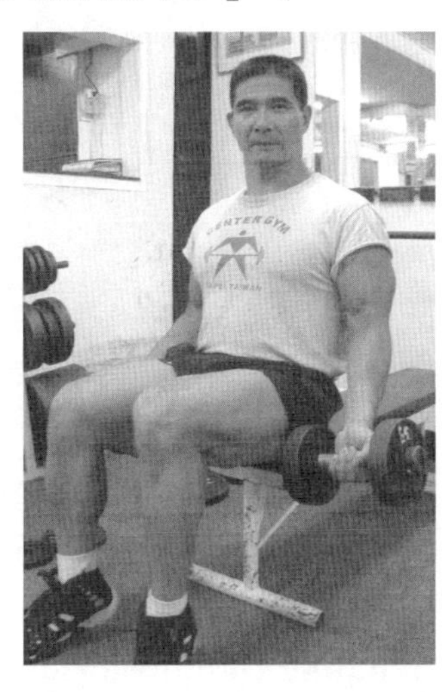

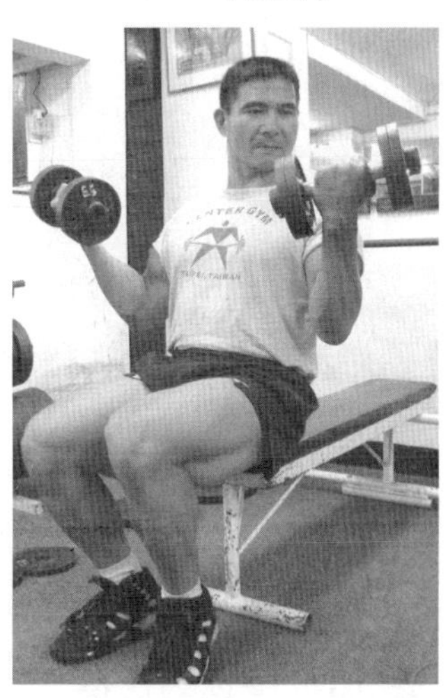

△ 站著用「啞鈴」做慢彎舉，身體多少會跟著擺動一點。如果坐下來的話，身體其他部位就比較不會用到力。

△ 腰椎不舒服的人，採用坐姿練，比較安全些。

6.「啞鈴交替慢彎舉」（Alternate Dumbbell Curl 如圖）

△ 不管是「站著」或是「坐著」練啞鈴慢彎舉，都可以左右手交替著做。

△ 「交替」做跟「不交替」有甚麼不一樣呢？

(1) 交替著做，可以每一集中精神與力量在一邊的二頭肌。

(2)左右手雖然是交替著做，但是往往一隻手彎起放下一次，再輪到另一隻手做時，這隻手已經休息了稍微久一點。不像左右手不交替練，同時彎起來一起放下，二頭肌能持續刺激不休息。

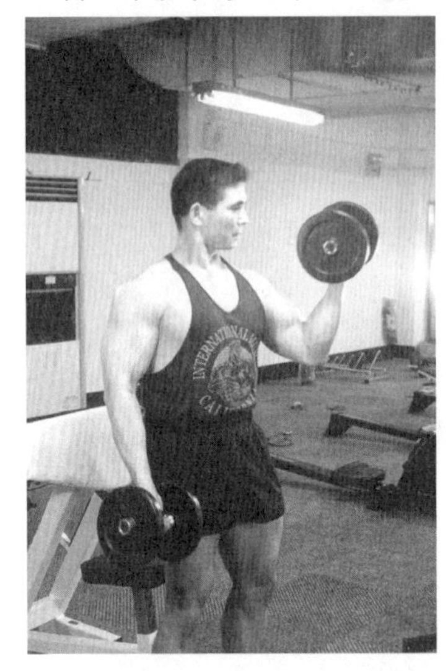

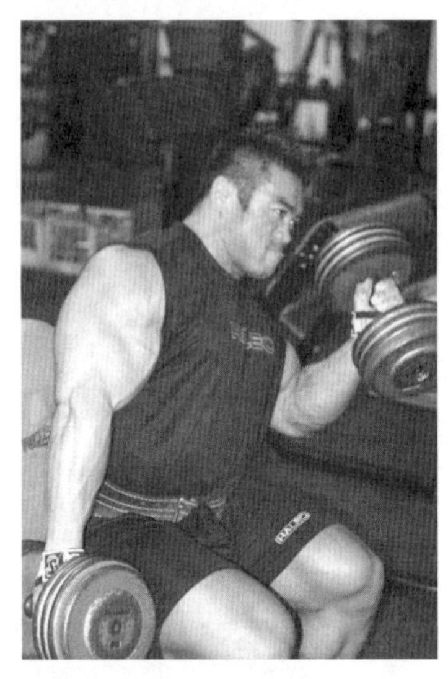

（日本 Pro 山岸示範啞鈴交替彎舉
(Photo courtesy of milossarcev.com)）

7.「啞鈴向外翻轉慢彎舉」（Supinating Dumbbell Curl 如圖）

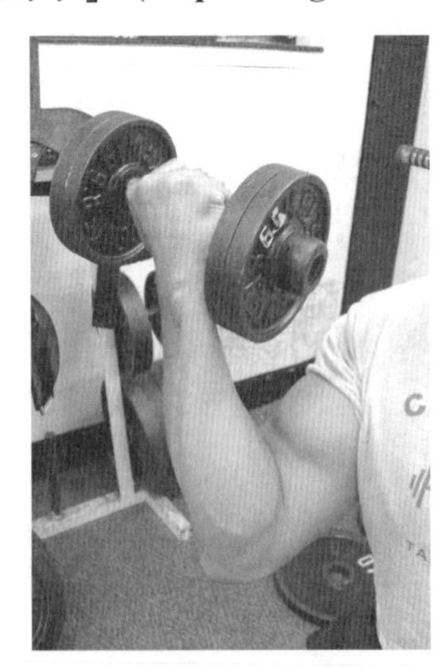

△ 我們知道「慢彎舉」是練手臂的「二頭肌」，也就是Biceps Brachii 與 Brachialis 這兩塊肌肉。

△ 但實際上，二頭肌要完成「慢彎舉」的整個過程，是需要「前臂肌」中的 Brachioradialis 與 Pronator Teres 這兩個肌肉的協助。

△ 而前臂肌中的這兩塊肌肉，又扮演著讓手掌掌心「向上、向外翻轉」（Supination）的功能。

△ 瞭解了二頭肌要「完全收縮」，就需要手掌掌心「向上、向外翻轉」。這就是我要介紹這個「啞鈴向外翻轉慢彎舉」動作的原因。

動作說明：

△ 站著或坐著練皆可以。

△ 兩手手肘微彎一點點，各握著一個啞鈴。

△ 握啞鈴的兩手手掌掌心，呈平行相對狀態。

△ 當兩隻手的「前臂」向上彎到約與地面平行時，就開始向上、向外「翻轉」（Rotate）握啞鈴的手掌。

△ 在「前臂」向上彎到最大極限時，握著啞鈴手掌的「小指」要比「拇指」高一點點。「二頭肌」這時候一定要完全收縮。

△ 前臂向上彎到頂時，不可停頓休息，讓二頭肌放鬆。

△ 雙手前臂放下來時，要控制著啞鈴重量，放到大腿兩側即可，不要再往後擺動。

△ 雙手可一起彎舉啞鈴，或者交替著做。

△ 手肘一定要靠在腰際不能移動，當做前臂向上彎舉時的「支點」。

△ 有的人手肘是固定住了，但是當前臂往上彎時，卻不自覺地腰部往前、往上挺。這是常犯的錯誤。

△ 先把姿勢做標準以後，再拿重一點的啞鈴。看看「阿諾」的二頭肌，就知道他為什麼那樣「鍾愛」這個動作。

8.「雙手纜繩慢彎舉」（Two-Hand Cable Curl 如圖）

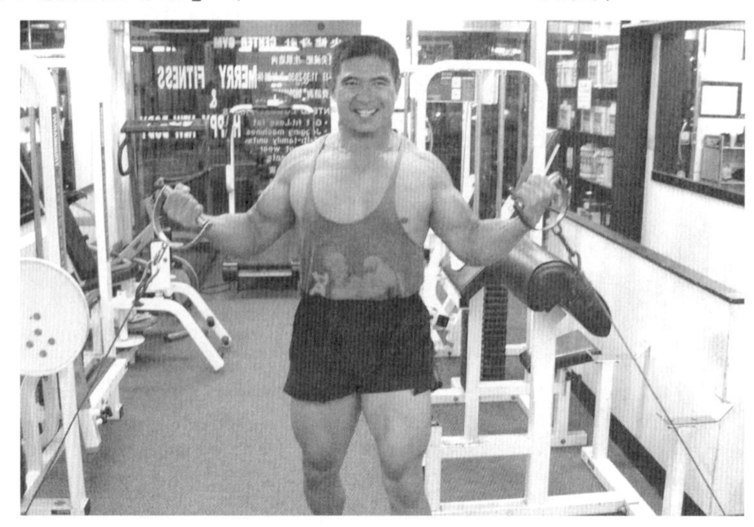

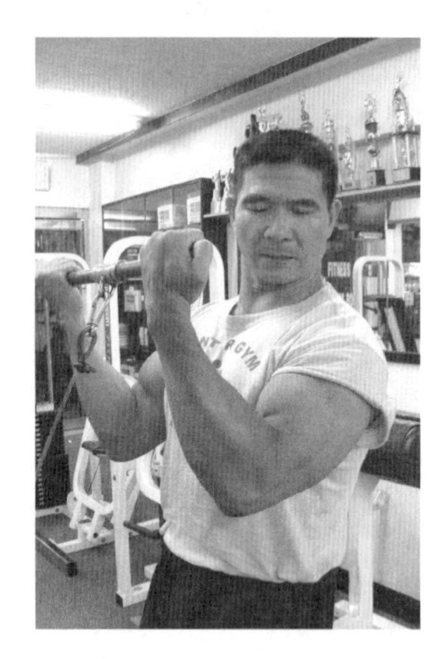

△ 前面介紹這麼多的「慢彎舉」，都是用啞鈴或槓鈴這些「自由式器材」（Free-Weight）來做。

△ 啞鈴、槓鈴固然是鍛鍊肌肉最基本、最重要、最有效的器材。但它最大的「盲點」就是：「持續張力刺激」（Continuous-Tension）

在一些動作中會比較差。

△ 尤其是做「慢彎舉」，當雙手「放下伸直」或「完成彎舉」時，只要稍一停頓，二頭肌就呈休息狀態。

△ 為了要讓二頭肌在整個動作過程中，能保持「持續張力刺激」。那就請改用「滑輪纜繩」。

動作說明：

△可以用「短槓」或「纜繩結」做。

△ 動作姿勢大致上，跟用槓鈴做慢彎舉一樣。

△ 動作開始時，兩腳站的位置，至少要距離「低滑輪纜繩 」約一個前臂遠。

△ 由於是滑輪纜繩牽引著重量，所以不管手臂彎到甚麼角度，二頭肌都會受到「持續張力」。

△ 正因如此，前臂往上彎的時候，手肘可以稍微往前「帶」一點，增加往上彎更大的幅度。

△ 如果是雙手各握一個「纜繩結」做，那就等於在做「握鎚式慢彎舉」。它的效果比用啞鈴做更好。

△ 做「雙手纜繩慢彎舉」，既然對二頭肌有「持續性張力」，二頭肌當然很容易膨脹起來。所以不失是一個練二頭肌的結束動作。

9.「單手纜繩慢彎舉」（One-Arm Cable Curl 如圖）

△ 用「單手」做「纜繩慢彎舉」，跟用「雙手」做，又有甚麼區別呢？

△ 「單手」做，整隻手的動作比較能自由調整。要讓手掌「向上、向外翻轉」（Supination），可說是容易多了，它比用啞鈴更好做。

△ 要用「D 字形」握把做。

△ 身體一樣要距離「低滑輪纜繩 」稍遠一點，這樣二頭肌在動作中，

受到的「持續性張力」才會大一些。

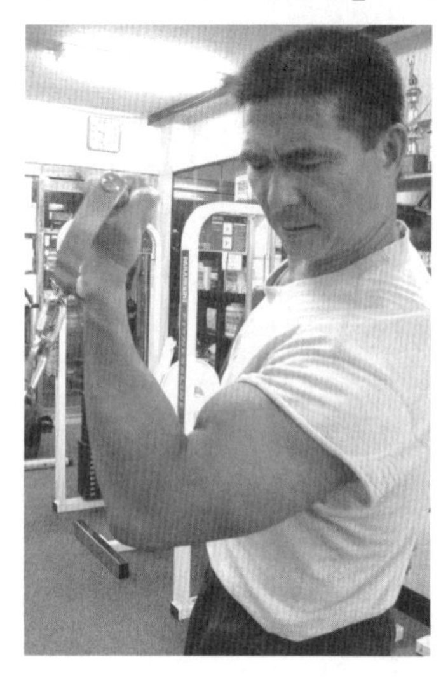

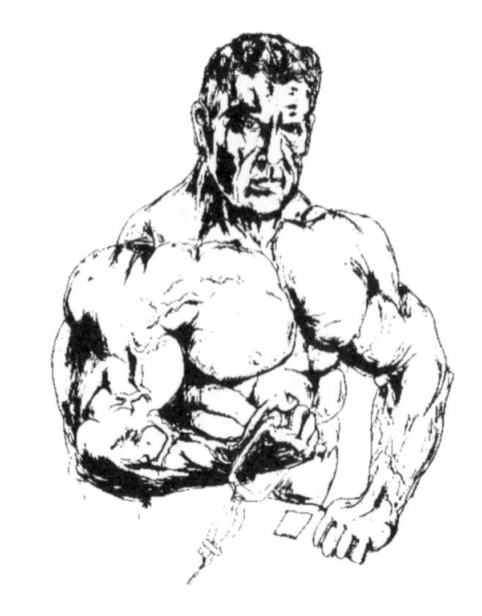

△ 同樣的，用「單手」做時，手肘可以稍微往前、往上「帶」一些，增加二頭肌的收縮效果。

△ 前臂放下時，所拉住纜繩牽引的重量，不要讓它碰到底。否則二頭肌就放鬆休息了。

△ 「單手」做「纜繩慢彎舉」，二頭肌很快就有「膨脹燃燒」的感覺。二頭肌要練「尖」（Peak）起來，除了「集中彎舉」之外，個人首先推薦這個「單手纜繩慢彎舉」！

△ 這個動作當然也是一個練二頭肌時，很好的「結束動作」。

(二)手肘朝後固定在「身體後面」的動作

1.「斜板啞鈴慢彎舉」（Incline Dumbbell Curl 如圖）

△ 躺靠在「斜板」做啞鈴慢彎舉，這是屬於「手肘」朝後固定在身體後面的動作。

△ 這個動作對「內側二頭肌」（短頭）會練到多一些。

△ 身體靠坐在約 30 到 45 度的斜椅上，兩手分握一隻啞鈴（重量約比你做慢彎舉時拿的輕一點）。

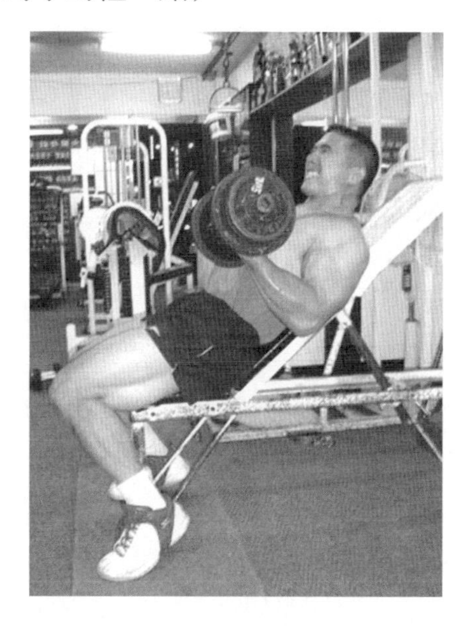

△ 動作開始時，兩手手掌自然向著前方。

△ 讓上臂與地面呈「垂直」狀態後，接著手肘向後固定在身體後面的兩側。

△ 二頭肌用力，直接將啞鈴彎舉起來，到頂後收縮二頭肌，再慢慢放下來。

▲ 手肘的位置放到「身體後面」，跟擺在「身體兩側」，對練二頭肌有甚麼不一樣的效果？

(1)把手肘「往後」移到身後，可以讓二頭肌「伸展拉開」（Stretch）比較多。上下「動作的範圍」（Range of Motion）也加大。

(2)「內側二頭肌」（短頭）可以練到較多。

△ 所以，練了很久還是覺得二頭肌不夠「飽滿」的人，可以試試這個動作。

△ 由於這個動作是全身靠坐在椅子上，所以不會借用身體其他部位的力量，比較能集中練到二頭肌。

△ 借由這個動作，也可以做「啞鈴向外翻轉慢彎舉」（Supinating Dumbbell Curl）：

※ 只要在開始時，兩手以「自然握法」（Neutral Grip 兩個掌心相對，都朝著自己身體）握著啞鈴。

※ 當前臂向上彎到與地面平行時，就開始向上、向外做「翻轉」（Rotate）的動作。

※ 等前臂完全打彎時，整隻握啞鈴的「手掌」是呈「向外翻轉」（Supination）狀態。

△ 練「斜板啞鈴慢彎舉」，當然也可以兩手交替著做、或左右手一起做。

△ 也有人躺在高的「平椅」上面做「啞鈴慢彎舉」，叫做 Lying Dumbbell Curl。身體躺平著做，二頭肌可以伸展的幅度比較大。但是肩膀相對受到的壓力也很大。如用太重的啞鈴練，肩關節很容易受傷。

(三)手肘固定在「身體前面」的動作

1.「槓鈴斜講桌彎舉」（Barbell Preacher Curl 如圖）

△ Preacher Curl 以前也叫做「Scott Curl」，為什麼呢？因為在 1960 年代時，有一位「奧林匹亞先生」（1965-66），名字叫 Larry Scott。由於他特別喜歡練這個動作，所以他的二頭肌很大、飽滿、漂亮。而且他本人又延伸了不少相類似的動作並加以宣導，所以許多人到現在還是以「Scott Curl」稱呼這個動作。

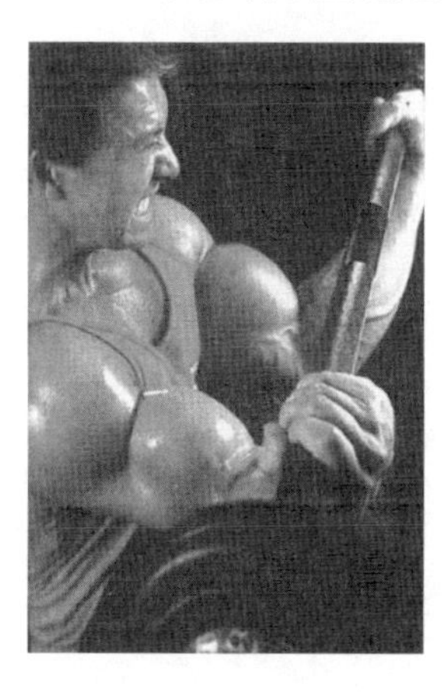
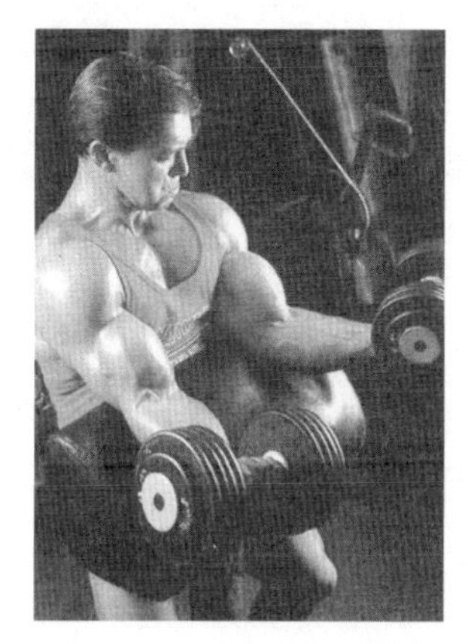
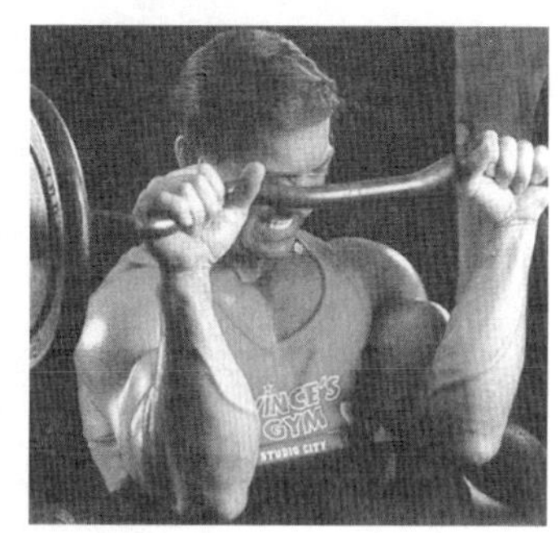

△ 所謂「Preacher Curl」，是指當初發明這種練法的人，在練二頭肌時，找一張類似教堂中講道用的「斜講桌」，把手臂靠在上面練。久而久之大家就稱呼這個動作為「斜講桌彎舉」。

△「斜講桌彎舉」（Preacher Curl）大致上可分為：用「槓鈴」、「啞鈴」、「纜繩」或「機器」來做。

△ 用「槓鈴」做「斜講桌彎舉」的動作說明：

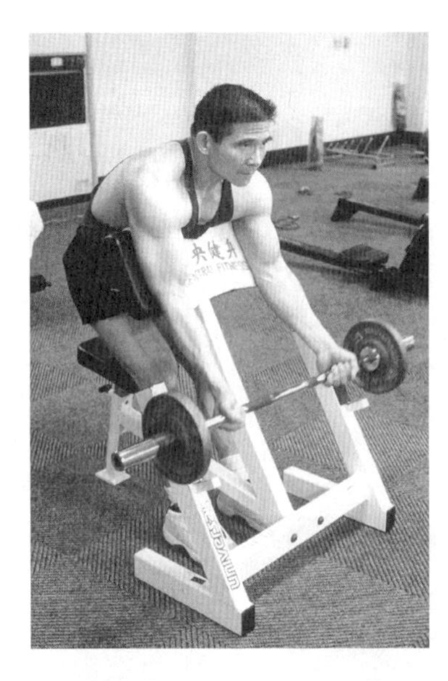
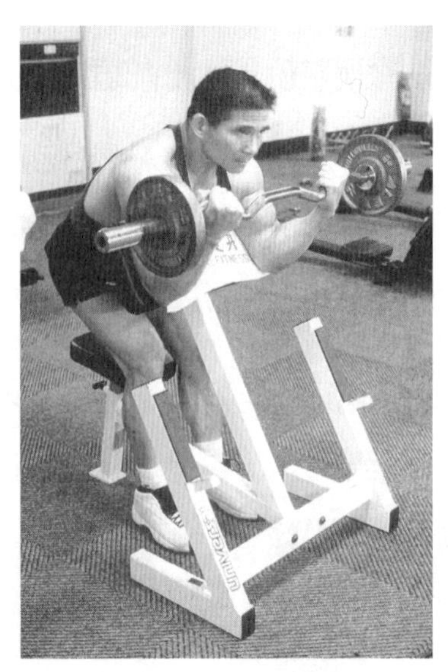

※ 身體坐著或站著在「斜講桌板」後面。雙手向前伸；整個上半身及整隻手都靠放在板墊上，腋下也要緊貼著。

※ 兩隻手以「掌心朝上握法」（Supinated Grip），約肩膀寬度（或稍窄）握住「直的」或「EZ 彎的」槓鈴。

※ 二頭肌開始用力，將槓鈴的重量慢慢向上彎起來，一直到二頭肌完全收縮為止。不能停頓讓肌肉休息，馬上控制著重量，徐徐將槓鈴放下到手臂完全伸直為止。

※ 這個動作特別可以練到「外側二頭肌」（尤其是用 EZ 彎槓時，握的較窄），以及整個二頭肌的「下半部」。也有人認為它是把二頭肌練「尖起來」的動作。

※ 站著做，會比較能做好這個動作，也較舒服。

※ 但是要記住：全身只能「二頭肌」用力，不可以在槓鈴往上彎時，整個上半身也跟著往後仰。

※ 上臂的「三頭肌」跟「胳肢窩」要固定在板墊上，不能移動。

△ 上臂靠的這一面「斜講桌板」角度，與地面約成 6、70 度到 90 度

垂直皆可。我個人覺得角度愈接近「垂直」狀態，二頭肌的收縮幅度愈大。

△ 如果做這個動作時，找一位助手，在你槓鈴往下放時，幫忙往下壓，會增加二頭肌的「反向收縮」效果。

△ 但採用這種「反向用力訓練原理」（Reverse-Gravity or Negative Training Principle）時，一定要小心，不要把肘關節壓到受傷。

2.「啞鈴斜講桌彎舉」（Dumbbell Preacher Curl 如圖）

△用「啞鈴」做「斜講桌彎舉」，尤其是單手。它的優點是：

(1) 可以讓兩隻手的二頭肌，平均受到一樣的刺激力。能把較差的一隻手練上來。用槓鈴做時，常常因左右手力量不同，造成特定一邊的肌肉大、另一邊小。

(2) 單手用「啞鈴」做，還可以讓單隻手的二頭肌，有更大的收縮幅度與動作空間。不像用槓鈴時，兩隻手臂把胸部擠壓的很難受。

動作說明：

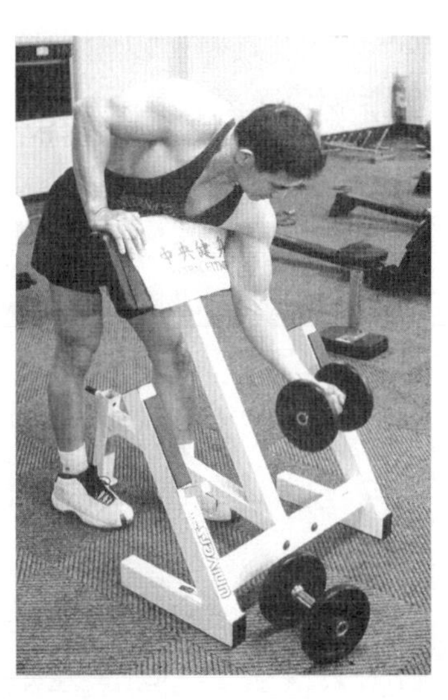

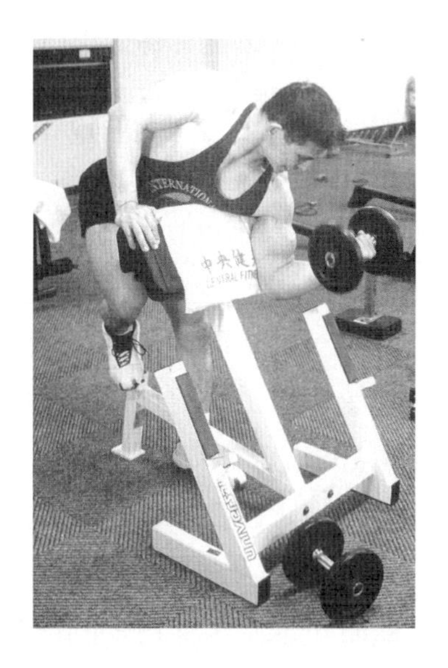

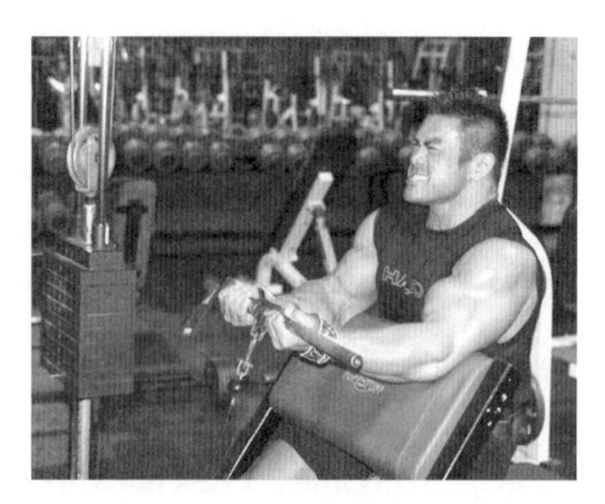

（日本 Pro 山岸示範纜繩斜講桌彎舉
(Photo courtesy of milossarcev.com)）

△「站著」較能全力專心做這個動作，身體也不會受拘束。

△手臂靠的「斜講桌」要儘量升高一點，較符合人體工學。

△要是拿的啞鈴重一點，當手臂往下放；快要伸直時，保留一點點彎曲（從外表上看不太出來），馬上再彎起來。以防肘關節受傷。

△手肘在整個動作中，還是要保持固定在「斜講桌」上。前臂往上彎時，手肘不能也跟著往上抬起來。身體更不可以用力往後仰。

△前臂是慢慢地把啞鈴用「彎」的上來，不能像「腕力比賽」一樣，用「扳」的。

△啞鈴彎上來的最後位置，是剛好在肩膀前面的「前三角肌」。

△用啞鈴做，比較能調整動作的角度。所以可以依自己想練的二頭肌部位，稍作調整前臂彎曲的角度與方向。

△如果手肘是固定在靠側邊的「斜講桌」（偏向身體兩側）上面。前臂在往上彎時，「手掌」又是呈「向外翻轉」（Supination）狀態，那「內側二頭肌」（短頭）就練到較多。

△手肘如果固定在「斜講桌」中間的位置（偏向身體中央）。前臂上彎時，掌心也保持朝向自己的肩膀不翻轉，這時就會練到「外側二頭肌」（長頭）較多。

3.「纜繩斜講桌彎舉」（Cable Preacher Curl 如圖）

△ 用「纜繩」做「斜講桌彎舉」，可分為：雙手合握「短槓」練，或單手用「D 形握把」做。

△ 單手用「D形握把」做時，一樣是前臂慢慢用「彎」的上來，不能像「腕力比賽」一樣，用力去「扳」。

△ 我們知道「滑輪纜繩」牽引著重量，會給肌肉「持續性張力刺激」（Continuous-Tension）。

△ 所以「纜繩斜講桌彎舉」很快就能讓整個二頭肌「膨脹酸痛」，也是一個很好的「練線條」動作。

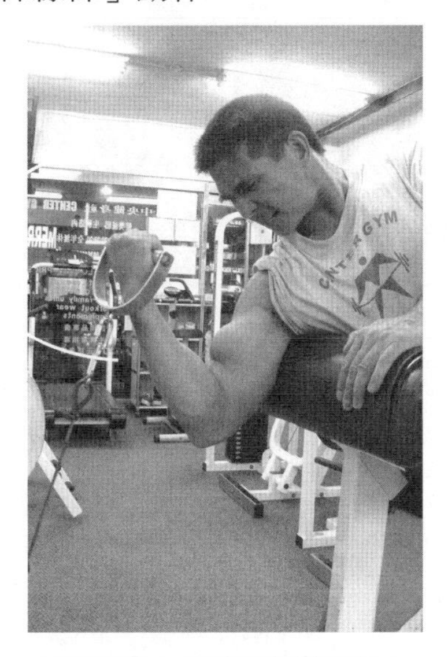

△筆者常常把它當成練二頭肌的「結束動作」。

4.「機器斜講桌彎舉」（Machine Preacher Curl 如圖）

△ 現在幾乎所有的豪華或大型「健身中心」、「俱樂部」，都擺設了各種「斜講桌彎舉機器」。很多人一進到裡面，就坐在這些機器上一直練二頭肌。誤以為用機器練，是快速又有效的方法。

△ 其實「斜講桌彎舉機器」並不能取代其他的練二頭肌器材，尤其是啞鈴、槓鈴等「自由式器材」才是最基本、有效的器材。

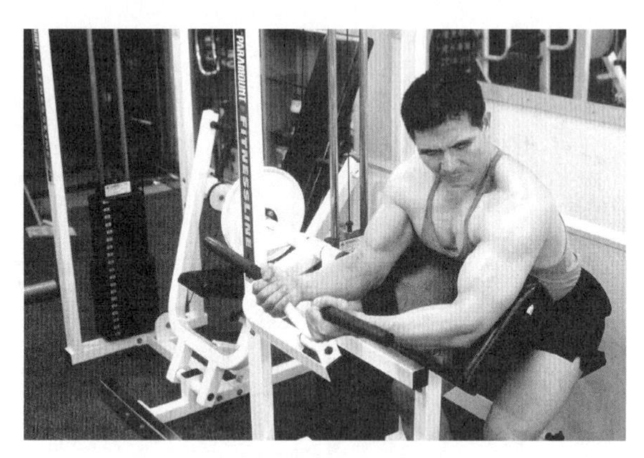

△ 那這種「機器」又有甚麼特點？甚麼時候用最好？

△ 大家都知道，機械式器材最大的優點就是：增減重量迅速，不用裝卸鐵片。容易操作，不太會受傷，而且可以舉得比實際的重量還要重……等。

△ 你可以把它當成二頭肌的「熱身」器材。

△ 瘦弱的初學者，或腰椎有傷的人要練練二頭肌，也可以先從這種機器開始。

△ 筆者個人認為：如果要採用「反向用力訓練原理」（Reverse-Gravity or Negative Training Principle）來鍛鍊二頭肌，使用「斜講桌彎舉機器」是最好的選擇。因為它彎上彎下幅度是固定的，握把往下放也到一定的極限就停止。所以當助手幫你往下壓時，你儘可放心用力抗拮回去，不用擔心他會壓歪掉讓你受傷。

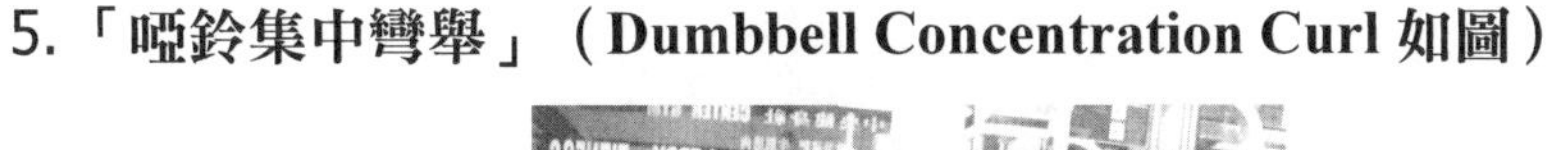

5.「啞鈴集中彎舉」（Dumbbell Concentration Curl 如圖）

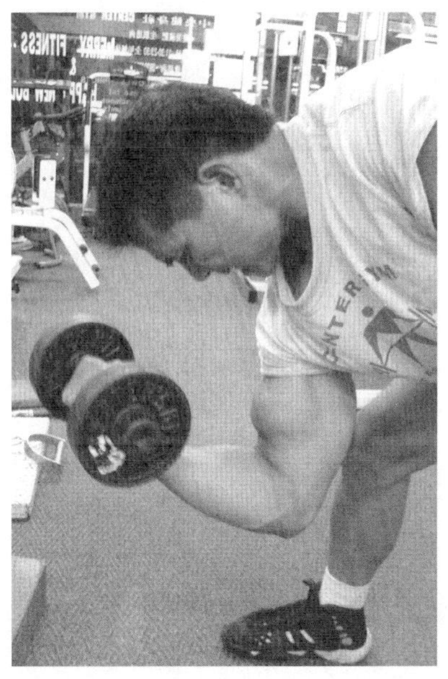

△ 練「啞鈴集中彎舉」，可以讓你二頭肌的形狀「高又尖」（High Peak）。

△ 它不是專練線條，或是練大的動作，而主要是一個練二頭肌的「形狀」的動作。

△ 特別是「外側二頭肌」（長頭）的部位練到比較多。

動作說明：

△ 可以站先著或坐著，上半身再往前下彎 90 度（坐著的話只彎 45 度）。

△ 單手握住啞鈴，手肘約保持膝蓋高度，停在兩腳之間固定著；稍靠近握啞鈴手的這邊腳。（不能把手肘靠在腳上）

△ 另一隻手放在另一邊的腿上，或扶著固定物，讓整個身體不要跟著動。

△ 二頭肌用力將前臂慢慢彎起，啞鈴是彎向正在做動作這邊的「前三

角肌」位置。（不是朝向胸部彎）

△ 二頭肌完成收縮後，慢慢再把啞鈴放下來。

△ 動作要做標準，啞鈴就不要拿太重。否則動作一定失準。

△ 握啞鈴那隻手臂的手肘，不能貼靠住腳。要單獨停在兩腳之間的中空位置。

△ 更不可以用手肘頂著大腿內側，用「扳」、用「撬」的方式把啞鈴「頂」上來。

△ 握啞鈴那隻手臂的「上臂」，最好都是保持與地面成「垂直」狀態。

△「啞鈴集中彎舉」很重要，但最好擺在練二頭肌動作中的後面做。

6.「高滑輪纜繩頭上彎舉」（Cable Cross-Over Curls 圖示為單手）

△ 雙手往上抓住「高滑輪纜繩」做「彎舉」，也叫做〝Standing Two-Arm High-pulley Cable Curl〞。

△ 這個動作，八連霸的「奧林匹亞先生」隆尼．寇曼（Ronnie Coleman）最喜歡練，把它當成練二頭肌的結束動作。

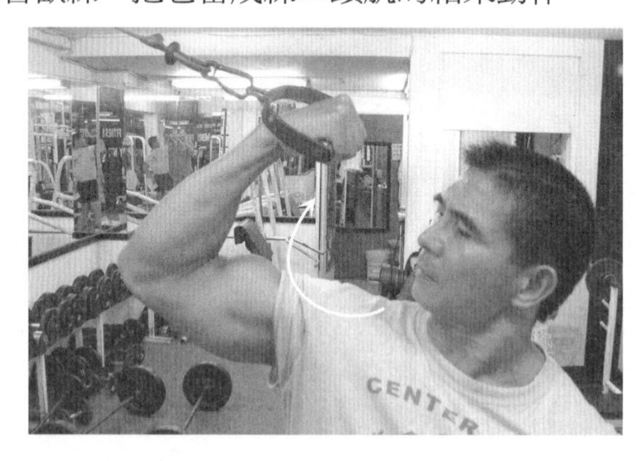

△ 其實這個動作，跟前面介紹過的「單手纜繩慢彎舉」是差不多。

△ 也是讓二頭肌的形狀練成「高而尖」（Peak）的動作。只是一個用「低滑輪」做，另一個用「高滑輪」做而已。

動作說明：

站在兩個「高滑輪」中間，兩手抬高伸直。掌心朝上，各分握一邊的「D 形」握把。

△ 兩邊的手肘抬的約比肩膀稍高，然後固定住在空中。

△ 兩隻手的二頭肌用力，使前臂朝自己的「頭部上方」彎，一直到二頭肌完全收縮為止。

△ 前臂再慢慢伸直，讓重量落下，但不要讓它碰到底。

△ 是用二頭肌收縮的力量，把纜繩牽引的重量「彎舉」（Curl）過來。不是用雙手把重量「拉」過來；或「扳」過來。

△ 手肘一定要定住在空中，不能移動。只要一動，效果就大打折扣。

△ 單手也可以做，最好是整個身體面向高滑輪架，也有人是側身以肩膀向著滑輪架。

△ 為防止手肘移動，可以用另一隻手，扶托住正在做動作那隻手的肘部。這樣動作可以做得更標準。

三、「前臂肌」（FOREARMS）練法

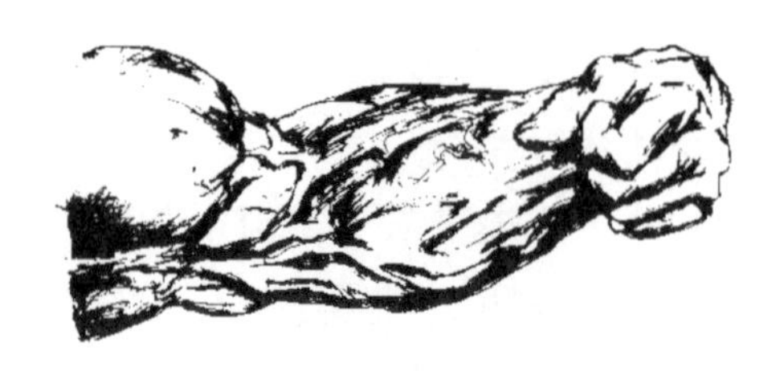

△「前臂肌」（Forearms）以練健美的角度來講，大體上分「屈肌」（Flexor ）與「伸肌」（Extensor）兩部份。另外一條位於「拇指與手肘間」的伸肌，學名叫做 Brachioradialis，也佔了一部份位置。

△所謂「屈肌」，是位於掌心與二頭肌之間的前臂肌。也就是兩手自然下垂在身體兩側時，靠近身體的「前臂內側」肌肉。

△所謂「伸肌」就是手掌背與三頭肌之間的「前臂外側」肌肉。

△「前臂」跟「小腿」一樣，在日常生活中，幾乎無時無刻沒有不在活動的。尤其幾乎所有練上半身的動作，都會用到前臂的肌肉。

△但是絕大多數的人，並不因為如此就擁有特別發達的「前臂」與「小腿」。

△所以，「前臂肌」還是要經過一段時間的苦練，才能與「上臂」的二、三頭肌同樣發達。

△「前臂肌」雖然沒有二頭肌這麼引人注意，但是只要穿短袖或捲起袖子，「前臂肌」就隨時呈現在眾人的眼前，不練還真的不行。

△至於參加健美比賽時，「前臂」肌肉要是有練出來，整隻手臂看起來就很完美。但如果不夠發達，缺點很容易暴露無遺。

△「前臂肌」通常是跟二頭或三頭肌一起練，而且要擺在它們的後面

練。如果先練了前臂的肌肉，那之後的二、三頭肌動作就做不動了。

△ 假如你的前臂實在是很細小，跟上臂不成比例。那可能就要把「前臂」與上半身分開來，單獨與腿部課程擺在一起同一天練。

(一)前臂「屈肌」的練習動作

1.「坐姿槓鈴手腕曲捲」（Seated Barbell Wrist Curls 如圖）

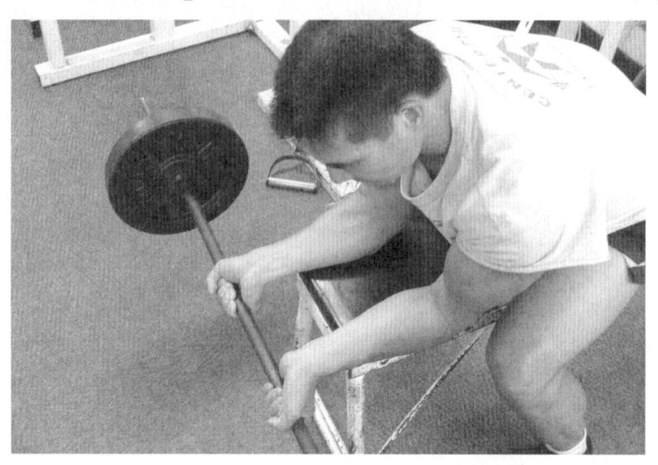

△ 身體跨坐在較低的長形椅凳上，兩個前臂平行儘量合攏，擺放在椅面上。

△ 兩隻手「掌心朝上」握著槓鈴，讓握槓鈴的整個手腕放到椅面外。

△ 兩個手腕先往地面彎，讓整隻槓鈴向下放愈低愈好。只用手指的力量勾握住。

△ 再以「前臂肌」的力量，用兩個手腕把槓鈴的重量「曲捲」上來。

△ 當手腕把槓鈴彎上來時，整個前臂還是要緊貼在椅面上。

△ 這個「手腕向上曲捲」的動作，主要是練前臂內側的「屈肌」。

△ 兩個前臂也可以放在大腿與膝蓋上面，而握槓鈴的兩個手腕放到膝蓋外面做。

△ 這個動作也可以用「低滑輪纜繩」做，叫做 Seated Cable Wrist Curls。對前臂肌特別有「持續刺激」的效果。

△ 如果練「前臂肌」的動作，是採取「坐姿」，而前臂又擺在膝蓋大腿上面練。那下面的小腿絕對不能一上一下，隨著手腕的動作而往上頂。

2.「啞鈴手腕曲捲」（Dumbbell Wrist Curls 如圖）

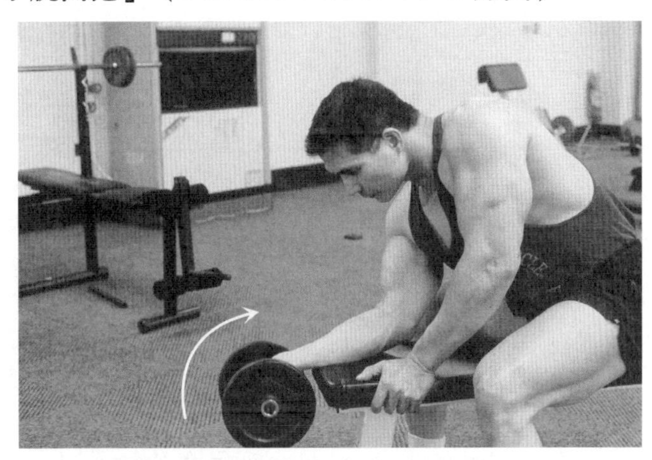

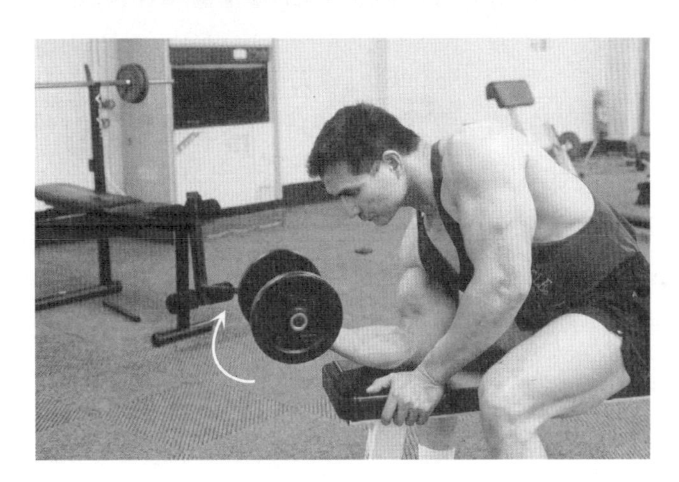

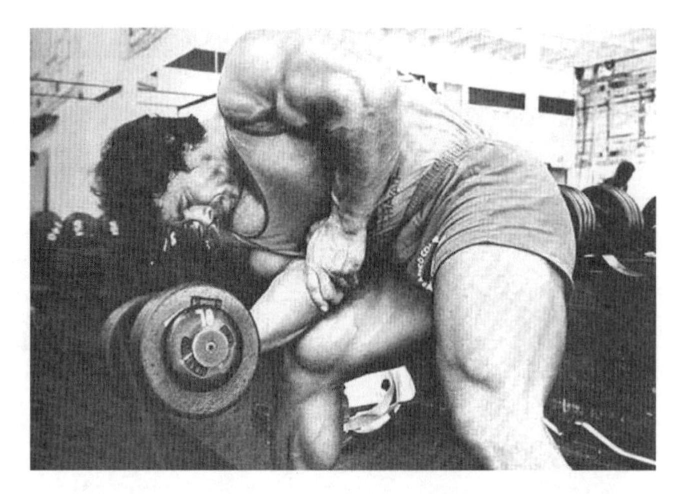

（Mr.Olympia Franco Columbu 示範 Wrist Curls.）

△ 用「啞鈴」做「手腕曲捲」動作，原則上是指「單手」。

△ 可以像用槓鈴時一樣，坐在低的椅子上練。也可以把握啞鈴的手擺高一點，比較好做。

△ 單手「掌心朝上」握著啞鈴，整隻前臂固定住在椅面上。而整個手腕要放到椅面外。

△ 讓啞鈴往下放愈低愈好，到只有用手指的力量勾握住而已。

△ 然後以「前臂肌」的力量，將啞鈴的重量「曲捲」上來。

△ 做動作的速度要慢，用「前臂肌」的力量控制著「曲捲」啞鈴上來的速度。手腕不可以快速上下翻轉。

△ 如果是坐著練，也可以把握啞鈴的前臂，放在大腿與膝蓋上面做。

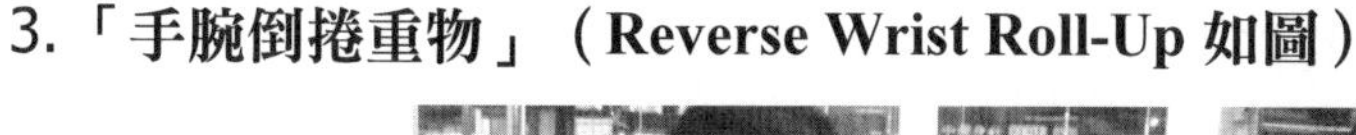

3.「手腕倒捲重物」（Reverse Wrist Roll-Up 如圖）

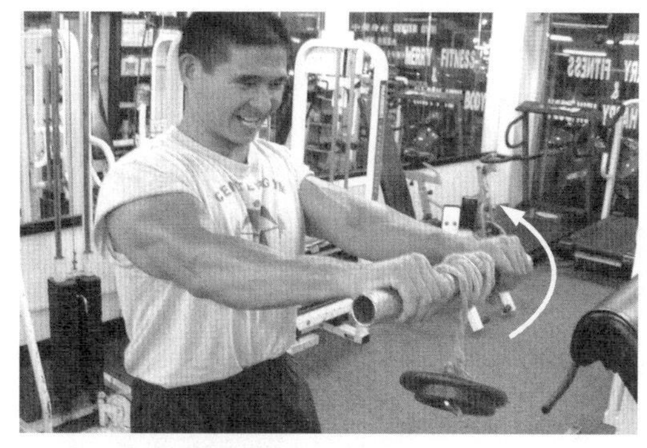

△ 用手腕「倒捲」重物，是練前臂「屈肌」最有效的動作之一。如要練「伸肌」，則用「正轉」方式。

△「手腕倒捲重物」這個動作，是筆者少年的高中時代最喜歡做的健身動作之一。當時從一塊「濕的磚頭」開始，捲到六、七塊磚。所以我在早期的健美比賽中，「前臂肌」還算是可以。

動作說明：

△ 找一隻比一般槓鈴粗的短槓，將堅固的麻繩一頭繫緊在短槓中央，另一頭綁著鐵片。

△ 兩手手掌心朝下，握住短槓的兩端。然後手臂向前伸直，與地面平行。

△ 雙手「前臂肌」用力，兩個手腕交互「往上、往後」倒轉短槓。讓短槓滾動，將麻繩所牽引的鐵片重量拉上來。

△ 鐵片要被捲上來到達短槓的位置。然後將鐵片放下來，重新再開始。

△ 我保證你只要「捲」個兩、三組，前臂的肌肉一定整個膨脹起來。

△ 前臂往上捲鐵片時，不要兩手愈抬愈高，或上身一直往後仰。

△ 如果你的健身場所沒有這種器材，你可以自己在家做一個。找一隻粗的圓木棍，中間釘隻鐵釘，綁上一條繩子，另一頭吊個重量（如磚塊、鐵片）。就可以在家裡練起來了。

△ 這個動作不但練前臂的肌肉，連腕力、抓力都會進步。

4.「背後槓鈴手腕曲捲」（Behind-The-Back Barbell Wrist Curls 如圖）

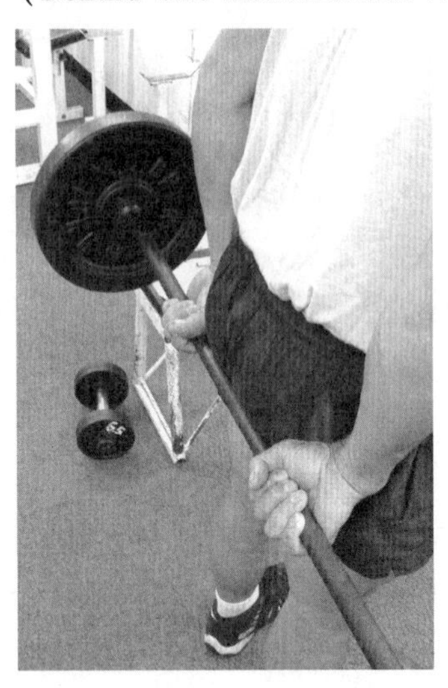

△ 這個動作可以「坐著」或「站著」做。也是練前臂「屈肌」（Flexor）。

動作說明：

△ 身體跨坐在較矮的長椅，而臀部只坐三分之二，一部份露在椅面外。

△ 雙手平行朝背後伸直放下，掌心向後握住槓鈴，位置約在臀部後下方。

△ 槓鈴向下放愈低愈好，只用手指的力量勾握住即可。

△ 前臂的「屈肌」用力，兩個手腕「往後、往上」把槓鈴的重量「捲」上來。

△ 手腕往上彎愈高愈好，然後慢慢再把槓鈴放下來，重複著做。

△ 如果是「站著」做，身體要稍微「前傾」（含胸拔背）。但臀部不能往上頂，或是兩隻手往上拉。

(二)前臂「伸肌」的練習動作

1.「槓鈴手腕反向曲捲」（Barbell Reverse Wrist Curls 如圖）

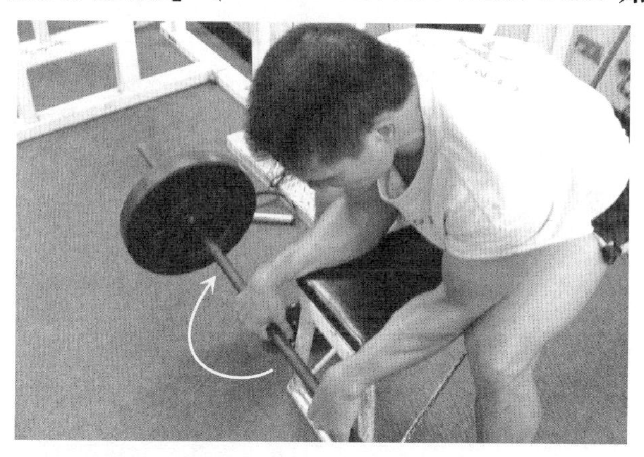

△ 這個動作可以兩手伸直「站著」做，或是把前臂擱在「斜講桌」（Preacher's Chair）上面做。

△ 所謂「手腕反向曲捲」，是指手腕向著手背的方向，往上彎轉。

△ 「反向曲捲」是練到前臂的「伸肌」。

△ 動作說明：

△ 兩手「掌心朝下」（Overhand Grip），與肩同寬握著槓鈴。

△ 將兩手前臂放在「斜講桌」上面，兩隻手腕從腕關結處全部往前懸空握著槓鈴。

△ 握槓鈴的手腕，儘量往下放低，槓鈴用手指能勾得住即可。

△ 前臂的「伸肌」用力，讓兩隻手腕把槓鈴「往上、往後」彎。

△ 彎到極限後，手腕再慢慢把槓鈴「往下」放。

△ 所使用的「斜講桌」或其他的斜板，它的寬度一定要比槓鈴窄。

△ 「站著」做時，只能用前臂的力量。不要用大腿去頂，兩個手腕也不能用前後「甩」的方式；只是擺動著槓鈴。

2.「啞鈴手腕反向曲捲」（Dumbbell Reverse Wrist Curls 如圖）

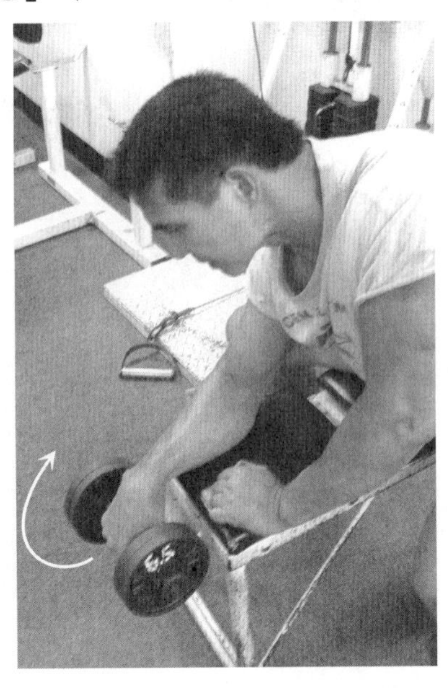

△ 可以「單手」或「雙手」，坐在椅子上做這個動作。

△ 「啞鈴手腕反向曲捲」也是練前臂的「伸肌」。

△ 用雙手做的動作說明：

△ 坐在一張低一點的椅凳上，兩手掌心朝下，各握一個啞鈴。

△ 前臂固定放在大腿膝蓋處，而手腕從腕關節處開始，全部懸空握著啞鈴。

△ 前臂的「伸肌」用力，兩隻手腕一起把啞鈴「往上、往後」彎。

△ 彎到頂後，手腕再慢慢把啞鈴放下。

△ 手腕往上、往下彎時，前臂一定要貼緊固定住在大腿膝蓋處。腕關節不可以往上翹，小腿或膝蓋也不能往上頂。

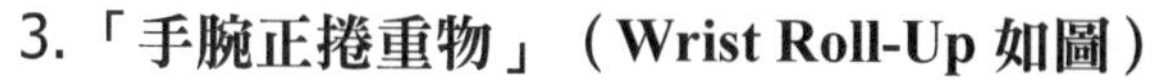

3.「手腕正捲重物」（Wrist Roll-Up 如圖）

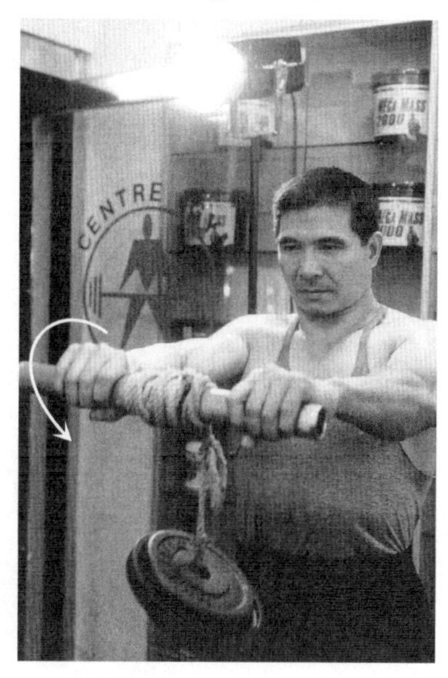

△ 手腕在「正捲」重物時，反而是練到「伸肌」。跟前面那些用槓、啞鈴的曲捲動作方向不一樣。

△ 動作說明：

△ 一樣是兩手手掌心朝下握短槓。然後手臂向前伸直，與地面成平行。

△ 前臂上方的「伸肌」用力，使兩個手腕交互「往下、往前」正轉短槓，慢慢將鐵片「正捲」上來。

△ 鐵片一捲到頂，馬上將繩子放直，再重新開始。

△ 鐵片往上捲時，兩隻手不要愈抬愈高，或上半身一直往後仰。

4.「握力器運動」（Iron Grip 如圖）

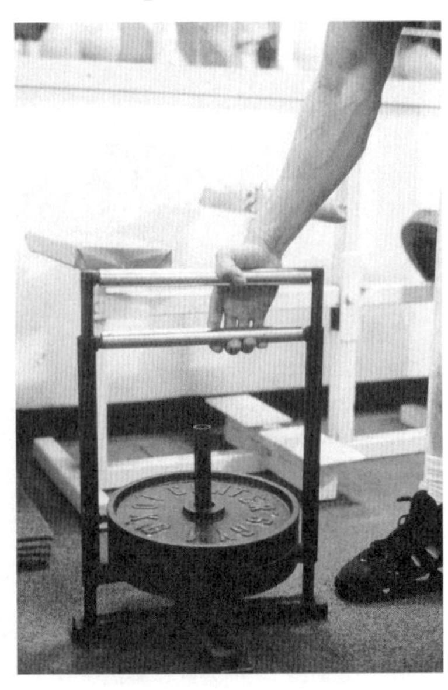

△「握力器」在現在一般的健身場所已經很少見了。可能在其他的「練武」場所還可以看到。

△ 它雖是鍛鍊手臂的「握力」與「腕力」，但同時也練到「前臂肌」。

△ 動作說明：

△ 單手手掌的五指張開，以靠近拇指的手掌部份，扣住機器上方的固定橫槓。另外四隻手指張開勾住下方的活動橫槓。

△ 五隻指頭與手腕、前臂一起用力，把握力器下面的鐵片「抓」上來。

△ 握緊手掌後，慢慢地再張開，反覆著做。到手的握力完全疲乏為止。

△ 手掌五指的一張、一握動作，要慢慢用力。張握的動作太快，效果會差一些。

△ 現在很多練健美的朋友，兩隻手的握力都不太好，有的兩手練得還

不錯，但是手掌一伸出來卻細嫩「幼綿綿」。不像 2、30 年前的「阿諾時代」。很少人戴手套、用助握帶……等等的東西，就算是手掌長了繭也不在乎，而且還很注意鍛鍊腕力。

△ 練健美的朋友們！如果你在乎雙手要有「男人的握力」，請試試這個動作！

四、練手臂動作的各種握法

(一) 練三頭肌動作時：

1. 正握：指「掌心朝下」握槓，如「正握滑輪下壓」。在此英文稱作〝Overhand Grip〞。
2. 反握：指「掌心朝上」握槓，如「反握滑輪下壓」。英文則稱作：〝Reverse—grip〞，或稱〝Underhand grip〞，或〝Supinated〞。

(二) 練二頭肌動作時：

1. 正握：指「掌心朝下」握槓，如「槓鈴慢彎舉」。英文稱作〝Underhand grip〞或〝Supinated〞。
2. 反握：指「掌心朝下」握槓，如「反握慢彎舉」，英文稱〝Overhand grip〞，或〝Reverse grip〞。

(三) 練前臂肌動作時：

「正握」、「反握」跟練二頭肌動作一樣。

(四) 「中性自然握法」（Neutral Grip）：

指兩手手掌的掌心保持相對之握法，無論是練三頭或二頭肌都是一樣稱呼。

(五) 〝Reverse Grip〞，英文「反握」的意思，是指凡是跟正常握法不同者皆稱之。

(六) 〝**Overhand grip**〞是指：手掌在鐵槓上方，而掌背又朝上的握法。〝**Underhand grip**〞是指掌心朝上，而手掌在鐵槓下方的握法。

(七) 〝**Staggered grip**〞兩手一正一反的握槓法。

(八)「**Thumbs under the bar**」譬如練「槓鈴臥推」時，握槓手掌的五隻指頭（含拇指）全部併在一起握住鐵槓。

(九)「**Thumbs around the bar**」譬如「槓鈴臥推」時，僅四隻指頭併在一起；而拇指分開另行扣住鐵槓。

第十三篇 肌肉鍛練篇—

腹部的鍛練法

Absolutely！

■練腹器材介紹

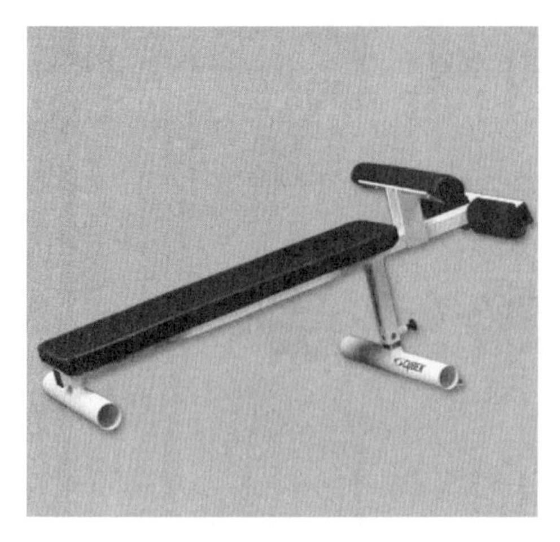

（曲膝仰臥起坐斜椅）

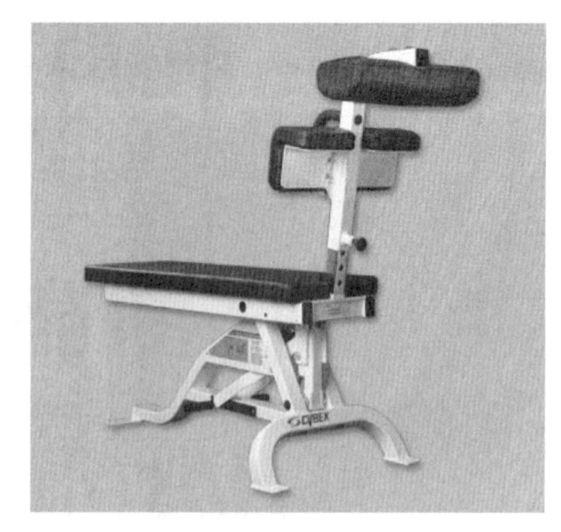

（縮腹運動椅）

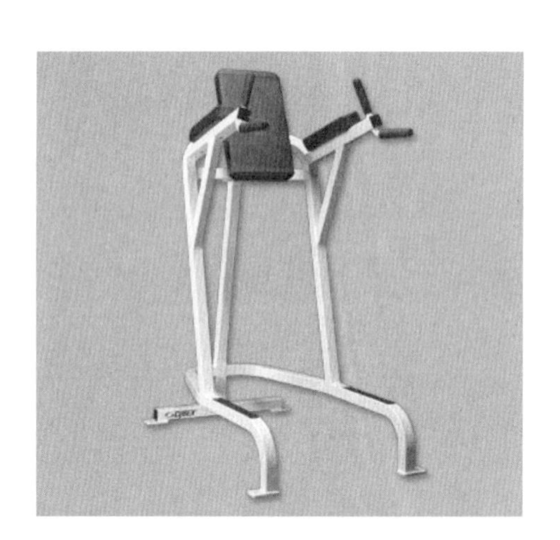

（垂直靠背曲膝提腿椅）

第一章　肌肉說明（如圖）

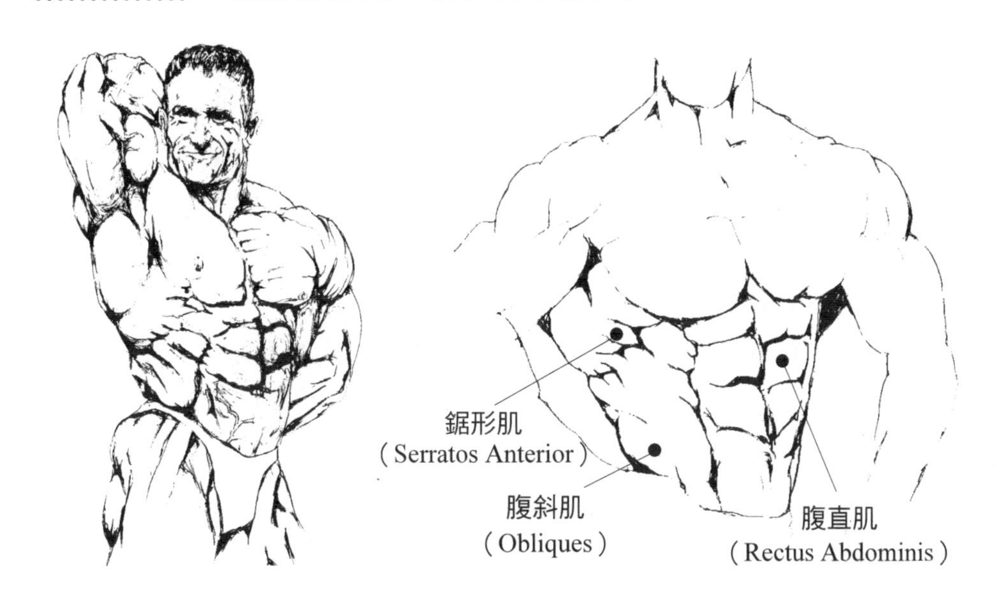

一、名稱

基本上，腹部肌肉分三部份：

1.「腹直肌」（Rectus Abdominis）

△「腹直肌」是從胸腔延伸至骨盤的一大塊長方形肌肉。

△平常我們所說的「上腹肌」「下腹肌」，甚至叫什麼「六塊肌」、「八塊肌」，其實整個都是「腹直肌」。

△每個人的「腹直肌」形狀都不太一樣，六塊八塊都有。有的還不太對稱，甚至整塊腹肌都不明顯！一半以上的原因是先天遺傳體形，部份原因是鍛鍊動作的差異不同所造成。

2.「腹斜肌」（Obliques）

△ 則分「內腹斜肌」、「外腹斜肌」兩部份。

△「外腹斜肌」（External Obliques），位於腰部的兩側，上大下小整個成 V 字。向上連接「鋸形肌」與胸肌下沿。往下一直延伸連到「恥骨」（Pubic bone）。

△「內腹斜肌」（Internal Obliques），位於「外腹斜肌」的下層。

△ 我們常說腰部兩側長出「贅肉」，這個長「贅肉」指的就是指「腹斜肌」上面長出的肥肉！英文把這堆肉叫做〝Love handles〞。

3.「腹部橫行肌」（Transverse Abdominis）

△ 位於整個腹肌最底層的薄膜肌纖維組織，腹膜收縮及幫助呼吸功能。

△「腹部橫行肌」從身體外觀上是看不到的。

二、功能

△ 腹肌能使上半身軀幹轉動，牽引「胸腔」（Rib Cage）往「骨盤」（Pelvis）；或使「骨盤」往「胸腔」移動。以及協助呼吸。

△ 實際上「腹肌」的整個收縮動作角度，大約在 45 度左右，絕對不到 90 度。所以傳統上以「直腿」做 90 度的「仰臥起坐」或「提腿」，有一半的動作是靠「臀部伸屈肌」（Hip Flexors）的收縮動作。如此「腹肌」練到的效果不但大打折扣，腰椎低背也容易受傷！

△ 所以當「腹肌」真正在收縮伸展時，「臀部伸屈肌」（Hip Flexors）是固定不動的。

△ 反之，當「臀部伸屈肌」在收縮活動時，「腹肌」也是固定著不動。

△ 所以，當你在鍛鍊「腹肌」時，動作一定要做正確。確確實實是「腹肌」在收縮伸展，而不是「臂部伸屈肌」！

△ 「腹肌」位於上身軀幹的前面，與軀幹後面的「脊椎骨肌」，像是兩面牆共同支撐上半身的體重。所以要有強而有力的腹肌，才不會腰酸背痛！

△ 在大部份的健美運動鍛鍊動作中，「腹肌」是扮演一個重要的「穩定者」（Stabilizer）之角色。也就是說，當你在用力舉一個重量時，這時需要有腹肌幫你固定住身體軀幹。

三、重要性

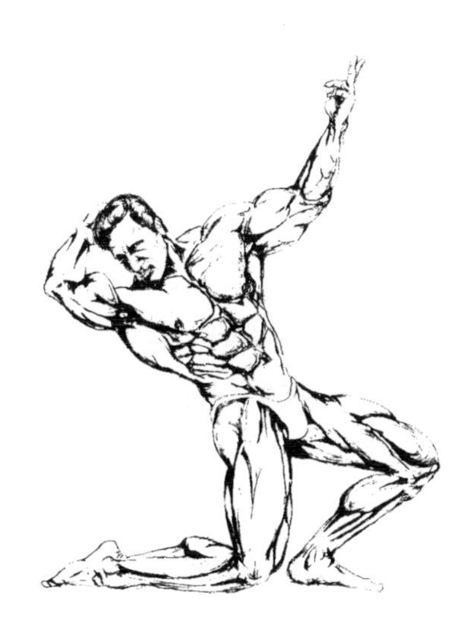

△ 腹部的外觀，不僅是審美的重要指標，往往也是一個人的「健康指數」。據統計：在美國成年男平均腰圍是 40 吋，女性是 34 吋！

△ 腹部愈大，年齡看起來愈大，外貌也跟著變醜。

△ 我們的內臟，除了心、肺以外。其他的器官幾乎都在「腹部」裡面。練「腹肌」等於在按摩我們的內臟。有強壯結實的腹肌，才能保護肚子裡面的器官。

△ 「腹肌」往下是連接著「恥骨」與「骨盤」。所以腹部要是瘦弱或長滿肥肉，那「性能力」肯定也好不起來！

△ 男人洗衣板般的「六塊肌」，與女人彈性十足緊繃的「蛇腹腰」，都是性感象徵的不可或缺要件！

△ 男性的體脂比例要在 12%以下，女性要在 18%以下才能看到腹肌形狀出現。

△ 腹肌要練出來，除了要做足夠的有氧運動外，「飲食」也是重要的關鍵！所以說：〝Abs are made in the kitchen!〞（廚房的烹飪決定你有沒有腹肌！）

△ 身前的「腹肌」與背後的「脊椎骨肌」，這兩面牆共同撐住了上半身的體重。如果「腹肌」不夠結實有力，會讓腰後的脊椎（尤其是第四、第五節）增加支撐上的負擔，長期下來甚至因而受傷。

△ 健美比賽中，選手腹肌有沒有練出來？明不明顯？往往被視為全身結實度的參考指標。

△ 「腹肌」到底是六塊還是八塊？四塊能練成八塊嗎？相信是很多初學者共同的疑惑。事實上，我們通常所說的「腹肌」就是指「腹直肌」。能練成幾塊？其實你的「基因」早就決定好了，先天形狀是六塊的，硬要練到八塊我倒沒見過！但也有些人自誇可以練到十二塊，那我就祝福他有一天會練出來吧！

△ 無論如何，快把它練出來、練結實才是最重要！

四、課程安排法

△ 先練「上腹肌」，還是「下腹肌」呢？雖然每一個練腹部的動作，幾乎都會練到每一部位，但還是有各別的着重點。原則上，先練「下腹肌」，再練「腹斜肌」，最後才練「上腹肌」。也可以上、下腹肌動作一起交替著做。

△ 絕大多數的人，是要把腹部練小、腹肌有線條。不像其他部位的肌肉，是要練大。所以，每星期練腹肌的天數約要 3、4 次。所有動

作每一組做的次數，最起碼需要 15 至 20 下以上。

▲ 為什麼「腹肌」要比其他肌肉，練的天數、次數較多呢？因為：

※「腹肌」這部位在先天上，它其中「慢肌」（Slow-twitch）佔的比例比「快肌」多。而「慢肌」又較容易儲存脂肪！如果再加上體內胰島素分泌不足，那肚子上肯定要長肥肉了！

※「腹肌」不管在每天日常的身體活動中，或健美運動裡，它都是擔任一個「穩定者」（Stabilizer）之角色。無時無刻沒有不在出力中，所以需要高次數的刺激，才能有效果！

△ 很多人常抱怨腹肌練不出來！可是我們是否可曾想過：當你練胸、練手的時候，難道總共只做 3、4 組而已嗎？相同地，腹肌如果只練個 3、4 組，當然是很難能練出來或練漂亮！

△ 所以，大部份人的腹肌課程都是練得不夠！

△ 還有再好的腹肌訓練課程苦練，如果沒有「飲食控制」以及足夠的「有氧運動」配合，是不可能把腹肌練漂亮的！

△ 腹肌在每次練習時，是要第一個去練的肌肉部位？還是擺在結束前的最後一個動作？基本上，還是放在最後去練。

△ 因為前面已經講過，腹肌是一個具有「穩定支撐」功能的肌肉部位，在整整 1、2 小時的激烈運動中，它必需幫助穩固住身體。尤其像練腿時所做的「蹲腿」（Squat），更需要有力的腹肌來支撐完成。

△ 練腹肌時要不要抱個重量做？如果你做的動作很標準，而且每一組的次數都很輕鬆超過 30 下以上。那你可以加點鐵片重量在身上，以增強對腹肌的刺激力。

△ 切記！絕大多數的人是要把腹肌練小、練結實、練出線條。所以練腹肌時不要一味地增加腹肌的負重，拼命抱鐵片在身上！

△ 既然要線條，還有一個方法：就是採用「壓塑定形肌肉」（Iso - Tension）的訓練原理。每次做完一組腹肌的動作，就對著鏡子。

先吐氣，腹肌再用力收縮擠壓。這一個動作就像選手在台上比腹肌時的姿勢一樣。經過重覆不斷的練習這動作，長久下來腹肌自然比較明顯

△ 練大腿的動作如「蹲腿」（Squat），如果長期下來都蹲的很重（次數在5、6次以下），有可能會把腰腹部撐大或變寬，要特別注意！

(一)「初階」參考課程表（一星期練 2 次）

課表 1.「曲膝仰臥起坐」	2～3 組×15～25 下
課表 2.「縮腹運動」	2～3 組×20～25 下
課表 3.「坐姿曲膝提腿」	1～2 組×15～25 下
「縮腹運動」	1～2 組×20～25 下

(二)「中階」參考課程表（一星期練 3 － 4 次）

課表 1.「斜板曲膝提腿」	2～3 組×20～25 下
「曲膝仰臥起坐」	2～3 組×20～25 下
課表 2.「靠背直椅曲膝提腿」	2～3 組×20～25 下
「縮腹運動」	2～3 組×20～25 下
課表 3.「懸吊曲膝提腿」	2～3 組×20～25 下
「纜繩縮腹運動」	2～3 組×20～25 下

(三)「高階」參考課程表（一星期練 4 － 5 次）

課表 1.「斜板曲膝提腿」	2～3 組×30 下以上
「曲膝仰臥起坐」	2～3 組×30 下以上
「倒斜椅縮腹運動」	2～3 組×30 下以上
課表 2.「懸吊曲膝提腿」	2～3 組×30 下以上
「靠背直椅曲膝提腿」	2～3 組×30 下以上
「纜繩縮腹運動」	2～3 組×30 下以上
「轉身運動」	2～3 組×（左右各一）

30 下以上

課表 3.「懸吊曲膝提腿」	2～3 組×30 下以上
「坐姿曲膝提腿」	2～3 組×30 下以上
「縮腹運動」	2～3 組×30 下以上
「倒斜椅縮腹運動」	2～3 組×30 下以上

第二章 腹肌各部位的鍛鍊法

一、「腹斜肌」（Obliques）練法

△「腹斜肌」的功能是讓上、下半身的軀幹左右轉動。

△「腹斜肌」（尤其是內腹斜肌）如果太過發達，容易讓腰部看起來很粗。所以把它練結實即可，有的選手還刻意避免去練它，認為只做上、下腹肌的動作，就可以練到它了。

△既然如此，練「腹斜肌」每組的次數一定要多（25 或 30 下以上）。也不需要抱個鐵片，以免把它練粗大了。

▲練「腹斜肌」基本上是以下列幾種方式進行：

(1)當下半身「骨盤」固定不動，上半身的「胸腔」往「骨盤」方向收縮時（如仰臥起坐），肩膀（其實是胸腔）同時往左右交互轉動。

※因為腹斜肌的上端是連接到「胸腔」，如果你只是把頭部或兩個手肘往左右擺動，那腹斜肌跟本就沒練到。

※一定要轉動「胸腔」，才練得到「腹斜肌」。所以是「肩膀」要轉，「胸腔」才會跟著轉。

(2)當上半身「胸腔」固定不動，下半身「骨盤」往「胸腔」方向收縮時時（如提腿），臀部（其實是骨盤）同時往左右交互轉動。

※因為腹斜肌的下端是連接到「骨盤」，而不是大腿。

※所以要練「腹斜肌」，只要是下半身往上的動作，一定要轉動「骨盤」，也就是「臀部」。如果光是抬大腿，那是「臀部伸屈肌」在出力，並不是「下腹肌」！

「腹斜肌」的練習動作

(一)「轉身運動」（Twists）：

這時「腹直肌」沒有上下收縮伸展。只有上半身（胸腔）往左或往右轉動。分「坐姿」與「曲體」兩種姿勢：

1.「坐姿轉身」（Seated Twists 如圖）

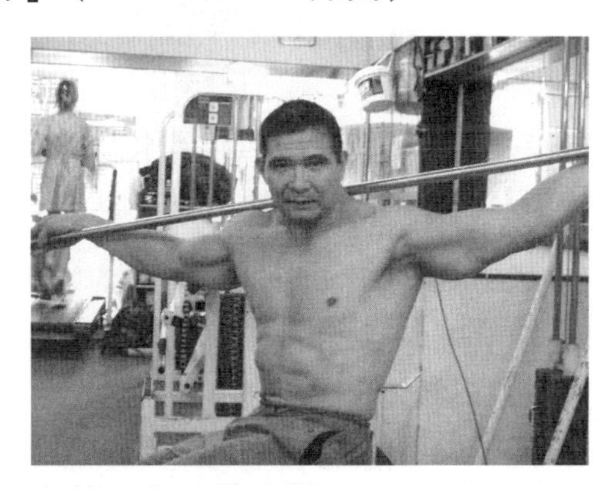

※上身自然挺直，跨坐在長椅的一端，兩手拿一支長木棍或鐵槓，橫著扛在肩膀上。

※上半身用「腹斜肌」的力量，把肩膀（胸腔）轉向任何一邊。轉到底後，腹斜肌用力收縮一下，再轉向另外一邊。

※左右轉動的幅度，約是槓（棍）子轉到與坐椅平行即可。

※轉動的速度要慢、要控制著轉。太快會傷到脊椎。

※扛著空槓子就可以，不要扛加鐵片的槓鈴。以免轉動時的慣性加速，扭傷脊椎。

△ 在整個動作中，跨坐在椅子的下半身（尤其是臀部骨盤）不能跟著轉動。

2.「曲體轉身」（Bent-Over Twists 如圖）

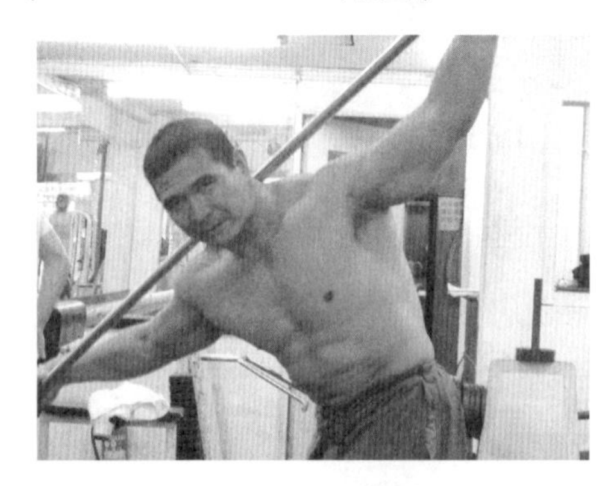

※兩腳分開約肩膀寬站立，肩膀上橫扛著木棍或鐵槓，上半身自然挺直後再向前彎下，約與地面成平行狀態。

※同樣用「腹斜肌」的力量，左右轉動上半身。每次轉動的幅度是：木棍或鐵槓與地面垂直，轉太大則腰椎容易受傷。

※下半身骨盤要固定不動，「腹斜肌」才練得到。

※上身前彎做轉身動作，對腰椎較吃力。所以膝蓋稍微彎曲一點點，可減輕腰椎之壓力。

(二)「側身運動」（Side Bend 如圖）

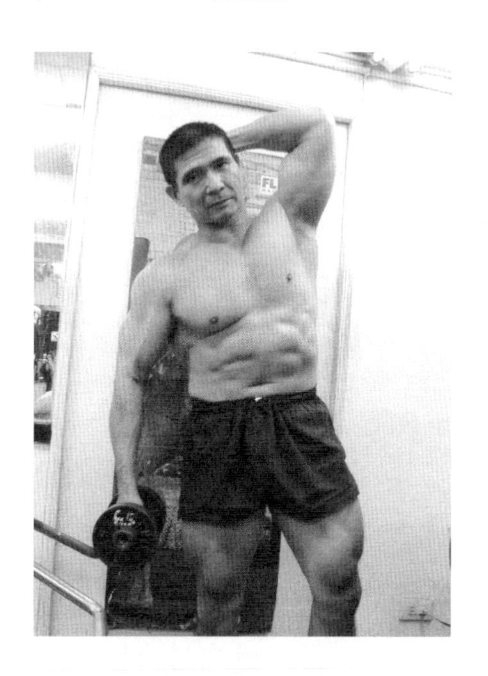

△「側身運動」是指，是指下半身固定不動，上半身往左右邊方向彎身的動作。

△這不是一個把腰部練小的動作！而是一個會讓「腹斜肌」發達、結實、也很容易變大的方法，最後有可能會讓你的腰部看起來寬一些。如果你的腰部已經很粗，建議你最好不要做這個動作！

▲**筆者認為要消除腰部兩側之贅肉最有效的動作；還是當你在做各種「曲膝提腿」動作時，同時也讓「骨盤」往上左、右轉動收縮腹斜肌的方式！**

△兩腳與肩同寬站立，下半身的臀部、腿部固定不動。

△上半身自然挺直，一隻手握著一個啞鈴，垂放在大腿旁。另一隻手扶在頭後。

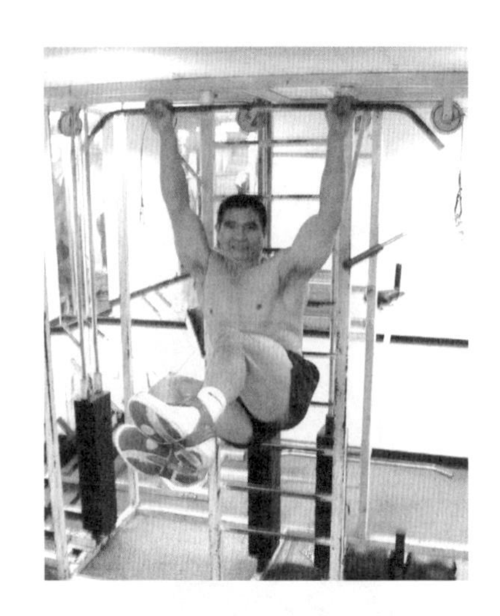

△ 上身開始向握啞鈴的那邊側彎下去。到最大彎度後，用另一邊（沒有握啞鈴的那邊）的腹斜肌力量，把啞鈴的重量拉起來，到上半身垂直即可。

△ 同一邊的腹斜肌至少做 20 下以上，再換另一邊做。

△ 為了讓腹斜肌比較有感覺，筆者建議你改抓「纜繩」（Cable 如圖）代替啞鈴。因為纜繩牽引的重量有持續拉力。

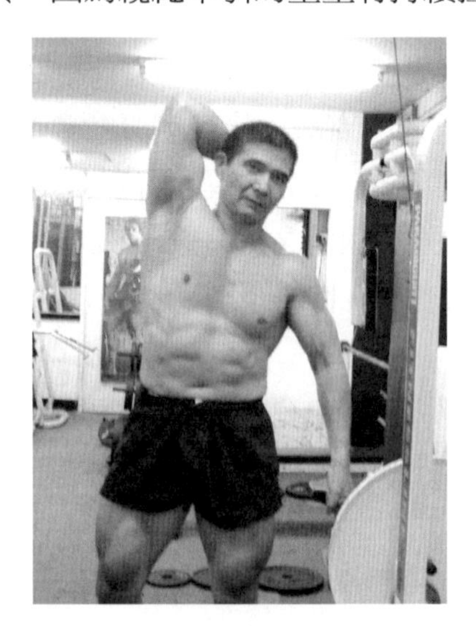

△ 手抓的重量要輕一點、次數多一點。除非你想把腰部練粗，否則不要做太重。

△ 全身只有「腹斜肌」在用力，肩膀、手臂要放鬆。臀部不可以左右擺動，下半身只要一晃動，效果馬上差一半。

△ 每一下的動作完成時，上半身「垂直」即可！不用從左邊一直彎到右邊。因為每一下只能練到一邊的腹斜肌。

△ 重量輕、次數多是這個動作的重點。

二、「腹直肌」（Rectus Abdominis）練法

△「腹直肌」是一塊很大的長方形肌肉，往上連接到「胸腔」。往下則與「骨盤」連接，但並不是與大腿連接牽引。

△ 所以，當大腿往上抬時，用到力的肌肉是「臀部伸屈肌」（Hip Flexors）。因為這塊肌肉從後面的低背肌開始，橫過骨盤，連接到大腿上方。

▲ 所有練「腹肌」的動作，都是「胸腔」與「骨盤」之間的伸展收縮運動。而不是大腿或後腰在用力，因為那都練不到「腹肌」！

▲「腹直肌」的鍛鍊動作，也就是「胸腔」與「骨盤」之間的伸展收縮運動，因方向不同分為三種：

(1)「胸腔」往「骨盤」（固定不動）的方向收縮伸展，如「仰臥起坐」。

(2)「骨盤」住「胸腔」（固定不動）的方向收縮伸展，如「提腿」。

(3)「骨盤」與「胸腔」同時相互伸展收縮，如仰躺做「V型剪刀式動作」。

▲現在我們試做兩個小實驗：

※當你以手扶著固定物站立，而以一條腿連續多次往上抬、往下放，

這時你感到最酸痛的部位，不是「腹肌」。而是大腿上方靠鼠蹊部的地方！這位置的裡面就是「臀部伸屈肌」。所以光抬腿是練不到腹肌的！

※身體直立站著，下半身不動。上半身向前往下彎，連續彎下、直立幾下以後。酸痛的位置是「下背後腰部」，不是「腹肌」。就如同躺在地上，上半身「保持打直著」做仰臥起坐一樣，是「下背後腰」酸，不是「腹肌」。

▲ **以上這兩個實驗證明：練「腹肌」，要靠「胸腔」與「骨盤」之間的收縮！不是只靠「彎身」與「抬腿」動作！**

△ 因為當你想要以「彎身」或「抬腿」的方式鍛鍊腹肌時，這時「腹肌」卻只是固定不動，擔任一個「穩定者」（Stabilizer）的角色。真正用到力的肌肉部位反而是「臀部伸屈肌」！

△ 「腹肌」的「線條」要出來，除了正確的練法、飲食的控制與足夠的有氧運動之外。還有就是用「壓塑定形肌肉」（Iso -Tension）的方法，常常自己對著鏡子，用力比腹肌的姿勢（如圖）。

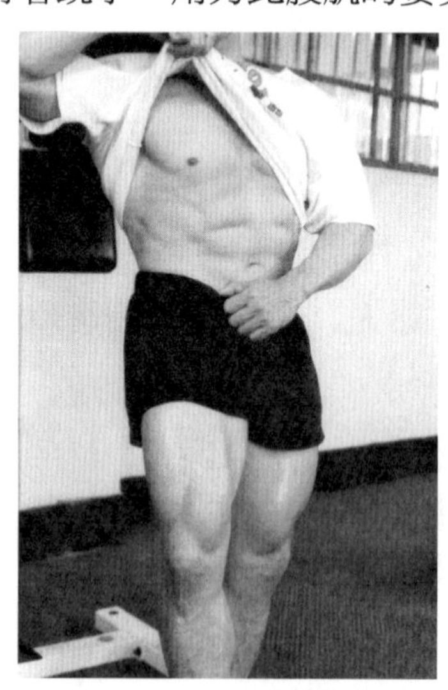

(一)上腹肌的練法

1.「曲膝仰臥起坐」（Bent-knees Sit-ups 如圖）

△這是一個主要練「上腹肌」的動作。

△ 傳統上我們常做的「仰臥起坐」，十之八九都是兩隻腿打得直直的，上下 90 度在做。這樣不但效果減半，而且又傷腰椎！

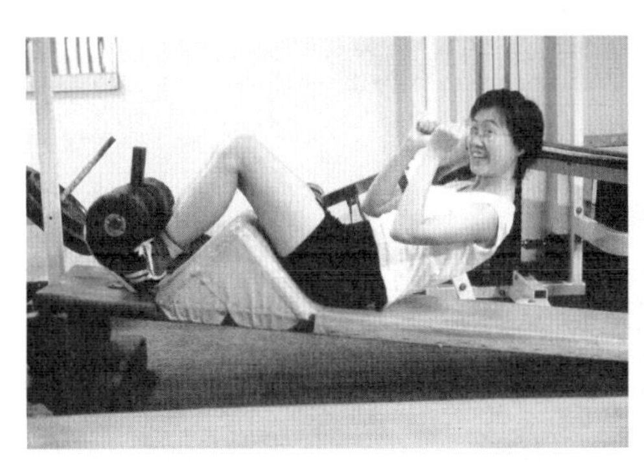

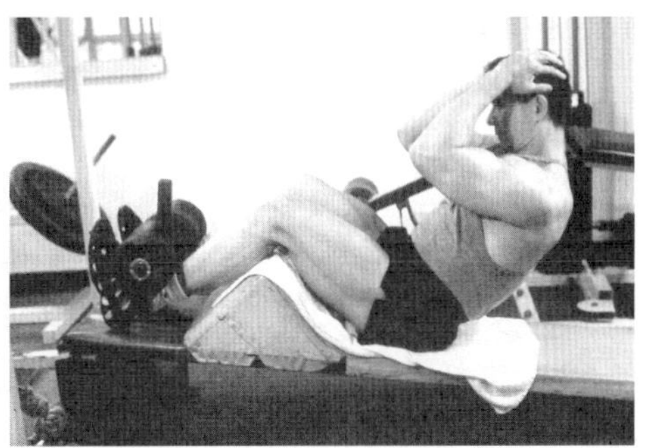

△ 理由是：當你躺平的上半身與打直的腿，由 180 度到起身坐起來，與地面成 90 度時，絕大部份是「臀部伸屈肌」（Hip Flexors）的收縮作用。「腹直肌」（Rectus Abdominis）根本沒用到多少力。

▲ 再說清楚一點：「臀部伸屈肌」是從「低背肌」開始，延伸跨過「骨盤」上方，連接到兩隻「大腿」的最上端。所以只要當你做「仰臥起坐」時，兩條大腿如果是打直的話，上半身坐起來的力量自然是來自「臀部伸屈肌」！不是「腹直肌」！這也是為什麼「直腿」仰臥起坐做久一點，或次數多一些時，後腰椎就先酸痛的原因！

▲ 所以，正確的仰臥起坐是「膝蓋彎曲」著做，叫做「曲膝仰臥起坐」。

△ 如在有角度（45 度以下）的斜板上做「曲膝仰臥起坐」，效果則更好！（如圖）

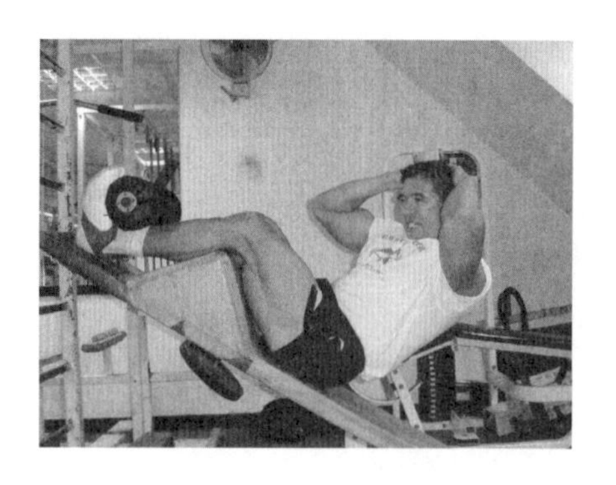

動作說明：

△ 身體仰臥躺在「仰臥起坐板」上面（板面在膝蓋處有成正三角形的凸出墊），雙腳彎曲放鬆勾住腳墊。兩手放在頭部的兩側，或交叉抱於胸前，縮下巴。

△ 腹部肌肉開始用力，一邊吐氣，一邊將「胸腔」（Rib Cage）牽引往「骨盤」（Pelvis），直到「腹肌」完全收縮為止。

△ 這整個過程，上半身是慢慢「曲捲」上來，不能直挺挺著上來。

△ 「腹肌」在一完成收縮後，同時接著有控制地慢慢躺下，到整個腹肌完全伸展開來為止。不要放鬆驟然躺下來，也不可以躺在臥板上休息。

△ 動作從開始到完成，全身只有「腹肌」在用力及收縮。其他的部位，像腿、雙手、肩、背……等都不能用到力。

△ 「腹肌」整個收縮、伸展的距離及角度都不大，往上約45度左右。如果你是快速猛然坐起來、躺下，或是動作幅度、角度很大。那肯定是「臀部伸屈肌」（Hip Flexors）及腿肌在用力。

△ 「曲膝仰臥起坐」這個動作對腹肌刺激最大的階段是「前半段」，不是後半段！也就是上半身由平躺到起來約 45 度左右的這一段最有效！

△ 很多人常犯的錯誤動作是：只做「後半段」！也就是上半身先由「平躺」向上彎到 45 度左右就停住了，然後接著就由從這個位置

反覆往上彎一點點而已！

△ 在整個動作中，雙手不可以抱在頭後面或頸部！要放在頭部的兩側或胸前。以免頭、肩在用力或傷到頸椎。

△ 上半身如在躺下時後仰，或坐起來往前彎的角度太大時，最容易擠壓迫到腰椎。也不能坐起來後，雙手向前拉住腳，或試圖把頭埋在兩腿之間。

△ 有人認為雙手抱個鐵片或重量，可以刺激腹肌並加速去除脂肪。這是一個不正確的觀念，除非你每一組的次數都做 30 下以上！才考慮增加負重。

△ 可調高坐板的斜度，以增加動作的困難度，對腹肌有更大的刺激。但坐板的傾斜度，不要超過 45 度，免得掛太高反會讓双腳用到很多力。

△ 上半身向上坐起來時，可以左右交替轉動「胸腔」（不是只用手肘去點一下左右膝蓋！）練「腹斜肌」，這叫做「腹斜肌仰臥起坐」（Bent -knees Oblique Sit-ups）。

2.「縮腹運動」（Crunchs 如圖）

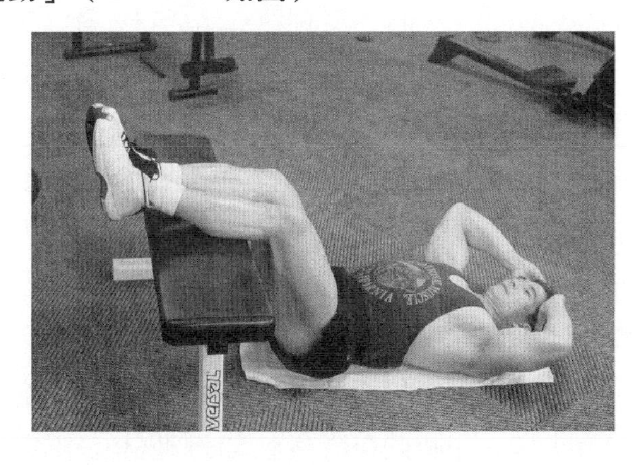

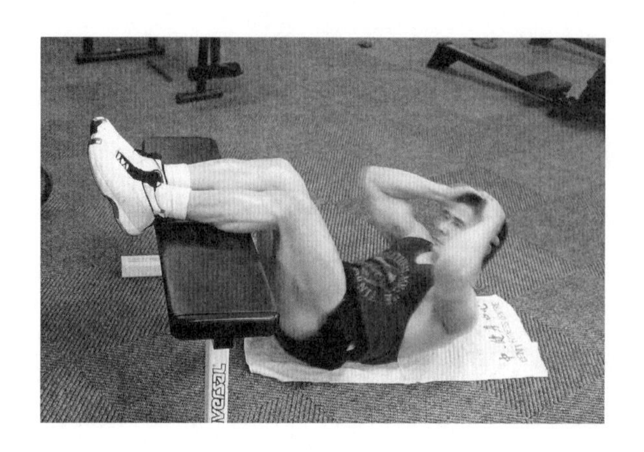

△ 這是一個重要的練「上腹直肌」動作。

△ 〝Crunch〞這個動作約在 1970、80 年代以後才開始被推展、流行起來。取代了以前古老的「直腿仰臥起坐」，成為當今最重要的練腹肌動作！

△ 有人把〝Crunchs〞翻譯成「四分之一仰臥起坐」，這也未嘗不可。因為傳統古早的仰臥起坐都做超過 90 度以上，其實腹肌真正收縮的角度也在 3、40 度左右而已。

▲「曲膝仰臥起坐」（Bent -knees Sit-ups）跟「縮腹運動」（Crunch）有什麼不一樣？

(1) 做「曲膝仰臥起坐」時，雙腳是用腳墊固定著。所以一起身時，兩隻腳多少都會用到力。「縮腹運動」則兩腳無法用力。

(2) 由於雙腳可以固定，所以「曲膝仰臥起坐」動作的角度、空間都比「縮腹運動」大，身體其他部位的肌肉也容易用到力。

(3)「縮腹運動」是否做的標準？比較難從動作的外觀去判斷，要練習者自己去用心去體會與感覺！

動作說明：

△ 身體仰躺在地面上，兩手輕輕扶觸著耳際（不要抱頭），兩手肘張開。雙腳曲膝，小腿擱在椅凳上或以腳底頂住牆壁。也可以膝蓋打彎腳底直接踩在地面上。

△ 不管你的腳怎麼擺，大腿後側與地面約成 60「度」（不是 90 度）。換言之，躺平的上半身與弓起的大腿之間約是 120 度。

△ 腹肌開始用力收縮，把「胸腔」往「骨盤」牽引，到整個腹肌完全收縮為止。這時也把肚子中的氣吐出來。

△ 腹肌一開始用力時，上半身就要用「曲蜷」（Curl）的方式，慢慢將「肩胛骨及胸部」往臀部的「骨盤」地方接近。

△ 腹肌完成收縮時，「整個肩膀」應該要離開地面。而且頭、手都不能用力。

△ 腹肌在收縮完成後，仍然持續用力著停頓約 1、2 秒，接著慢慢吸氣。再讓腹肌徐徐伸展開來，恢復原來的姿勢。

△ 但整個肩膀不能落地放鬆休息，當你只要一感覺到腹肌已完全伸展開，馬上再將上半身再「蜷」起來。

△ 頭部從動作一開始到結束，不要後仰或向前甩，完全不能接觸到地面。下巴保持縮著不動（但下巴不要頂住胸部，約保持一個拳頭的距離）。

△ 兩手掌放在頭部兩側，手肘都保持張開。不要抱頭或抱頸試圖把上半身拉起來。

△ 肩膀也不能用力，躺下時感覺到輕觸地面即可。

△ 整個腹肌的用力情形，就如同「中國功夫」中表演以「喉部頂彎鋼筋」時的出力姿勢——「含胸拔背」一樣。

△ 「縮腹運動」原本就是一個幅度與角度都很小的動作，不要很在意上半身坐起來有多高，不過「次數」最好在 20 下以上！

△ 也比較難從動作的外表上，去看出姿勢正確與否。完全要靠做動作的人本身仔細去體會。

3.「腹斜肌縮腹運動」（Oblique Crunch 如圖）

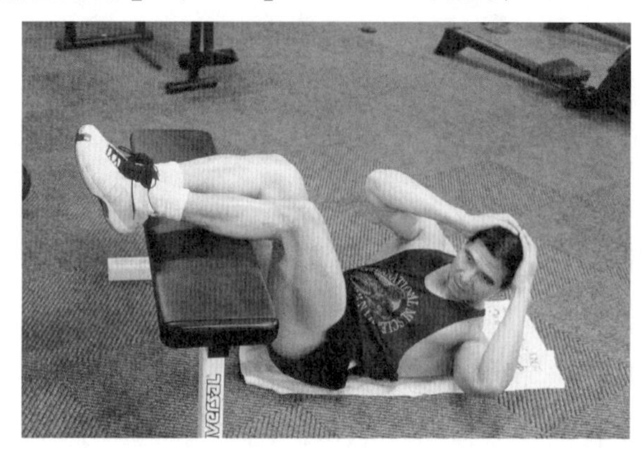

△ 用「縮腹運動」練「腹斜肌」時的開始準備姿勢，與前項練「上腹直肌」動作完全一樣。

△「胸腔」往「骨盤」收縮用力的同時，一起轉動「胸腔」向左右邊。

△ 是「同時用力」做「收縮」、「轉動」兩個動作！不是腹直肌完成收縮動作以後，再轉動腹斜肌。

△「胸腔」一定要轉動！不是扭個頭、動一下肩膀，或只用手肘去「點」另一邊的膝蓋。

△ 可以先練一邊「右腹斜肌」，再練另一邊「左腹斜肌」。或是左右邊交替著做。

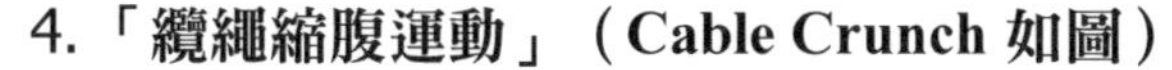

4.「纜繩縮腹運動」（Cable Crunch 如圖）

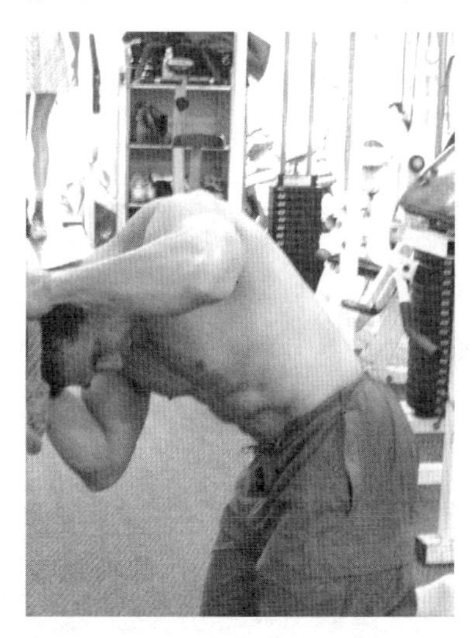

△ 利用「纜繩」來做「縮腹運動」，叫做Cable Crunch或是Rope Crunch。主要是練「上腹肌」。

△「纜繩縮腹運動」與前面的「縮腹運動」，對腰椎傷痛者來說，是最好的練腹肌方式。

▲ 筆者把「纜繩縮腹運動」分為三種姿勢來做：

(1)「立姿纜繩縮腹運動」（Standing Cable Crunch 如圖）

※人站在高滑輪纜繩前，雙手握著棉質的「纜繩頭」（Rope），靠在頭部兩側固定住。纜繩的重量要稍微拉起。

※上身微向前傾，低頭縮下巴。膝蓋微彎，下半身固定不動。

※腹肌用力，讓「胸腔」往「骨盤」方向收縮。收縮腹部同時，也徐徐吐氣，一直到整個腹肌完全收縮為止。

※接著開始吸氣，慢慢再將腹肌完全伸展開來，讓纜繩的重量往下落回原位，但不要碰到底座。

※纜繩所拉的重量，只是為了增加腹肌。收縮時的阻力。所以不要拉太重，以免用到其他部位的力量。

※纜繩的重量往下拉時，用的是腹肌收縮的力量。不要用手拉或用身體壓，甚至整個身體往下蹲。

※整個動作是包括腹肌的「收縮」與「伸展」兩個方向的運動。

※雙手可以改握「短槓」代替「纜繩頭」。

※「胸腔」往「骨盤」左右邊轉，則可以練到「腹斜肌」。

(2)「跪姿纜繩縮腹運動」（Kneel-down Cable Crunch 如圖）：

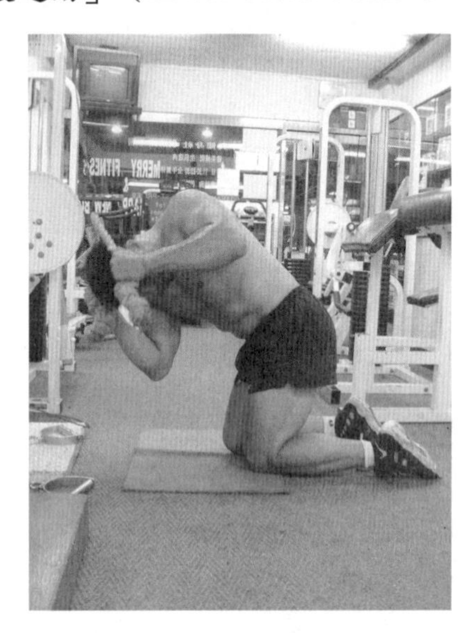

※身體跪在高滑輪纜繩前的地上，大腿與地面成 90 度（屁股不要坐在小腿腿肚上）。纜繩垂直下來到地面的那一點，與跪地膝蓋的距離，約一個上半身。

※兩手握住棉質的「纜繩頭」，拉到額頭兩側，靠著固定不動。這時纜繩所牽引的重量也同時被拉起離開底座。

※上身微向前傾（也有人主張上半身要與地面平行）。

※腹肌開始用力，把「胸腔」往「骨盤」方向收縮，直到整個腹肌完全收縮為止。

※腰部以下的臀部與大腿要固定不能動。

※腹肌在用力時，身體不能隨之前後或上下移動。

※纜繩所牽引的重量，目的是要增加腹肌在收縮時的抗阻力。不是靠手去拉，或身體去扯動。

※記住：纜繩所拉的重量不要太重，以免用到其他部位肌肉的力量。

※呼吸方式如同前面的「立姿纜繩縮腹運動」。

※要同時想練「腹斜肌」時，就把「胸腔」往「骨盤」左右邊轉動。

(3)「仰臥纜繩縮腹運動」（Lying Cable Crunch 如圖）：

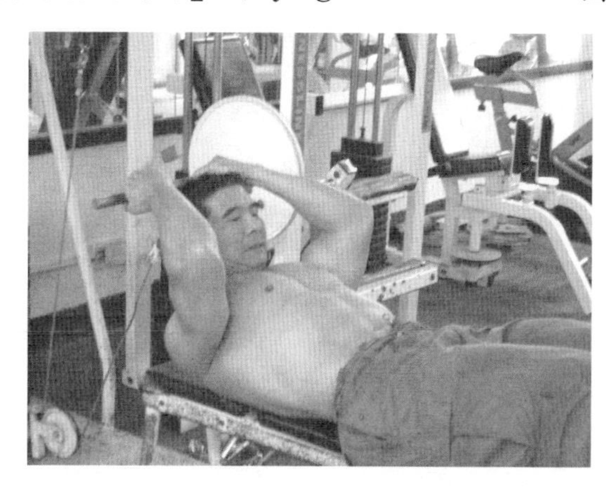

※身體仰躺在平椅或臥推椅上面。膝蓋打彎，兩腳踩在椅面上。

※雙手伸向頭後，手肘彎曲，手掌向下反握著牽引低滑輪纜繩的短槓，把它固定在頭頂的位置。（或抓著纜繩頭，固定在頭的兩側）

※頭部微微抬起（不要碰觸到椅面），按照「縮腹運動」動作的步驟。腹肌開始用力，「胸腔」往「骨盤」方向收縮，一直到腹肌完全收縮為止。

※腹肌收縮停住約一、兩秒，再慢慢伸展開來。但上身不能放鬆平躺下來，要馬上接著再做第二下。

※整個動作過程中，纜繩所牽引的重量，一定要用腹肌「收縮」與

「伸展」的力量去拉住。

※這個動作是一般所做「縮腹運動」（Crunch）的「加強版」，增加腹肌的刺激與受力。

※如果頭與脖子很快就覺得酸痛，那就表示手、肩膀與頭部也在用力。

5.「倒斜椅縮腹運動」（Decline Bench Crunch 如圖）

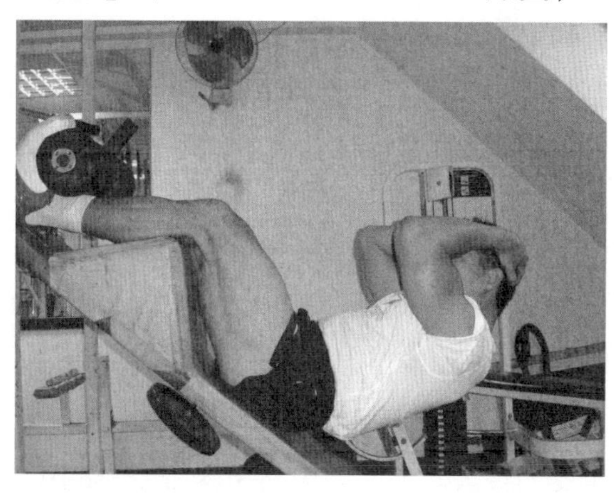

△「倒斜椅縮腹運動」其實基本上跟在「倒斜椅」上面做「曲膝仰臥起坐」是一樣的。

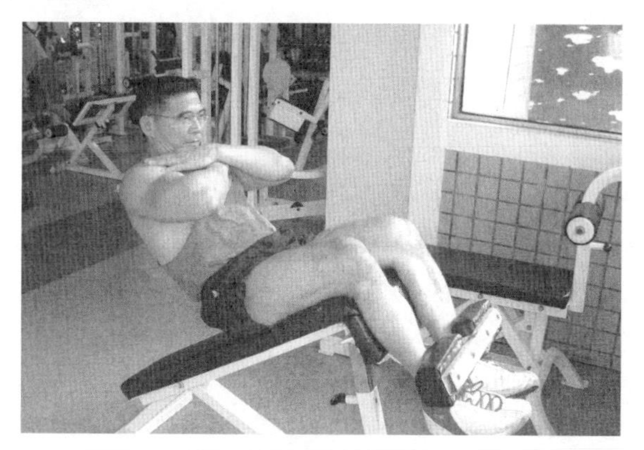

■ 羅馬椅縮腹運動

△ 用「倒斜椅」（Decline Bench）或「羅馬椅」（Roman-Chair 如圖）做「縮腹運動」，兩者有什麼不同？差別在：用「倒斜椅」時，膝蓋打的彎度較小；腰椎比較不吃力。用「羅馬椅」做，因膝蓋打彎與大腿成 90 度；腰椎受的壓力大，大腿及臀部也較容易出力。

△ 不管用甚麼「椅」做，腹肌因收縮與伸展，造成上半身前後移動的角度，約只有 30 至 45 度左右。

△ 換句話說，因為膝蓋是打彎的，所以身體向後躺下來最低的極限是：上半身與大腿之間所形成的角度約 120 度左右。身體向前坐起來時，與大腿約成 90 度即可。

△ 假如膝蓋是打直的在斜板（或倒斜椅）上做，上半身又是從躺平（與大腿成 180 度）開始彎起，那在起身的一霎那間，最容易傷到腰椎以及用到大腿的力量。

△ 尤其是用「羅馬椅」做時，上半身後躺如低過與地面的平行線，固然腹肌受力較大，但是要冒著後腰椎受傷的可能性。

△ 上半身在坐起來後，要是向前彎太多；甚至還用雙手去抱腿。那腹肌就處於休息狀態，效果當然差很多。

△ 「倒斜椅」到底要放多高？多斜？原則上，與地面成 45 度以下。超過了這個斜度，腹肌雖然較吃力，但兩隻腳也會用到更多的力量。

△ 上半身在坐起來向前彎的同時，如果「胸腔」往「骨盤」左右邊方向轉動，那就可以練到「腹斜肌」。

(二)下腹肌的練法

不管是「提腿」（Leg Raise）還是「提膝」（Knee Raise），甚至是「提臀」（Hip Raise）。基本上都是練下腹肌的「縮腹運動」（Crunch），因為都是由「骨盤」往「胸腔」方向的收縮動作。

1.「斜板曲膝提腿」（Bent-knees Leg Raise On Incline Board 如圖）

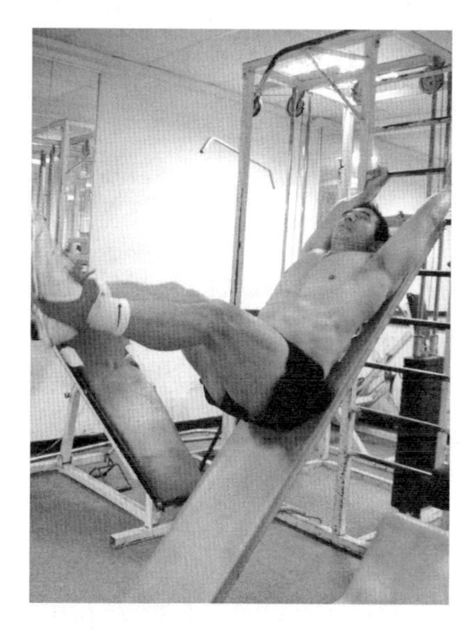

△ 用斜板上面做「曲膝提腿」，只要動作正確，它是一個容易做；又有效的練下腹肌的動作。

△ 以前練「下腹肌」（小腹）最常做的動作，就是兩腳打直做提腿。這是一個不正確的動作。前面我們已經提過，兩腳打直做提腿，主要用到的肌肉是「臀部伸屈肌」（Hip Flexors），不是「下腹肌」！

▲ 為了避免用到「臀部伸屈肌」及腿部肌肉的力量，做任何的下腹肌動作，兩隻腳的「膝蓋」一定要微微彎曲。

動作說明：

△ 身體仰躺在斜板（約 45 度）上面，雙手向後抓住固定物（或架子）。

△ 兩隻腳膝蓋從動作開始到完成，都保持彎曲。而且不要碰到板面，不要放下來休息。

△ 下腹肌開始用力，讓「骨盤」往「胸腔」的方向收縮，同時吐氣，一直到腹肌完全收縮為止。這時的臀部應該是往上抬，一半懸空離開板面。但不可停頓休息，馬上往下放回去。

▲ 整個動作的重點是：腹肌有沒有牽引骨盤向上？不是腳要抬多高？

△ 兩腳往上抬，是因為「骨盤」向上收縮的結果。不要把注意力集中在兩隻腳上面。

△ 「骨盤」向下伸展回復開始動作時，兩腳隨之放下。一邊吸氣慢慢放到底，不能碰到板面。往上抬時是隨著腹肌收縮而上來，不是用踢的。

▲ 一般容易犯的錯誤是：在兩隻腳抬到頂時，膝蓋彎得太多。放下來時卻又打直。不管上抬、下放，膝蓋都要「保持固定」的彎度。

△ 兩隻腳膝蓋保持「微彎」即可，不要彎太多。

△ 兩隻腳往上抬時，約與地面成垂直狀態即可，這時屁股至少有一半是懸空的。

△ 如果骨盤再往上收縮翻轉，整個臀部；甚至低背都已經抬高懸空，這時的雙腳還是要保持與地面成垂直狀態。如雙腳已經抬到胸部上方，那腹肌就呈休息狀態，腰椎也容易傷到。

△ 由於是在斜板上做，身體容易往下滑。兩隻手常常用力太多，所以手臂一定要打直，像鉤子勾住即可。如躺在平椅上做亦可，但腹肌較不吃力（如圖）

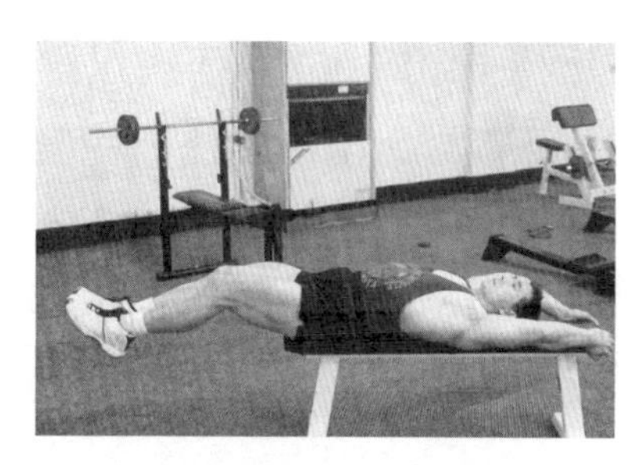

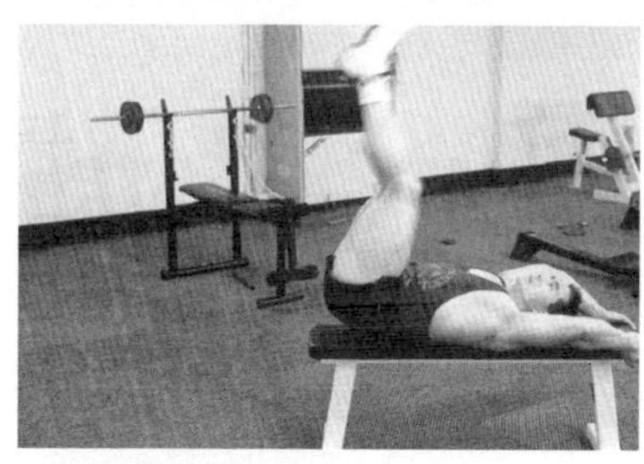

△頭部在整個動作中，保持放鬆，不要隨著腹肌的用力而抬起來。

2.「助手幫忙反向地板提腿」（Partner-Assisted Leg Raise On Floor）

△「曲膝提腿」也可以躺在地板上做，叫做「地板曲膝提腿」。

△為了要增加對腹肌的刺激力，找一位助手在雙腿上抬到頂時，幫忙用力推回去，這就叫做「助手幫忙反向地板提腿」。

動作說明：

△做動作的人仰躺在地板上，雙腳膝蓋微彎曲。兩手向後伸直，抓著站在他頭部後面助手的小腿。

△下腹肌用力使「骨盤」向「胸腔」的方向收縮，兩隻腳也隨著往上抬。快到頂時，站在後面的助手馬上用力將他的腳推回去。

△做動作的人在腳被推回去時，要以腹肌的力量去抗阻，以增加腹肌的「反向」（Negative）受力。

△如果練腹肌每一下動作的「正向」（Positive）與「反向」都能用到力，那效果肯定是最好的。這就是我在「訓練原理」篇中所講的「反向用力訓練法」（Reverse-Gravity Training Principle）。

△ 做這個動作要維持一定的速度，不可以愈做愈快。

△ 雙腳在放下時，不能碰到地板。往上時也不可以用踢的方式。

3.「仰臥曲腿提臀」（Lying Bent-Leg Hip Raise 如圖）

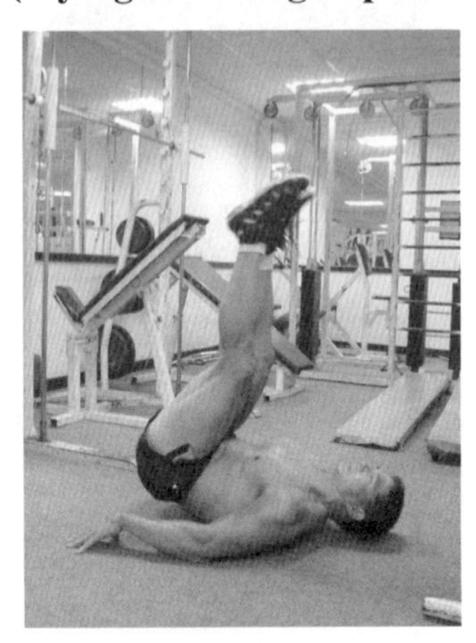

△「提臀」（Hip Raise）與「臀部上推」（Hip Thrust）是一樣的意思。

△ 我們知道練下腹肌的動作，基本上是「骨盤」向上收縮。「骨盤」當然是位於「臀部」裡面。

▲ 所以不管叫「提臀」或是「臀部上推」，它跟「提腿」動作有甚麼不一樣呢？就是做「提臀」（臀部上推）時，兩條腿不加入運動。

動作說明：

△ 仰躺在地板上，兩手伸直放在身體兩側，以手掌扶住地面。

△ 兩條腿膝蓋微彎向上舉起，約與地面成垂直狀態。

△ 下腹肌用力，使「臀部」往上抬高，要感覺是「骨盤」在向上推。屁股要儘量離開地板，兩腳腳掌好像是往天花板踩。

△ 一上一下的動作速度，要用下腹肌控制著，不能太快。

△ 整個動作幅度很小，大部份要靠體會。

△ 不要愈做愈快，做到後來只剩下兩隻腳尖在往上「點」。

△這個「提臀」動作，也是增強下陰器官的收縮控制力。

4.「反向縮腹運動」（Reverse Crunch 如圖）

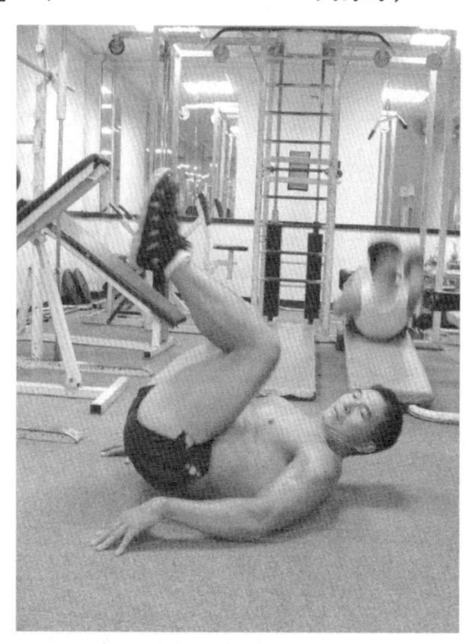

▲「反向縮腹運動」（Reverse Crunch）又跟前面的「仰臥曲腿提臀」以及「提腿」有甚麼不同呢？

(1)「反向縮腹」動作的幅度比「提腿」小，比「提臀」大。

(2)「反向縮腹」只是要「骨盤」向上完成整個收縮動作，不像做「提腿」時；要借助雙腿加大動作幅度。也不同於「提臀」動作；只是「臀部」往上抬高而已。

動作說明：

△ 身體仰躺在長形椅上面，雙手向後彎，反握頭部兩側的椅面以固定身體。

△ 兩腳膝蓋打彎朝上懸空，大腿與椅面、小腿各成 90 度。兩隻小腿騰空交叉以保持身體平衡。

△ 下腹肌用力收縮，使「骨盤」向胸部的方向轉動。大腿與小腿間角度不變，膝蓋隨著「骨盤」的轉動，很自然地讓它儘量往胸部靠。

△ 整個臀部屁股要完全懸空往上抬，離開椅面。

△ 下腹肌收縮到極限時，也同時完成吐氣。「骨盤」再慢慢伸展回去，恢復原來的姿勢。

△ 肩膀、上背部不要用力，要貼住椅面。

▲ 所有的練「下腹肌」動作，其實都是「反向縮腹」運動的一種。只是做的方式與收縮幅度有所不同而已。

▲ 「反向縮腹運動」也可以在斜板上做，以增加下腹肌的刺激作用。如果雙腳往下放太低（多），那就變成「斜板曲膝提腿」了。

5.「懸吊曲膝提腿」（Hanging Leg or Knee Raise 如圖）

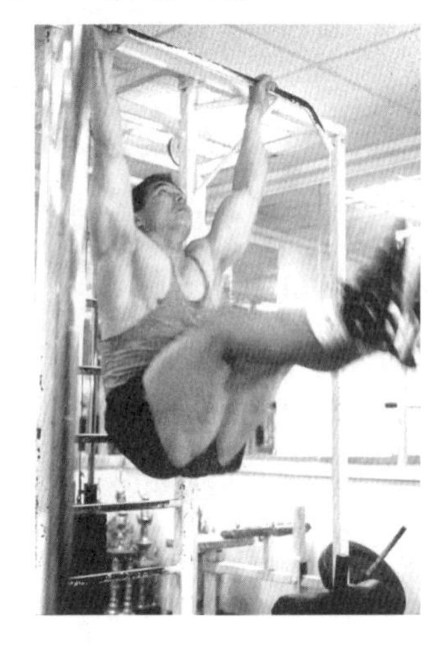

△ 身體懸吊騰空著做「曲膝提腿」，當然比做「斜板曲膝提腿」困難度高，這是一個比較高難度的動作，不太適合初學者做。

動作說明：

△ 雙手向上伸直，比肩稍寬抓住單槓，讓身體呈懸空吊掛狀態。

△ 兩腳膝蓋微彎，下腹肌用力，使「骨盤」往上收縮；轉向胸腔。

△ 「骨盤」向上翻轉時，微彎的兩腳也隨之往胸部的方向抬。

△ 下腹肌要儘量收縮，讓雙腳的膝蓋幾乎要碰到胸部。

△ 收縮動作完成後，雙腳在「骨盤」向下伸展回來時；也要慢慢地跟著放下來。

△ 雙腳的上抬、放下動作，要控制著一定速度，不可以用甩的或擺盪。只要上半身一擺動，就很難練到腹肌。

▲ **如果當骨盤往上收縮、大腿向上抬時，整個下半身同時往左、往右轉。這樣就可以練到腹部兩側，去除兩邊的贅肉！**

△ 體重過重或握力較差者，可以考慮使用「助握帶」幫忙。

△ 如果雙手握力無法承擔體重，或腹肌較沒力者，可先做其它的提腿動作。

△ 雙腿如果稍微伸直些，做起來會困難一些。但如完全打直的話，那就差不多是「臀部伸屈肌」（Hip Flexors）在出力了，下腹肌根本就沒用到力。

6.「垂直椅靠背曲膝提腿」（Vertical Bench Leg Raise 如圖）

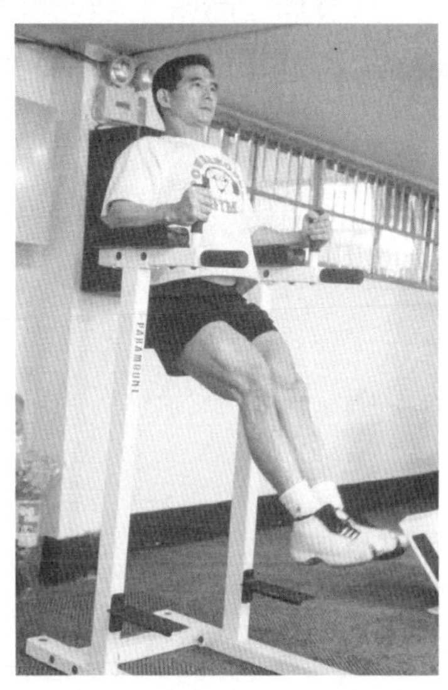

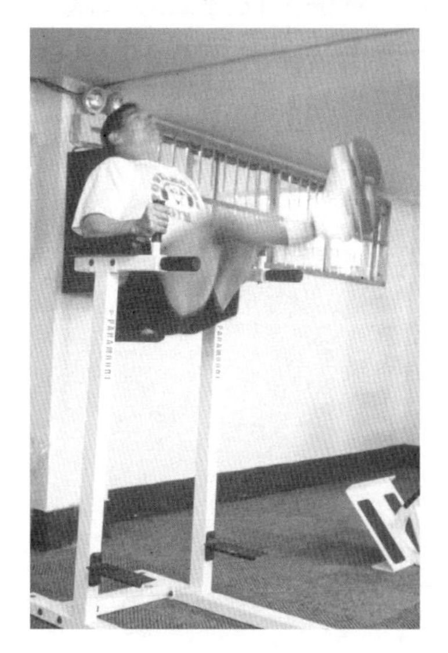

△ 由於身體懸吊在空中做「曲膝提腿」，是相當困難的一個動作。如果背部有靠墊，上半身就可以固定不晃動。

△ 還沒有辦法做「懸吊曲膝提腿」的朋友，可以先試試在「靠背直椅」（Vertical Bench）上做曲膝提腿，比較容易有感覺。

動作說明：

△ 以雙手手肘放在「手靠墊」上，撐住身體的重量。整個背部貼著「背靠墊」，以固定上半身。兩腳膝蓋彎曲。

△ 下腹肌用力，使「骨盤」向上轉動；兩腳跟著上提。往上抬到膝蓋接近胸部的高度。

△ 腹肌在完全收縮後，「骨盤」再慢慢向下伸展回來。兩腿也隨之放下，膝蓋在全部過程中，都要保持彎曲。

△ 兩腿上提或放下，要跟著腹肌的收縮而動。腹肌收縮伸展多少，兩腳就跟著動多少。不是兩隻腳逕自擺盪或一昧往上踢。

△ 兩腳伸直一點，動作做起來會比較困難些。但是腿部也會跟著用到力。

▲ **「骨盤」在往上的時候，也可以同時往「胸腔」的左邊或右邊轉，這樣就能練到左右腹斜肌。筆者認為這是去除腰部兩側贅肉最快，最有效的動作！**

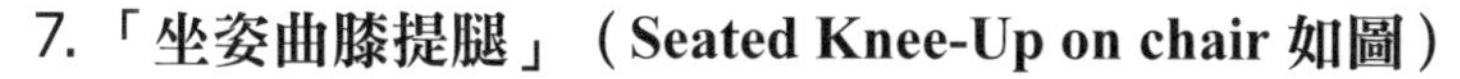

7.「坐姿曲膝提腿」（Seated Knee-Up on chair 如圖）

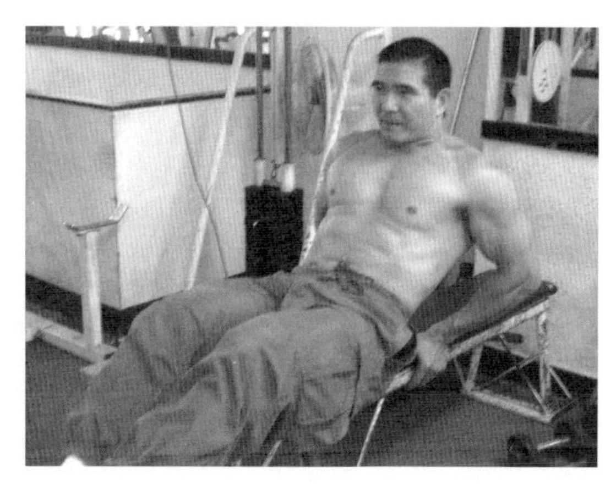

△ 坐在椅子上做「曲膝提腿」又比上一個「靠背直椅曲膝提腿」，來得容易做。平常在家裡也可以隨時練。

動作說明：

△ 找一張約比膝蓋稍高的椅子，臀部坐在椅邊。兩手扶住臀部兩邊的椅側，上半身微向後傾固定不動。

△ 兩腳懸空彎曲前伸，膝蓋約跟椅面同高。

△ 腹肌用力，讓「骨盤」向「胸腔」方向轉動，兩腳隨著上提，膝蓋往上胸接近。

△ 腹肌在完全收縮後，再讓「骨盤」徐徐回到原來的位置方向。兩腿跟著放下，膝蓋還是打彎著放到椅面的高度。

△ 兩腿是跟著腹肌的收縮而上提或放下，而且不要放太低，以免用甩或踢腿上來。

△ 上半身也不能前後晃動，動作要保持一定的速度，不要太快。

△ 在家或辦公室裡，可以找一張兩邊有扶手的椅子，兩手手肘放在扶手上。這樣做「提腿」的效果也不錯。

8.「滾輪運動」（Wheel Abs Roll 如圖）

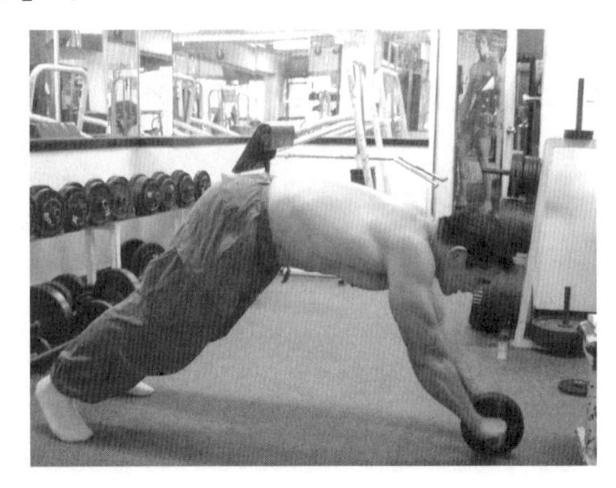

△ 很多人把「滾輪運動」當成一個居家自行鍛鍊腹肌的動作。

△ 全身肌力差的人，或是過胖者不要驟然使用「滾輪」，以免受傷。

△ 從未練過「滾輪運動」者，在開始時，先以雙腳膝蓋著地（最好墊塊軟墊）。慢慢往前滾動，俟腹肌力量較強後，再讓兩個膝蓋離開地面。

△「滾輪運動」不只對腹肌吃力，全身各部位的肌肉多少都會用到力。

△ 做這項動作時，要注意到「平衡」與「安全」的問題，以減少受傷的可能。

第十四篇 肌肉鍛鍊篇—

腿部的鍛鍊法（LEGS）

Get a ***Leg*** up！

■ 練腿器材介紹

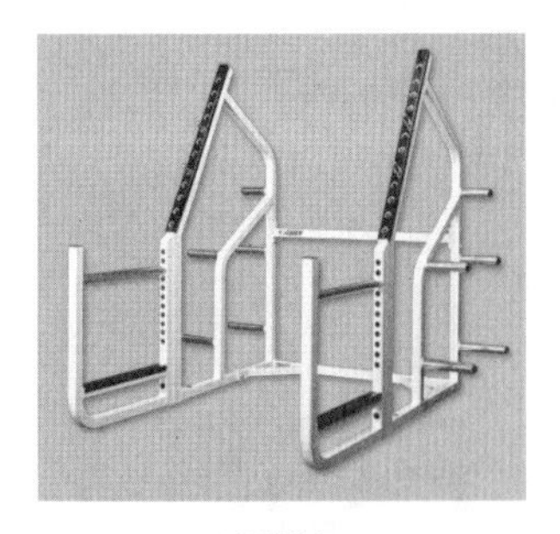

蹲舉架

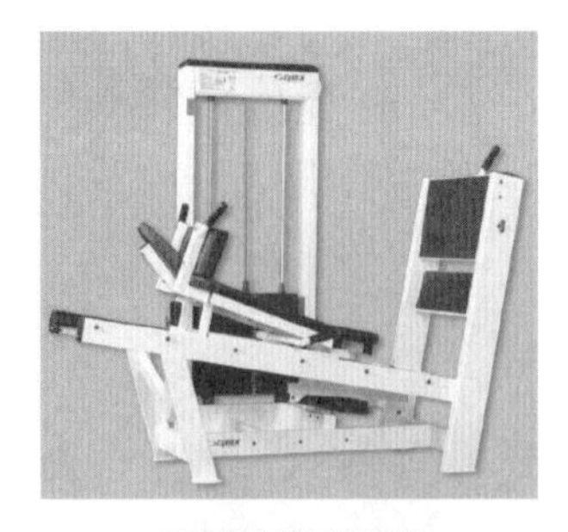

仰臥斜蹲腿機

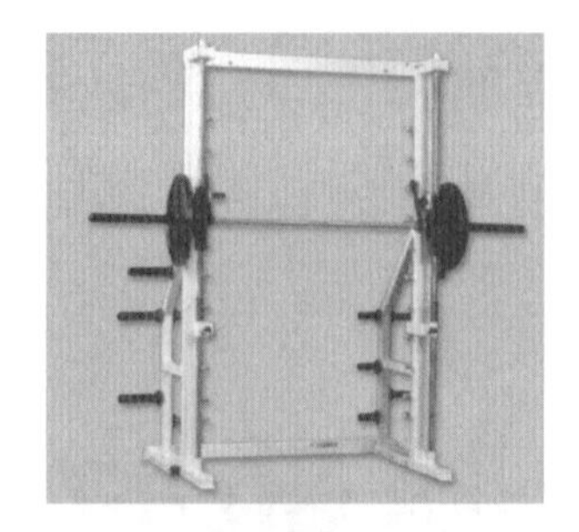

史密斯機器

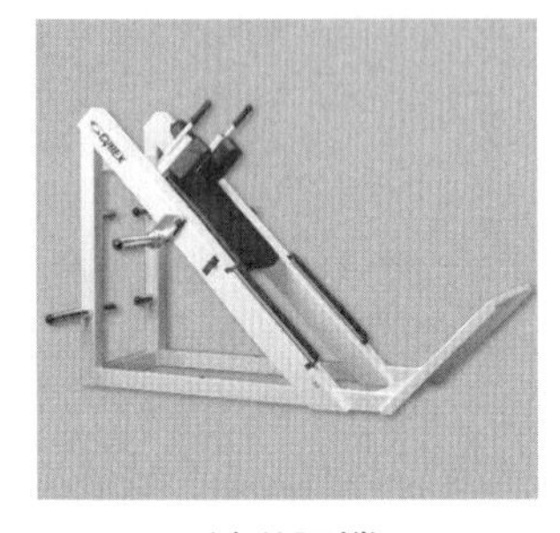

斜蹲腿機

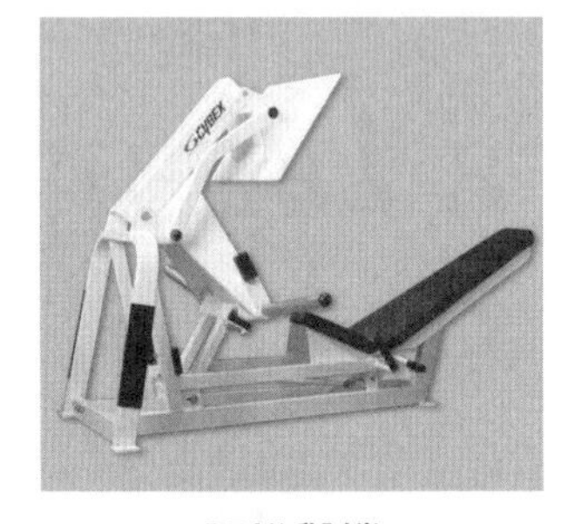

腿推舉機

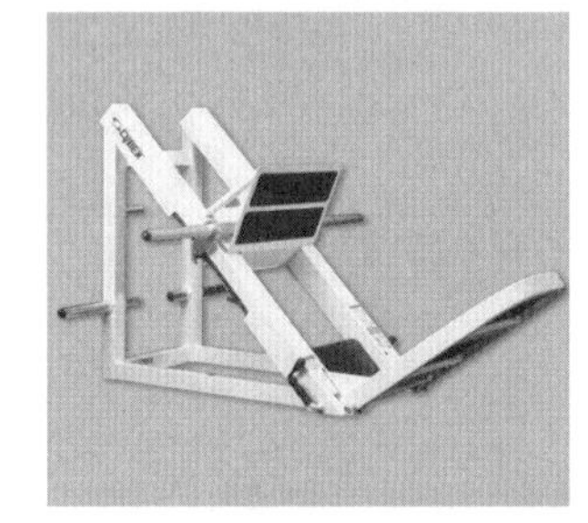

腿推舉機

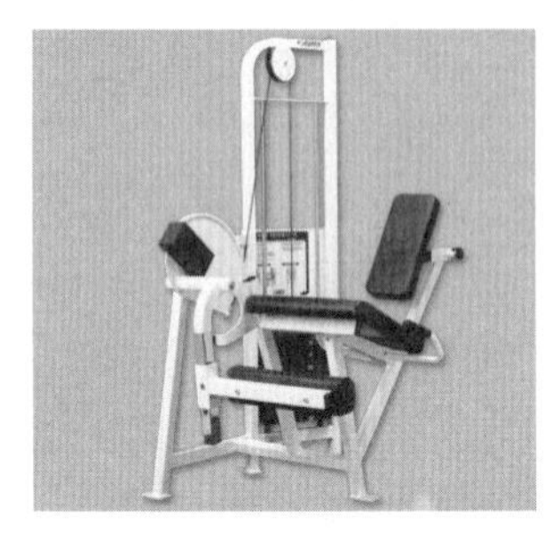

伸腿機

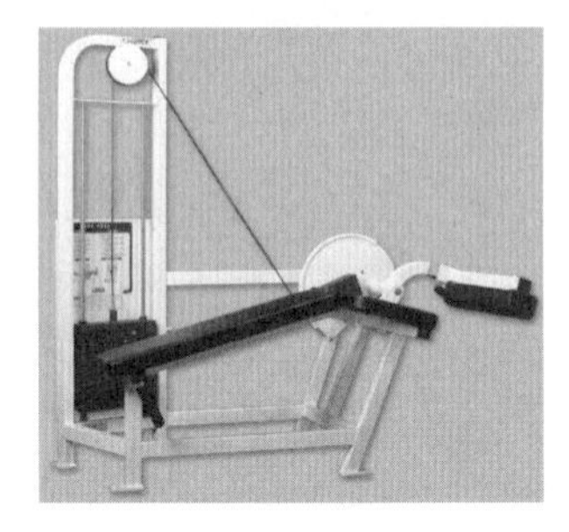

俯臥曲腿機

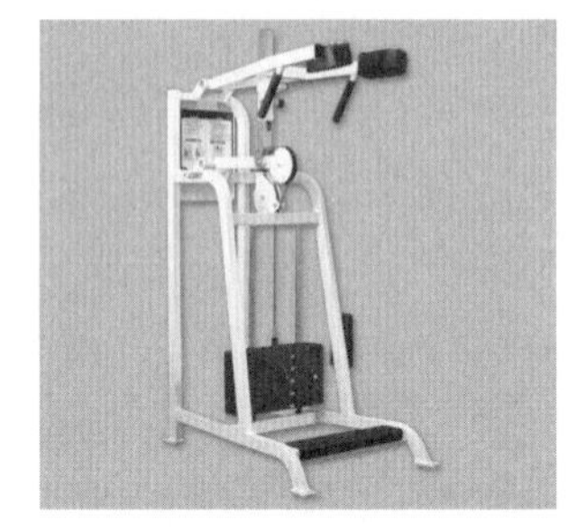

立姿小腿上提機

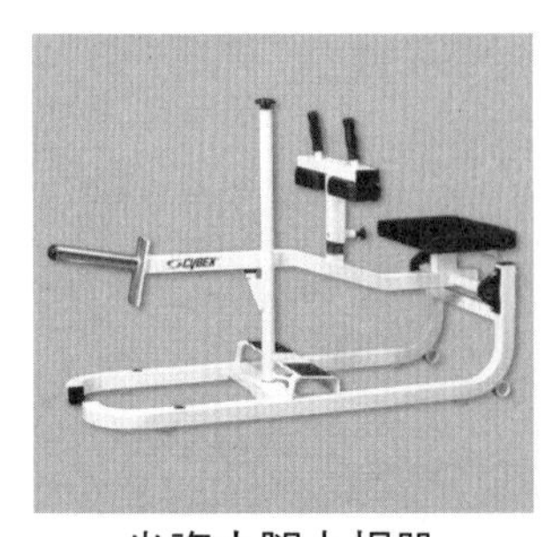

坐姿小腿上提肌

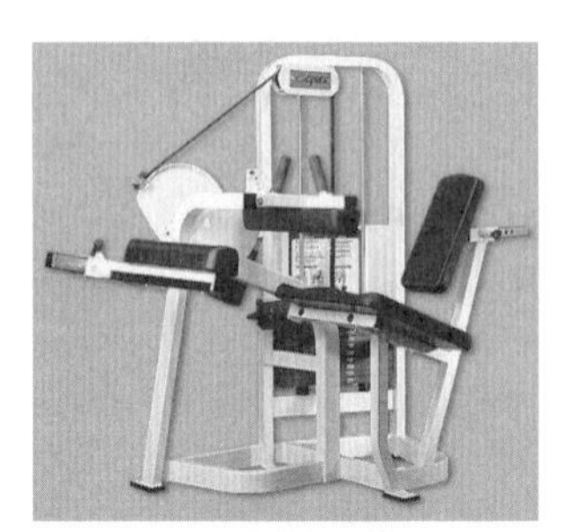

坐姿曲腿機

第一章　肌肉說明（如圖）

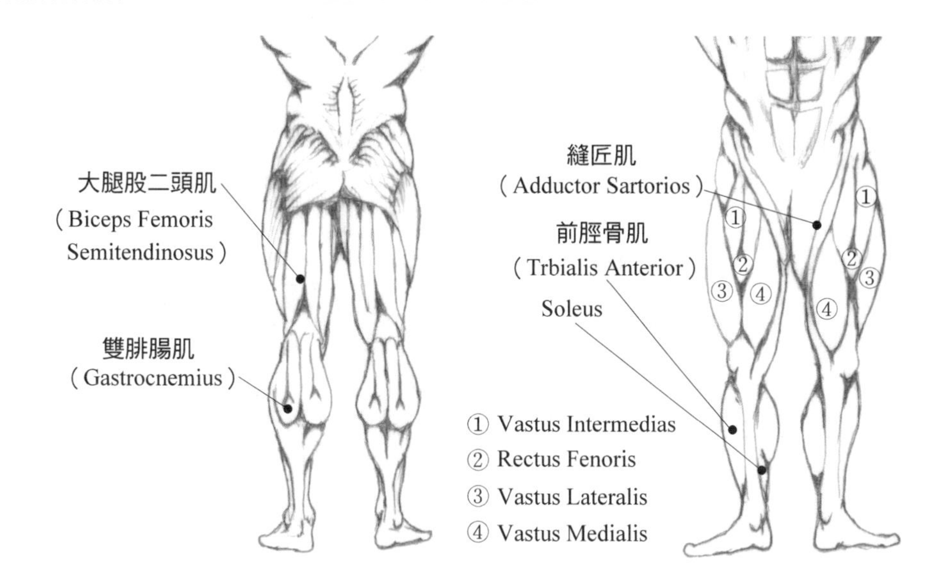

一、名稱

基本上，腿部肌肉分三部份：

1. **「大腿股四頭肌」（Quadriceps 簡稱 Quads 或 Front Thigh、Front Leg）。**

「股四頭肌」位於大腿的前面，主要由四個肌肉群組成：

① Vastus intermedius

② Rectus Femoris 組成大腿上方中間的 V 字形肌肉。

③ Vastus Lateralis 位於膝蓋上方外側

④ Vastus Medialis 位於膝蓋上方內側。

還有位於大腿上面內側，長條形的的 Sartorius，與 Adductor Longus，就是我們通稱的「縫匠肌」。

2. 「大腿股二頭肌」（Hamstrings 簡稱 Hams 或 Rear Thigh、Leg Biceps）：

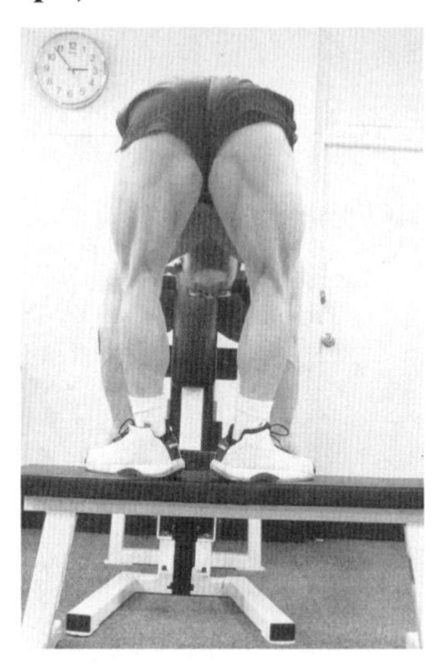

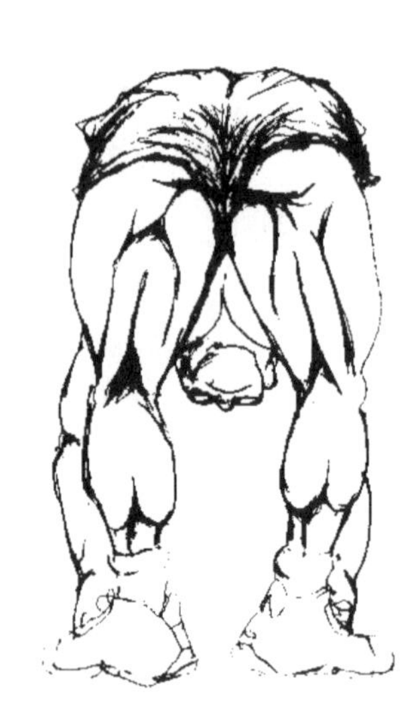

大腿的後側肌肉叫做「股二頭肌」，主要的肌肉群是 Biceps Femoris、Semitendinosus 與 Adductor Magnus。

3.「小腿肌」（Calves）主要由三個肌肉群組成：

(1) Gastrocnemius「雙腓腸肌」，位於小腿的後面上方。像兩片長長的烏魚子。

(2) Tibialis Anterior「前脛骨肌」，位於小腿前面的脛骨上，稍靠外側的肌肉。

(3) Soleus，位於小腿脛骨內側的長形深層肌肉。

二、功能

1.「大腿股四頭肌」主要是讓，整隻腿「伸直」或向前「伸展」。

2.「大腿股二頭肌」則是讓，整隻腿（含小腿）向後方「彎曲」。

3.「小腿肌」的作用，是讓腳踝以下的腳掌活動。

三、重要性

△「腿部」是身體「最大」、「最有力量」的肌肉部位。

△而且兩條腿約佔全身體重的一半。

▲所以，如果不練腿，等於放棄一半的健康！所以，腿是「第二個心臟」。

△很多人說：我已經有在跑步，不用再「練腿」（尤其是壓腿）！

△「跑步」很好，我知道。對不起！但它沒辦法讓你兩條腿的「形狀」、「線條」變「健美」！

△還有，「跑步」是能讓你瘦下來。但整個人只小了一號，原本鬆垮垮、軟趴趴的部位還是一樣！

△又有人說：我的兩條腿已經很粗了，不想再練下半身。

△那我告訴你：就是因為很粗，連屁股都很大。所以更要想辦法把「兩條腿」跟「屁股」的肥肉練掉！這樣腿看起來才不會粗，而變成「美腿」！

△不管你是「鳥仔腳」或是「蘿蔔腿」，都要借著健身器材，把兩條難看的腿練到漂亮！不要藉口一大堆，自認不去練它也沒關係。

△如果要想身體健康、全身平均發展，兩條腿就必須鍛練。

△「健美比賽」中，裁判們都知道：只要一眼看過去，那些兩隻腳練得不好的選手，八成一定是「不能吃苦」的。只要腿練得好的選手，其它部位的肌肉也不會差到哪裡！

△兩條腿如果練不好，整個身體看起來上重下輕。不可能只把上半身練漂亮，就可以拿到冠軍的。

△有時候「健美比賽」決勝負的關鍵，往往在腿部上。尤其是轉到「側身」或「背向」裁判時，腿部肌肉如不夠發達或線條切割不清楚。整體看起來，就顯得很不協調。

四、課程安排法

△「腿部」既然是身體「最大」的肌肉部位，所以最好是單獨擺在一天練。

△如果要和其他的肌肉部位一起練，就儘量不要跟「大的」部位（如胸、背）或太多其他的部位。最好是跟小的部位，如手臂二、三頭肌一起練。

△腿部因為是很大的肌肉部位，整個課程練的「組數」、「次數」都要稍微多一些。尤其是每一組的「次數」，一定要在 10 下以上。

△各位都知道：大的肌肉部位需要較久的熱身或活動之後，練起來才會感覺到膨脹。尤其是腿部，如果光是用很重練，而次數又低的話，那頂多是力量增加的較快，肌肉不見得會跟著大或結實。

△像「阿諾」以前練腿時，常常就只有做「壓腿」（squat）等一、兩項基本動作。而且「壓腿」有時一壓就是 10 幾組，不但全蹲，每組還壓到 2、30 下以上！

△當今的「奧林匹亞先生」Ronnie Coleman 一直強調：腿要練粗、練結實，唯一方法就是每個動作的每一組都要做 12 下以上！而且整條腿要同時一起練，不能前面的「股四頭」跟後面的「股二頭」分開兩天練。

△不管你練健美的「資歷」有多久，或腿練得有多漂亮。練腿課程中的動作，一定至少要包括一、兩項「雙關節」的「基本動作」；如「槓鈴深蹲」或「腿推舉」。

(一)「初階」參考課程表

課表 1.「史密斯機器深蹲」	3～4 組×12～15 下
「俯臥曲腿」	2～3 組×10～12 下
課表 2.「機器腿推舉」	3～4 組×12～15 下

「俯臥曲腿」　2～3 組×10～12 下

課表 3.「槓鈴深蹲」　3～4 組×12～15 下

「俯臥曲腿」　2～3 組×10～12 下

(二)「中階」參考課程表

課表 1.「槓鈴深蹲」　4～5 組×12～15 下

「機器腿伸展」　3～4 組×8～10 下

「俯臥曲腿」　4～5 組×10～12 下

「小腿上提」　2～3 組×10～12 下

課表 2.「史密斯機器深蹲」　4～5 組×12～15 下

「機器斜蹲」　3～4 組×10～12 下

「俯臥曲腿」　4～5 組×10～12 下

「小腿上提」　2～3 組×10～12 下

(三)「高階」參考課程表

課表 1.「槓鈴深蹲」　3～4 組×12～15 下

「機器腿推舉」　3～4 組×12～15 下

「機器斜蹲」　3～4 組×10～12 下

「機器腿伸展」　3～4 組×12～15 下

「俯臥曲腿」　5～6 組×12～15 下

「坐姿小腿上提」　4～5 組×10～12 下

課表 2.「機器腿推舉」　4～5 組×12～15 下

「頸前深蹲」　3～4 組×10～12 下

「機器腿伸展」　4～5 組×12～15 下

「立姿單腳曲腿」　4～5 組×10～12 下

「跨步蹲」　2～3 組×12～15 下

「直腿硬舉」　2～3 組×10～12 下

「小腿上提」　4～5 組×10～12 下

第二章 腿的各部位練法

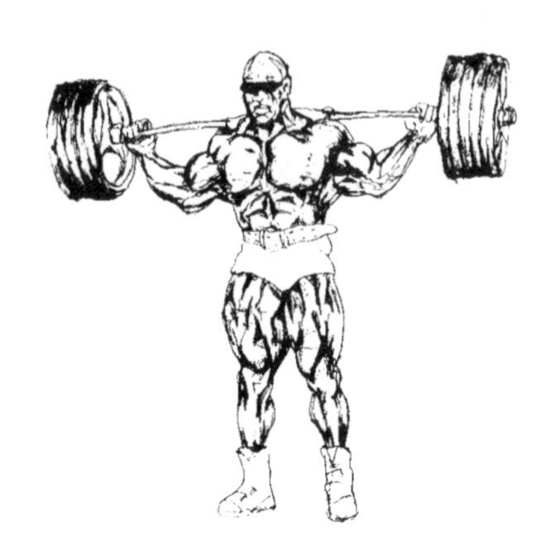

SHUT UP and SQUAT !

一、「大腿股四頭肌」（Quadriceps）練法

△「大腿股四頭肌」是腿部最大的肌肉部位。

△ 它通常被簡稱為 Quads 或是 Thighs，也可以叫做 Front Thigh 或 Front Leg。

△發達完美漂亮的「股四頭肌」應該是：

※上面從胯骨開始，往下連到膝蓋上方，整個四頭肌清清楚楚。

※上端中間的 Rectus Femoris 與 intermedius 成「V 字形」。

※膝蓋上方的兩塊肌肉，要像兩滴「眼淚滴」掛在那裡。

※兩條腿內側的「縫匠肌」也要浮出來看得見。

※最好還要有「橫切」的線條。

△ 不管你的「股四頭肌」形狀是上下成「四方形」，或是「倒竹筍

形」。「尺寸」、「形狀」、「線條」三大要項一定要齊全！

△ 練「股四頭肌」的動作，不外乎是「練大」的「雙關節動作」與練「線條」的「單關節動作」。

△ 很多初學者與較資淺的選手，常常不練腿。或是只做一些「伸腿」、「跨步蹲」的動作，像「槓鈴深蹲」（Squat）這種辛苦的動作，能免則免。長久下來，下半身就很難跟上半身搭配得上。

△ 練「股四頭肌」的基本動作，如「槓鈴深蹲」，課程中一定要有。

△ 腿部是大塊肌肉，需要長期苦練下來才會有一點雛形。不像手的二、三頭肌，稍微苦練一陣子，馬上就看得到成果。

(一)練股四頭肌的「雙關節動作」

1.「槓鈴深蹲」（Barbell Squat 如圖）

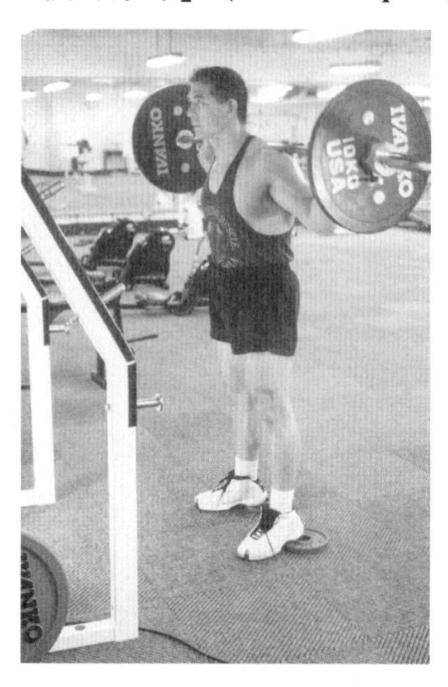

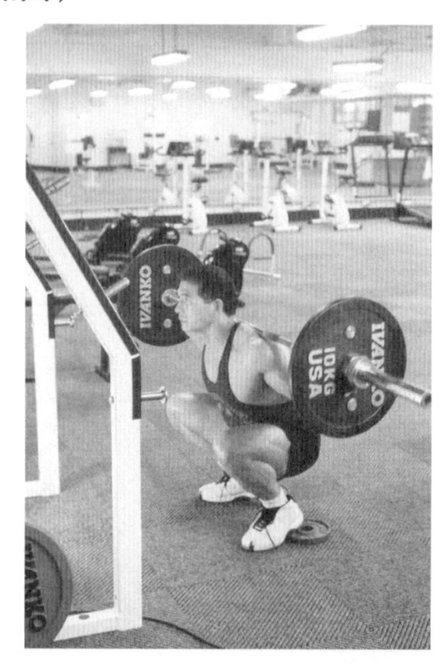

△「槓鈴深蹲」的正確稱呼是「槓鈴背後曲膝深蹲」，可簡稱為「背後深蹲」、「深蹲」或「蹲舉」、「蹲腿」。甚至是在台灣的健身院中一般通稱之「壓腿」也可以。

△ Squat 練到 250 條以上的肌肉，Squat （就算空手）也比 push-ups（伏地挺身）好。

△ 因為 Squat 動用到比較多的 "Stabilizer Muscles"（穩定性肌群）所以需要更多的熱量來供應！

△ 根據實驗（Missori Trunman 州立大學）barbell squat 比 Leg press 可多燃燒 50%的熱量！

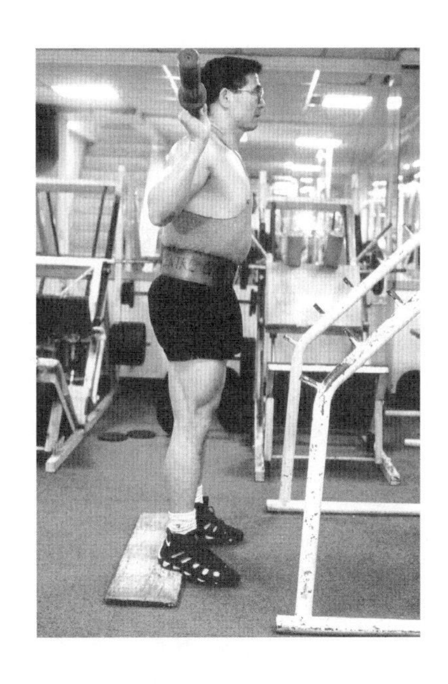

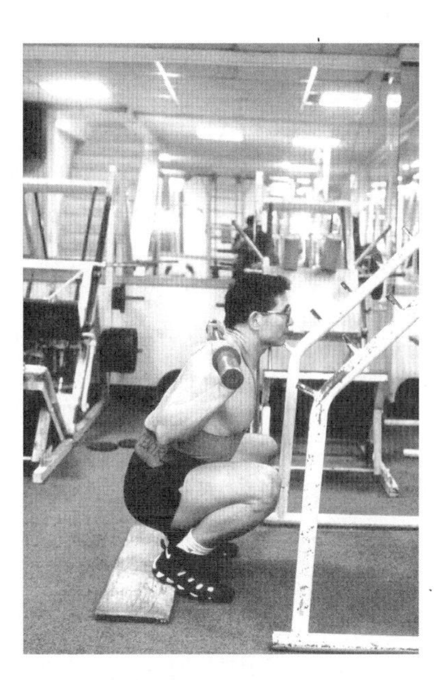

△ 當你練完 Squat 時，真的可以說〝I'm finished〞！（我完了！）

△ 很多人對 Squat「〝愛恨交加〞」——I hate when I'm doing them, and I love when I'm done！（練的時候恨它，練完後卻愛它！）

▲「槓鈴深蹲」也是一個很具有爭議性的動作，因為：

※有人說：它是「所有動作之王」（King of All Exercises）。不只是大腿；身體要練大、練壯，一定要做「槓鈴深蹲」。所謂"Squat to get big"就是這個意思。

※也有人說：「蹲舉」是所有健身動作中，最具危險性。它會讓你的腰部、臀部變大，而且容易傷到腰椎、膝蓋。所以要改做「腿推舉」或「機器斜蹲」，因為這些動作也可以把腿練大了。

△ 我的看法是：「槓鈴深蹲」具有無可取代的特殊性與功效！但如果你是有傷在身或身體先天上構造不適合練（如膝蓋、小腿問題），或根本只是不願意把動作「做標準」的話。那請你「寧可不要做，也不要做不正確的動作」，以免受傷！

▲ 做「深蹲」時，基本上是以下這些肌肉部位共同參與動作：

(1)「讓膝蓋伸展的肌肉群」（Knee Extensors）

也就是「股四頭肌」群（Quads），「深蹲」時最主要鍛鍊到的肌肉群，讓膝蓋伸展，使整條腿能負重著槓鈴站立起來。

(2)「讓膝蓋彎曲的肌肉群」（Knee Flexors）

「股二頭肌」群（Hams）在你往下蹲的時候，同樣要一起出力控制著你的下蹲速度與平衡。尤其是大腿往下低過與地面的平行線之後，大腿後面的「股二頭肌」開始也練到了。但也有人實驗報告指出「槓鈴深蹲」是練不到股二頭肌！

(3)「脊椎直立肌」（Spinal Erector）

當你做「深蹲」時，扛在肩膀上的槓鈴重量，是靠著背部的肌肉；尤其是脊椎兩側的「脊椎直立肌」。撐住整個重量，讓它保持固定不動。它是屬於一種「穩定作用」的肌肉群。

(4)「臀部伸展的肌肉群」（Hip Extensors）

「臀大肌」（Gluteus maximus）在你「蹲腿」往下的時候，跟著伸展開來，也成為一個「穩定作用」的肌肉群。所謂壓腿時「下盤」要穩，主要指的就是「臀大肌」。

它跟「股二頭肌」一樣，當你大腿往下蹲低過與地面的平行線之後，整個「臀大肌」也跟著練到了。

(5)「縫匠肌」（Adductors）

大腿內側的三條「縫匠肌」：Longus、Brevis、Magnus 也是屬於「穩定作用者」（Stabilizers）的肌肉群。尤其是兩條腿往下蹲時，一面下蹲、一面張開。站起來時，兩條腿又要合攏。這些動作靠的就是「縫匠肌」。

「槓鈴深蹲」的準備工作

▲「槓鈴深蹲」從另外一個角度看，確實是比較具有危險性。所以做這個動作之前（尤其是想嘗試重一點時），必需準備一些「裝備」：

(1)「鞋子」

重量訓練鞋（如專業的 OTOMIX 牌）、「籃球鞋」、「慢跑鞋」都可以。甚至半長筒運動鞋；以保護固定住腳踝。早期練健美時代，很多人（包括筆者）都是光著腳就「壓腿」，久而久之也習慣了。因為像「阿諾」他們那些選手，當時也很少人穿鞋子練。

(2)「護腰皮帶」（如圖）

如果要嘗試做「很重」（當一組只能壓五、六下以下時），最好是繫上「舉重」或「健力」所用的寬一點、硬一點「皮」帶。不要用軟趴趴的尼龍皮帶。

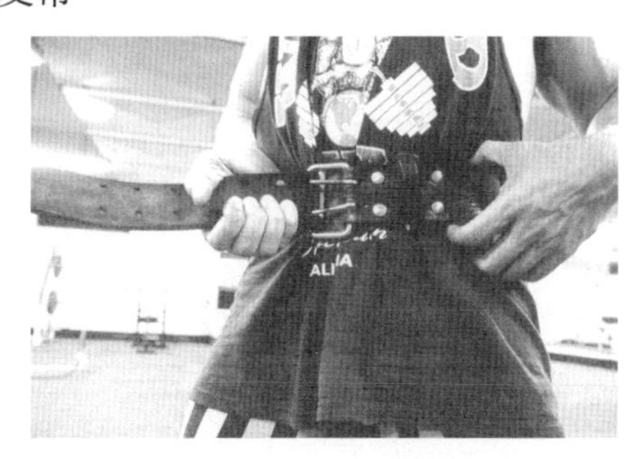

「皮帶」的繫法是：先吐氣，再把肚子縮下去，然後才繫扣上皮帶，讓皮帶緊撐住腰椎。惟不能妨害到呼吸，寬緊約以能迅速解下皮帶為原則。

(3)「護膝帶」

只有在嘗試做很重時（約只能壓三下以下）才考慮用，或者膝蓋原本就不舒服。否則如果動不動就用「護膝帶」，長久下來膝蓋本身就沒有自己的支撐力量；甚至退步。

※「護膝帶」最好是用「帶狀長條形」可調整鬆緊。不要用套筒式的，稍用幾次彈性就容易疲乏。

(4)「補手」（Spotters）

為什麼英文" Spotters"要用複數呢？因為要是你壓到 100 多公斤以上時，只有一個人站在後面「補」（spot），往往是不夠的。萬一真的起不來時，就需要槓鈴的左右各再站一個人幫忙。

△「補壓腿」還真是需要一些技巧，因為「槓鈴深蹲」整個蹲下站起動作的上下幅度很大。站在後面「補手」的兩隻手，可以扶托著做動作人的腰部兩側。或是手掌掌心朝上，用四隻指頭輕輕托觸著鐵槓，隨著鐵槓的上上下下，絕對不能抓的緊緊的。要看「壓腿者」的動作而反應，也不可以一把就往上拉。站在身後補的人，最好身高要比「壓腿者」高，比較好補，也較安全。

▲「槓鈴深蹲」的動作說明：

※ 面對著「壓腿架」槓鈴，兩腳打開約肩膀寬度，腳尖微朝向外站立。

※ 雙手分握著槓鈴約比肩膀寬的地方，然後以「上肩斜肌」（不是頸部）的地方扛住槓鈴的中心處。

※ 身體將槓鈴扛起來往後退，距離「壓腿架」約 5、60 公分處站穩。雙手肘要朝下，不可以往後抬。

※ 這時頭微抬，兩眼平視前方。挺胸、背部跟腰椎打直，腹肌也一起用力，協助腰椎共同撐住重量。

※ 全身往下蹲時，上半身要保持微向前傾姿勢，但與地面之間不能小於 45 度，否則腰椎也會往前弓而受傷。

※ 往下蹲到大腿約與地面平行或稍低即可。

※ 如再往下蹲，「腰椎」跟「膝關節」會愈吃力，甚至於受傷。

※ 身體下蹲到正確的位置後，不能停止，馬上再站起來。

※ 身體站直後，馬上接著再往下蹲。不可以直立站著休息喘氣，因為當兩腳一打直時，是骨骼在支撐槓鈴的重量，肌肉反而呈休息狀態。

△ Ronnie Coleman 特別強調蹲舉不是上上下下 "down and up"，而是要像地鐵的「環狀線」一樣不能停（a continuous Loop）！他並說：……all the way down to "hams on calves"！（蹲到底，讓股二頭碰到小腿）

※ 槓鈴的重量在整個動作過程中，要一直保持在整隻「腳掌」的中心點上方。也就是在動作中，槓鈴上上下下的這條線，與地面是成垂直的。而地面上那個「垂直點」，要一直在「腳掌中央」。

※ 頭不能抬太高，否則後面脊椎會跟著彎太多。

▲做「槓鈴深蹲」時的呼吸方法很重要：

(1) 如果你用的重量很輕，1 組的次數可以超過 10 幾下。那往下蹲時慢慢用力吸氣，站起來時吐氣就可以。

(2) 假如你壓的很重（一組只能做五、六下以下）。在剛開始要往下蹲時，就得先吸一口氣。從蹲到底再往上站起來的過程中，要屏住呼吸，一直到你全身站直時，再把氣吐掉。

※ 這樣的呼吸方式，最主要是身體在往上站起來的時候，如果憋住氣，那整個胸腔、腹腔中的壓力增強，可幫忙固定支撐著整個身體。這樣不但力氣增加，而且腰椎也比較不會受傷。

▲做「深蹲」時，到底「後腳跟」要不要踩在有一點高度的木板上？

(1) 原則上不要踩任何東西在腳跟下面，因為我們穿的運動鞋本身，它的「後腳跟」本來就高了一點。

如果「腳跟」再一墊高，整個槓鈴的重量會往前移，連帶膝蓋的位置也會往前移。一旦膝蓋的位置往前移，超過了腳尖，不但「膝蓋」壓力增大。連腰椎都因上身往前彎而易受傷。

※ 所以為防止「膝蓋」受傷，兩隻腳平踩地面，不要墊高。往下蹲到大腿與地面平行或稍低即可，這樣就可確保「膝蓋」、「腰椎」的安全。

(2) 但如果做「深蹲」（壓腿）時，能夠全蹲蹲到「臀部」比膝蓋還低的話，整個「屁股」、「股二頭肌」、「縫匠肌」……等都可以練得到。而且絕對非常的累、非常喘，不是做「半蹲」或「蹲到大腿與地面平行」所能相提並論。

※ 問題是：有些人的「膝蓋」、「小腿」（尤其是 Achilles 腱、前脛骨肌）、或是大腿後面「股二頭肌」。在先天上「伸展柔軟度」較差，活動的範圍也較小。所以會蹲不下去，如勉強蹲下去的話，「後腳跟」就自然抬起來。要不然就是脊椎往前彎。

※ 解決之道是：先不要扛槓鈴，空著手練習做標準的「深蹲」動作，等到一段時間習慣以後，再試扛重量看看。要是姿勢還無法做正

確，那就保持不要蹲太低，或改用「史密斯機器」做深蹲了。

(3) 假如你試來試去，還是覺得後腳跟下要踩一塊木板或小鐵片，才能姿勢正確地蹲下去。而且背脊可以打直，膝蓋也不會超過腳尖。就算再蹲低一點，「膝蓋」、「腰椎」也不會不舒服，那這樣你就照你的方式去練吧。至於墊多高呢？筆者認為：以赤腳估算，腳跟墊高離地面約一英吋左右即可。

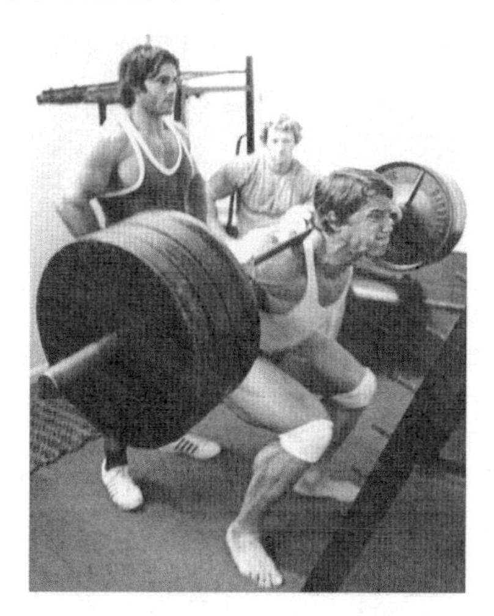

（以前阿諾練蹲舉的狀況）

△那做「深蹲」（壓腿）時，可不可以不穿鞋，光著腳就壓呢？

如果你練的重量很輕、次數很多，光著腳倒還可以站的穩。但是，重量加很重的話，雙腳在移動時候會有點危險，怕站不穩或扭到腳踝。所以，請穿上堅固一點的運動鞋再壓腿。不要穿「功夫鞋」或「平底布鞋」做「深蹲」動作！

況且，現在的健身場所，都規定要穿鞋。一來安全，二者比較合乎公共衛生。而且場地大部份是地毯，硬度不夠，光著腳踩下去，對腰椎會造成傷害。不像以前的老式健身院，壓腿的區域往往都是鋪上 又硬又止滑的橡膠墊。

所以，當你要做「壓腿」時，請先檢視一下「壓腿架」前的地面。看看地毯的硬度夠不夠？如果太軟或地毯毛太長的話，雙腳在移動時會不穩，而且腰椎很容易受傷。

解決之道：在地毯上面鋪上一塊材質較硬的「厚橡膠墊」。

△ 做「深蹲」所用的槓鈴，最好是用標準的「奧運舉重槓鈴」。因為「舉重槓」的鋼質比較好，又有彈性。兩端加掛鐵片的那一截，與中間用肩膀扛的這一段是互相可以轉動的。這對做動作者的腰椎有很大的保護作用！

要儘量避免用白鐵材質的槓鈴做「深蹲」（或臥推），因為「白鐵」的材質較軟，沒有彈性。用久了或重量加多一點，馬上就變形。對練「壓腿」時很傷腰脊椎，練「臥推」時很傷手腕關節；甚至肩膀。

因為「舉重槓」的材質是「鋼」，容易有銹。就算是昂貴的健身中心也不見得會有。所以不要嫌「舉重槓」有銹難看，這才是真正的好槓鈴啊！

△ 前面講過，「壓腿」時兩隻腳站的寬度，約是與肩膀同寬，兩隻腳掌微向外。但如果站的「寬度」與腳掌朝的「方向」不同，練到的部位也稍有點不同：

(1) 站的愈寬，「臀部」練到愈多。

(2) 站的愈窄，「靠膝蓋上面」的股四頭肌愈吃力。

(3) 腳掌「腳尖朝外」的話，「大腿內側」練到較多。

(4) 兩腳腳掌「平行」或「稍朝內」的話，「大腿外側」練到較多。

※不論你怎麼「站」，重要的是：腰椎要挺直，蹲下時膝蓋不可以超過腳掌尖。

△ 「深蹲」除了練腿之外，最重要的好處就是：讓你燃燒更多的熱

量、脂肪，與增強你的「心臟動脈血管系統」（Cardiovascular system）功能。

△ 不過你做「深蹲」的組數要夠，次數要高（10 幾下以上），而且要儘量蹲低一點。這樣才有辦法達到前面所說的效果。

△ 筆者 20 多年來，指導不少人達到「減重又健美」的效果。靠的不是叫他們光跑步或跳有氧，而是「槓鈴深蹲」這一項！我常對我的外國學員們說：Squats are a No-Bullshit exercise！Squat Till You Puke！（壓腿是一項最有效的動作，一直壓到你吐吧！）

△ 還有人說：「壓腿」讓一個男孩「轉大人」，這目前還沒有「科學依據」。但努力「壓過腿」的朋友，常常誇讚它確能增強男性的各項「功能」。

△ 最後，我不能忘了糾正很多人不壓腿的「藉口」，說甚麼：「壓腿會把身高壓矮！」試看多少兩腿練漂亮的健美選手，身高不都是 180 幾公分！如果站著壓會矮的話，那躺著做臥推；胸部不都給壓扁了？

2.「史密斯機器深蹲」（Smith-Machine Squat 如圖）

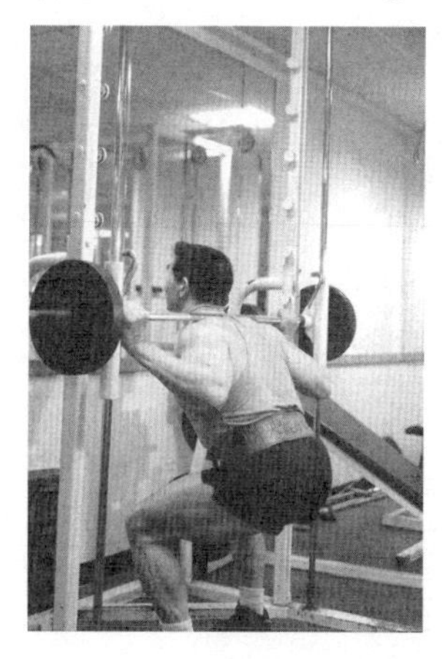

△ 如果你不用槓鈴做「深蹲」，最好的替代首選就是：改用「史密斯

機器」做。

△ 用「史密斯機器」做深蹲，雖然效果不如「槓鈴深蹲」。但是由於不用擔心平衡的問題，比較沒有壓迫感。它的好處是：

(1) 壓較重或站不起來時，不需要有人在後面幫忙「補」。

(2) 兩腳怎麼站？站多寬、多窄？較容易調整、不易受傷。

(3) 只要把姿勢調整好，可以讓你往下蹲得很低，完全練到臀部。

(4) 由於做「史密斯機器深蹲」時，雙腳可以往前站，所以除了避免膝蓋受傷外，臀部當然可直接刺激到，大腿後面的「股二項肌」也可以比用「槓鈴深蹲」時練到更多！

動作說明：

△ 原則上，動作姿勢的要求標準，大致跟「槓鈴深蹲」一樣。

△ 身體面向「史密斯機器」架，一樣用肩膀扛住槓鈴。挺胸背脊打直，臀部要剛好在鐵槓（或肩膀）的正下方。

△ 兩個腳掌約以肩膀寬度，站的位置是：鐵槓正下方再往前一個腳掌的地方。

△ 頭部微抬，不要抬太高或低著頭。兩眼直視前方。

△ 身體要控制著速度徐徐往下蹲，要是蹲到臀部比膝蓋低的時候，要注意「腰椎」與「膝蓋」如有不舒服，馬上停止再往下蹲。

△ 蹲到底後，不能停頓或借力反彈。要馬上站起來。

△ 兩隻腳掌在整個動作過程中，要全部貼著地面。不能只是腳跟或腳尖用力。

△ 如果身高愈高或腳較長的人，腳掌就要稍微往前面站一點。

3.「頸前深蹲」（Front Squat 如圖）

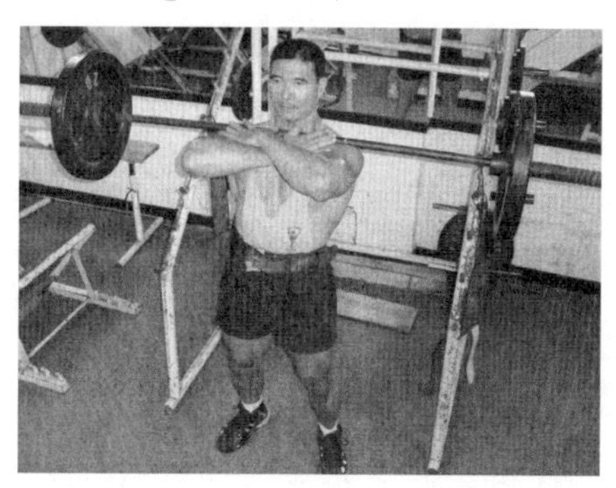

△ 把槓鈴放在「頸前上胸鎖骨處」做「深蹲」，最能直接練到大腿前面的「股四頭肌」。也可以簡稱為「前蹲」。

△ 這原本是一個練「舉重」的補助運動。對練健美的人來說，是有些困難與危險度。

動作說明：

△先把槓鈴放在槓鈴架上，它放的高度，約比你的肩膀低一點。

△ 面向槓鈴，身體往前以「上胸鎖骨」的位置，由下往上頂住槓鈴。

△ 兩手往上抬，兩隻前臂相互交叉，各以手掌、五隻指頭扶壓住鐵槓。

△ 而「舉重選手」是兩個手掌抓住槓鈴後，直接翻轉手腕，保持以掌心朝上方式固定住槓鈴，難度較高。

△ 這時兩個手肘當然要往上抬的比肩膀高，以防止槓鈴滾落下來。

△ 接著全身用力，把槓鈴「頂」起來。這時的頭部抬高，挺胸背打直。身體頂著槓鈴站直，慢慢往後退。

△ 退到約槓鈴架前五、六十公分的位置，兩腳打開約與肩同寬站立。

△ 如果身體有往後傾的顧慮，後腳跟的下面可以踩著木板，以保持平衡。

△ 全身開始往下蹲，蹲到大腿與地面平行或稍低後。馬上再站起來，

連續著做。

△ 呼吸的方式，一樣是往下蹲的時候吸氣。在蹲到底跟再往上起來的這階段先憋住氣，等到身體快站直的時候，再把氣吐掉。

※記住：蹲到底要往上再站起來的時候，身體內的「氣」一定要「憋住」。因為這時體內的肺部、胸腔、腹腔裡面都充滿了「氣」，才能幫助穩固住身體，使整個動作順利完成。

△「頸前深蹲」也叫做「前蹲」，顧名思義就知道不容易做。初學者最好不要先嘗試去練，起碼要把槓鈴放在「頸後」的正常「壓腿」，好好練個一年半載，再開始做這個難度較高的動作。

△ 在整個動作過程中，上身一定要打直，兩個手肘保持抬高。身體只要稍有前傾或後仰，槓鈴就容易失去平衡。

△ 開始練「前蹲」時，重量一定要輕，約是正常「壓腿」重量的一半。並且腰部最好先繫上皮帶。

△也可以先用「史密斯機器」做，比較安全。

△這個動作練到「膝蓋上面」的大腿部位特別多。

4.「機器斜蹲」（Hack Squat 如圖）

△「機器斜蹲」又稱「斜蹲舉」或「斜蹲」。

△ 就動作的功能來說，「斜蹲」跟「史密斯機器深蹲」兩者很相似。

△ 但是使用機器做「斜蹲」，對整個腿部的鍛鍊效果來說，當然是無法跟「槓鈴深蹲」相比。但也沒有「史密斯機器深蹲」的吃力。

△ 因為「史密斯機器」的槓鈴重量是垂直上下。「斜蹲」用的機器，一般斜度都在 45 度左右。斜度愈接近垂直，做起來大腿才會愈吃力。

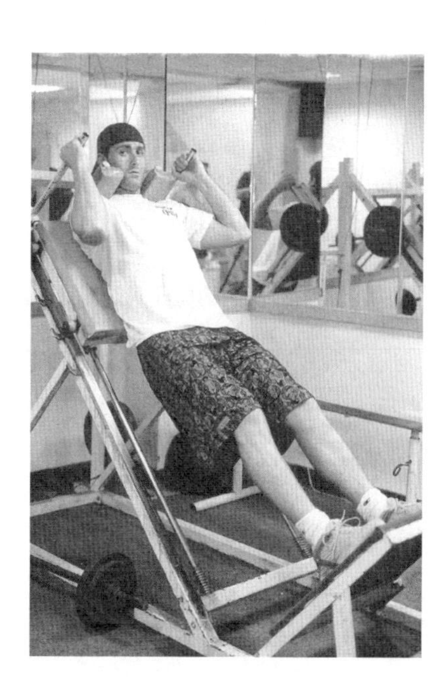

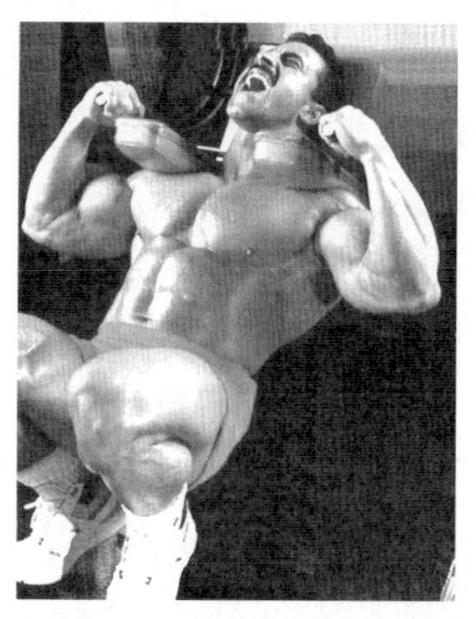

1983 Mr. Olympia Samir Bannout 示範斜蹲

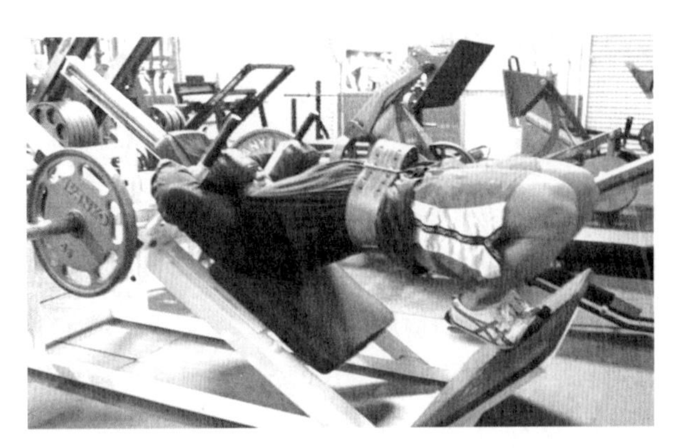

（日本 Pro 山岸在 Milos Sarcev 指導下練機器斜蹲
(Photo courtesy of milossarcev.com)）

△ 然而「斜蹲」可以集中鍛鍊到「緊接著膝蓋上面」的股四頭肌（Vastus Lateralis 與 Vastus Medialis 兩塊肌肉）。

動作說明：

△ 以整個背部靠住斜蹲機器的「背墊」，肩膀也往上頂住兩個「肩墊」。

△ 兩腳約以肩膀寬度踏在「腳墊」上，兩腳掌踩的位置一定要往前移。在整個身體全部蹲下後，腳跟才不會跟著往上提。

△ 全身隨著機器斜軌道的滑動，斜著蹲下起立。身體的起立站直，是靠著雙腿類似用「蹬」的力量起來。

△ 兩腳掌踩的位置愈前面，膝蓋在往蹲下時愈不會吃力，也比較安全。

△ 在不傷及膝蓋的前提之下，「斜蹲」還是要蹲的夠低，才會有效果。

▲ 但是也有選手把兩隻腳站的位置，刻意往下移，移到幾乎是臀部的正下方。這樣的姿勢在往下蹲時，臀部一定會離開「背墊」，跟著大腿一起往上挺（姿勢有些類似 Sissy Squat，如上圖日本山岸選手的示範）。

▲ 由於這個姿勢對膝蓋跟腰椎特別吃力；甚至會受傷。但是，對於膝蓋上面的那「兩塊肌肉」也特別有效，很快就能練成漂亮的「淚滴形」！只是在練習時要特別小心膝蓋與腰椎。

△ 如果兩腳掌保持平行，或是腳尖再往內一點點，那就可以練到兩條「大腿的外側」。這對於健美比賽中，在擺「側面胸部」（Side Chest）姿勢時，如要看到大腿側面的線條，就要苦練這種方式的「斜蹲」。

△ 相反的，如果兩腳掌的腳尖朝外，兩腳又站開一些。大腿的內側部位（像縫匠肌）當然就練到較多了。

△ 所以嚴格來說，「機器斜蹲」是一個雕塑大腿前面股四頭肌「形狀」、「線條」的動作。

5.「西西式深蹲」（Sissy Squat 如圖）

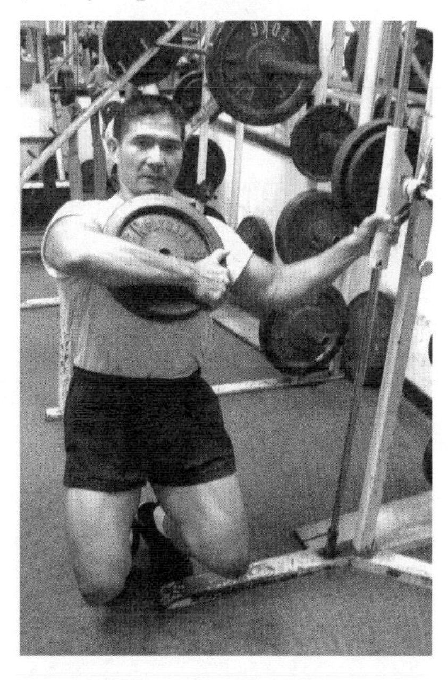

△ 「Sissy Squat」筆者實在想不出甚麼好的中文譯名，只好暫時音譯為「西西式深蹲」。

△ 這也是一個標準的「修」線條動作。有些類似以徒手做「腿伸展」（Leg Extension）。

動作說明：

△ 以單手抱個鐵片在胸前，另一隻手扶著腰部高度的固定物。

△ 兩腳分開約肩膀寬度站立。身體往下蹲時，頭部可以往上抬、縮下巴，上半身會自然往後傾。蹲愈低、上身後傾愈厲害。

△ 而腹部、大腿會往前移，膝蓋一定超過腳尖，這時後腳跟自然也跟著抬起 。全身的重量都往下靠這兩個「腳掌尖」支撐。

△ 當往上站起來的時候，要全部用大腿前面的「股四頭肌」力量。也是靠兩個「腳掌尖」慢慢站起來。

△ 開始練習做的時候，先不要一下子蹲太低，以免膝關節受傷。

△ 這個「西西式深蹲」動作，可以說是一個練大腿「股四頭肌」的「結束動作」。

△ 因為，當你在練完所有的「股四頭肌」動作之前。再做 2、3 組這個動作，保證做完之後，整隻大腿；尤其是膝蓋上面的地方，一定膨脹得很。

△ 這個動作，不可以當作練腿之前的熱身動作，或是擺在前面練。因為它對膝蓋很吃力，容易受傷。

6.「機器腿推舉」（Leg Press 如圖）

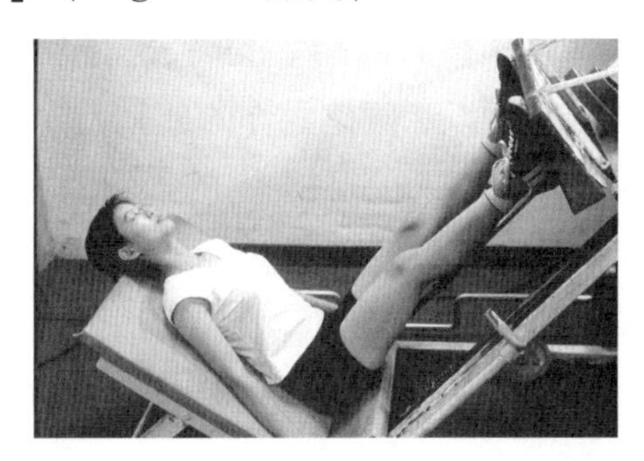

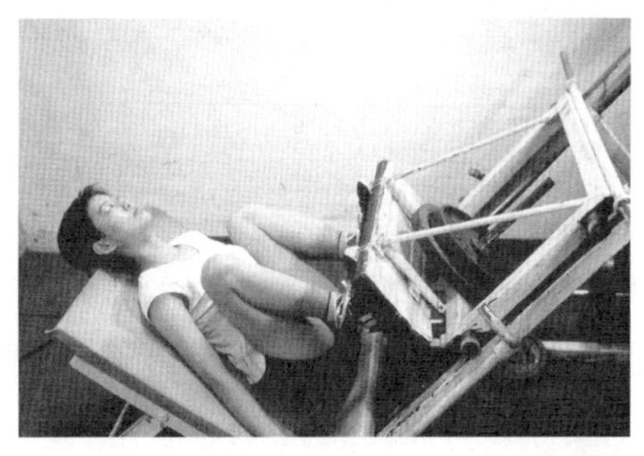

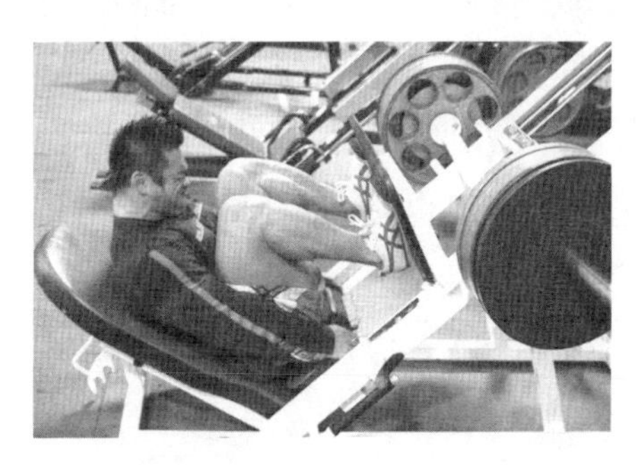

（日本 Pro　山岸示範機器腿推舉(Photo courtesy of milossarcev.com)）

△「機器腿推舉」簡稱「腿推舉」，也有人稱之為「蹬腿」。

△「腿推舉」常常被視為「槓鈴深蹲」的替代動作。（另一個是史密斯機器深蹲）

△ 所以它是一個能讓股四頭肌「練大」的「雙關節動作」。

△ 不過做這個動作的時候，整個人的身體是固定不動，只有雙腳在往上動。不像做「槓鈴深蹲」的時候，整個身體要隨著槓鈴的重量，上上下下。所以，兩個動作的運動方向是不太一樣的。

△ 這樣兩者之間還有一個差別：由於「機器腿推舉」不像「槓鈴深蹲」，有平衡槓鈴重量及心裡壓力的問題。所以「腿推舉」用的重量，大約是用槓鈴做「深蹲」重量的兩倍！

△ 但是，筆者還是要再說一句：「腿推舉」絕對無法取代「槓鈴深蹲」！

動作說明：

△ 整個身體躺在機器下方的「靠背墊」上，兩腳向上踩住「腳踏板」。

△ 兩個「腳掌」要全部踩在「腳踏板」上，不可以只用腳尖或腳跟。

△ 兩腳的「股四頭肌」用力，把機器上的重量往上「蹬推」，到兩腳伸直後。不要停頓，馬上再控制著重量，徐徐往下放。

△ 往下要放到甚麼程度呢？基本上，每個人先天上的柔軟度與大腿軀幹的長短，都不太一樣。

△ 所以，在你往下放到底時，只要能保持兩個「腳掌」還是全部踩在「腳踏板」上，臀部也沒有騰空往上抬。那能放低一點，當然是比較能練到整個大腿及臀部。

△ 「腿推舉」動作因為可以做得很重，姿勢一不正確就容易傷到腰椎低背與膝蓋。

△ 所以，兩個「腳掌」假如踩太低的話，重量一往下放，腳跟必抬起來，這就會傷到膝蓋。

△ 「腳掌」假如踩太高，當重量往下放時，臀部一定騰空往上抬。那就會傷到腰椎低背。

△ 兩隻腳基本上踏踩的寬度是約與肩同寬。

△ 踩的愈寬，練到大腿「內側」與「上半部」（Upper Thigh）比較多。

△ 踩的愈窄，練到大腿靠膝蓋的部位比較多。

7.「跨步蹲」（Lunges 如圖）

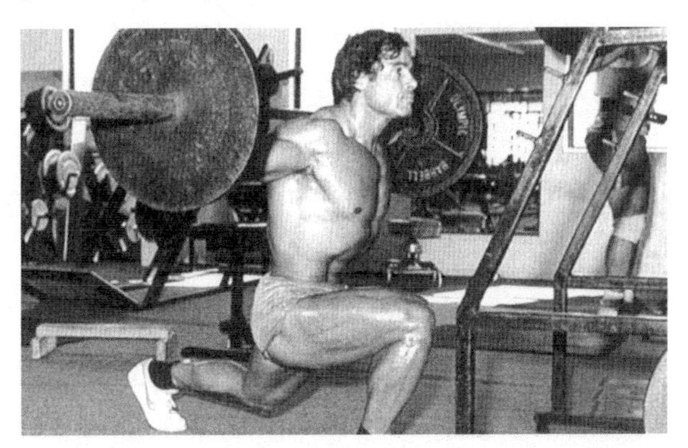

Mr. Olympia Franco Columbu 示範跨步蹲

△「跨步蹲」基本上是練大腿股四頭肌的「形狀」與「線條」。

△但是，它也是練「臀部」的最基本動作之一。

△「跨步蹲」，原則上用啞鈴或槓鈴做都可以，但筆者個人比較偏好用槓鈴。因為用啞鈴做時，腳還沒有酸，手已經酸到握不住啞鈴了。

△「跨步蹲」有兩種做法：

⑴右腳往前跨一步，馬上收回來。換左腳向前跨一步，再收回來左腳，兩腳一下一下交替著做到累、休息，這樣才叫做「一組」。

⑵另一種做法是，先做單邊一隻腳的「跨步蹲」。譬如右腳先做，往前跨一步，收回來再跨。右腳連續做了十幾下累了，再換左腳做。這一種「跨步蹲」的練法，也稱之 Split Squat。

動作說明：

△ 先將槓鈴橫扛在肩膀上，兩手握住固定好。挺胸背打直，雙腳靠攏

站立。

△ 右（左）腳先往前跨出一步。後腳以腳尖著地，幾成打直狀態。而膝蓋幾乎快接觸到地面（但不能碰到）。

△ 右（左）腳往前跨出時，膝蓋不能超過腳掌尖。

△ 右（左）腳在完成跨出動作後，馬上收回來，兩腳恢復站直。

△ 接著換左（右）腳做，兩腳交替各做一次。就這樣交替著做到累才算一組。

△ 剛開始做時，槓鈴先不要扛太重。前幾下也不要跨蹲太低，以免膝蓋受傷。

△ 「奧林匹亞先生」Ronnie Coleman 的「跨步蹲」練法是"Walking Lunges"：扛著槓鈴就在健身院外的馬路上做，而且是一下一下往前跨。跨出去一步就是往前一步這叫做"Walking Lunges"，而不是收回一隻腳再換另一隻。Ronnie宣稱他每次練完 " Walking Lunges "，差不多是走完足球場兩趟！

△ 不管你做的是原地跨步蹲，還是往前走動式的跨步蹲。都對膝蓋關節造成很大壓力，一定要小心以免受傷。

(二)「股四頭肌」單關節動作

1.「機器腿伸展」（Leg Extension 如圖）

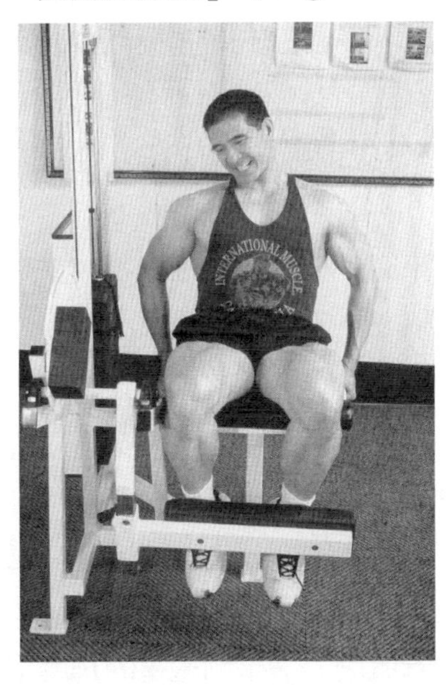

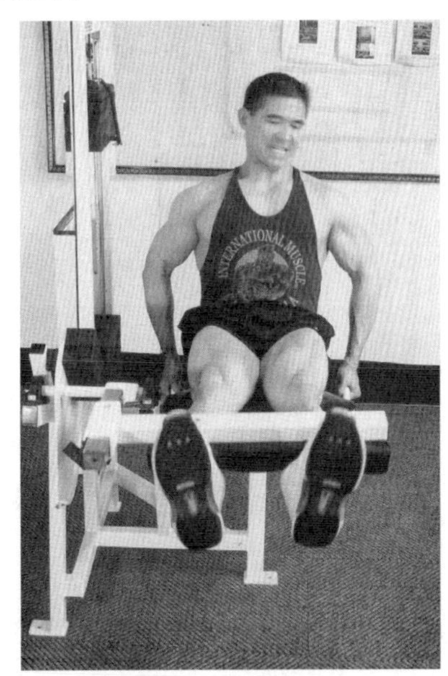

△「機器腿伸展」又稱「腿伸展」，或簡稱「伸腿」。

△「腿伸展」是練大腿股四頭肌「線條」的單一最好動作。

動作說明：

△ 身體坐在機器的椅墊上，整個背部要緊貼著椅背。

△ 以「前腳踝」關節處頂住「腳墊」。兩手伸直抓住大腿兩側的握把，以固定身體。

△ 兩條大腿的四頭肌用力往上「伸展」（類似踢的動作），一直到雙腳完全伸直為止。

△ 雙腳完全伸直後，要用力收縮四頭肌約一、兩秒。再控制著重量及速度，慢慢放下來。

△ 雙腳將重量往下放時，不可以讓重量完全落下在架上。因為重量一旦放下停止，就失去它的「持續拉力」，股四頭肌也無法受到持續

的刺激力。

△ 整個動作過程中，背部、屁股臀部都要緊貼著椅子。腹部不能往上挺，上身也不要愈做愈往後仰，否則很容易傷到腰。有些人怕「壓腿」傷到腰，刻意改做「伸腿」，結果愈練愈重；加上姿勢不正確，反而卻傷到腰。

△ 兩條小腿是往上「伸展」，不是先把兩隻腳打直，再把重量往上「撬」。

△ 再次提醒：鐵片的重量，放下來時不要停放在架上。或重落下再反彈上去。只要有聽到鐵片的碰撞聲，就表示動作做錯了。

2.「縫匠肌機器運動」（Adductors Machine）

用「縫匠肌機器」練大腿時，可以做「合腿」及「開腿」兩種動作。

△ 「合腿動作」主要是練大腿內側的「縫匠肌」。

△ 「開腿動作」則是練大腿外側的肌肉。調整到適當的角度位置，則能練到「大腿外側上方靠臀部」（Hips）的地方。尤其是女性朋友想要「瘦」大腿外側上方，這是最理想的一個動作。

二、「大腿股二頭肌」（Hamstrings）練法

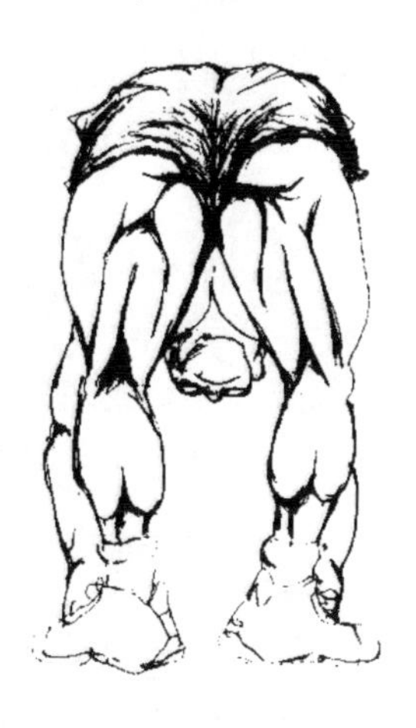

△ 大腿後面的「股二頭肌」，是一個比較容易被忽略的肌肉部位。

△ 很多人在練完前面的「股四頭肌」後，體力大失。所以就草草練一下「股二頭」馬上結束。

△ 有的是認為後面的「股二頭肌」，又看不到，也很難練，乾脆就不練了。

△ 其實不管男女性，大腿後側要是鬆垮，整個臀部也跟著往下掉。尤其是到了中年以後，更是明顯！

△ 大腿後面的「股二頭肌」，一定要跟前面的「股四頭肌」課程排在一起練。因為很多練股四頭的動作，也多少都會練到後面的「股二頭」。

△ 而且，應該是先練前面的「股四頭肌」，再練後面的「股二頭肌」。

1.「俯臥曲腿」（Lying Leg Curl 如圖）

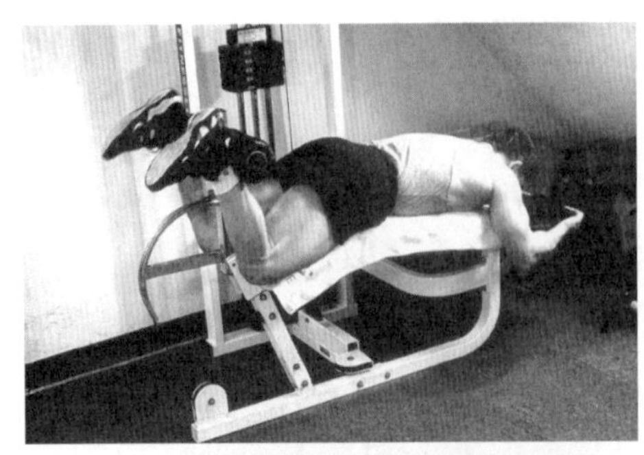

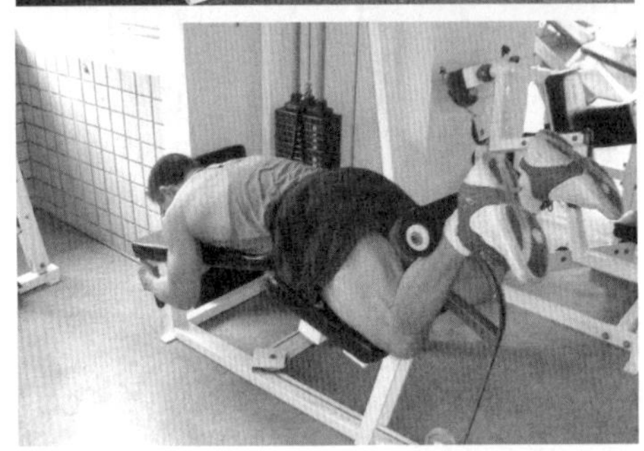

△ 俯臥趴著做「曲腿」動作，是練「股二頭肌」最基本的動作。可以簡稱「曲腿」或「勾腿」。

動作說明：

△ 臉部朝下，身體趴在長形板墊上。雙手抓住板墊兩側的握把，以固定身體。

△ 膝蓋以下露在板墊外面，以小腿後腳踝「關節處」（即 Achilles 腱）扣住「滾筒墊」。

△ 雙腿「股二頭肌」用力，使小腿往上彎（勾），要彎到滾筒墊碰觸到股二頭的部位。

△ 然後「股二頭肌」收縮一、兩秒後，小腿再慢慢放下伸直。

△ 完全伸直後，不要讓鐵片的重量落在架上停頓離開墊板，否則肌肉就呈放鬆休息狀態。

△ 所以在腿伸直後，要馬上再往上彎起來。

△ 小腿在動作中儘量不要出力，腳掌保持自然放鬆，不要往後面的腳跟彎。

△ 身體要緊貼著板墊上面，臀部不能愈做愈往上翹。否則「股二頭肌」收縮的幅度範圍變小。

△ 這個動作很多人都是只做一半，小腿往上時沒有完全彎起來。往下時沒放到底。

△ 做「俯臥曲腿」時，可以採用「反向用力訓練原理」（Reverse-Gravity or Negative Training Principle）。找一位助手，在你小腿要往下放時，用力把「滾筒墊」往下推。這樣讓「股二頭肌」產生抗拮作用，無論是對「形狀」還是「線條」，都很有效。

2.「坐姿曲腿」（Seated Leg Curl 如圖）

△ 坐著練「曲腿」，跟趴著做「俯臥曲腿」，原則上都是練大腿後面的「股二頭肌」。

△ 動作姿勢跟做「俯臥曲腿」時一樣，整個身體的背部、臀部都要靠緊椅背與坐墊。

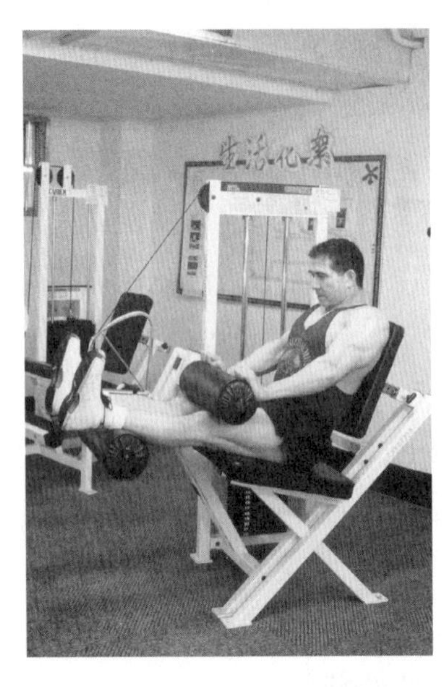
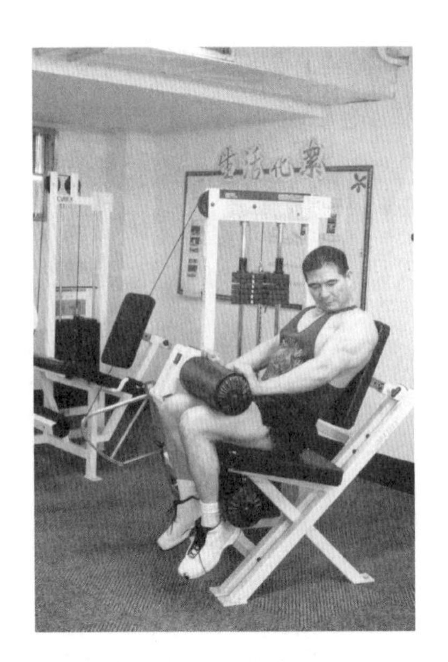

△ 由於「坐著」用小腿「往下、往後」勾，跟「趴著」做「曲腿」比較起來，重量上會做的較輕。

△ 而且膝蓋上的地方又壓了一塊「橫墊」，以固定住腿部。所以有的人會覺得「膝關節」處不舒服。

△ 小腿在往上伸直，要將重量放回去時，要慢一點。

3.「立姿單腳曲腿」（Standing Single Leg Curl）

△ 練股二頭肌的「曲腿」動作，可以「趴著」做、「坐著」練跟「站著」練等三種方式。

△ 但如果要用「單腳」做的話，「站著練」是最好的方式。

△ 動作說明：

△ 面向機器站立，胸、腹部儘量靠緊板墊。雙手握住握把固定身體。

△ 然後以單腳後腳踝勾住「滾筒墊」，「股二頭肌」出力使小腿往上彎。

△ 彎到頂點時，用力收縮「股二頭肌」一、兩秒後，小腿再慢慢放下

來。

△ 單腳連續做到累，再換另一隻腳練。

△ 做這個動作時，胸、腹要儘量貼緊板墊，臀部不能往上翹。膝蓋要靠緊固定在墊子上，不能上下移動。

4.「直腿硬舉」（Stiff-Legged Deadlift 如圖）

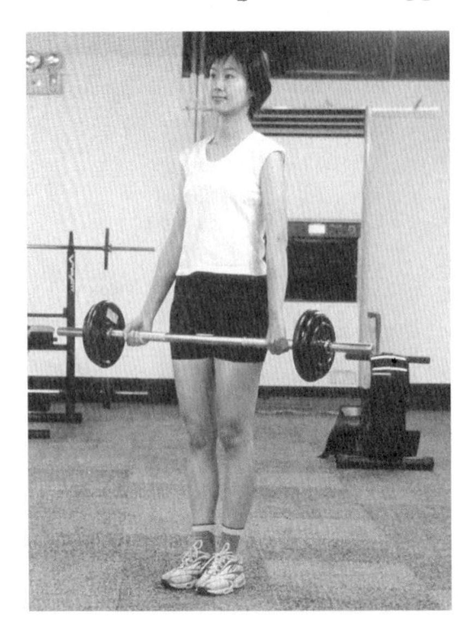

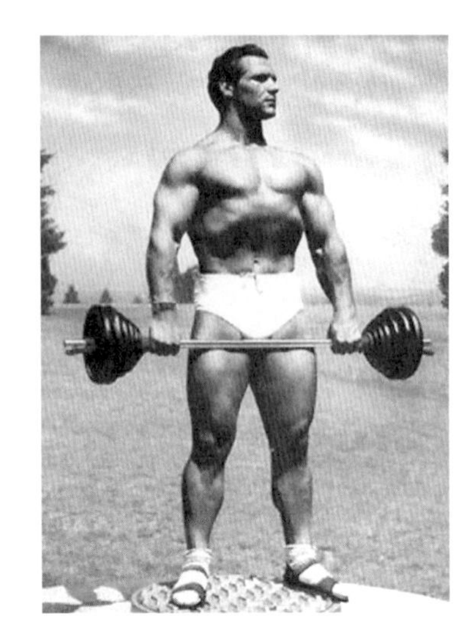

（1940 Mr.America 示範硬舉）

△「直腿硬舉」主要是練到大腿後面的「股二頭肌」、「臀部」以及「低背」等部位。

△ 我們一般所謂「硬舉」有兩種，一種是「直腿硬舉」。另一種是「健力比賽式」，拉得比較重，練低背肌的「彎腿硬舉」。

△「彎腿硬舉」我們在練「低背肌」的篇幅中介紹，「直腿硬舉」則放在練「股二頭肌」及「臀部」中介紹。

動作說明：

△ 站在槓鈴前面，雙腳保持著接近伸直狀態，但膝蓋微微一點彎，以減輕腰椎的壓力。

△ 下半身保持固定不動，上半身直接往前彎下。兩手伸直掌心朝下，約比肩稍寬的位置握住槓鈴。

△ 再以「股二頭肌」及「臀部」的力量，將槓鈴重量用手拉起來。雙手只是「勾」住槓鈴，儘量不要用到手臂力量。

△ 身體一站直後，馬上再往前彎下，不能停。

△ 上半身在身體站直時，不能往後仰或停頓。

△ 雙腳的膝蓋在整個動作中，均固定保持一點點微彎。

△ 動作中，背脊一定要打直，不可以「彎」或「弓」著。

△ 「頭部」一定要保持「平視」前方，就算是上身往前彎下時，頭也是要「微抬」，不要往下低。

△ 如果雙腳踩高一些（站在木塊上），槓鈴重量可放得更低，讓「股二頭肌」及「臀部」更吃力。但相對的「腰椎」壓力更大，受傷機會增加。

△ 「直腿硬舉」是一個對「腰椎」很吃力的動作。腰椎沒傷的人，只要重量抓輕一點，動作做標準，小心一點做即可。腰椎有受過傷、或不舒服的人，最好避免做這一個動作。

三、「小腿肌」（Calves）練法

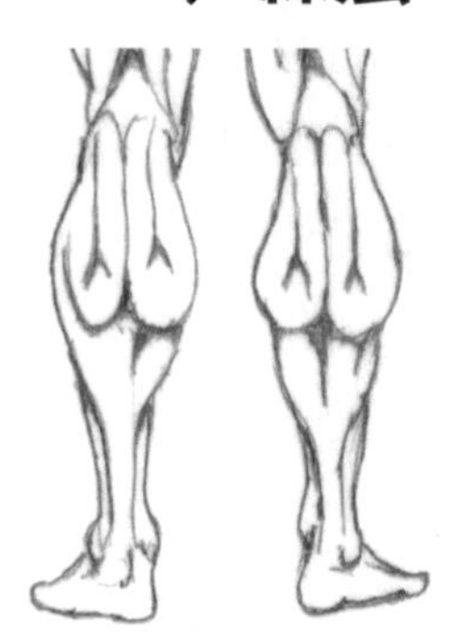

△ 腳上的「小腿」，就像雙手的「前臂」一樣，雖是個「小肌肉」。但如忽略了它，整條腿就很不勻稱。

△「小腿」跟身上其它肌肉部位不太一樣，它幾乎隨時都是在走路活動。

△ 正因它隨時都在動，所以需要給它很強的刺激作用，這樣小腿才能練得出來。

△ 所謂「很強的刺激作用」，就是重量要夠重，組數、次數也要多。

△ 練小腿時，最好不要穿長筒的運動鞋，或鞋底太厚。會影響到腳踝的活動。有的人偏好練小腿時「打赤腳」，動作比較能做得有感覺。

△ 很多人在先天上，小腿就比較小，而且很難練出來。有的是小腿的肌肉長的很高，這些都跟「基因」有關。

△ 當今歐美有少數職業健美選手，因先天上小腿比較小，又久練不出。居然在小腿肚上，注射「人工填充物」如 Synthol。但是當比賽時，小腿再怎麼用力時，竟然還是圓圓的一陀。難看不說，填充物的化學物質隨著血管跑到心臟，那就不妙了。

▲ 要把小腿練出來，有兩件事情很重要：一是常做小腿的「伸展動

作」（Stretching），二是練小腿的「動作要做完全」（Full Range of Motion）。

▲ 練小腿時，兩個腳掌站的方式，對練到的部位會有所不同：

(1) 腳尖朝「外」，站的稍「窄」一點。練到「內側」多一些。

(2) 腳尖朝「內」，站的稍「寬」一點。練到「外側」多一些。

▲ 練小腿的「課程」到底要怎麼安排呢？

(1) 大、小腿同一天練時，排在「大腿課程」練完之後，這是比較通常的安排法。

(2) 假如你的小腿肌肉很差，需要加強練習的話。如果擺在同一天的大腿後面練時，恐怕也沒什麼體力了。所以要把大、小腿間隔開來練，最好是練完大腿的隔一天再練小腿。

(3) 也不可以放在大腿的前一天練，否則到第二天再練大腿時會有影響。

▲ 有人說，「小腿」的呎吋要和手的「上臂」一樣粗，才是「黃金比例」。對此說法，筆者看法保留。我認為「健美」是用「看」的，不是靠什麼「數據」！「數據」再標準、再完美，要是看起來不漂亮，就是不漂亮！

1.「立姿小腿上提」（Standing Calf Raise 如圖）

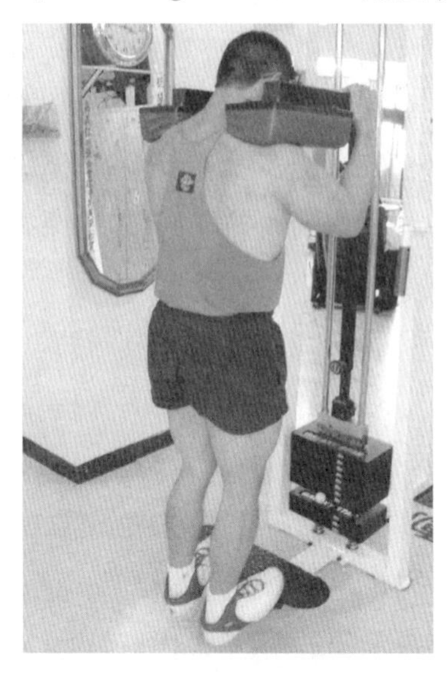

△「站立」著做「小腿上提」，是練整隻小腿的最基本動作。

△「站著」練時，特別可以練到小腿後面「上方」的「雙腓腸肌」（或稱比目魚肌 Gastrocnemius）。

△「立姿小腿上提」所使用的器材有很多種，一般都是以兩個肩膀挑起兩塊「平行肩墊」的器材。這種器材使用起來很方便，增減重量很快。但我個人不太喜歡，因為肩膀一往上挑起時，感覺是「槓桿原理」。雖然是可做的比較重，但卻覺得重量是往前移。

△我較偏愛用「史密斯機器」（如圖），因為重量由上往下，扎扎實實落在小腿上。只是需要動手去把鐵片加加減減罷了。

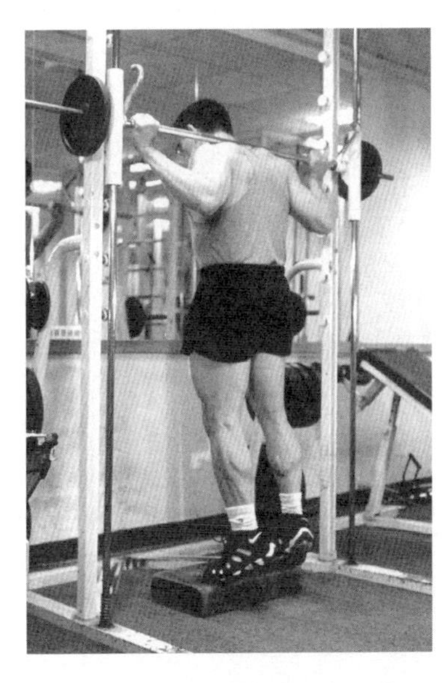

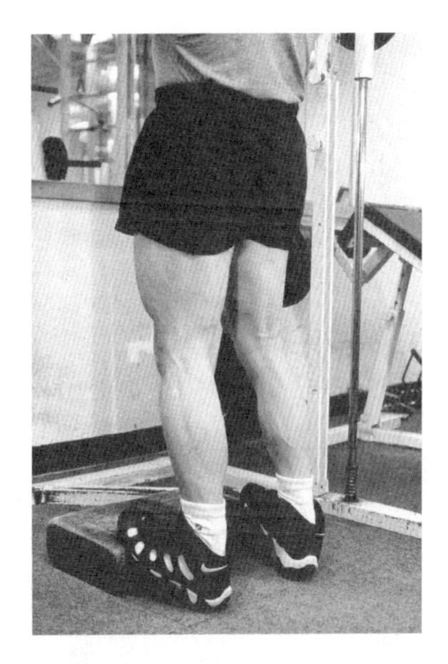

△ 如果是用「斜蹲腿機器」（Hack Squat Machine）。可以像做「斜蹲」時一樣的姿勢，只要保持兩腿打直，小腿上下用力就可以了。如轉身趴著靠墊，一樣也可以練。

動作說明：

△ 全身保持直立狀態，以肩膀頂起「肩墊」（或槓鈴）。

△ 兩腳以「前腳掌」踩在一定高度的「腳架鐵板」（或木塊）上。

△ 當肩膀「頂起」（挑起）重量後。要控制著重量，讓後腳跟儘量往下放。

△ 放到底後，「小腿肌肉」馬上「往上提」。提到最高點時，「比目魚肌」用力收縮一、兩秒後，再慢慢放下。

△ 整個動作中，膝蓋要保持打直。不能一彎一伸，借大腿或其它力量往上衝。

△ 膝蓋如果都是保持著「微彎」做，那就練到兩塊「比目魚肌」外側的「Soleus」肌肉多一點。

△ 除非你是要做「往下伸展」小腿的動作，否則腳跟放到底時，馬上

往上提，不能停頓。

△ 小腿往上提的愈高，往下放的愈低，才可以練到「白肌」（White Fibers 或稱快肌）比較多。也唯有這樣，小腿才能練大。

△ 針對兩隻小腿，如果是發展的不太平均，也可以用「單腳」交替著做。

△ 站著做「小腿上提」，一般所使用的重量都很重。所以最好在腰部繫條「護腰皮帶」，以保護腰椎。

2.「啞鈴單腳小腿上提」（Standing Calf Raise With Dumbbell 如圖）

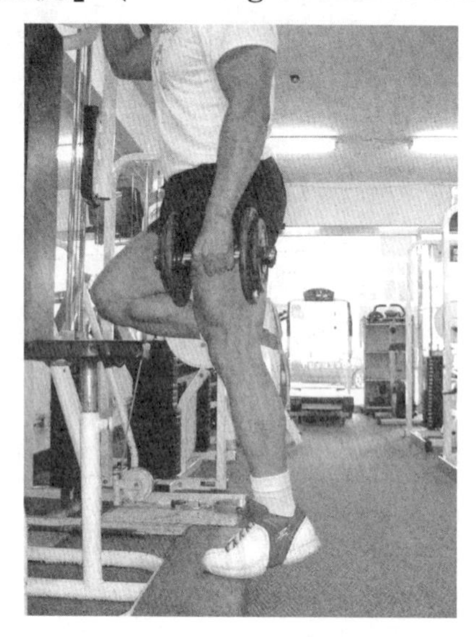

△ 如果沒有練小腿的機器，或是方便起見。也可單手抓個啞鈴，以單腳練小腿。

△ 這個動作就是：以單邊的手握啞鈴，放在同邊的腳來練小腿。

動作說明：

△ 身體站直，以單腳腳掌站在稍有厚度的木塊或鐵片上面。另一隻腳的膝蓋打彎，貼著站立的腳。

△ 再用單腳站立這邊的手抓個啞鈴，直接靠在這隻大腿上，以增加它

小腿的負重。

△ 另一隻手扶住固定物，以平衡身體。

△ 腳跟儘量往下放，到底後，馬上慢慢再用力往上提。

△ 單腳做到累，再換另一隻腳練。

△ 不要用膝蓋往上「頂」啞鈴，或是動作做太快。

3.「坐姿小腿上提」（Seated Calf Raise 如圖）

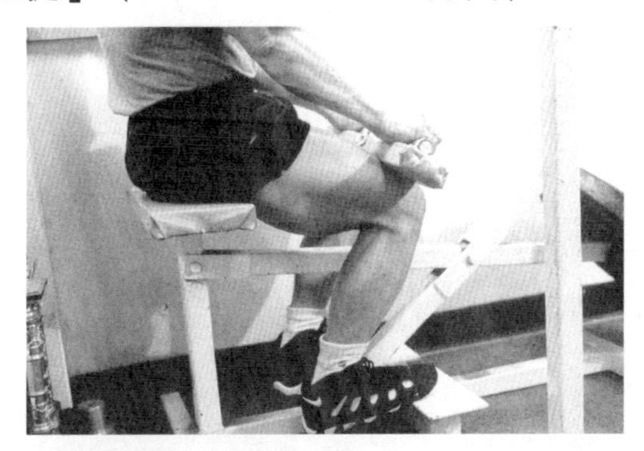

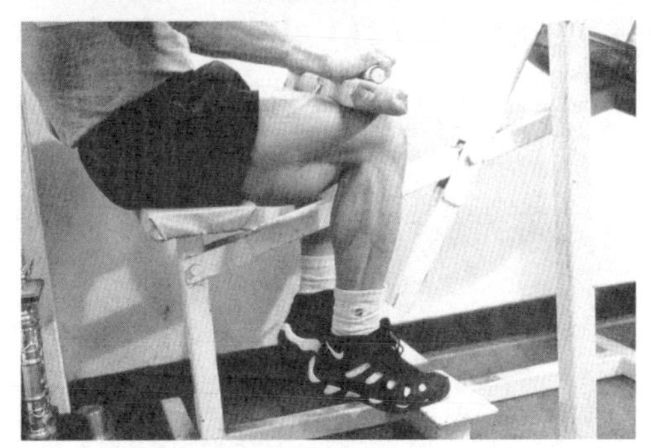

△ 以「坐姿」練「小腿上提」時，會使小腿的「靠上面」、「外側」部位練到較多。

動作說明：

△ 身體坐在練小腿的機器上面，以膝蓋上來一點的大腿部位「頂」起重量。

△ 兩腳以前腳掌踩在腳踏板上，兩手扶著膝蓋上方的握把。

△ 兩隻小腿慢慢用力往上頂，當腳跟提到最高時，收縮小腿肌肉約一、兩秒後，再慢慢放下。

△ 小腿靠上面、外側的這條肌肉叫「Soleus」，它是屬於耐力性很高的「紅肌」（慢肌）。要鍛鍊它，需要很高的次數才夠。

△ 很多人在做這個動作時，加了太多的重量。只好小腿往上快速用「彈」、用「蹬」的，或者是身體往後傾，再用雙手助拉膝蓋墊，這些都是錯誤的動作。

▲「坐姿小腿上提」也可以簡單用槓鈴來做：

※身體坐在矮椅凳上面，膝蓋上先鋪一塊厚毛巾。再將槓鈴橫放在膝蓋上來一點點的大腿上練。

※也可以雙手掌心朝上握著槓鈴，直接擺在大腿上面練。

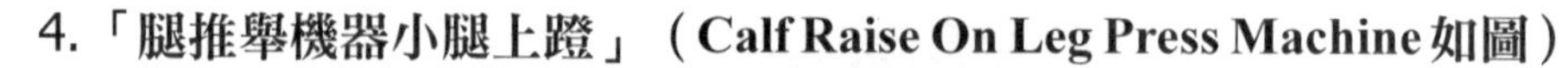

4.「腿推舉機器小腿上蹬」（Calf Raise On Leg Press Machine 如圖）

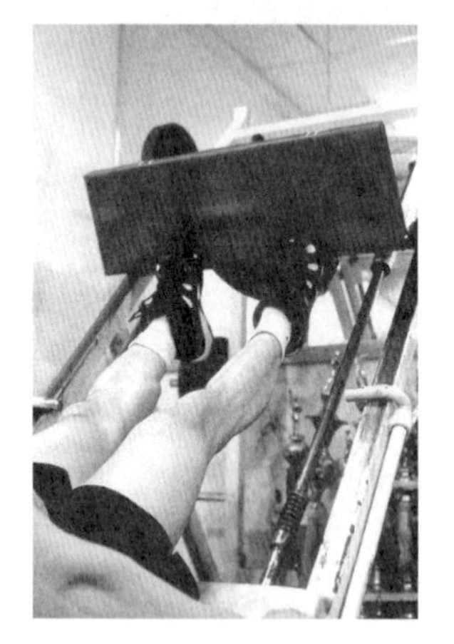

△ 躺在「腿推舉機器」做「小腿上蹬」的動作，特別可以練到小腿前面的「前脛骨肌」（Tibialis Anterior）。

△ 由於整個身體是固定躺著，你可以很清楚看到自己的小腿與腳掌動

作。所以更能集中精神地練。

△ 兩個腳掌踩法，腳尖朝內或朝外，皆可以容易變化。

▲ 兩隻腳的膝蓋要保持著「微彎」，比較安全。因為腳是朝上，膝蓋打直著做，對膝關節後面的「腿窩」處壓力較大。

△ 動作一樣是只能用小腿慢慢做，不可驟然往上猛「蹬」。或是用到大腿力量幫忙往上「推」。

5.「騎驢式小腿上提」（Donkey Calf Raise）

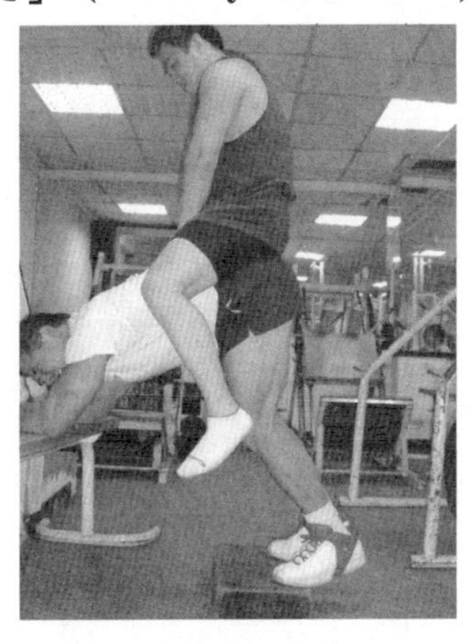

△ 這個動作在以前的時代很流行，甚至可以在背上坐著三個人練。

△ 這也是「徒手」練小腿的方式之一。因為上半身往前彎，所以整個小腿後面的肌肉都「完全伸展」開來。後面的「比目魚肌」比較容易練到。

△ 當沒有練小腿的機器時，可以採用。但可能要找熟一點搭檔的人幫忙，以免滑落下來。

動作說明：

△ 雙腳打直，腳尖踩在木頭上。上半身前彎，以手肘支撐趴在高腳椅上。

△ 這時背部要稍微一點斜，找一個體重「剛好」的朋友，坐上你兩腿正上方的臀部（不是腰部）。

△ 小腿開始慢慢往上用力，上提到頂時收縮，再慢慢放下。動作如果太猛或太快時，上面的人會坐不穩。

△ 必要時背上可以坐上兩個人，練到一半累時，下來一個。再繼續做下去。

第十五篇 肌肉鍛練篇—

臀部的鍛練法

（GLUTES）

Buttom up！

第一章　肌肉說明（如圖）

一、名稱

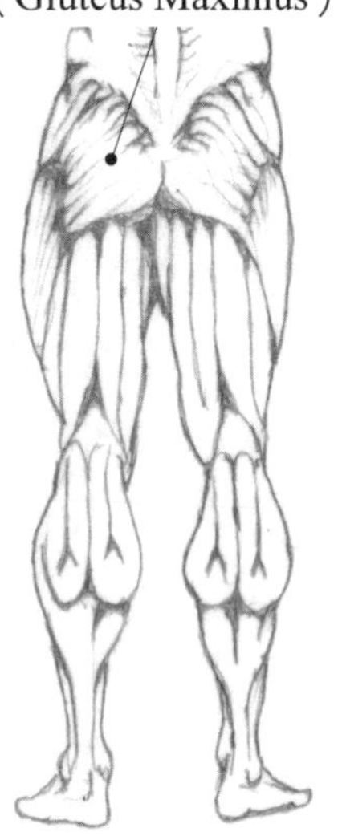

1.「臀部」主要的肌肉群是「Gluteus Maximus」，也就是「臀大肌」。
2.其實它還包括位於「臀大肌」上面一點的「Gluteus Medius」，與外側靠下面一點的「Lliotibial Tract」與「Lliotibial Band」。
3.「臀部」英文簡稱「Glutes」，也可以叫做「Hips」、「Butt」、「Rear」、「Ass」、「Bottom」……等，甚至是「Buns」都可以。就像中文，也有人叫它「下圍」、「屁股」、「尾椎」、「馬達」……等等。

二、功能

1.大腿在往後「抬高」或「彎曲」時，必須要靠「臀部肌肉」之協助才能完成。
2.當身體「站立」或是「蹲下」時，「臀部」可以協助大腿「穩定」及「平衡」著整個身體。「臀部」等於是身體的「下盤」，它是扮演一個「穩定者」（Stabilizer）的角色。
3.「腹部」在進行所有的「伸展、收縮」動作時，「臀部」也是擔任「穩定者」的角色，讓腹部肌肉完成它的動作。

三、重要性

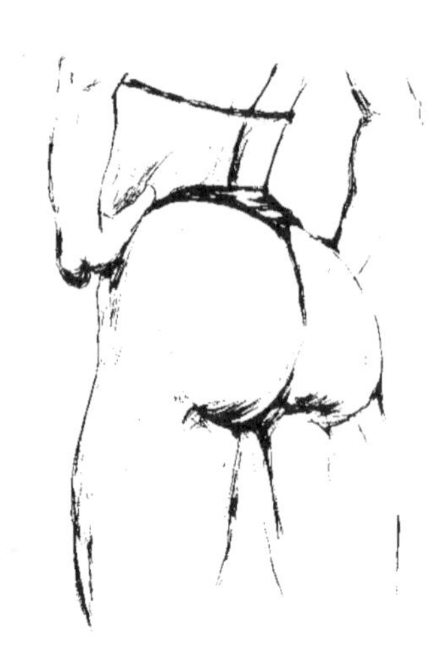

◆ 看完前面臀部的「功能」介紹，它還真是重要呢！所以我們要把「臀部」也當作是一個肌肉部位來鍛鍊，不可以忽略它！

◆ 「臀部」不只是女人的「三圍」之一，也是男人重要的「一圍」啊！看看瑞奇馬汀（Rich Martin）的「馬達」魅力就知道。

◆ 其實筆者認為瑞奇馬汀的「屁股」不算什麼。最棒的還是我們健美界的職業選手Chris Cormier（美國黑人選手）！他幾次在「奧林匹亞先生」比賽的姿勢表演中，以腹肌的「蠕動」配合「臀部」的「電動」，不只是「肌肉」的表演。簡直是把「腹肌與臀肌」之「功能」，做最「有力」、最「美」、最「性感」……的詮釋！

◆ 不管男女，「臀部」只要是一開始「鬆垮」，那就是你身體開始「老化」與「變醜」的徵兆！

◆ 「胸部」太小或鬆垮，可以「造假補救」。沒腰圍、肚子大一點，也能用衣服掩飾過去。「屁股」太大或垮下來，那就很難掩蓋了！

◆ 一般的「漂亮健美」臀部標準，應該是「結實」、「上挺」。

◆ 如果以「健美比賽」的最高標準要求，那「臀大肌」上面的橫切線條都要「逼」出來才行！

◆ 以前選手想「展現」後面的「股二頭肌」及「臀部肌肉」時，都是先背對裁判彎下上半身，然後以「屁股」及大腿後面的「股二頭肌」朝著大家「表演」。

◆ 現在「國際健美總會」以「不雅」為由，禁止了這種表演方式。但是，「後面下半身」肌肉漂亮的職業選手，反而以更「露」的方式表演：就直接將僅包住臀部一半的「健美小褲褲」，全部撩到中間，露出他整個「屁股」上面得意的「線條」！

四、課程安排法

◆ 要練「臀部」，就不能不練到大腿部位。

◆ 所以，「臀部」的練習課程，應該是擺在大腿練完之後。特別是後面的「股二頭肌」動作做完以後，緊接著就做「臀部」的動作。當然也可以把兩者的動作結合起來練。

◆ 很多徒手的動作，如「爬樓梯」、「登山」或各種「有氧運動」的動作，多少都能練到一點「臀部」。但是這些都沒有我們書中介紹的「健身器材」動作迅速、有效。

◆ 大多數人都是希望把「臀部」練「小一點」又「結實」，「往上翹」又有「幅度」。所以，每一組動作的「次數」一定要多（10幾下以上）！

◆ 沒有單獨只有練到「臀部」的動作。幾乎所有的鍛鍊臀部動作，都要借由練腿來完成。

◆ 所以，當你做這些動作時，一定要把「注意力」（意念）放在「臀部」上面！這就是所謂〝Mental Concentration〞或者稱之〝Visualization〞（把它想像出來）。只有「意念」放在「那裡」，「那裡」的肌肉才能被練到。

◆ 除了用「意念」、用「想像」之外。再進一步具體的說，做每一組、每一下的臀部動作，都要「用力收縮」。這個「收縮」不只是〝Contraction〞，而且還要〝Squeeze〞你的臀部！

◆ 讓肌肉用力〝Squeeze〞，就是我們在「訓練原理」篇中，所提到的「壓塑定形肌肉訓練法」（Iso-Tension Training Principle）。

◆ 很多女性朋友們，花不少時間做很多的有氧運動，或使用各種所謂「科技器材」鍛鍊，但「臀部」最後還是鬆垮垮的。

◆ 其實，要把臀部練結實，並不需要這麼大費周章。簡單幾個平常的動作，就絕對有效。不要聽太多「商業專家」的「花錢意見」！

(一)「初階」參考課程表

課表 1.「寬步深蹲」（男女皆可做）　2～3 組×10～15 下
課表 2.「跨步蹲」（男女皆可做）（左右腿各做）　2～3 組×10～15 下
課表 3.「俯臥抬臀」（適合女性做）　2～3 組×15～20 下
「臀部伸展器」（適合女性做）　2～3 組×15～20 下

(二)「中階」參考課程表

課表 1.「寬步深蹲」（男女皆可做）　2～3 組×10～15 下
「俯臥曲腿」（男女皆可做）　2～3 組×10～15 下
「直腿硬舉」　2～3 組×10～15 下
課表 2.「臀部伸展器」（適合女性做）　2～3 組×15～20 下
「縫匠肌機器開腿運動」（適合女性做）2～3 組×15～20 下

(三)「高階」參考課程表

課表 1.「寬步深蹲」　3～4 組×15～20 下
「跨步蹲」　3～4 組×15～20 下
「直腿硬舉」　3～4 組×15～20 下

課表 2.「跨步蹲」	3～4 組×15～20 下
「俯臥曲腿」	3～4 組×15～20 下
「立姿單腳曲腿」	3～4 組×15～20 下
「直腿硬舉」	2～3 組×15～20 下

第二章 臀部的鍛鍊法

一、「寬步深蹲」（Wide-stance Squat 如圖）

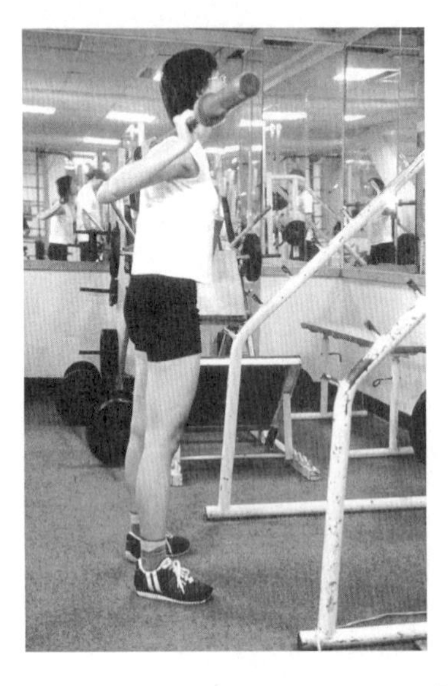

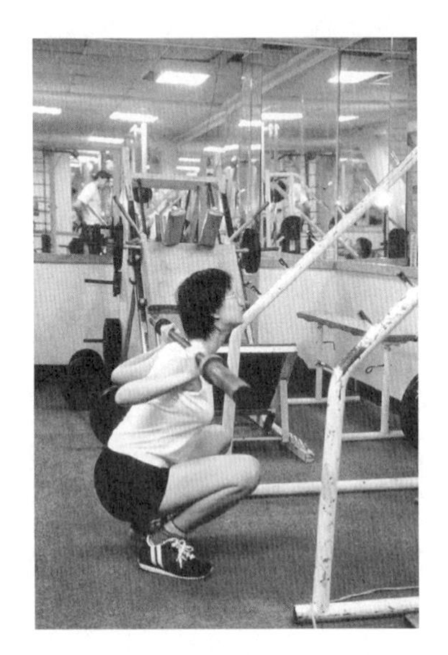

◆ 我認為「寬步深蹲」是鍛鍊「臀部」，最有效的首選動作！

◆ 這個動作最容易、最簡單、最有效！

◆ 動作說明：

- 基本上，跟用槓鈴做「深蹲」的姿勢是一樣的。
- 不過這裡做的深蹲動作，是要針對「臀部」。所以兩腳要站的比肩膀寬一些。
- 站太窄，都是大腿前面的股四頭肌在出力。
- 要儘量蹲低一點，大腿要低於與地面的平行線。
- 只有屁股蹲得愈低，臀部的肌肉才能夠完全收縮到。

- 只蹲一半的話，臀部的肌肉跟本還沒什麼練到。
- 身體站起來時，臀部要跟著「用力收縮」1、2 秒。

◆ 除非你是想把「屁股」練大，否則不要用太重的重量做。

◆ 如果一組只能做 10 下以下的重量，對想把臀部練結實的人來說都叫做「重」。

◆ 臀部要練結實，絕對需要「高次數」與「完全」深蹲。

◆ 如果改用「史密斯機器」做，可以放心蹲低。

二、「跨步蹲」（Lunges 如圖）

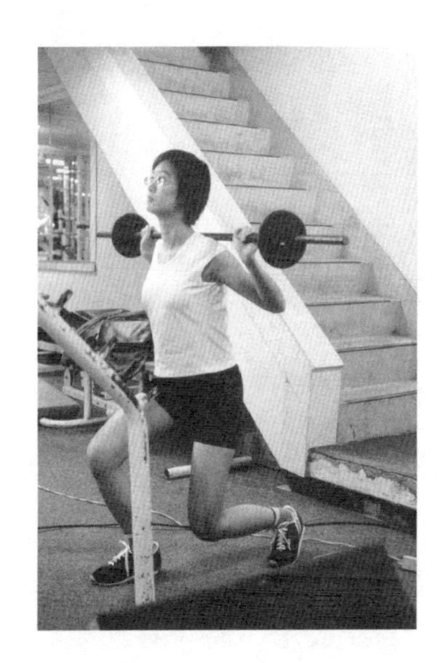

◆ 這裡練「臀部」的「跨步蹲」動作，基本上跟練「腿部」的跨步蹲是一樣。

◆ 動作姿勢要領，可以參考練腿篇中的說明。

◆ 要練到「臀部」，就要跨大一點的步伐，讓身體蹲低。

◆ 不過跨大步蹲低時，要小心後腳的膝蓋不要碰撞到地上。

◆ 如改雙手各拿一個「啞鈴」做，蹲低時比較好控制平衡。

三、「直腿硬舉」（Stiff-Legged Deadlift 如圖）

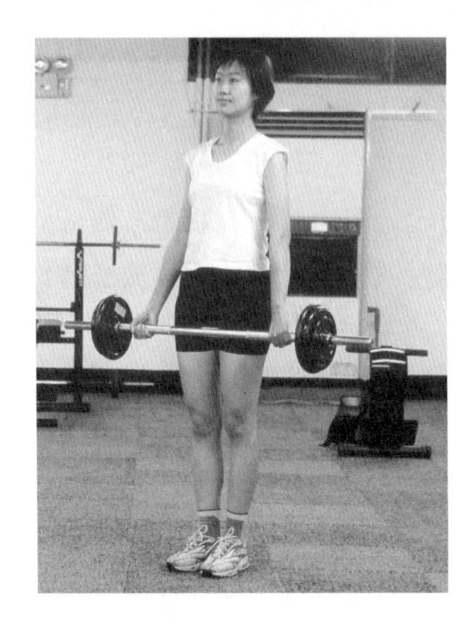

◆ 用「直腿硬舉」來練「臀部」，基本上跟練大腿「股二頭肌」的「硬舉」動作是一樣的。

◆ 但是針對練「臀部」，我建議你可以採用「羅馬尼亞式硬舉」。它的特點在哪裡呢？

(1) 身體往前下彎時，臀部要儘量「往後、往上」翹。目的是要完全「伸展開」你的臀部。

(2) 當身體恢復站直時，臀部要同時儘量「往前」，並用力「收縮」。

◆ 做「臀部」的「直腿硬舉」時，背部要儘量打直、頭部要保持抬起來。槓鈴從頭到尾儘量靠近身體，但小心不要碰到小腿。

◆ 雖然是叫「直腿」硬舉，但是膝蓋還是要保持一點點「彎」，以保護腰椎。

◆ 事實上 Stiff-Legged 並不是兩腿完全打直的「直腿」意思，而是腿「固定不動」的意思。

◆ 練「臀部」的「直腿硬舉」，所使用的重量要輕、次數要多、動作速度要慢。

四、「俯臥曲腿」（Lying Leg Curl 如圖）

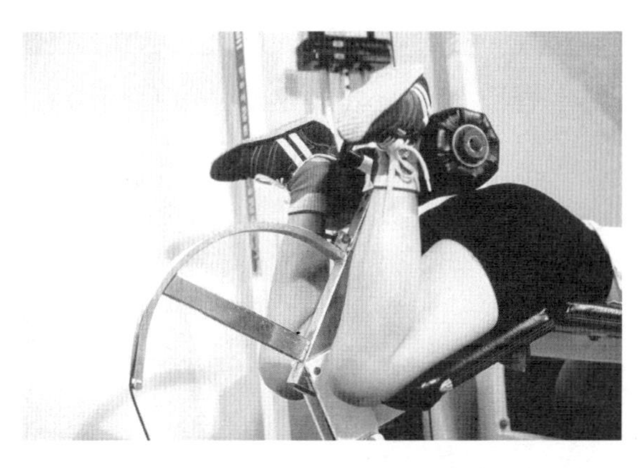

◆「俯臥曲腿」主要是一個練大腿「股二頭肌」的動作，「臀部」則是第二個練到的肌肉部位。

◆如果要讓「臀部」在這個動作中練到比較多的話，姿勢上就要做一些「調整」：

- 上半身本來要緊貼著板墊，現在改成：胸部、肩膀抬起來，以上臂、手肘撐住板墊，上半身稍微朝上。讓重心轉到「臀部」。
- 雙腿，尤其是兩隻小腿要儘量靠攏。這樣「臀部」比較容易收縮。
- 兩隻小腿在往下放直時，可以採用「反向用力訓練原理」。請一位助手幫忙「壓」小腿，這時改成用「臀部」（不是股二頭）力量去抗拮。

◆上面的這些調整動作，對腰椎多少也會增加一些壓力，所以要小心地做。

◆以「俯臥曲腿」練「臀部」，如果採用「反向用力訓練原理」來做的話，對練「臀部」（尤其下沿）的「形狀」，特別有效。

五、「立姿單腳曲腿」（Standing Single Leg Curl）

◆站著用單腳做「曲腿」動作，同樣是練「股二頭肌」與「臀部」的點」，讓「臀部肌肉」直接收縮。沒有經過膝關節以及「股二頭肌」的收縮。

◆與「俯臥曲腿」一樣是練到「臀部的下沿」，讓你的「臀部」與後大腿上方之間的「形狀」與「曲線」清清楚楚！不再有下垂的現象發生。

◆當單腳的小腿往上彎時，腳尖稍微朝外，這樣臀部肌肉的收縮力道更大。

◆也是可以採用「反向用力訓練原理」來練。

六、「臀部伸展器」（Butt Blaster 如圖）

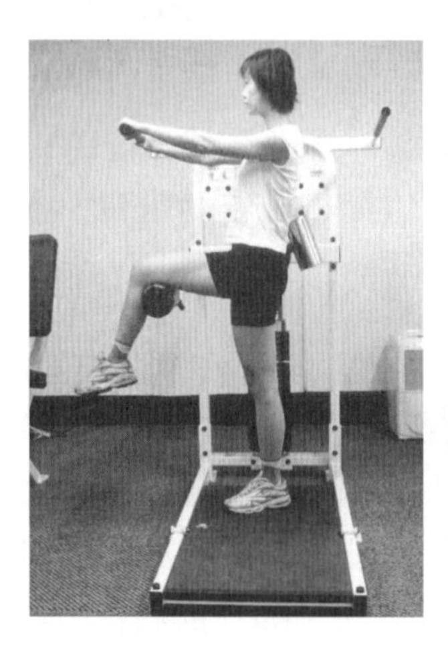

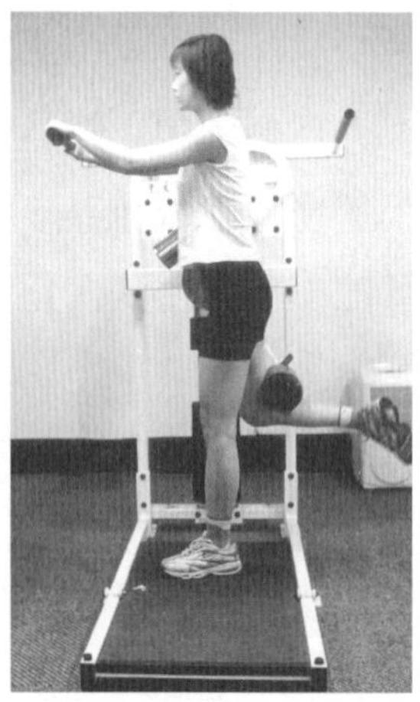

◆「臀部伸展器」的設計原理，是直接以「骨盤」為用力的「支點，讓「臀部肌肉」直接收縮。沒有經過膝關節以及「股二頭肌」的收縮。

◆ 動作說明：

• 以身體單邊「側面」對著機器，雙手扶著握把固定身體。
• 靠近機器的這隻大腿抬高，以膝蓋後面的「腿窩」夾住「滾筒墊」。小腿放鬆微彎，扣住墊子即可。
• 然後「臀部肌肉」用力，以大腿將「滾筒墊」往後、往上推，推得愈高愈好。到最頂點時收縮一下「臀部肌肉」。
• 這時你是以另一隻腳站立著，全身除了靠機器的這隻大腿外，都要保持固定不動。
• 大腿再慢慢放下來，連續做到累，再換另一隻腿做。

◆ 由於大腿在往後上方彎時，「滾筒墊」會貼著大腿後面滾動，小姐太太們恐怕要穿長一點的褲子保護皮膚。用這種機器練「臀部」，有它特殊的功能，能讓臀部完全 Squeeze！

◆ 但是並不能取代其他所有的動作，尤其是「寬步深蹲」。

◆ 身體如果沒有保持固定住，那整個動作的效果就差很多。

七、「縫匠肌機器開腿運動」（Adductors Machine 如圖）

◆用「縫匠肌機器」做「開腿運動」，主要是練「臀部兩側」（Hips）。〝Hips〞的位置在大腿兩側的上方。

◆動作很簡單，身體坐進器材中。以兩條大腿靠膝蓋地方的外側，頂住墊子。

◆然後兩隻大腿用力向外張開，打開到極限時，「臀部兩側」向中間收縮。

◆這個動作，最好在其他練臀部或腿部的動作做完之後再練，效果較好。

◆嫌「臀部」太寬，或大腿兩側上方有贅肉，做這個「縫匠肌機器開腿運動」，能夠改善不少。但要記住：一定要先練其他的基本動作後，再接著做這個動作，效果較為顯著。

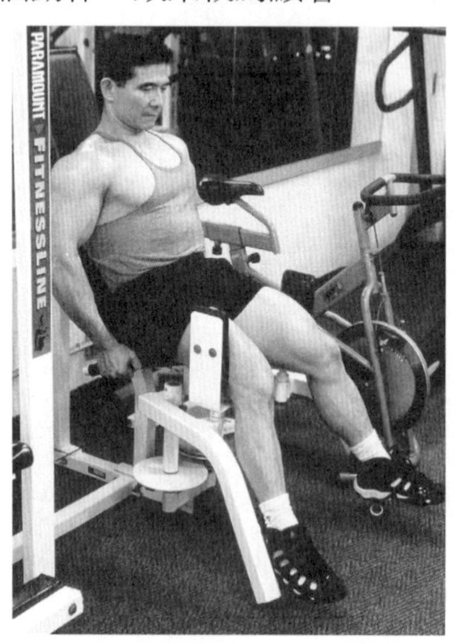

八、「單腳俯臥抬臀」（Lying Glute Raise如圖）

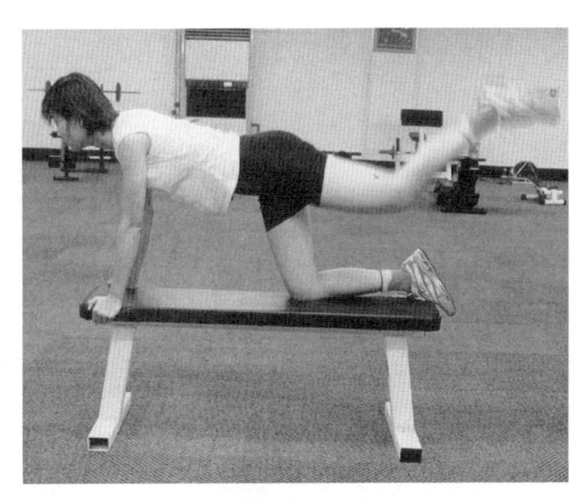

（單腳俯臥抬臀）

◆ 這是一個「徒手」的動作，也可以在家裡自己做。

◆ 非常適合女性朋友們做的一個動作。

◆ 這個動作主要的功能是讓「臀部收縮」。

◆ 動作說明：

- 假如家裡沒有足夠高的椅子或床可以做，那可以改為：
- 以雙手撐地、膝蓋跪地，抬頭挺胸，上半身與地面成平行狀態。臀部儘量保持往上翹。
- 以單腿提起來，往後上方抬高。到最高點時停住，收縮「臀部」後再放下來。
- 放下來時大腿跟地面成90度，不要再往前擺盪。單腿做累了以後，再換另一隻腿做。
- 如效果要更好，做動作的那條腿，在放下來時也是「保持伸直狀態」，而且不能接觸地面。
- 這樣整條腿往「後上方」一上一下地做，一定比較累又有效。

第十六篇

營養與飲食篇
Nutrition & Diet
（蛋白質 Protein）

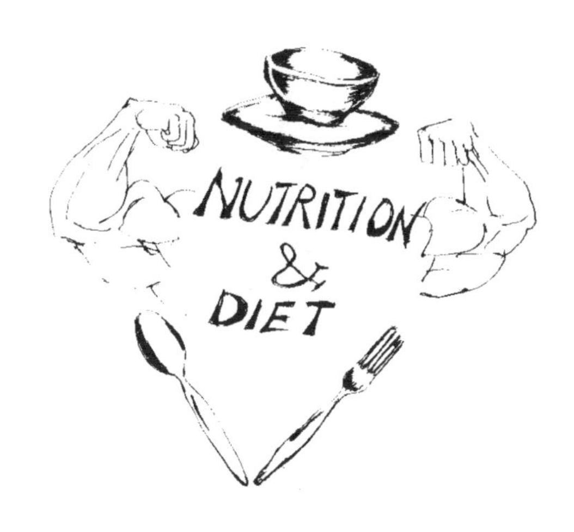

前言

在歐美的練健美人士常說：You are what you eat！也就是說：你怎麼吃，就成什麼樣！「健美運動員」（Bodybuilder）的「飲食法」決定能否練得出「健美肌肉」的一半因素！甚至於可以說是百分之 50 以上！因為 " If you can't eat, you can't grow! "（如果你不能吃，肌肉就長不大！） 所以練健美的「營養與飲食」當然要跟一般人有所區別。今天，我們在這裡介紹、說明的「營養與飲食」也就偏重於告訴你：如何吃？才能吃出一身漂亮的身材與肌肉！

不管叫「健身」或「健美」，英文就叫 Body〝Building〞。但是現在不少「練健美的人」，尤其是國外某些職業選手，已經不是原本所追求的「健康飲食法」，甚而走火入魔把「健身」變成是 Body〝Destruction〞！因為他（她）們為了追求極致的肌肉與線條，已經不是只有一般的「氨基酸」、「肌酸」或「燃脂劑」……等，早就大量用了各種類固醇之類的禁藥，加上用打的、移植的……都有。

當今的科技日新月異，在坊間各種專業的「營養學」與「飲食法」林林總總。不只是理論；各種食品藥物也推陳出新。但其中也充滿了爭議與商業企圖，本書祇就「健身」的相關領域內，做最簡潔與實務的介紹。

「健身」就是要「健康身體」。要用「健康的方法」吃「健康的食物與營養品」。我們不作深奧的營養學、藥物學討論，也不介紹你去服用一些類固醇等禁藥。而只是儘量要「簡單、直接、清楚」地告訴大家：練健美「要吃什麼？」、「什麼不能吃！」，也就是正確的「健美飲食法」！

希望讓您在令人目眩的商業廣告中，認清那些「營養補品」的真相，找到您真正的所需，不浪費寶貴時間，不花冤枉錢！

第一章 六大營養素

首先我們介紹營養與飲食的最基本常識：六大營養素。

◆所謂「六大營養素」就是：

(1)**蛋白質（Protein）**

(2)**碳水化合物（Carbohydrates）**

(3)**脂肪（Fats）**

(4)**水（Water）**

(5)**維他命（Vitamins）**

(6)**礦物質（Minerals）等。**

這「六大營養素」不但是我們生存；也是練健美所需的食物營養成份。

◆我們所吃的食物包含了「有機物」與「無機物」。而其中的「水」及「礦物質」屬於無機物，其餘的四種均是有機物。

◆食物依其給予身體的作用，分三類：

(1)**提供「能源熱量類」**。「碳水化合物」類的澱粉、穀物、糖……等，以及「脂肪」油脂類。

(2)**形成身體「肌肉與組織類」**。含「蛋白質」、「礦物質」的魚、肉、蛋、豆、牛奶……均屬之。

(3)**促進「新陳代謝」功能類**。含「維他命」、「礦物質」的蔬果類。

◆人體需要六大營養素，當然我們「人體內的結構」也是由這些營養素構成：

(1)**「水份」。約佔 65——70%左右**，主要存在各種組織（尤其是免疫組織）、肌肉細胞及皮下之中。

(2)「**蛋白質**」。**約佔 12～15%左右**，構成身體骨骼、肌肉細胞結締組織，以及血液、淋巴液、激素……等。

(3)「**脂肪**」。**約佔 12～15%左右**，分佈全身皮下脂肪組織、各器官之間。

(4)「**礦物質**」。**約 5%左右**，也是分佈全身的組織、器官之中。

(5)「**醣類**」。**約 0.5%左右**，主要是儲存於肌肉與肝臟中的「肝醣」（Glycogen）與血液內的「葡萄糖」（glucose）。

◆ 我們練健美所需攝取的「六大營養素」，與身體體內的結構成份，並不一定成比例。譬如，我們平常攝取的食物中，最多的是「醣類」（由碳水化合物轉成），但它在體內所佔的比例，只有 0.5%左右！

第二章 「蛋白質」(Protein)

一、「蛋白質」的重要性

◆「蛋白質」是組成我們身體最主要的物質。尤其是「肌肉」，肌肉細胞中，除了水份就是「蛋白質」。我們常說：「**肌肉就是蛋白質，蛋白質就是肌肉！**」

◆「蛋白質」不只是組成肌肉，其他像身體中的酵素、激素、抗體、腦漿、指甲、毛髮、精液……等都是。我們的生理機能要正常運作，也要靠蛋白質。

◆不管你是一般的健美愛好者，還是專業的「健美運動員」。或從單純的改善體格到追求雄渾的肌肉，都需要優良、足夠的「蛋白質」來補給。

◆所以，「蛋白質」如果攝取不足，不只是肌肉練不成。連帶其他的生理機能也無法正常運作，甚至腦力智商都退步。

二、「蛋白質」的組成

◆「蛋白質」是由碳、氫、氧、氮以及極少量的硫、磷所組成。其中的「氮」（Nitrogen）很重要，它特別關係到肌肉的「合成作用」。像其他的碳水化合物與脂肪的結構中就沒有「氮」。

◆「蛋白質」以它的結構形狀，可分為「圓球形」與「纖維形」：

- 「圓球形蛋白」。溶解度高，強度弱。如血漿、體液、牛奶蛋白、雞蛋蛋白等。

- 「纖維形蛋白」。溶解度低，物理結構強，身體各種組織結構均屬之。如肌肉的「肌元纖維蛋白」、結締組織的「膠原蛋白」、指甲毛髮的「角質蛋白」。

◆ 食物中的**蛋白質，在我們吃下去以後，不會直接變成肌肉。要轉化成「氨基酸」（Amino Acids），身體才能吸收變成肌肉！**

▲ 就分子結構上來講，胺基酸與蛋白質區別是：

(1) Amino Acid（氨基酸）為一級單分子結構。

(2) Peptides（胜肽）為雙或三級分子結構。

(3) Protein（蛋白質）為四級分子結構。

三、「氨基酸」（Amino Acids）

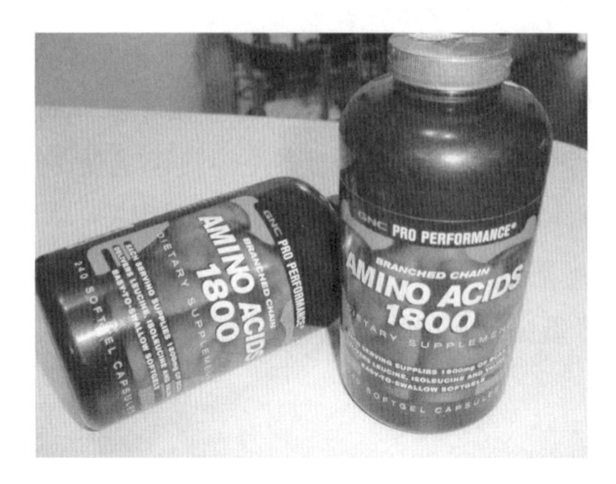

△「氨基酸」是蛋白質最基本的單位，其形狀是白色結晶固體，可溶於水。在自然食物中的氨基酸為「L－」型式，化學合成製造的則是「DL－」型式。

△在大自然界，「氨基酸」有 50 種以上。

(一)「氨基酸」的種類

▲ 氨基酸就其型態上的分類，可分四種：

(1) **Free-Form Amino Acid. 游離型氨基酸**

(2) **Branched Chain Amino Acid. 支鏈氨基酸**

(3) **Hydrolyzed Amino Acid. 水解氨基酸**

(4) **Di-Tri Peptides Amino Acid. 多胜肽氨基酸**

▲ 就營養學來說，「氨基酸」有22種。在合成蛋白質上，可分為「必要氨基酸」與「非必要氨基酸」兩大類：

1.**「必要氨基酸」（Essential Amino Acids）**

所謂「必要氨基酸」，是指人體中無法自己製造，必需由食物中攝取。這些「氨基酸」對我們是不可或缺、必要的。它總共有八種：

(1) 〝**Isoleucine**〞（**異白氨酸**）：幫助製造血紅素，穩定血糖，對增大肌肉很重要。它是屬於三種「支鏈氨基酸」（Branched Chain Amino Acids）中的一種。

(2) 〝**Leucine**〞（**白氨酸**）：也是「支鏈氨基酸」（BCAA）的一種，增大肌肉與修補肌肉細胞、骨骼、皮膚，以及手術後的復原。

(3) 〝**Lysine**〞（**離氨酸**）：幫助肌肉蛋白的合成，鈣質的吸收，抗體、荷爾蒙之製造。

(4) 〝**Methionine**〞（**甲硫氨酸**）：「甲硫氨酸」在體內可轉成「膠氨基硫」（Glutathione），以去除肝毒。還可以去除體內以及肝臟、血管中的脂肪。

(5) 〝**Theronine**〞（**晶丁氨酸**）：屬於「中性氨基酸」。它是一種具有觸脢作用，可幫助消化功能正常運作。

(6) 〝**Tryptophan**〞（**色氨酸**）：屬於中性氨基酸，環型側鏈的構造，本身有臭味。它能增進新陳代謝率與改善憂鬱情緒。

(7) 〝**Valine**〞（**鐑氨酸**）：也是屬於三種「支鏈氨基酸」（B C A

A）中的一種，主要的作用是增大肌肉。

(8) 〝**Phenylalanine**〞（**苯丙氨酸**）：「苯丙氨酸」是一種在腦部與神經細胞之間傳達訊息的氨基酸。 是神經的傳導體，可幫助人體製造腎上腺素以及鎮痛、提高注意力。市面上有很多這種產品，但血壓高、糖尿病患者以及孕婦不宜服用。

2.「非必要氨基酸」（Non-Essential Amino Acids）

所謂「非必要氨基酸」，是說有些「氨基酸」不需要由食物中攝取，人體也可以自己合成。並不表示這些「氨基酸」不重要、不必要。**「蛋白質的合成」（Protein Synthesis）絕對需要這全部 22 種的「必要與非必要氨基酸」！**

(1) 〝**Alanine**〞（**丙氨酸**）：屬於中性氨基酸，結構是直型側鏈。當你「碳水化合物」攝取不足時，「丙氨酸」能將蛋白質轉化成「醣」類，提供鍛鍊肌肉所需的熱量。

(2) 〝**Asparagine**〞（**天冬」胺**）：「天冬酰胺」是一個重要的「非必要氨基酸」，體內很多的「合成作用」都少不了它，尤其是維持神經系統的正常功能。

◆ (3) 〝**Arginine**〞（**精氨酸**）：能刺激腦下垂腺分泌「生長性荷爾蒙」，能增強肌肉及減少脂肪，增加免疫力與男性性功能，亦能刺激「胰島素」分泌。L-Arginine 可說是近年來最熱門的氨基酸！因為它可以讓合成肌肉的重要蛋白質成份——氮（Nitrogen）留住！簡單講：L-Arginine 不但可以幫助肌肉組成，還有防止體內屯積脂肪的功能！

※這對練健美的人來說，〝Arginine〞是一個很重要的氨基酸。

(4) 〝**Cysteine**〞（**半胱氨酸**）：兩個「半胱氨酸」可合成一個「胱氨酸」（Cystine）。能幫助排毒、抗幅射，也是抗氧化素、抗衰老。L-Cysteine 存在很多瘦肉食物中，但 N-Acetyl Cysteine（簡稱NAC）比較穩定，則必須由外界補充，由於NAC更具水溶性所以容易被身體吸收，它具有強大的抗氧化排毒作用！

(5) 〝**Glutamic acids**〞（**麩氨酸或穀氨酸**）：它是「γ-丁氨基酪酸」（GABA，Gama-Aminobutyric Acid）的前身，能防止肌肉萎縮、或低血糖引起的昏迷。也是肌肉中一個很重要的氨基酸。

(6) 〝**Glycine**〞（**甘氨酸**）：協助提供「肌酸」（Creatine），防止肌肉退化。

(7) 〝**Histidine**〞（**組氨酸**）：協助製造紅、白血球，排除體內重金屬、幅射毒素。亦能增強性功能。

(8) 〝**Aspartic acids**〞（**天門冬酸**）：增進DNA、RNA的功能，增強肌耐力、免疫力。從肝臟中排除阿摩尼亞等毒素。

(9) 〝**Beta-hydroxy glutamic acids**〞（**氫氧基麩氨酸**）：〝Beta-hydroxy〞（氫氧基酸）是「果酸」的一種，也叫「水楊酸」，或稱「Beta柔膚酸」，是一種能有效去皮膚角質。並具有消炎、鎮痛的功能。

(10) 〝**Hydroxyproline ，HYP**〞（**氫氧基普羅林胺基酸**）：「HYP」是肝臟膠原蛋白的降解物。

(11) 〝**Norleucine**〞（**正白氨酸**）：它是一個「碳原子」，結構類似「Methionine」（甲硫氨酸），但不含「硫」的成份。

(12) 〝**Proline**〞（**脯氨酸**）：「脯氨酸」的結構環鍵很特殊，屬性又多，尚難以歸類。市面上的膠原蛋白裡所含的胺基酸是脯胺酸比較多。

(13) 〝**Serine**〞（**絲氨酸**）：幫助生長肌肉、脂肪酸之代謝，增強免疫抗體以及潤膚效果。

(14) 〝**Tyrosine**〞（**酪氨酸**）：彌補甲狀腺、腎上腺、腦下垂腺分泌之功能，勿與抗憂鬱症藥一起服用。L-Tyrosine 就是一種重要的「游離氨基酸」（Free-Form Amino Acid），雖然我們人體可以自行合成，但是仍需靠外在補充。以控制好新陳代謝速度、保持皮膚健康，維持穩定情緒，以及肌肉的成長速度！

▲ 至於所謂〝Aminogen〞就是蛋白質消化酵素，亦稱「專利植物蛋白脢」能提升蛋白質之吸收率。

(二)「支鏈氨基酸」（BCAAs）

◆ 所謂「支鏈氨基酸」，英文全名是〝Branched Chain Amino Acids〞（簡稱 BCAAs）。

◆ 它是由下列三種「必要氨基酸」所組成：「異白氨酸」（Isoleucine）、「白氨酸」（Leucine）、「鯃氨酸」（Valine）。

◆ BCAAs 不需再經肝臟可以直接在肌肉中進行新陳代謝（metabolized）。

◆ 功能與重要性：

當我們在鍛鍊肌肉時，身體會自動分解肌肉裡面的這三種「支鏈氨基酸」，並將它轉化成肌力來使用。但仍然不足，需要由外界補充。如果我們在「練前」或「練後」都沒有足夠地補充它，那麼肌肉裡面的其他十幾種氨基酸，也會因而無法合成肌肉了！那苦練了半天，肌肉反有可能會萎縮變小。也就是說BCAAs不但可以「同化形成肌肉」（Anabolic），還可以「反肌肉異化作用」（Anticatabolic）防止肌肉流失掉！

◆ 服用劑量：

每次運動前後或早餐前，要補充 3～6 公克左右的「支鏈氨基酸」（BCAAs），一天不要超過 20 公克。

(三)「穀氨酸或麩氨酸」(L-Glutamine)

◆「穀氨酸」(L-Glutamine)是我們肌肉中佔最多的「游離氨基酸」,約 50%-60%左右。

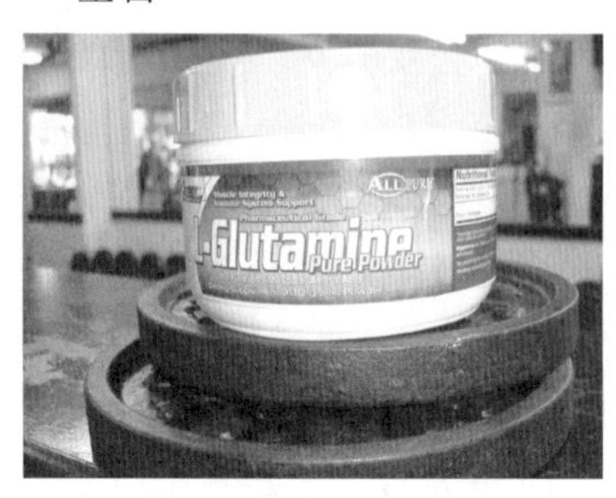

◆它也是「游離氨基酸」(Free-form Amino Acids)的一種。

◆**當肌肉要進行「形成肝醣組成蛋白質」的工作,或「氧化」以產生能量時,都必須用到六種重要的「氨基酸」:**

- 「天冬酰胺」(Asparagine)
- 「天冬氨酸」(Aspartate)
- 「異白氨酸」(Isoleucine)
- 「白氨酸」(Leucine)
- 「纈氨酸」(Valine)
- 「麩氨酸」(L-Glutamine)

◆有人說:其中的**「麩氨酸」是「健美運動員」最重要的氨基酸!**也是健身運動補品中的唯一首選!

◆我們的身體也能自我製造「麩氨酸」,但絕對不夠,而需要由外面來補充。

◆**「麩氨酸」的重要功能:**

- 激烈運動時,「穀氨酸」的流失速度很快,會促使身體從肌肉中帶走其他的氨基酸。適時地補充足夠的「穀氨酸」,能加速肌肉的修補速度。

- 它在減肥去脂的過程中，可防止因「異化作用」而導致的肌肉流失，也就是「反異化作用」（Anti-Catabolism）的功能。
- 另外它也能加強免疫系統的功能，就算是沒有運動的一般人，也需要「麩氨酸」的補充。因為過度疲勞或壓力太大，體內的「麩氨酸」流失特別快。

◆ 如同「肌酸」一樣，最好是購買「粉末狀」的穀氨酸較經濟，膠囊裝的既佔空間又不划算，也比較貴。

◆ 可以混合其他「高蛋白」食品或「氨基酸」一起服用。

◆ 目前尚無不良副作用的報告。倒是身體若缺少「麩氨酸」的話，不只肌肉萎縮流失或生病；甚至免疫系統也會出問題。

◆ 服用劑量：一般人每天每公斤體重需要0.2公克的「穀氨酸」補充，健美運動員在苦練時，就需要 0.5 公克以上的補充。以剛練完之後服用最佳，或每餐之間、練前、睡前皆可。每次不要超過 5 公克為宜。

(四)「肌酸」(Creatine)

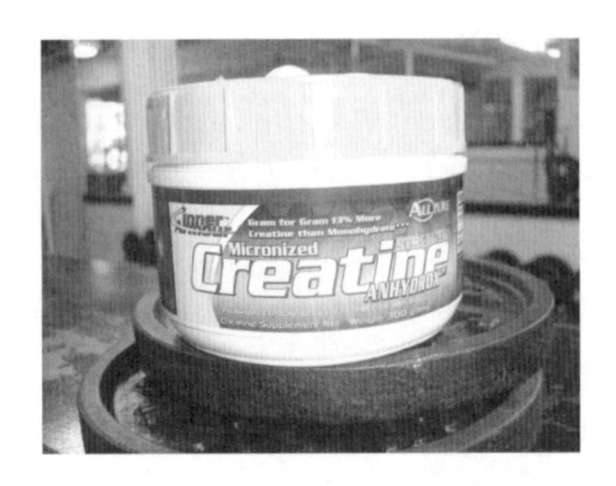

◆「肌酸」其實早在 1832 年就被法國科學家所發現,但真正被用在正式比賽場合是 1992 西班牙巴賽隆納奧運上面。

◆「肌酸」約在 1993 年開始出現在健身市場上,至今仍風靡,未曾稍減下來。

◆「肌酸」原來的學名是〝Methylguanido-Acetic Acid〞。

◆「肌酸」(Creatine)也是氨基酸的一種。它是由三種重要的氨基酸(如 Arginine、Glycine、Methionine)所構成的,人體內的肝、腎等器官能將這三種氨基酸轉換成肌酸。所以肌酸除了由食物或補品來供給外,也可由人體自行製造。

◆含肌酸的食物主要是在肉類(尤其是牛、羊肉)與魚類中。

◆人體中的肌酸百分之 95 以上是存在肌肉之中。

肌酸的種類

市面上的肌酸廠牌眾多，但其間最主要的差別是在「容不容易被吸收」與「是否會造成水腫或腹瀉」。除此之外，它們彼此之間的基本效果是差異不大的，就如同國民車與豪華名車之不同。

以下就是目前市面上常見的六種肌酸：

1. Creatine Monohydrate（單一水合肌酸）

△ 這是屬於第一代極細粉末狀的肌酸，分子結構最簡單，價格也最便宜。

△ 當你服用這類肌酸時，它無法完全進入細胞內部被吸收。還是會有一部分停留在細胞外面，並且跟水份結合附著在一起，這就是造成失去肌肉線條的所謂「肌酸水腫症」（Creatine bloat）。

△ 由於「單一水合肌酸」容易與水結合附著；所以腸道內水份過多對某些人來說就容易引起腹瀉症狀。

△ 這種肌酸的廠牌如：〝Prolab'× Creatin× Monohydrat×〞、〝EA× Phosphage×〞、〝MuscleTec× Cell-Tec× Hardcor×〞、〝Ultimat× Nutritio× Creapur×〞……等。

2. Creatine Ethyl Ester（CEE，烯酯化肌酸）

△ 「烯酯化肌酸」（Creatine Ethyl Ester）簡稱〝CEE〞或〝Creatine Ester〞；或者是〝Fat Soluble Creatine〞（脂溶性肌酸）」。

△ 「CEE」不但能直接穿過肌肉細胞壁進入細胞內部，而且也能穿過腸道的細胞壁讓小腸容易吸收。

△ 所以〝Creatine Ethyl Ester〞不會造成腹瀉；也不會引起「肌酸水腫症」。

△ 由於〝CEE〞能讓肌肉細胞完全吸收；不會很快被排出體外，所以服用量就不需要很多。每次約服用 1～2 公克即可達到效果。

△ 這種肌酸的廠牌如：〝BS× CellMas×〞、〝Universa× Anima× Pum×〞、〝Labrad× CreaLea× 2〞、〝Highe× Powe× Creatin× Ethy× Ester〞等。

3. Creatine Methyl Ester（甲基脂化肌酸）

△ 「甲基脂化肌酸」的分子結構中含有一個碳原子及三個氫原子。

△ 所以當它進入人體消化腸道時，整個分子結構不會被破壞，因此容易被肌肉細胞完全吸收利用。

△ 〝Creatine Methyl Ester〞的服用量也是同樣不需要很多。每次約服用 1～2 公克即可。

△ 這種肌酸的廠牌如：〝Tricreatin× Orotat×「ES× Methyl Mass」〞、〝「Iro×-Tek 2 Meth×l 13-C」〞、〝「MuscleTec× Nitro-Tec× Hardcor×」〞……等。

4. Creatine-Alpha-Ketoglutarate（Creatine AKG，酮麩氨肌酸）

△ 所謂〝Creatine AKG〞就是肌酸本身附加一個 AKG 分子，以加速能被小腸直接吸收；就如同氨基酸 Arginine 也是附加 AKG 分子一樣。

△ 〝AKG〞（Alpha-Ketoglutarate）本身是麩氨酸（Glutamine）的前驅物。

△ 〝Creatine AKG〞能夠直接被小腸吸收，所以不會造成腹瀉。

△ 而且它不需要另外靠醣類之幫助就能被吸收，所以你可單獨喝「Creatine AKG」肌酸；不必同時攝取大量的碳水化合物。

△ 這種肌酸的廠牌如：〝Met-R× Hardcor× CEE AKG〞、〝VPX CE×〞、〝Shocke× Nutritio× Glutamin× AKG〞……等。

5. Tricreatine Orotate（三黃金肌酸）

△ 這是當肌酸與「黃金酸」（Orotate 或 Orotic Acid）結合時所形成的另一種更優質的肌酸。

△ 「黃金酸」本身是 DNA 的結構之一 ——〝Nucleic Acid〞的前驅物。

△ 所以「三黃金肌酸」（Tricreatine Orotate）特別能讓肌肉的收縮能力更強；也就是讓肌肉更耐操！另外對肌肉蛋白質的合成作法也幫助很大。

△ 「三黃金肌酸」因為對肌肉的爆發力特別有效，所以有些人稱它是「肌酸之王」（The King Of Creatines）！

△ 這種肌酸的廠牌如：〝MAN Orotin×〞、〝S.A.N. Vaul×〞、〝Scite× Attac×!〞…… 等。

6. Creatine Gluconate（葡萄糖肌酸）

△ 「葡萄糖肌酸」是目前相當新的一種肌酸型態。

△ 由於它是「肌酸」與「葡萄糖」的結合體，相當容易被人體吸收，也會促進胰島素之分泌。

△ 這種〝Creatine Gluconate〞號稱能「撐大肌肉細胞」（Maximizes Muscle Cell Volume）；不但適合練前，也適合練後服用。

△ 一些專家指出「葡萄糖肌酸」的「效果最快也最持久」（fastest acting - longest lasting）！

△ 一般都是在增重的高蛋白或乳清蛋白產品中添加這種「葡萄糖肌酸」，單獨整罐是「葡萄糖肌酸」的產品比較少。

△ 這種肌酸的廠牌如：〝Gaspar× Nutritio× SizeO×〞。

肌酸的功能：

- 增加肌肉細胞內的含水量，讓肌肉變的「大又有力」。根據實驗：連續服用「肌酸」6 星期，身體的肌肉纖維可增大 15%！
- 「肌酸」可以幫助「蛋白質的合成作用」。因為當「肌酸」增大肌肉纖維時，「酵素脢」（Enzymes）也被啟動促進肌肉「蛋白質的合成作用」，增進腦細胞功能、抗氧化，甚至減少日曬的皮膚傷害。
- 「肌酸」還可以幫忙運補更多的「醣」（肝醣）進入肌肉，讓你的肌肉不斷供應能量以鍛鍊更持久。
- 「肌酸」可以增強「衛星細胞」（Satellite-Cell）的活動力，讓「衛星細胞」能快速修補受損的肌肉細胞。因為「肌纖維」與「肌膜」之間有一種扁平突起的細胞，叫做「衛星細胞」，排列在「肌纖維」的表面上，當你激烈運動後「肌纖維」會受損，這時就要靠「衛星細胞」來修補受損的肌纖維細胞。

◆由於人體的能量主要由「ATP」提供，而肌酸能運送「磷酸」給「ADP」（腺苷二磷酸），「ADP」再轉換成「ATP」以提供能量。

◆所以說「肌酸」能幫助**補充體內的「腺苷三磷酸」（Adenosine Triphosphate 簡稱 ATP）**，因為「肌肉的收縮」需要不斷地補充「ATP」，你才能持續地鍛鍊。換言之，體內獲得肌酸的補充後，等於增加更多的 ATP，肌肉也才能有更多能量來進行收縮運動。

◆「胰島素」可以幫助「肌酸」被肌肉吸收利用，所以當你服用「肌酸」時，要增加「胰島素」的分泌量。方法就是多攝取「醣類」；尤其是「葡萄糖」最快！一公克的肌酸需要 20 公克的醣類來幫助，才能迅速被吸引。

◆**「肌酸」如果加上「葡萄糖」，則更容易被肌肉所吸收。因為「葡萄糖」的「血糖昇糖指數」（GI 值）是「果糖」的 5 倍！**

◆ 這也是為什麼很多人建議：「肌酸」不要跟果汁一起攪拌著喝！因為「果汁」中含一半以上的「果糖」，「果糖」的「GI 值」又太低！

◆ 「肌酸」遇水會溶解，但速度很慢，用水沖泡一整天後，它還能保持著 80%的本質。所以這就是為什麼服用「肌酸」時，要多喝水的原因！因為 10 公克（g）的「肌酸」最少需要 1 公升的水才能溶解！

◆ 很多人常常將「肌酸」跟「高蛋白粉」先泡好，等練完時再喝，這樣讓「肌酸」溶於水幾個小時，可能會讓你損失一點點的「肌酸」量。

◆ 「肌酸」也不能用熱水沖泡，因為會破壞它的結構而失效。

肌酸服用法：

◆ 服用「肌酸」時要注意哪些事情？

(1) 一般人每天「肌酸」的需求量，以每公斤體重來計算約是 0.03g。但健美運動員則需要 0.2g（0.2 公克）！很多蛋白質食物中都含有「肌酸」，但「健美運動員」則需要另外由「補品」中攝取。

(2) 低量、持久服用！要讓「肌酸」發揮它最大的功能，記住：1 天的服用劑量不要超過 20 公克，而且最好分 4～5 次攝取，每次不超過 5 公克。

(3) 採取「週期性」服用，也就是說：連續服用 6 個星期後，休息停止 2、3 個星期，然後再開始。

(4) 用溫水（不能用熱水）泡較易溶解。「肌酸」雖然是水溶性，但溶化很慢，如用冰水或冷水泡，更難溶解，要徹底攪拌才行。

(5) 跟「葡萄糖」（不要用果糖）一起攪和著喝，吸收消化效果最好。或是喝「肌酸」的同時，也吃一些易消化的「單醣」類食物，如白麵包，蜂蜜蛋糕之類等。

(6)「肌酸」不能用咖啡泡著喝！因為「咖啡」會抵銷「肌酸」的效果！一天喝上三杯的咖啡，就會影響「肌酸」的作用。所以，要把含「咖啡因」的食物或藥物與「肌酸」分開。

(7)「練前」、「練後」都可以服用肌酸，不過「練後」馬上喝「肌酸」，效果比任何其他時候都要好！

(8)休息沒運動的那天，要減少「肌酸」的攝取量，約為平日的一半或三分之一或是完全停用亦可。

(9)最近新的研究報告指出：「硫辛酸」（Alpha-Lipoic Acid）可以幫助肌肉吸收「肌酸」，一天服用一公克（g）的「硫辛酸」，效果抵過 100 公克的「葡萄糖」。所以，你可以用 0.5 公克的「硫辛酸」加入 5 公克的「肌酸」一起服用。

肌酸的副作用

◆「肌酸」有沒有什麼副作用？

(1)至目前為止，沒有任何的正式報告顯示：如果正確服用「肌酸」會對身體造成危害，或損害健康的肝、腎功能。缺點是會造成身體屯積過多水份或連帶攝取過多醣類，影響到肌肉線條，不過新一代的肌酸已可避免這些現象了。

(2)「肌酸」也是氨基酸的一種，所以本身含有約 33%的「氮」（Nitrogen）。只要是高蛋白的食物都含有一定比例的「氮」，「氮」需要肝臟與腎臟的分解處理，當然會加重它們的工作與負擔。正常的肝、腎是絕對能承擔這些工作，大可不用擔心適量的「肌酸」會對肝、腎造成傷害。

(3)所以，正確之道就是「多喝水」！因為「肌酸」需要大量的水（或液體）來溶解。水喝的太少，「肌酸」如又過量，就很容易抽筋。

(4)攝取過量的「肌酸」，目前所知的副作用：抽筋、腹瀉、腹脹等症狀，還有就是浪費你寶貴的金錢！

(5) 肌酸會造成腹瀉之原因是：因為肌酸本身會帶水，所以當服用肌酸時，人體的腸內會增加水份，導致某些人因吸收能力較差而造成腹瀉症狀。不過新一代的肌酸產品已能改善此缺點。

服用劑量：每天約 5 公克，最多不要超過 20 公克。

四、「蛋白質」的功能

1. 組成、修補、維持身上的肌肉，以及各種組織（如成長、懷孕）。
2. 構成身體的各種分泌體液、乳液、精液以及血漿蛋白。
3. 形成體內的酵素、激素。合成抗體，抵抗各種疾病。
4. 蛋白質結合各種酸性、鹼性物質，以維持體內的「酸鹼平衡」。
5. 提供熱量。蛋白質在必要時會轉化成熱量，提供身體所需。一「克」（Gram）蛋白質產生約四卡路里熱量，但比起「醣」（碳水化合物）與「脂肪」產生的熱量，可就差很多。

◆ 蛋白質只有在「脂肪」與「醣」提供的熱量不足，或本身攝取過多時，才會轉為提供熱量。

五、「蛋白質」的合成（同化）作用

◆ 蛋白質的所有「氨基酸」必須於血液中，受 DNA 基因的控制，經過「同化作用」（Anabolism）。正確地一個接一個連結成一條「蛋白質」後，被吸收進入血液，輸送到肝臟儲存。

◆ 所以我們要儘量讓身體隨時都能維持在「同化狀態」（Anabolic State）中，也就是讓蛋白質中的「氮」，呈「氮正平衡」（Positive Nitrogen Balance）狀態。只有在這個時候，肌肉才能成長變大！

◆ 所謂「同化性類固醇」（Anabolic Steroid）就是要加速身體蛋白質的組成速度，也就是增強「同化作用」。

◆ 相反的，體內蛋白質中的「氮」，如果是呈「氮負平衡」（Negative Nitrogen Balance）狀態。也就表示身體是處於「異化狀態」（Catabolic State）中，那麼肌肉就正在慢慢流失了。

◆ 要避免讓身體處於「異化狀態」，最簡單、最重要的方法就是持續不間斷地供應「蛋白質」（氨基酸）給肌肉！具體的說，就是每 2 到 3 小時就應攝取 20 至 30 公克的蛋白質！

◆ 當所謂「異化作用」（Catabolism）發生時，是指「氨基酸」被代謝後。含「氮」的廢棄物在肝臟被轉為「尿素」，或由核酸的「普林」代謝成「尿酸」。

六、「蛋白質」食物的攝取

(一) 最佳的「蛋白質」食物

包括蛋類、魚類、瘦牛羊肉、牛奶、家禽肉、以及各種豆類、穀類。

(二) 蛋白質的「含量率」與「利用率」

◆ 所謂蛋白質的「含量率」，是指整個食物重量中「含有多少」蛋白質的比率？

◆ 蛋白質的「利用率」，則是這個食物中的蛋白質，「可被吸收利用」的佔多少比率？

◆ 試看下列幾種食物的分析表：

（食物名稱）	（含量率）	（利用率）	（排名）
蛋類（蛋白、蛋黃）	12～13%	95%	1
魚類	20～25%	78～82%	2
家禽肉（雞胸肉）	25～30%	68～70%	5
瘦牛羊肉	20～30%	65～70%	3
牛奶	4～ 5%	78～82%	4
胚芽米	6～10%	68～70%	6
豆類	35～45%	55～65%	7

由上面的表列中，可以看出**「蛋」是食物中最佳的蛋白質來源！**

(三) 每天要攝取多少「蛋白質」才夠呢？

◆ 根據美國農業局RDA（Recommended Dietary Allowance）公布的標準，每個人每天攝取「蛋白質」的總量是：每 1 公斤體重需要 0.8

公克（每磅則約 0.36 公克）。以一般男性華人體重 70 公斤計算，每天需要攝取 56 公克「蛋白質」。

◆ 上面這個標準是針對一般人，如果是想練出肌肉的**健美運動員或是選手，那每公斤體重每天最好要攝取 2 公克（一磅則需 0.91 公克）！**

◆ 世界級的職業健美選手，通常每一天每磅體重，大約是攝取 2 公克的蛋白質。（以每公斤計則是需 4.4 公克）

◆ 所以，**大部份抱怨肌肉練不出來的朋友，其實有一半是「蛋白質」吃的不夠！**您是否常聽到：〝Eat big to get big 這句話！要練大就要吃的多，尤其是想「增重」的朋友，更要牢記在心。

◆ 假如你是要增大肌肉，除了要攝取足夠的蛋白質外，同時也要配合進食大量的「碳水化合物」（澱粉質）。因為沒有供給足夠的熱量，肌肉蛋白質很難完成它的「合成作用」（Protein Synthesis）。

◆ 「澱粉質」食物如米飯、麥片麵包、馬鈴薯等，雖也含有極少量的蛋白質。但不能也計入你每天的「蛋白質攝取量」，因為這些蛋白質所含的「氨基酸」不完全。

(四)「蛋白質」要怎麼吃最好？

1. 一天吃幾餐？

◆ 一般人的身體，**每一餐最多只能消化吸收 30 公克的蛋白質**。

◆ 以 70 公斤體重的選手計算，每天總共需要攝取 140 公克的蛋白質。就算每餐都吃足 30 公克左右的蛋白質食物，最少也要分「五餐」來進食！

◆ 各位想想，一顆「全蛋」才 5、6 公克左右的蛋白質，一塊巴掌大的牛排不到 30 公克。那麼請問：一天要吃幾個蛋？幾塊牛排呢？或灌幾大杯「高蛋白飲料」？

◆ 所以，**一天要分 5、6 餐來進食「蛋白質餐」**。

2. 什麼時候吃最好？

◆ 「**練完吃**」：對練健身的人來說，一天之中，**最重要的一餐就是「練完後」的那一餐**。這時身體最需要修補肌肉組織，一定要進食足夠的蛋白質，來補充體內的「肝醣」（Glycogen）。

◆ 更精確的說，**「練後的這一餐」最好分兩階段進食**：剛練完的 15 分鐘左右，先喝一杯「Protein 加 Carbs」的飲料，其中醣類要多些，兩者的比例約 1 比 1.5 或 1 比 2。然後隔 1、2 個小時以後，再來吃一餐「蛋白質」加「澱粉質」的食物餐。

◆ 「**早餐吃**」：經過一整晚的睡眠後，體內的蛋白質食物也消化殆盡，這時一定要補充體內的氨基酸。所以「早餐時吃」的重要性僅次於「練後吃」。

◆ 「**練前吃**」：大約在運動前一個小時，要適量進食一餐含高纖澱粉類與少量高蛋白的餐點，或是「代餐」、「攪拌飲料」。餐食的內容以易消化者為主。目的在提高及穩定你運動時的血糖，與延續體力。

◆「**練時喝**」：根據 Milos Sarcev 理論是：你的肌肉只有在一天當中的鍛鍊時才極度充血膨脹，所以要利用肌肉充血時候趕快補充氨基酸等養份，藉由血液輸送養份到肌肉細胞中以增大肌肉。方式是調拌一杯乳清蛋白加氨基酸、肌酸、麩氨酸與快速消化的碳水化合物（如 Vitago）綜合飲料，在練習當中分數次飲用。

◆「**睡前吃**」：人在睡眠中，腸胃還是照樣能吸收、消化。所以如果你的肌肉想進步快一點的話，請在睡覺之前再進食一次高蛋白食物！不過最好是泡一杯流質、容易吸收的「高蛋白」喝。現在的健美市場上，這類所謂的〝Night Time Protein〞廣告大量充斥，號稱〝Grow Muscle Overnight , While you Sleep！〞。（睡覺時，肌肉也跟著長大！）

3. 用餐時是否先吃高蛋白食物？

答案是肯定的。因為空腹時，如先吃下很多澱粉類的食物，再吃蛋白質食物，那都已經吃飽一半了，而且被吸收的也較慢。

4. 要小心烹煮或存放蛋白質食物。

◆「過度烹煮」會使蛋白質食物降低其利用價值。很多蛋白質中的氨基酸在「加熱」後，會受到損害。例如「胱氨酸」（Cystine）遇熱易受破壞，「離氨酸」（Lysine）與「穀氨酸」（Glutamine）在過度烹煮下，不容易吸收消化。

◆任何「粉狀含糖分」的高蛋營養品，一遇熱或潮濕就會起「化學變化」，改變它原來的結構。變成無法被吸收利用。

5. 我又不想練出肌肉，只是要減肥而已，也要吃蛋白質嗎？

很抱歉，減肥是要靠身體的肌肉活動來進行。肌力不夠，哪有力量運動呢？還有身上肌肉愈多，代謝的速度愈快，減肥速度當然也會較快！所以**要減肥的話，還是要吃些蛋白質**，也要先把肌肉練出來。

七、「蛋白質」食物的種類

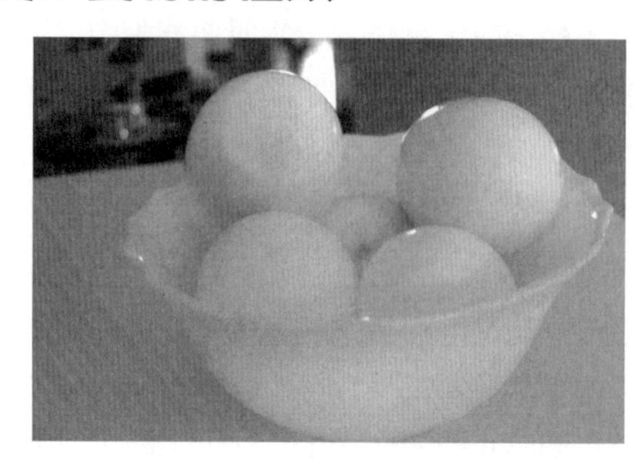

(一) 蛋類

◆ 家禽類的蛋是「最好、最便宜」的蛋白質食物來源。

◆ 一顆含蛋白、蛋黃的「全蛋」，含有約 5～6 公克的蛋白質，5 公克的脂肪，75 卡路里。

◆ 如果只是「蛋白」，不含蛋黃的話。約 3～4 公克的蛋白質，15 卡路里，沒有脂肪。

◆ 一顆蛋的「利用率」超過 95%，幾乎可以全部讓人體吸收利用。

◆ 2003 年以前，「美國心臟協會」（AHA）一直把「蛋」列為「高膽固醇食物」，2003 年之後根據心臟疾病醫學的研究報告指出：雞蛋蛋黃中的膽固醇對血液中的膽固醇形成影響很小。AHA 才更正這項警告。

◆ 其實，雞蛋中的「蛋黃」，除了含膽固醇外。其他的營養價值很高，因為「蛋黃」中還含有「鐵」、「卵磷脂」、「核黃素」、「維生素 A、D、B 群」……等各種營養素。

◆ 如果你身體健康，而平常的飲食中，也沒有再攝取其他含膽固醇的食物時。1 天吃下 2、3 個「蛋黃」，對一直持續在練健身的人來說，並無大礙。

◆ 雞蛋的「吃法」很多，但對練健身者來說，最好是吃「水煮蛋」或「蒸蛋」。

◆「水煮蛋」的煮法是：先將生蛋放到水中，水要淹過蛋。然後用小火慢慢煮，約 10 來分鐘後，蛋有出現微裂痕時，關掉火。讓煮熟的蛋先在熱水中再浸放約 3、5 分鐘，然後倒掉熱水，浸泡在冷水中約 5 分鐘後，剝掉蛋殼後即可食用。

◆「如果你不會煮蛋，那你就不能算是練健美的人」。這句話在美國健美界流傳已久，希望不會煮蛋的朋友，現在趕快學吧！

◆ 你也可以用「不沾鍋」，加一點點油、蔥、紅蘿蔔等來「炒蛋」。這樣「蛋黃」也可以打在裡面了。

◆ 至於「皮蛋」、「滷蛋」、「菜脯蛋」、「阿婆鐵蛋」……等那就不用考慮了。

◆ 倒是「茶葉蛋」稍為可列入考慮，不過一定要選購「剛煮熟」、「還沒入味」、「不鹹」的蛋。起碼可以解決外食朋友找蛋吃的困擾。

◆「生吃」雞蛋好不好呢？筆者認為「生雞蛋」有衛生上的顧慮，最好不要「生吃」。

◆ 市面上賣的瓶罐裝「液體蛋白」比較方便，是否可以購買？這些經過處理的罐裝「液體蛋白」，大部份是提供給食品製造廠商加工用。除非能確定它的品質與新鮮度，否則還是不要買來食用。

◆ 那有一種新問世的科技蛋，叫做「增強免疫力蛋」（Hyperimmune egg）是不是比較好呢？這些號稱可以增強你的免疫力、降低心血管膽固醇的蛋，並不能比一般的蛋更能強化肌肉。

而且，這種經過打針的雞所下的蛋，是否含對人體有害的物質呢？目前尚未清楚，所以我還是抱持保留態度。

(二) 魚類

◆ 魚類屬於優質的蛋白質，因為它脂肪的含量比例很低。

◆ 一個星期最少要吃一至二次的魚類蛋白質。

◆ 幾乎所有的魚類，不管是「淡水魚」還是「海水魚」，它的蛋白質含量率、利用率都差不多。

◆ 原則上，「淡水魚」的污染可能會比「海水魚」高，但是「淡水魚」的含鹽分比較低。

◆「海水魚」中的「深水魚」（或稱冷水魚）最沒受到污染，但是含鹽分比「淺水魚」高一點。

◆ 但某些「深水魚」如「鯖魚」含汞量偏高！要特別小心。

◆ 某些魚類（如白帶魚）的魚皮含「普林」很高，容易導致痛風症。

◆「鮪魚」（Tuna）、「鮭魚」（Salmon）、「鯖魚」（Mackerel）「鱒魚」（Trout）這四種是含較高優質蛋白質的魚類。

◆「鮪魚」與「鮭魚」的脂肪是「Omega-3 脂酸」，這個Omega-3 對於防止心血管疾病與改善人的精神注意力，有很大的功效。

◆ 一罐六盎士的「鮪魚罐頭」，它的蛋白質含量高達 40 公克。各位在食用前，可以將裡面的油或水倒掉，再用餐巾紙壓擠魚肉，把鹽分、油水都去掉後再吃。實在是一個快速的蛋白質食物吃法！

◆ 所以**「鮪魚」與「鮭魚」，是練健美人士「魚類蛋白質」來源的最佳首選**。茲簡介如下：

1.「鮪魚」（Tuna）

「鮪魚」在臺灣，算是小有名氣，尤其是「鮪魚肚肉」（Toro）做的生魚片。

以「健美」的飲食角度，最好是吃「鮪魚生魚片」、「鮪魚壽司」或是「鮪魚罐頭」。

它含有豐富的 Omega-3 好脂肪，對人體非常有益。

2.「鮭魚」（Salmon）

「鮭魚」同樣含有豐富的 Omega-3 油脂。

烹調方式，以加醋、薑去腥味直接「清蒸」最好。因鮭魚本身含油脂很多，如要煎、烤時不要加太多油。

(三) 牛肉

◆ 實際上，牛肉（尤其是牛排）是大部份「健美運動員」（Bodybuilder）最喜歡的蛋白質食物。勝過其他任何的雞肉、雞蛋、魚……等蛋白質。

◆ 牛肉是所有「紅色肉」（Red Meat）中最受喜愛的肉。

◆ 牛肉的蛋白質含量沒有雞蛋高，但是為何這麼受練健美的人之厚愛呢？理由是：

(1) 牛肉是「肌酸」（Creatine）含量最高的食物。這就是為什麼當你吃下一塊牛排後，會感覺肌力比起吃了「六塊雞」還要大的道理！

(2) 牛肉的「蛋白質」含量僅次於雞蛋，跟魚類不相上下。普通一塊四盎士的瘦牛肉，含 20 公克以上的高品質「蛋白質」。尤其是含有豐富的「支鏈氨基酸」（BCAAs）、「丙氨酸」（Alanine）。

(3) 牛肉因為是「紅肉」，所以含有豐富的造血礦物質「鐵」（Iron），比起雞肉、魚類都要高很多。

(4) 牛肉除了含有大量的「肌酸」外，也含有雞肉、魚肉都很少的「卡尼丁」（Carnitine）。牛肉中的 Carnitine 可以改善脂肪的代謝功能，協助燃燒脂肪並將它轉為熱量。

(5) 牛肉含有豐富的「鉀」（Potassium）、「維生素 B6」、「維生素 B12」「鋅」（Zinc）、「鎂」（Magnesium）等。

(6) 牛肉是品質好、瘦肉多、含脂肪低的食物，而且它又含有「合成氧化亞麻仁油」（Conjugated Linoleic Acids 簡稱 CLA）。「CLA」

除了能幫忙燃燒脂肪外，還能防止肌肉細胞在激烈鍛鍊中受損，擔任一個「防異化作用」（Anti-Catabolic）阻止肌肉流失的重要角色。

(7) 牛肉的種類多，無論是牛腩、牛腱或是沙朗、腓力、丁骨牛排，它的烹調方式真是五花八門。不像「雞胸肉」吃個兩片，就吞不下去了。

◆「牛筋」是否含較多的高蛋白呢？不對！像「牛筋」之類的關節、韌帶組織，它主要是由「非必要氨基酸」；也就是較差的蛋白質所構成。這些屬於動物「筋」類的東西它，雖然很好吃，但凡是「膠質筋骨」（Collagen）類，它「蛋白質」的含量幾乎是「零」！也很難被吸收消化。

◆我們練健美的人，大都喜歡吃牛肉。除了知道它是好的「高蛋白」來源外，一定要記住**牛肉擁有「3C」：〝Creatine〞、〝Carnitine〞與〝CLA〞！**

◆牛肉、牛排的「少油、少鹽」的烹調方式：

(1) 牛肉：

目前臺灣一般市場上所販售的「牛肉」，大致上分三種：

- 切成「條塊狀」的牛腩肉、肋條肉（Spare Rib）、牛腱肉。
  以「水煮清燉」為佳，「少量低鹽醬油紅燒」次之。
- 絞成「細條狀」的牛肉絲。
  加蔥、蒜或其他蔬菜用不沾鍋快炒（佐以少量的料理酒、醋）。
- 機器「切成薄片」的火鍋牛肉片。

先把牛肉片中的肥肉一點一點的用手撕掉，再以開水涮熟後，加蔥或蒜拌清煮的麵吃，也可佐以少量的醋。這是筆者最喜愛的「牛肉麵」吃法。或以一般吃火鍋涮牛肉片的方式。但不要沾太多的「佐料」。

(2)牛排：

◆ 從一般的「沙朗」（Sirloin）、「腓力」（Fillet）、「丁骨」（T-Bone）牛排到各種最頂級的，其實差別只是在它的「口感」與「稀有性」。並不是愈貴的，蛋白質含量就愈高。

◆「少油、不鹽」的煎牛排方式：

- 用瓦斯火：先把牛排鎚薄，浸以搗碎的大蒜與醋、料理酒。先用小火慢慢兩面翻煎，過半熟後再開大火快速把它煎熟。
- 用電熱烤肉盤（架）：先設定熟度、溫度、時間後，開啟電源即可完成。比較方便、迅速。

(四) 牛奶及奶製品

◆「牛奶與各種奶製品」，也是重要的蛋白質之一。

◆ **「一杯牛奶」（約 250 毫升）含有 8 公克的蛋白質**，100 公克的乳酪約也有 20 公克的蛋白質。

◆ 牛奶還含有豐富的鈣質，各種維他命、礦物質等。

◆ 當然也有很多健美選手不喜歡「牛奶與各種奶製品」，尤其是在比賽期。因為它有一定的脂肪含量，深怕破壞了肌肉線條。

◆ 但是，早期有些練健美的人士卻偏愛喝「嬰兒奶粉」。像阿諾練健美時，就喝大量的「嬰兒奶粉」，把它當成蛋白質的來源之一。

◆「嬰兒奶粉」主要是容易消化，還有其中的營養比例分配很好（雖然蛋白質含量不高）。對不方便購買健身專用高蛋白的朋友，這也不失是一個替代辦法。

◆ 一般不喜歡喝牛奶的主要原因是：牛奶中含有「乳糖」（Lactose），會造成脹氣、腹瀉的困擾。「乳糖」本身營養價值不高，對敏感無法消化的人來說，是一種負擔。尤其是成年的亞洲黃種人，百分之 90 以上對「乳糖」會「敏感——無法忍受」（lactose-Intolerance），解決之道就是不要空腹或早上喝，以免牛奶太早進入腸道造成腹瀉。而且先在吃飽飯後試著喝，逐漸增加份量慢慢適應。

◆ 牛奶所提煉出來的高蛋白有兩種：一是「酪蛋白或奶蛋白」（Casein Protein），另一種是「乳清蛋白」（Whey Protein）。

◆ 「奶蛋白」與「乳清蛋白」，是練健美的兩個主要的「高蛋白」補品。

(五) 雞肉

◆ 「雞肉」是練健美的主要蛋白質來源之一。

◆ 「**雞胸肉**」是雞肉中最大、最完整的肉塊部分。又不含脂肪在上面，**正是我們所要吃的部位**。

◆ **一塊 3 盎士（100 公克）左右的「雞胸肉」，約含 30 公克的蛋白質**。

◆ 「雞腿」雖然比較好吃，但是含有部份的「筋」。這些屬於結締組織的「筋」，所含的氨基酸不完全，又不容易被消化。所以，站在練健美的觀點，**「雞腿」比「雞胸肉」差！**

◆ 吃「雞胸肉」當然不能吃雞皮，而它又不含脂肪，所以吃起來沒有味道。

◆ 「雞胸肉」是「白色的肉」，含「肌酸」與「鐵質」很低，這一點是比不上牛、羊肉。

◆ 大部份的人，一餐要他吃下整塊「雞胸肉」，實在很困難。筆者建議把它做成「雞丁或雞絲肉沙拉」。「雞肉絲」拌蔥、蒜也可以。

◆ 如果你在外食中買「雞胸肉」（雞排、雞塊），入口前請先剝皮或剝掉油炸物。否則你吃下一塊雞肉時，也吃了不少脂肪與劣質澱粉。

◆「雞精」與「燉雞湯」如何？拜託！我們要的蛋白質沒在那雞湯裡面！也不要花大錢去買一點點蛋白質的雞精！

(六) 豆類

◆「豆類」是所有蔬果裡面，含最多的植物性蛋白質與油脂。

◆「大豆蛋白」（Soy Protein）所含的蛋白質，一樣是「完全蛋白質」。

◆「豆類」含有比「動物性蛋白質」更高的「可利用生機因子」（Bioavailability Factor），比較有利於組成與修補肌肉。

◆「豆類」中所含的油脂無膽固醇，是低飽和性脂肪。不但有利於防止心血管疾病，還可以對抗某些癌症（如女性的乳癌）之發生。

◆豆類中的「大豆蛋白」，可以製造成「大豆高蛋白粉」，或是以「豆腐」、「豆漿」、「豆奶」等方式供食用。

◆**「大豆蛋白」中所含的「穀氨酸」（Glutamine）約 10%左右**，比起一般「乳清蛋白」（Whey Protein）所含的 6%要高些。所以，把「大豆蛋白」與「乳清蛋白」一起混合著喝，其效果是不錯的。

◆「豆蛋白」的缺點是：對某些人容易產生「脹氣」，甚至於很難消化吸收。

◆也有人認為「大豆蛋白」中含有少量的「植物性雌激素」，擔心它會影響到身體。

第十七篇

營養與飲食篇（碳水化合物 Carbohydrates）

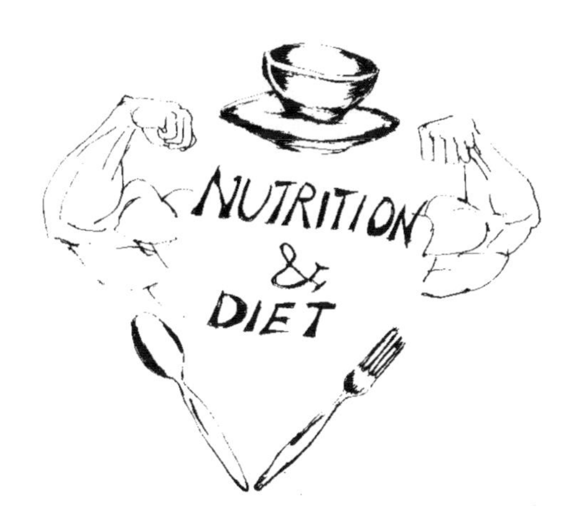

一、「碳水化合物」的重要性

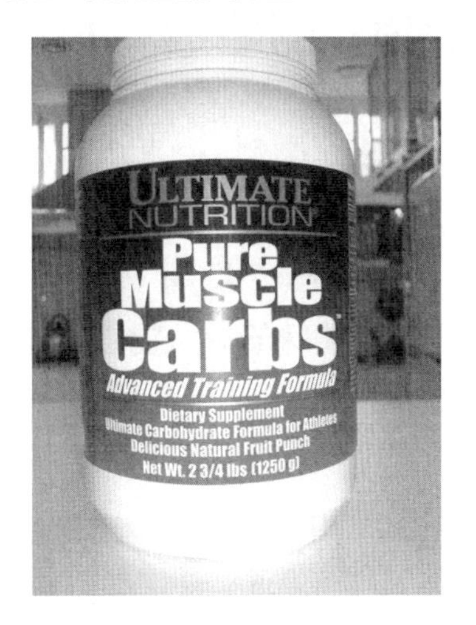

◆「碳水化合物」通稱「澱粉類」或「醣類」。

◆「碳水化合物」雖與「蛋白質」、「脂肪」是身體熱量的三大來源，但它卻是「主要」來源。

◆因為一般人主要的能源熱量約 60—70%來自「澱粉類」（已開發國家則因為高油脂、高肉類蛋白質的飲食，澱粉類反而攝取較低）。

◆一般「健美運動員」的澱粉類攝取則降低至 45—50%左右。

◆「**健美運動員**」想要鍛鍊或維持肌肉，每天每餐最理想的「**食物攝取比例**」：

- **碳水化合物 45%**
- **蛋白質 35%**
- **脂肪 20%**

◆**「碳水化合物」攝取不足時，蛋白質就無法進行「合成作用」**（Synthesis）以轉為肌肉！

◆所以不能忽略或刻意避免「碳水化合物」的攝取。

二、「碳水化合物」的組成

- 「碳水化合物」又稱「醣類」，但此「醣」非彼「糖」。
- 此「醣」指的是「碳水化合物」，以結構來分，有「單醣」、「雙醣」、「寡醣」、「多醣」四類。
- 彼「糖」指的是具有甜味的單一物質，如單醣中的「葡萄糖」，雙醣中的「麥芽糖」。
- 「碳水化合物」之所以稱「碳」「水」「化合物」，是因為它分子式中「氫」與「氧」的比例跟「水」是一樣的：2 比 1。
- 植物中的「澱粉」（Starch）是「多醣類」的一種，能被我們人體吸收。「澱粉」與其他多醣類的「纖維質」、「半纖維質」、「果膠質」是身體所需之「碳水化合物」主要來源。

三、「碳水化合物」的功能

- 身體每天都需要大量的「碳水化合物」（醣類），做為熱量之來源。
- 但能夠儲存在人體內的「醣類」就是「多醣類」中的「**肝醣**」，與「單醣類」中的「**葡萄糖**」。
- **「肝醣」（Glycogen）是人體中非常重要的醣類，無法由植物中攝取。只有動物體內才有**，尤其是貝類中的「牡蠣」，它含量很多。
- **人體中的「肝醣」，3 分之 2 存於肌肉中，3 分之 1 儲存於肝臟裡。肝醣必須先轉變成葡萄糖，才能氧化產生能量提供給身體。**

◆「葡萄糖」（Glucose）主要存於血液中，叫做「血糖」。它不需經轉換，馬上即可提供給身體當熱量。尤其是中樞神經系統，它以葡萄糖為唯一之能量來源。當血糖降太低時，中樞神經就無法獲得足夠的葡萄糖供應，人會昏迷。所以只要注射葡萄糖或吃甜的糖果，人就清醒過來了。

◆ 總括來說，**「碳水化合物」（Carbs）的功能是**：

1. 提供身體所需之「熱量」。每一公克的「碳水化合物」約可以產生 4 卡路里的熱量。
2. 蛋白質的「合成作用」，需要「碳水化合物」的協助才能完成，以增大或修補肌肉。否則蛋白質就浪費掉，肌肉也可能萎縮。
3. 當身上的**「醣類」不夠時，部份的脂肪會氧化。因而產生「酮體」，「酮體」會造成酸中毒**。而酮體在排出體外時，會結合「鈉離子」，把「鈉」也排掉，使身體脫水！
4. 醣類中的「葡萄糖」，是中樞神經的能量來源。
5. 醣類中的「乳糖」可停留在腸中比較久，能促進腸蠕動與產生有益的乳酸菌。
6. 「碳水化合物」中不能消化的纖維質，可幫助糞便之順利排出。

四、「碳水化合物」的種類

如以練健美為目的，所攝取的「碳水化合物」種類可分為三種：

1. 「**緩慢消化的碳水化合物**」，如豆類、糙米、優格、全麥麵包、馬鈴薯、蘋果、橘類等。這些食物停留在腸胃中時間較久，比較慢進入血液中，而且有飽食感。
   它可以讓體內的「胰島素」分泌穩定而且慢，可抑制脂肪之增加，並且延長你運動的體力。很適合「正在減肥中」或「控制體重」的運動員去攝取。

2. 「**正常消化的碳水化合物**」，如一般的蔬果類、米飯、麵條、蜂蜜等，我們大部份日常吃的食物均屬之。
   對想增加肌肉量的人最適合進食這種「碳水化合物」。

3. 「**快速消化的碳水化合物**」，例如稀飯、麥片粥、白土司麵包、蛋糕類、一般果汁飲料等均是。
   它能讓體內的血糖快速升高，使「胰島素」分泌增加，很適合在激烈的運動之後馬上進食。以補充肌肉中流失的肝醣。

五、每天「碳水化合物」的「攝取量」到底要多少？

這要先看你是要「增加肌肉」，或者是正在「瘦身減肥」？

1. 想要「增加肌肉」時：

每天每公斤體重要攝取約 5～7 公克的「碳水化合物」，並且以「緩慢」、「正常」的消化類食物各佔 4 成來進食。以一個 70 公斤體重的人來說，平均每天要吃約 350～500 公克的「碳水化合物」食物。

2. 正在「瘦身減肥」中：

每天每公斤的體重，只**要攝取約 3.5 公克**的「碳水化合物」。並且所吃的食物 7 成以上都必需是「緩慢消化的碳水化合物」！一個 80 公斤體重正在減肥的人，平均每天只能吃約 270 公克！

六、「練前」與「練後」所攝取的「碳水化合物」有什麼不同？

1. 「練前」所攝取的「碳水化合物」，要以「緩慢」與「正常」消化各佔一半的食物為主。這些類的食物大部份是天然、富有高纖維質，停留在腸胃中的時間較長。能持續增加血糖與胰島素之分泌，能讓你有維持苦練 1、2 個小時的體力。

   「練前」要避免進食「能快速消化的」碳水化合物，這些能被身體快速消化的食物，會讓體內的血糖竄升很快，但也是一下子就掉下來。這會讓你在練習當中「頓時頹然沒力」（Crashing）。

2. 「**練後**」所要攝取的「碳水化合物」，可分兩階段：

◆「**剛練完 10 幾分鐘**」時，所吃（喝）的「碳水化合物」以「能快速消化的」為主。馬上補充激烈運動後肌肉中所流失的「肝醣」。

◆「**練完後 1、2 小時**」左右，進食的「碳水化合物」當中，「緩慢」與「正常」消化的約佔 3 分之 2，「能快速消化的」約佔 3 分之 1。

七、什麼是健美選手所謂的「低碳水化合物飲食法」（Low-Carbs Diets）？

◆「健美選手」一方面想練出肌肉，同時另一方面又要減掉身上多餘的脂肪，常採用的一種「低碳水化合物」飲食法。

◆ 它的目的是要把「碳水化合物」的攝取量降到最低，讓身體去燃燒「脂肪」做為熱量。同時也要讓所攝取的蛋白質都能轉變成肌肉。

◆ 用這種飲食法雖然是想讓全身肌肉變結實，**方法好像很簡單，其實風險是蠻大的**。所以有很多營養品的廣告，也常常警告大家：

〝Low carb diet are Catabolic！〞（低碳水化合物飲食法會流失肌肉），〝And eat away at your hard earned muscle！〞（會吃掉你辛苦練出來的肌肉）

因為：

- 稍一不小心，脂肪會因「醣類」攝取不夠而部份「氧化」，產生「酮體」。造成體內酸鹼無法平衡，使「鈉離子」流失而脫水。
- 「醣類」、「脂肪」、「蛋白質」是身體熱量三大來源，理論上是「醣類」與「脂肪」用完之後，才動用到「蛋白質」。但是實際上，往往「低碳水化合物」進食的結果，身上的脂肪還沒消除之前，肌肉已經流失很多了。因為「低醣類」的飲食法，幾乎關掉了輸送營養分到肌肉的「通道」。
- 「低醣類」的飲食法，會增加體內的「可體松荷爾蒙」（Cortisol），這是一種很容易讓肌肉轉為「異化作用」（流失）的荷爾蒙。
- 「低醣類」飲食法，會讓體內燃燒脂肪的「新陳代謝率」降低。

◆ 所以在採用這種「低碳水化合物」飲食法之下，想同時保持住身上的「肌肉量」，就必須**注意下列幾點**：

- 「健美選手」真正所謂的「低碳水化合物」飲食法，是指每天每公斤體重所攝取的「碳水化合物」要在 1 公克以下，才能算作「低」！這麼低的碳水化合物攝取量，對沒有經驗的選手或一般練健美的朋友來說，請不要輕易嘗試！
- 一定要增加「蛋白質」的攝取量，每公斤體重每天至少兩公克！而且要分多餐進食。每天吃的蛋白質當中，最少 3 分之 1 是屬於「紅肉」才行！
- 「練前」與「練後」所攝取的蛋白質以「乳清蛋白質」為主，因為它含有大量「支鏈氨基酸」（BCAAs）。

- 每天攝取這麼低的「碳水化合物」，其中 50%左右要擺在「練後」這一餐進食，以補充肌肉中的肝醣損失。
- 採行這種飲食法，約是以「連續兩星期」為一個「時程」。然後停止一天，再開始下個「時程」。
- 休息停止的這一天，「碳水化合物」的攝取量要恢復到「每公斤體重每天 3 公克」！「蛋白質」的攝取量則降低至「每公斤體重每天 0.5 公克」。這樣讓身體機能有個喘息的時間與空檔。
- 每天「起床後早餐前」或任選一次的「用餐前」，至少要做 30 分鐘以上的「有氧運動」來燃燒更多脂肪。
- 「油脂」的攝取量要降低。
- 適度的服用一些比較安全的「燃脂劑」（Fat-Burner），或增加咖啡之類的飲量，以促進新陳代謝的速度，燃燒脂肪。

八、一般人是否也可以採用「低碳水化合物飲食法」來「減肥」呢？

如想採用「低碳水化合物」飲食（Low-Carbs Diets）來「減肥」的一般人，請注意下列幾點：

1. 「碳水化合物」原本就是人體活動所需熱量之來源，如果你每天每公斤體重攝取低於 3 公克的碳水化合物。那當你在做減肥運動時，身體可能只好燃燒本身的肌肉，來作為補充熱量的來源。這樣的話，肥肉還沒減掉，肌肉已經少了一大堆！
2. 或許有人說：我不但要「減肥肉」，也「不想要肌肉」。那我告訴你：身上的**肥肉要靠肌肉的「動能」才能減掉！身上的肌肉愈結實發達，減肥的速度愈快！**身上的肌肉流失、萎縮了，身材也「撐」不起來。
3. 正確之道：要保持身體的「動能」來「減肥」，就不要讓肌肉流失！肌肉不流失、萎縮，就要攝取最低限度的碳水化合物，也就是**每公斤體重不能攝取低於 3 公克的碳水化合物。並且以「緩慢消化」的「高纖維質」食物為主。**

九、健美選手如何在比賽前正確做到「先減少、後增加碳水化合物攝取量」(Carbs-Up)?

健美選手為了要在比賽當天，讓全身的肌肉，看起來更「飽滿結實」、「線條突出」。所以在比賽之前一星期左右，便採取這種「先減少、後增加」碳水化合物攝取量的策略（一般都稱之比賽前的 Carb-depleting Phase & Carbs-Up）。

(一) 採用這種飲食方式，有兩個目的：

- 排除體內（主要是皮膚下）的「積水狀態」（Water Retention），讓肌肉的線條「顯現出來」。
- 在減少碳水化合物攝取量幾天後，馬上恢復供給，使肌肉的細胞中充滿了「肝醣」。這樣全身的肌肉看起來，會「更飽滿」、「更大」。

(二) 採用這種「先減少、後增加」碳水化合物攝取量的方法是：

- 要在「比賽日」之前約一星期開始實施。
- 要以選手的體重噸位，來決定「減」幾天？「增」幾天？

塊頭大的（八、九十公斤以上）需要花「四天」的時間來「減少」碳水化合物攝取量，才能達到降低體內「肝醣」的儲存量。接著也同樣要花四天的時間來「增加」恢復攝取量。（但也有主張「後增加」的天數；只要「先減少」的一半即可）

塊頭小的選手，就只要花「三天減少」與「三天或一天半增加」的時程即可。

(三)「先減少、後增加」碳水化合物的攝取量，到底是先減多少？而後來又是再增加多少呢？

※先減少「一半」，後增加「一倍半」。

例如在實施「減少攝取」策略之前，每天平均攝取 200 公克的「碳水化合物」。那麼這三、四天的「減少攝取量」，就是減到每天 100 公克。

後三天或四天所謂的「Carbs-Up」攝取量，是實施策略之前的 1.5 倍！譬如實施這種策略之前，平時每天是攝取 200 公克，在實施「先減少」的那「前三、四天」，每天只吃 100 公克。現在的後三、四天（或一、二天）「增加回來攝取量」，可就要達到每天 300 公克！才能把肌肉細胞撐大。

(四)「後增加攝取量」（也就是吃回來）的第一天特別重要！

因為這一天，全身的肌肉呈「肝醣缺乏狀態」。一定要先補充容易消化吸收的醣類，如不含鹽分的各種果糖、葡萄糖類食物。第二天以後再恢復正常的醣類攝取。切記這階段除增加碳水化合物攝取量外，蛋白質也要同時增加攝取。唯獨所攝取的食物仍然要注意低鹽或無鹽。

(五) 如果實施一星期下來，發現身上的肌肉卻明顯縮小，「線條」也沒出來時，就要檢討「碳水化合物」與「蛋白質」的攝取量與比例是否需要改變？「先減少」與「後增加」這兩階段的天數是否要調整？

(六) 在實施「先減少攝取」的這三、四天中，運動時要採取「高刺激強度」（High-Intensity）與「重量輕次數高」的練法一起配合。

(七)「後增加攝取量」（吃回來）這三、四天（一、二天）中，最好是肌肉不要練太多，因為肌肉經過之前三、四天的「挨餓狀態」，力量還沒恢復回來！

(八) 這後面的三、四天（一、二天）最好只做一些「有氧運動」；如慢跑等。持續保持高的「新陳代謝率」，把身上的脂肪去除掉。

(九) 等到比賽當天要上台前，再做全身肌肉的「熱身」，讓站上表演台時，肌肉呎吋、線條「脹」到最高點！

◆ 有的人認為只要在「比賽前兩天」做就可以了。第一天先把「碳水化合物」的攝取量降到最低點（所謂 Zero-Carbs），然後接著第二天馬上大吃一頓。以為這樣就能夠把肌肉「吃大起來」，事實上前後時間這麼短是不可能做到的！

◆ 採用這種「先減少、後增加」碳水化合物攝取量的吃法策略，一定要自己親身試幾次以後，才能掌握到訣竅與重點，讓身上的肌肉在比賽那天充分表現出來。

十、為什麼「碳水化合物」攝取不足會產生「酮症」（Ketosis）？

◆ 如果突然大幅度減少「碳水化合物」的攝取量，身體本身就會採取自我保護措施來調整適應。開始分解體內的脂肪與蛋白質，以產生熱量供身體所需。

◆ 由於身體要利用體內的脂肪轉化成熱量，然而分解脂肪卻需要碳水化合物的幫忙。所以「醣類」不足會造成脂肪分解不良，而**分解不良的脂肪變為「酮酸」(ketone)，最後導致酸鹼平衡錯亂，形成「酮症」**。

◆「酮症」（Ketosis）又稱「酮血症」或「酮體中毒」。

◆身體如果繼續處於「酮症」狀態之下，最後人會導致抽搐而終致「尿酸中毒昏迷」(Diabetic coma)，甚至於死亡。

◆一般可以用「酮症」的檢驗測試片檢查，而最簡單的自我觀察方法，就是看尿液的顏色變化，如果顏色漸漸變深黃甚或茶色，表示體內「醣類」不足。你就要注意是否碳水化合物攝取不夠？

◆**美國健美界一提到減肥常常說："Fat is burned in the furnace of carbohydrate！"意思是說：「脂肪要靠碳水化合物來燃燒掉！所以，要減肥還不能不吃呢！」**

十一、健美選手賽前「先減少、後增加碳水化合物」的飲食要同時配合「喝水」。

在「先減少、後增加」（Carb-depleting Phase & Carbs-up）碳水化合物的階段還要配合「水」的飲用量。也就是說，在這整個賽前一星期左右的飲食控制階段，每天要喝更多的水，持續不斷地喝（每天十公升以上）。一直喝到賽前一天或一天半時驟然停止或降到最低進水量。這是相當痛苦與折磨的歷程，而且可能冒著上台比賽時抽筋的危險！賽前一星期大量喝水也同時增加排尿量，一旦在賽前一天停止（或降至最低）喝水，而因此時仍持續排尿。所以皮下與肌肉間的水份在被排出後，整個肌肉線條就會明顯出現。

不過，現在很多選手還靠使用利尿劑、瘦肉精、HGH 與 T3……等禁藥來達到「爆筋」「爆血管」的極端狀態（皮膚與肌肉之間幾無水份），這是相當危險甚至導致死亡！

第十八篇

營養與飲食篇
（脂肪 Fats）

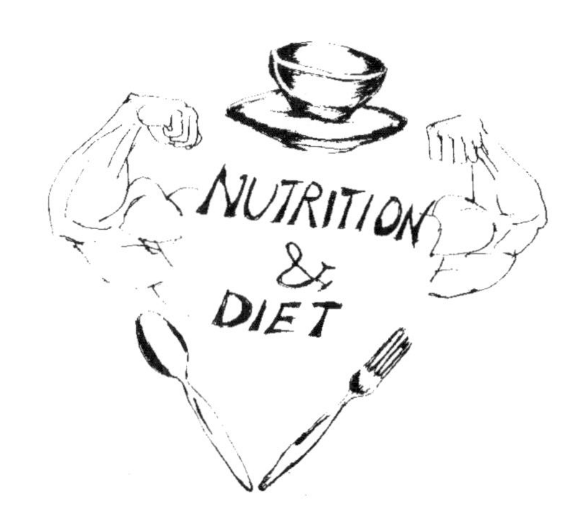

一、脂肪有什麼重要性？練健美的人是否要避免攝取？

◆ 人體不能缺少脂肪的攝取，因為它有下列的功能：

㈠ 身體熱量的來源之一，1 公克的脂肪可產生 9 卡路里的熱量，半公斤的脂肪約可產生 2000 多的卡路里。身體在開始運動時，利用體內的「碳水化合物」與「脂肪」當熱量的比率約是各一半，但持續再運動下去，就逐漸燃燒脂肪來當熱量了。

㈡ 維持身體的正常溫度，並適時升高體溫抵抗外面的低溫。

㈢ 包覆著體內器官的外面，以防止器官受到撞擊。

㈣ 與體內各種荷爾蒙之正常分泌與作用有密切之關係。

二、我們每天攝取的食物中，「脂肪」要佔多少比率呢？

◆ **如果沒有攝取足夠的脂肪，體內肌肉蛋白質就無法合成。**

◆ 一般人大約在 30%左右最適宜，不要超過 40%。

◆ 想要肌肉有線條的「健美運動員」與「減肥者」，每天總熱量的來源，只要保持約 10%至 15%是從好的脂肪中攝取即可！

三、我們「體內的脂肪」有幾種？所攝取「食物中的脂肪」又有幾種？

(一) 存在我們體內中的脂肪有：

(1)「單一脂肪」，如「三酸甘油脂」（Triglycerides）。

(2)「複合脂肪」，如「磷脂質」（Phospholipids）、「脂蛋白」（Lipoproteins）。

(3)「衍生性脂肪」，如「膽固醇」（Cholesterol）。

(二) 食物中所含的脂肪有：

(1)「**飽和性脂肪**」（Saturated Fats）。

▲ 如動物中的豬、牛、羊肉，貝殼類魚產，蛋黃、乳酪……等。

▲ 如植物中的棕櫚油、椰子油。以及用來製作糕餅、糖果、巧克力等食物的「氫化油脂」。

▲ 如從食物中攝取太多的「飽和性脂肪」，會使血液中的膽固醇升高，對健康有害。

(2)「**不飽和性脂肪**」（Unsaturated Fats）。如：花生油、橄欖油等均屬之。

(3)「**多元不飽和性脂肪**」（Polyunsaturated Fats）。如：杏仁油、大豆油、玉米油、葵花油、魚類的油等。

四、什麼叫做「必要脂肪酸」（Essential Fatty Acids簡稱EFAs）？什麼是「好油」與「最差的油」？

◆「必要脂肪酸」就是所有的「不飽和性脂肪」，對我們身體的健康很重要，不能缺少。而且**人體無法自己製造，必須靠對外攝取補充**。

◆ **市面上這種「必要脂肪酸」以「補品」出現的名稱，叫做「鏈結亞麻油酸」（CLA, Conjugated Linoleic acid）**。

◆ 所謂「必要脂肪酸」包含兩種類別：

(1)「亞麻油酸」（Linoleic acid），〝Omega-6〞屬之。

(2)「初亞麻油酸」（Alpha- Linoleic acid），〝Omega-3〞屬之。

◆ 一般人都攝取過多不好的「飽和性脂肪」。

◆ 在「必要脂肪酸」裡頭，「Omega-3 油」一般人都明顯攝取不足。多數人平常攝取的「Omega-6 油」約是「Omega-3 油」的 30 到 40 倍。

◆ 正確健康的攝取比率應該是：「Omega-6 油」約是「Omega-3 油」的 5 倍即可。

(一) 以下是對人體有益的三大「好油」，依序是：

(1)「**Omega-3 多元不飽和性脂肪**」（Omega-3 Polyunsaturated Fats）

※「Omega-3 油」對人體最大的益處就是：減低〝Eicosanoids〞（發炎前驅物）的發生，與抗發炎、減輕痛。甚至抗氧化、預防心血管疾病與預防癌症之發生。

※由於它能減輕發炎、腫痛，所以對運動之後的肌肉酸痛有很好的恢

復效果。

※「Omega-3 油」與「Omega-6 油」攝取比率如果正確的話，可以增加肌肉細胞對胰島素分泌的「敏感度」，間接達到減肥之效果。

※換句話說，正確的「Omega-3 油」攝取比率，也可抑止脂肪細胞在血管壁中形成，防止心血管疾病發生。

※過量的攝取「Omega-3 油」，也有害處：如降低血濃度與免疫力。特別是糖尿病患者要小心，不要攝取過量。

(2)「單不飽和性脂肪」（Monounsaturated Fats）

※凡是橄欖油、花生油等屬之。

※它是僅次於「Omega-3 油」的好油，如果你正在減肥或是攝取低碳水化合物的時候，一定要攝取這類的油脂。

※「橄欖油」是這類油脂中最好的油！一公克含 9 卡路里熱量，不含膽固醇與鈉。而且還能降低膽固醇，抗氧化作用、防癌又防老！但烹調時要避免高溫加熱。

(3)「Omega-6 多元不飽和性脂肪」（Omega-6 Polyunsaturated Fats）

※大部份的蔬菜油、大豆油均屬之。

※一般日常烹飪的植物油，大都是屬於這種油。

(二) 兩大「最差的油」是：

(1)「氫化油脂」（Hydrogenated Fats）

※「氫化油脂」就是「氫化植物油」，也稱之「反式脂肪」（Trans fats），近年來歐美各國的研究普遍認為食物中如含過量的「氫化油脂」，會造成冠狀動脈疾病發生！

※這是所有油脂中，排名「最差油」的第一名。

※所謂「氫化油脂」，是蔬菜油經過化學過程的氫化反應處理之後，在常溫下變得更硬、更固體化與飽和化，可延長食物的保存期。

※這種油對身體健康毫無益處，而且還有很多壞處。諸如：抑制荷爾蒙製造、破壞免疫系統以及抗炎作用，還有上面提到的心臟疾病！

※在日常生活中，會不知不覺地吃下很多。如人工奶油、烘焙糕餅、麵包、餅乾、巧克力等都是。

※目前歐盟（EU）各國對所有市面上販售的食品中含「氫化油脂」（反式脂肪），都有嚴格之規定！例如：荷蘭、瑞典是必須在 5%以下，法國 3.8%，澳洲 3%。

而丹麥在 2004 年就規定含量必須在 2%以下！否則視為違法不得販售。在 2006 年根據丹麥當局的統計：全國的心臟動脈血管疾病也因此下降了百分之 20！

美國 FDA 在 2006 年 1 月 1 日開始規定：所有販售的食品必須在「營養標示欄」（Nutrition Facts）中，另行標示「反式脂肪」（Trans fats）之含量才能上市。

(2)「飽和性脂肪」（Saturated Fats）

※動物的脂肪（豬、牛、雞油等）以及奶類、奶製品均包括在內。植物方面則包括椰子油、棕櫚油、可可油等。

※對人體健康益處不多，儘量減少攝取，以免血脂肪濃度升高。

※但是動物性的蛋白質都會含有不少的這類脂肪，進食前要儘量地將它剝除掉（譬如撕掉肥肉及表皮）。

五、哪些食物中含有最好的「Omega-3 油」呢？

（一匙中的含量）	Omega-3 油（克）	Omega-6 油（克）	熱量
亞麻仁油（Flaxseed oil）	7.5	1.8	120
鮪魚（Tuna）	1.5	0.4	128
鮭魚（Salmon）	1.5	0.6	230
鱒魚（Trout）	2	1.5	150

六、什麼是「中鏈三酸甘油脂」（MCTs）？

◆ 一般所謂人體內的「三酸甘油脂」（Triglycerides）與膽固醇一樣都是脂肪。血清中的「三酸甘油脂」來源有二，分別由腸道吸收食物中的脂肪消化後進入血液，或是由肝臟合成而釋出進入血液。
一般而言，血液中三酸甘油脂若高於 200mg/dl 則是偏高，如果過高則會增加心血管疾病。

◆ 而食物中所謂「中鏈三酸甘油脂」全名是「Medium-Chain Triglycerides 簡稱 MCTs」，它是由「椰子油」所製造出來的。

◆「MCTs」屬於「飽和性脂肪」，在健美界的營養專家眼中，爭議性很大，有人主張攝取；也有人反對攝取。

◆ 主張攝取的人說：它可以很快進入血液之中，讓肌肉拿來作為熱量的來源。**對正在減肥攝取「低醣」的人，可以考慮攝取**。

◆ 反對的人說：「MCTs」既然是屬於「飽和性脂肪」，對身體健康沒什麼大益處，又無法使肌力、體力增加，所以還是少吃為妙。

第十九篇

營養與飲食篇（水 Water）

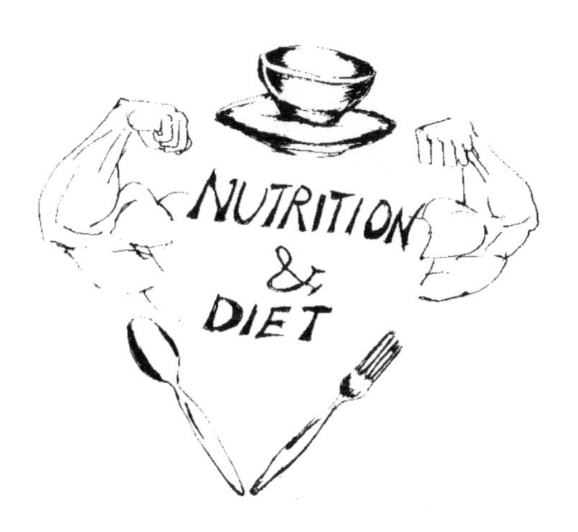

一、「水」對「健美運動員」有什麼重要性？

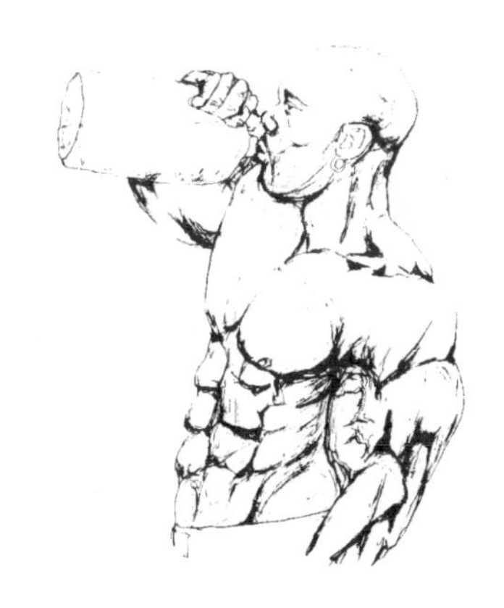

1. 身體百分之五十左右的重量都是「水份」，也就是身上 60 兆左右的細胞裡頭都充滿了液體水份。而**肌肉百分之 70 左右的重量也是水**。而健美選手在比賽前所要求的「脫乾水份」以求肌肉線條明顯，是要把皮膚下面的積水脫除！而不是肌肉細胞內的水份。
2. 這些細胞中，免疫系統及肌肉組織的細胞佔了大部份。缺少足夠的水份，肌肉無法增大，免疫系統不能排除、抵抗體內毒素。「水」飲用不夠，會增加腎臟負擔，影響到腎臟的功能。
3. 水不只是「水」，它是六大「營養素」之一，也是讓你身體完成「同化作用」（Anabolism）的重要因子。
4. 飲用足夠的水量，能加速身體的代謝功能。排除更多的脂肪，所以，喝水可以幫助減肥。
5. 一般的健美運動員，在常溫（約攝氏 20 度）下鍛鍊 1 個小時之後，可能流失 2000 到 3000 西西的水份。如溫度每升高 5.5 度，就需要多 1000 左右的水來補充。
6. 有些練健美的朋友往往飲食中吃的太鹹！攝最過多的鹽份會導致體

內（尤其是皮下）積水，整個人看起來腫腫的，那不是壯！也不是胖！而是水腫！解決之道當然是要「少鹽」，甚至「不鹽」。另外就是藉著大量不斷喝水，把這些鹽份排出去。只有這樣肌肉的線條才有可能出來！

二、到底每天要喝多少的「水」才夠？

◆ 大致上來說，**每天要喝 4、5 公升到 10 公升左右（一小瓶礦泉水約 0.7 至 0.8 公升）**。

◆ 重要的不只是喝多少？**而是要持續不斷地喝，也不是感到口渴時才喝**。

◆ 下列幾個因素會影響你喝水的「量」：

- 體重多少與體質胖瘦。
- 運動的強度與流汗量多少。
- 每天飲食的內容：蛋白質、碳水化合物、脂肪的攝取量與種類。
- 每一天「水」的飲量都不一樣。

三、什麼時候喝水最重要？

1. 「**起床後早餐前**」喝，約 300 到 400 西西的水。
2. 「**練前**」半小時喝 500 到 1000 西西的水，能讓體內血液量增加，幫助輸送養分，肌肉也較容易膨脹。
3. 「**練習中**」也要喝足夠的水，喝多少要看練習的強度與量。
4. 「**每餐之間**」隨時都要喝水。

喝水要持續不斷，把它養成習慣，是一種自然的生理行為。要享受喝水的樂趣，不要痛苦地勉強自己喝。

四、要喝什麼水？

◆ 一般燒開過的水，或是市售的瓶裝礦泉水最適宜。它含有微量的鉀、鈉、鈣、鎂……等礦物質。

◆「蒸餾水」（Distilled water）已無礦物質在裡面，不適合運動人士飲用。

五、一般的飲料如：可樂、茶、咖啡或運動飲料……等是否可以代替喝水？

◆ **一般的飲料無法取代「水」**，因為飲料的成份與濃度跟「水」不一樣。不要把所喝飲料的量，也計入每天喝的水量。

◆「運動飲料」之中，雖然加入一定比率的鉀、鈉、鈣、鎂等離子，來調節人體電解質流失。但也含有一些糖分、香料等添加物。

◆ 所以，如超過 1 個小時的激烈運動後，才有必要喝少量的運動飲料。否則喝過多的運動飲料，除了會增加腎臟的負擔外，也喝下了過量的卡路里、糖分與鈉，影響到肌肉的線條。

第二十篇

營養與飲食篇
（維他命與礦物質）

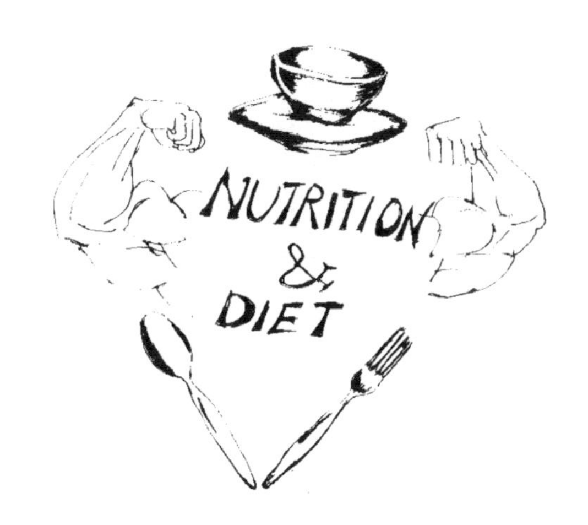

第一章　維他命（Vitamins）

◆ 維他命（Vitamins）是健美運動員不可或缺的重要營養素。

◆ 維他命無法直接提供給你能量，或直接讓肌肉變大。但它是扮演一個重要的「觸媒劑」角色，讓體內其他的營養素發揮作用。

一、「維他命」的分類

◆ 基本上，維他命分為兩大類：

(一)「水溶性維他命」（Water soluble Vitamins）

- 它無法儲存於體內，攝取過多的「水溶性維他命」，會經由尿液排出體外。
- 所以，「水溶性維他命」必需每天攝取足夠的單位。
- 維他命 B 群、葉酸等屬之。

（二）「脂溶性維他命」（Fat soluble Vitamins）

- 可儲存或分解在體內的脂肪組織內，攝取過多時會產生毒素。
- 不一定需要每天攝取。
- 維他命 A、D、E、K 等均屬之。

◆ **維他命不是吃哪一種最好？而是在於攝取「多少種」？「多少量」？**

◆「過多」與「不足」都是不好，雖然不會馬上讓人致命，但長期下來會影響你的健康與鍛鍊成果。也浪費了你的不少寶貴金錢。

◆ 近年來以「補品」形態出現的維他命與礦物質，常常添加很多其他成分增加口感，以致讓人常常過量攝取。

二、「維他命」的種類

(一)「維他命 A」

- 促進細胞生長與生殖能力，並強化免疫力。
- 尤其是「胡蘿蔔素」（Beta Carotene），具有抗氧化作用。
- 魚肝油是最佳來源。
- 每天劑量：15000 － 20000IU。

(二)「維他命 B1」

- 或稱「硫氨素」（Thiamin）。
- 維持神經系統的正常功能，並能增強免疫力。
- 每天劑量：30 － 50mg。

(三)「維他命 B2」

- 或稱「核黃素」（Riboflavin）。
- 能讓肌肉細胞產生能量，促進皮膚、毛髮與指甲的健康，防止口、舌潰爛。
- 每天劑量：30 － 50mg。

(四)「維他命 B3」

- 或稱「菸鹼酸」（Niacin , Niacinamide ）。

- 關係到肌肉中肝醣的產生能量，與脂肪酸氧化成熱量。並能修補肌肉組織與防止高血壓。
- 每天劑量：30 － 50mg。

(五)「維他命 B5」

- 或稱「泛酸」（Pantothenic Acid）。
- 製造血糖、脂肪酸與體內類固醇荷爾蒙時，不可或缺之要素。並能製造抗體與減輕疲倦。
- 鈣片中亦可攝取。
- 每天劑量：50 － 100mg。

(六)「維他命 B6」

- 或稱「Pyridoxine」。
- 肌肉中蛋白質、氨基酸進行新陳代謝時，不可缺少的重要因子。能幫助製造紅血球、蛋白質，並預防皮膚病。
- 每天劑量：30 － 50mg。

(七)「維他命 B12」

- 能幫助製造紅血球、骨髓細胞與促進生長。
- 維持健康的神經系統，與良好的注意力及記憶力。
- 每天劑量：50 － 100mcg。

(八)「維他命 Biotin」

- 或稱「生物素」。
- 血糖、脂肪酸與蛋白質的新陳代謝時，不可缺少的重要因子。
- 能防止禿頭與白髮之發生。
- 每天劑量：300 － 700mcg

(九)「維他命 Folic acid」

- 或稱「葉酸」。
- 肌肉細胞與紅血球製造之因子，與促進氨基酸完成新陳代謝。
- 每天劑量：300 － 1000mcg。

(十)「維他命 C」

- 形成皮膚、骨骼、結締組織之「膠質」的重要因子。
- 抗氧化與防止一些病毒之入侵，降低血中膽固醇。
- 能防止與治療一般的感冒。
- 每天劑量：3000 － 5000mg。

(十一)「維他命 D」

- 幫助骨骼成長與保持體內礦物質之平衡。
- 共同協助身體之「維他命 A」吸收。
- 每天劑量：400IU。

(十二)「維他命 E」

- 協助輸送「氧」，以增加身體之耐力。
- 防止血管中血塊之凝結，預防心血管疾病。
- 抗氧化與防老。
- 每天劑量：400 － 1000IU。

第二章 礦物質（Minerals）

△ 礦物質是健美運動員另一個重要的營養素，它主要的功能是：幫助體內的蛋白質、脂肪、肝醣完成「組成作用」，以及促進「新陳代謝」的速度。

△ 身體內有二十二種不同的礦物質，約佔全身體重的百分之四左右。

△ 這些礦物質都可以從日常飲食的蔬果、肉類中攝取，或是經由服用「補品」來補充。

△ 體內重要的礦物質，主要是含相當量的鎂（Magnesium）、鈣（Calcium）、鈉（Sodium）、磷（Phosphorus）、硫（Sulfur），以及微量但重要的鐵（Iron）、鋅（Zinc）、銅（Copper）…等。

一、「礦物質」的種類

(一)「鈣」（Calcium）

- 「鈣」是人體內含量最多的礦物質。
- 促進骨骼生長，預防骨質疏鬆症。
- 協助肌肉之收縮與神經反應之調整。
- 減低心臟病之發生。
- 每天劑量：1000 － 2000mg。

(二)「鎂」（Magnesium）

- 肌肉中的蛋白質，要進行「合成作用」不可缺少的礦物質。

- 新陳代謝與脂肪的合成也少不了它。
- 能維持肌肉與神經之正常功能。
- 能幫助你在鍛鍊時，讓肌肉發揮最大的能量。
- 幫助骨骼之生長。
- 促進 300 多種「輔脢」（Enzymes）之形成。
- 協助恢復體力與良好的睡眠。
- 每天劑量：300 － 500mg。

(三)「鋅」（Zinc）

- 氨基酸與蛋白質之「合成作用」不可缺少的因子。
- 肌肉細胞組織增大與修補的必要因子。
- 協助製造「睪丸酮素」、精子與維持性能力。
- 具抗氧化作用。
- 每天劑量：15mg。

(四)「錳」（Manganese）

- 血糖代謝與骨骼生長時，不可或缺的重要因子。
- 幫助形成人體內一部份的抗氧化作用。
- 每天劑量：3 － 5mg。

(五)「鐵」（Iron）

- 幫助骨髓製造血紅素。
- 蘋果與動物性紅色的肉均含之。
- 每天劑量：10 － 20mg

(六)「銅」（Copper）

- 當製造「輔脢」（Enzymes）時，（特別是荷爾蒙的輔脢）不可或缺的重要因子。
- 每天劑量：3mg。

(七)「碘」（Iodine）

- 維持甲狀腺正常之功能。
- 可從海帶、海草中攝取。
- 每天劑量：100 － 200mcg。

(八)「鉻」（Chromium）

- 或稱作「Chromium Picolinate」。
- 也屬於一種「脂肪燃燒劑」。
- 可讓身體維持正常的血糖值，
- 當你在消化蛋白質與碳水化合物時，它與胰島素共同扮演一個類似「輔脢」的角色。
- 如果體內缺乏「鉻」時，就要增加更多的胰島素，才能維持身體正常的功能。
- 如服用適量的「鉻」，再配合運動與低脂飲食，可達到減肥之效果。
- 每天劑量：200 － 600mcg。

(九)「硒」（Selenium）

- 是組成細胞內一種抗氧化物的重要成份。
- 共同參與甲狀腺之代謝作用。
- 「硒」可減輕肌肉在激烈鍛鍊後之受損程度，並幫助快速恢復。
- 每天劑量：50 － 200mcg。

(十)「鋅鎂合併劑」（ZMA）

- 「ZMA」全稱是「Zinc and Magnesium Aspartate」。
- 對提升體內「同化性荷爾蒙」之分泌，特別是「睪丸酮素」與「生長因子」（IGF-1）相當有效。
- 也能增加肌力與恢復肌肉之疲勞，或改善睡眠品質。
- 最好是在「空腹」或「睡前」服用，以達最佳之吸收、利用效果。
- 每天劑量：依不同個案需求而定。

第三章 「荷爾蒙前驅物」(Pro-Hormone)

「荷爾蒙前驅物」（Pro-Hormone）我已將它列入第二十三篇中介紹。

第四章 「抗氧化劑」(Antioxidants)

△ 所謂「抗氧化劑」（Antioxidants），是指某些特別的維他命、礦物質、酵素、藥用植物等，能破壞或消除一些對身體有害的「自由基」（Free radicals）。

△ 所謂「自由基」是指一個「未配成雙的電子」之「分子、原子或離子」。

△ 我們身體細胞內的「電子」通常都是「成雙的」，未成雙的自由基「電子」會搶走其它正常細胞的電子，這些正常細胞因而遭到了破壞。

△ 其實大部分的「自由基」是我們體內免疫系統的正常產物。免疫系統產生這些「自由基」來消滅身體的細菌與病毒，並參與體內製造荷爾蒙、酵素之工作。

△ 但體內有「過多的自由基」（一部份由體外進入），就會破壞到正常的細胞！

△ 所謂「外來的自由基」是指污染的空氣及水質、輻射物、農藥、防腐劑、燒焦的肉類或某些藥物。都會在體內形成「自由基」。

△ 大部分的疾病、癌症、甚至於老化都是「過多的自由基」所造成的！

△ 我們體內有正常的機能，可以隨時消滅、破壞這些「過多的自由基」。

△ 但是我們還是需要攝取一些「抗氧化物」，如維他命 C、E、beta-胡蘿蔔素、「硒」（Selenium）、大蒜等來協助消滅「過多的自由基」。

▲「抗氧化物」(Antioxidants)有哪些呢？

A.「半胱氨酸」（Cysteine）

B.「膠氨基硫」（Glutathione）

C.「硒」（Selenium）

D.「鋅」（Zinc）

E.「胡蘿蔔素」（Beta Carotene）

F.「維他命 C」

G.「維他命 E」

H.「褪黑激素」（Melatonin）

I.「綠茶」（Green Tea）

J.「葡萄籽萃取物」（Grape Seed Extract）

K.「苦薊草萃取物」（Milk Thisle）

L.「五味子萃取物」（Schizandra）

M.「大蒜」（Garlic）

第二十一篇

營養與
飲食十五守則

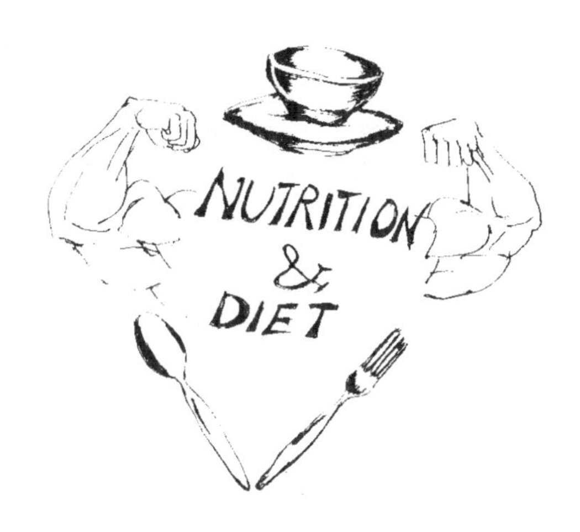

一、健康第一、飲食均衡（Think Health First , Bodybuilding Second. And Eat Balanced Food）

△「健美、健美」是「有健才有美」，所有的食物、飲食法都要以「健康」為第一考量。沒有健康的身體，怎麼練健美呢？

△有人是每餐拼命只吃大魚大肉的「高蛋白食物」，或是只吃「代餐」、只喝「高蛋白」。或是吃過量的「補品」。

△「均衡的飲食」是維持健康身體的不二法則：

△「足夠的蛋白質」、「適量的碳水化合物」、「好的脂肪」、「基本的維他命、礦物質」五大營養素，缺一不可。

△具體地說，就是均衡攝取足夠的「紅肉」（牛羊肉）、雞蛋、雞肉、魚類、牛奶、奶製品、豆類。以及全麥類麵製品、高纖澱粉類如馬鈴薯、蔬菜水果等。

二、食物優先，補品其次（Food First, Supplements Second）

△絕大多數的食物，都無法用「補品」來替代。「Supplements」本來就是「補充品」的意思，不能取代天然食物或正餐。

△「食物」要儘量是「天然的」，而且「無加工過」。所攝取的天然蔬果中，要一半以上是未經加熱煮熟過。

△聲稱再完美的「人工代餐包」，其實商業廣告噱頭佔的大。尤其是「三餐」更不要隨便用「代餐」或「補品」取代。

△所以，你每天的飲食計畫，首先就是好好規劃「正餐」的內容。如時間、狀況不允許之情形下，再用「代餐」、「補品」來補助。

△不論你是要〝增重〞還是〝減脂〞，百分之七十的營養來源必須是

來自自然食物，「補品」不能超過百分之三十的比例。

三、簡單易做，養成習慣（Keep It Simple . And Keep Good Eating Habits）

△ 不管你是鍛鍊肌肉，還是減肥、增重。飲食方式越簡單越容易做，也才容易變成一種生活的習慣。

△ 怎樣才能簡單呢？儘量烹煮的時間短、材料簡單。容易攜帶，不會腐壞。譬如：撕成細條的「雞胸肉」、「水煮蛋」、「鮪魚罐頭」或是「高蛋白代餐包」等。

△ 愈複雜的事情，愈需要專心，但也會變成是一種壓力與負擔。

△ 飲食不但要「簡單」，而且還要「便宜」。有些年輕人為了練健美，不但花了很多時間，也花了不少金錢。一旦幾次比賽遇到挫折後，再也不碰鐵片、槓鈴了，甚至於還恨自己過去對健美的執著。

△ 所以「簡單」、「便宜」的飲食，才能長期有效地變成一種習慣。

△ 除非你是一位國手或是職業選手，否則不要為了遵循一些嚴格複雜的飲食規則，而不斷折磨自己。甚至於影響到學業功課或是工作飯碗。

△ 筆者有個建議：如果在「非比賽期」（Off-Season）或是休息沒練的假日時，不妨趁機放鬆一下自己的身心。隨心所欲地吃點想了很久的「美食」！這樣偶而「放鬆一下」，反而才容易維持住良好的飲食習慣。

△ 或者平常從星期一到星期五嚴格控管飲食，而星期六或星期日的其中一天，可以放鬆一下恢復一般人的飲食習慣隨心所欲地吃。

四、身體保持「同化狀態」（Keep Your Body In An Anabolic State）

△ 身體只有在「同化狀態」（Anabolic State）之下，肌肉才能增大或維持。也就是不管練前或練後要讓自己體內的類固醇完全釋放出來！

△ 要讓身體保持「同化狀態」，那就需要「營養份」的供應不能中斷。讓身上肌肉的活動力，能持之不墜。

△ 如果讓身體餓了很久才進食，或吃飯時間不固定。那身上肌肉就呈「異化狀態」（Catabolic State），自我燃燒提供熱量，肌肉也慢慢跟著萎縮了。所以，老一輩的健身朋友常常說：練健美就是要不斷地吃！似乎還是有它的道理。

△ 所以抱著先餓它個半天再大吃一頓的想法，是嚴重錯誤的。不但肌肉流失在先，之後多吃的食物還會變成脂肪呢！

五、少量多餐（Try To Eat Several Small Meals A Day）

△ 每一餐身體頂多只能吸收 30 公克的蛋白質，所以對一個很認真練的健美運動員來說，一天最少要分五餐來吃。才能攝取足夠的營養。

△ 每餐之間不超過兩個小時，而且吃少一點，腸胃負擔小。身體也比較能吸收外，也不會儲存過多的熱量。

△ 分六、七餐吃當然是最理想，但假如很難做到，還不如能固定吃個五餐。

△ 大吃大喝地亂吃，或是吃太少都不是練健美的飲食方式。所以英文講：you can eat like neither a pig nor a bird!（你不要像豬一樣地亂

吃，也不必吃的像小鳥一樣少）

△「少量多餐，早上吃得好，中午八分飽，晚上吃得少。」這是一般人的養生方法。如果你不是選手或不是在比賽期，甚至是休息沒練時，不妨遵循個幾天這種養生法。

六、自備餐食，小心外食與速食（Cook Most of Your Own Meals, Caution While Eating Out）

△ 練健美的朋友，每天所有的餐食最好是全部都能自備。

△ 但現在的社會，不管職業是什麼。幾乎都是一早就離家、到晚才回家。一定要在外面吃個一、兩餐，要「不油」、「不鹹」實在已經很難，再要吃個「高品質」的蛋白質食物，不但貴、而且困難。

△ 而大部份的健美愛好者，不是上班族就是學生。光要他們花在吃的「時間」與「金錢」方面，就不太容易。何況有時客觀環境也不太允許。

△ 筆者試著建議給各位參考看看：

(一)自己準備：

※帶「便當」（餐盒）。上班（課）前一天晚上準備好放冰箱，第二天再帶著去上班，或蒸或微波。食物內容豐儉自選，但以富高蛋白為主。（如清燉牛肉、雞肉絲涼拌）

※最簡單的方式，就是先煮十幾個「水煮蛋」。剝好殼，甚至於先拿掉幾個蛋黃減輕重量，再放到塑膠袋或餐盒中攜帶。（夏天時要注意保鮮）

※辦公室存放一桶「高蛋白」，隨時沖泡著喝。

(二)在外進食：

※儘量找烹煮清淡的「自助餐店」點食，筆者從大學時代吃到最近五十幾歲，還真是不得不吃呢！

※有時還可央求老板，預先幫你清蒸個一條魚或雞胸肉。

※下下策就是到麥當勞、肯德基之類的「速食店」。
吃速食的基本要求：買「漢堡」要擠油！點「炸雞」要剝皮！不吃薯條、披薩！不喝什麼可樂飲料！

※喜歡在餐廳吃也可以，不過要特別注意他們的烹調方式。有的食物菜色看起來很鮮美亮麗，那可能在上面灑了一層油。如可能的話，單獨交代餐廳幫你蒸一片「鱈魚」或「鮭魚」，甚至「雞胸肉」、「水煮蛋」都可以。不要覺得不好意思，久了廚房也就習慣了。

※切記：「出門在外，一切忍耐，萬事自在」。只要把握三原則：「不油」、「不鹹」、「高蛋白」即可。

七、不揠苗助長（Don't Outsmart Your Body To Grow）

※「吃緊弄破碗，欲速則不達」。身體的潛力與各種機能，都有一定的底線與運作速度。不能用不合乎生理原則的方式去強迫它。

※有人為了要趕快增大肌肉，每餐拼命地吃，把腸胃都撐大、撐壞了。筆者年輕的時候，也常常大吃「蒙古烤肉」，想「以肉補肉」，結果胃都吃壞了。

※還有的是為了減肥，每天身體都在挨餓狀態下。體重可能有降了一些，但是整個人體力、精神都很差。肥肉還沒減掉多少，肌肉可先少掉了一大半。

※講到吃「補品」或「維他命」，很多人的心態都是：瓶子上寫吃兩顆就有效，但沒什感覺，那我就吃它個五、六顆！喝「營養補給

品」的心態也是一樣，每天杯不離手拼命灌。最糟的是吃「減肥或去脂藥」，花冤枉錢不說，常久下來，身體都搞壞了。

※所以，我要用前面「序言」中的幾句話，再與各位共勉，健美的飲食一樣要有「三 D」與「三 P」精神。

「三 D」：

(1)「**Discipline**」**自我約束**

(2)「**Dedication**」**犧牲奉獻**

(3)「**Determination**」**決心毅力**

「三 P」：

(1)「**Practice**」**不斷練習**

(2)「**Patience**」**要有耐心**

(3)「**Persistence**」**持之以恆**

八、個人飲食法，不學職業選手（Develop Your Own Diet Program , Don't Try To Eat Like a Pro）

△ 每個人之間都互有差異，何況是「你我」跟「歐美職業選手」之間。他們的體重絕大多數都在 200 磅（90 公斤）以上，超過 250 磅者大有人在！

△ 噸位這麼大的職業選手，不光是他們的課程不適合你我，就是「吃」的方面也跟不上。記得以前每次在世界杯健美賽中，那些「業餘」選手一到自助餐吧前，牛排、雞胸肉、魚排各三、四塊，七、八個水煮白蛋 ……（馬鈴薯、水果還不算呢！）。筆者光是「拿」，都沒拿那麼多，遑論說是要「吃」下去！

△ 要是再講到其他的「補品」，更是嚇人！一些職業選手的「手提箱」，一打開都是滿滿各式各樣的一顆顆「東西」。

△ 所以，我們一定要有適合自己的一套飲食法，依照自己的體重、訓

練強度、作息方式與飲食習慣……等來決定。職業選手的「飲食法」拿來參考或擇用均無妨，最忌諱的是，盲目照抄或是把自己「自我膨漲」為「職業水準」。每天都是「Eating like a Pro, Talking like a Pro.」，但是 Not training like a Pro！

九、練前練後，要吃的對（Eat The Right: Pre & Post-Work-out Meals）

△ 我們都知道「練前要有體力，練後補充肌力」。尤其是「練後」的那一餐最重要。

△ 很多人一下班（課）後，肚子已經餓了四、五個小時。不是空著腹勉強練，要不就是隨便買個麵包到健身房，胡圇吞後就練起來。這兩種情形都很傷身體，練的效果也差。

△ 練之前約一個小時，要吃含足夠熱量的高纖澱粉類與少量易消化的蛋白質。

△ 練後約十五分鐘，先喝一杯「高蛋白」與「碳水化合物」（醣類）的混合飲料。一、兩個小時內再吃比較大的一餐，其中要含有「蛋白質食物」與澱粉類的「碳水化合物」。

△ 練前、練後都不能空著肚子撐過去。但練之前，也不要吃太飽或吃太多難以消化的蛋白質食物。

△ 那練前、練後吃「高蛋白巧克力棒」（High-Protein Bar）如何？

△ 現在健美市場上很流行這種「高蛋白巧克力棒」，每一種產品都宣稱：不含蔗糖、低油脂、好吃口感佳，每支（重量不到 100 公克）「高蛋白」含量 30 公克以上！

△ 吃這種「巧克力棒」是很方便，但在臺灣還是不容易買到，而且價格也不便宜。重要的是，要慎選廠牌，不能以「好吃口感佳」作為選購的標準！「好吃」往往是甜份很高。要詳看它的「成份」，有

的號稱含氨基酸30000「mg」！其實3萬毫升只不過30公克罷了。

△ 也有一些人在練前，改吃一般市面上的巧克力棒。我對這種吃法較不能同意，因為一般的巧克力棒含糖分很高，只能暫時提升一下子你的血醣，十幾分鐘後馬上降下來。裡頭的蛋白質也跟本不夠。

十、一天至少喝一到兩加侖水（Drink 1 – 2 Gallons Of Water Per Day）

△ 水份佔人的體重 70％ 左右，每一個肌肉細胞中，最主要的成份就是「水」。肌肉細胞中含水夠，肌肉才會看起來飽滿！

△ 身體需要水份將體內的各種代謝物、毒素排除掉，以保持腎臟的健康。也能夠把體內多餘的鹽分排掉，以免看起來水腫虛胖！

△ 在市面上出售的一小瓶礦泉水，約 0.7 公升。一天如果喝 4、5 公升到 10 公升的話，那你一天起碼要喝六、七罐小瓶的水才夠！

△ 尤其是練健美的人，每天進食大量的「高蛋白質」。腎臟負擔很重，一定要喝足夠的水份才行。

△ 每餐之間要喝水，練前 15 分鐘多喝一些，讓血液輸送養分以及使肌肉容易膨脹。

△ 不要把每天喝的其他「咖啡」、「茶」、「牛奶」等當成「水」計算進去。

△ 練健美的朋友請記住：水要不斷地喝，不是口渴時才喝！

十一、多吃蛋白質，但不過量

(Eat A Sufficient Amount Of Protein , But Don't Overdose！)

△ 對一個想練出肌肉的運動員來說，每天每一公斤體重最少需要 2 公

克的蛋白質。

△ 也就是每一餐最好能攝取足 30 公克的蛋白質，一天吃五、六餐。

△ 儘量吃「優質」的高蛋白食物，也就是含有 8 種「必要氨基酸」的食物。

△ 有些人拼命地只吃、喝高大量蛋白質食物，但澱粉醣類、脂肪卻吃的不夠。結果供給運動的熱量當然不足，身體只好由體內中儲存的蛋白質來轉換成熱量。

△ 攝取過量的蛋白質食物，有時不但浪費金錢、累了腸胃。還反而其他食物的熱量提供不足，使辛苦練出來的肌肉轉為自我提供熱量，這樣就會讓肌肉處於「異化狀態」（Catabolic State）之下而流失掉。

十二、吃對熱量、醣類與油脂
(Eat The Right Amount of Calories、Carbs & Fats)

△ 「蛋白質」、「澱粉類」與「油脂」是人體三大熱量來源。首先要瞭解你每餐所吃的蛋白質、澱粉類與油脂之中所含的「熱量」有多少？

△ 大致上來說，一公克的蛋白質約「4 卡路里」熱量，一公克的澱粉類（醣類）碳水化合物也是約「4 卡路里」。但一公克的「油脂」就含到約 9 公克的熱量！

△ 一般來說，身體先利用醣類與油脂來作為熱量的來源。如果這兩種供應不足；或蛋白質攝取過多時，身體就轉用蛋白質來作為熱量，肌肉有可能會跟著流失或萎縮。

△ 澱粉類要吃含高纖維的食物，油脂要攝取好油，尤其是魚類中的「Omega-3 脂酸」更不可或缺！

△ 還有健美運動員一定要〝少鹽〞，甚至是〝不鹽〞！因為鹽本身是

氯化鈉，會跟水結合然後停留在體內，尤其是皮膚下面（不是肌肉細胞內）。這樣整個人看起來就會水腫，當然更看不到肌肉線條！所以很多人虛胖或線條練不出來，很有可能是因為吃的太鹹所致！

十三、攝取足夠的蔬菜與水果
(Eat Plenty Of Vegetables And Fruits)

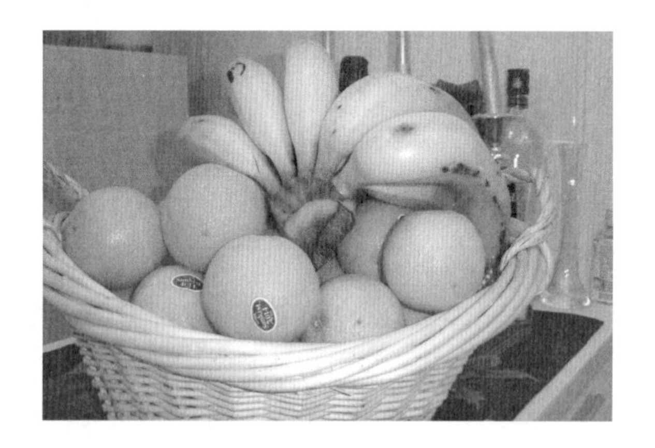

△ 練健美的人，大部份都把注意力集中在攝取多少蛋白質食物，有時反而忽略了蔬果類。

△ 尤其是蔬果類食物含有大量的纖維素、維他命、礦物質以及各種已知或未知的維生素。這些不但是維繫健康身體所需，也是要練出肌肉的必要元素。

△ 蔬果的攝取不但要「足夠」；還要「多樣化」。所謂「多樣化」當然是要「各種顏色」（尤其是深色），不只是綠色，其他像紅色（如甜椒、西瓜）、黃色（如香蕉、柑橘）、黑色（棗李）……等。

▲ 需要一提的是，**「綠花椰菜」**、**「香蕉」**與**「橘類」**這三種蔬果對練健美者特別重要。首先「綠花椰菜」（Broccoli）含大量維他命A、C、胡蘿蔔素，能「抗氧化」、「預防腫瘤」之外，它還有類似「天然類固醇」的成份。

△「香蕉」更是跟健美不可分，「飯後一根蕉，肉蛋才能消」。健美運動員每天苦練流汗，又吃下這麼多的高蛋白，正需要含「鉀」量很高的「香焦」來補充、幫助消化。至於有人認為香蕉傷筋骨，不適合筋骨有傷或拿鐵片的人食用。我本人在歐美或日本健美界則從未聽到這種理論！而「柑橘類」提供大量的維他命C，能快速補充身體。

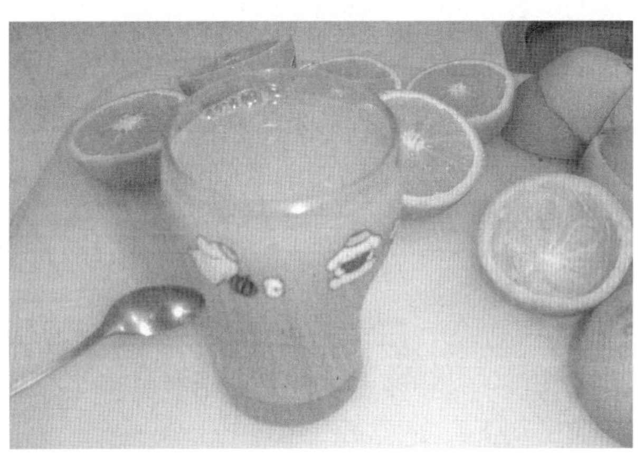

十四、正確服用補品（Use Right Supplements）

△「Supplements」廣義地來說，是指所有的「營養補給品」，簡稱「補品」。它不只是指「維他命」與「礦物質」，其他像各種「氨基酸」、「肌酸」……等都包括在內。

△ 所以，除了各種「維他命」與「礦物質」之外。**「支鏈氨基酸」（BCAAs）、「肌　酸」（Creatine）與「麩　氨　酸」（L-Glutamine），這三種「補品」是健美運動員的基本必需營養補給品。**

△ 正確的服用時間與方式或副作用，要詳看說明與參考其他使用者的經驗。

△ 不能存有「吃越多越有效」的心態，要小心別過量。

十五、不用類固醇（Don't Use Steroids）

△ 「類固醇」對身體有害，是眾所周知的常識。但還是有一些愛好健美的人；尤其是年輕朋友，常因受不了誘惑與急好成功的心態，而輕率地嘗試。

△ 我要再次提醒有此念頭的朋友：

※你真的已經苦練多年到自己的極限了嗎？

※你真的想立志當一位職業級健美選手嗎？

※坦白告訴你：全世界靠健美比賽獎金生活的職業選手不超過二十人！靠肌肉發大財的不到個位數的一半！

※當你打算以打類固醇來達成你的夢想時，你百分之 99.999...已經註定要失敗了！

△ 只要一旦你開始用「類固醇」，大都這是兩個下場：一是往後不斷受它的副作用所苦。要不然就是愈用愈厲害；不斷地用到出問題為止！

△ 所以奉勸你：不要開始，否則很難結束！

第二十二篇

補品

（Food Supplements）

第一章　什麼是「補品」？

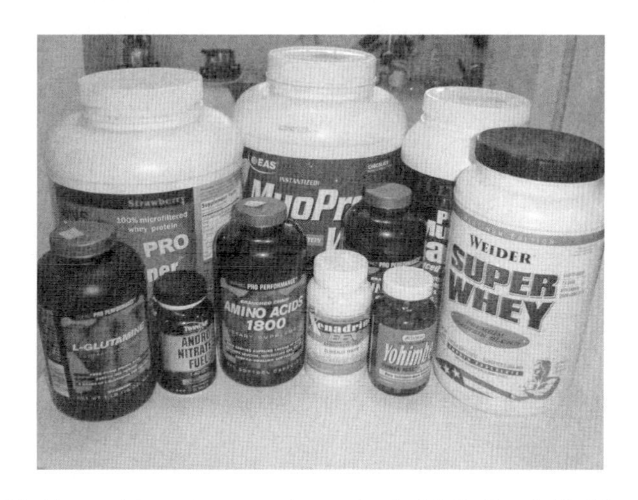

◆ 所謂「補品」（Supplements），有人稱之為「補劑」或「營養品」，更精確地說應該叫做「飲食補給品」（Dietary Supplements）。它雖也能提供身體每天的基本機能所需，但它跟「食物」與「藥物」是不同的。

◆「補品」（Supplements）主要是起源自美國，它在美國的法令依據是 1994 年國會通過的「飲食補給品健康教育法」（Dietary Supplement Health Education Act，簡稱 DSHEA）。

◆ 依據 1994 年美國「DSHEA」的定義規範，「補品」必須是：

(1) 產品上面要標示〝Dietary Supplements〞（飲食補給品）的字樣才能在市場上販售。

(2) 所有標示為「補品」的產品必需屬於「食品」，而且這「補品」裡面的化學結構形式不會改變，最重要的是服用後對「健康無害」。

◆ 所以「對健康安全無害」是「補品」能不能合法上市的標準！

◆「補品」雖然屬於「食品」，但各位要知道，許多食品也含有毒素，譬如「杏仁」（Almonds）中含極微量對人體不成危害含的氰化物，但「補品」中的成份就不能有「氰化物」。又如食用澱粉中都含有無害的「環糊精」，但是澱粉經酸解環化成的產物也稱「環糊精」，如以膠囊形態包裝，就是「藥物」，不是「補品」！

◆ 也有人認為只要秉持著吃「健康的自然食物」，並不需要特別再服用「補品」。並且認為許多「補品」中含有不良的副作用。

◆ 但一些日常的食物中，也含有某些不同程度的副作用存在。而且食物中的「維他命」「礦物質」常常不足，必需要靠攝取「補品」來補充，才能讓肌肉增大、修補恢復，與增加力量。

◆ 「補品」能協助「減肥」的機能與速度，恢復身體某些「功能」到一些程度。甚至於「心理上」的矯正與恢復。

◆ 一些維他命與礦物質的「補品」，除了能增進健康之外，還能「抗氧化」與某些程度上的「抗癌」功能。

◆ 但是，誠如所有的補品都會在它的「營養成份表」（Nutrition Facts）下面，用小小的字打上〝This statement has not been evaluated by the F.D.A. This product is not intended to diagnose, treat, cure, or prevent any disease〞。

◆ 它的意思是：本產品的「營養價值」未經（美國）「食品藥物管理局」的「背書」！這個產品不是要讓你作診斷、敷用、治療、或預防任何疾病用。所以，各位對「補品」的功效請不要過度的期待！

◆ 當你在購買任何「營養品」或類似藥物的「補品」時，先不要聽店員的吹噓，請先看看這產品包裝上有沒有〝Dietary Supplement〞這幾個字？如果有，那就是屬於「飲食補給品」！

◆ 既然歸屬「補品」範圍，裡面的「成份」、「劑量」都就有一定的規範與極限。而且不需醫師處方箋，可以自行服用，那怎麼可能有神奇的「藥效」呢？

第二章　「補品」的種類介紹

▲ 很多「補品」的用途與功效是多元性、多領域的。本書僅就「健美」的領域來作分類與介紹。

▲ 現代科技日新月異，各種生化、保健產品推陳出新。它的效果與副作用，很多還是未知或有爭議。

▲ 所以，我是以跟「健美運動」有關，而且最重要、最常見的幾種「補品」為主。有的「補品」效能是橫跨兩個以上的類別，在本書中只列入單一類別說明，不再重覆敘述。

▲大致上介紹的順序是：

一、「高蛋白、代餐」類
二、「增加肌肉、肌力與氨基酸」類
三、「燃脂劑」類
四、「維他命」類
五、「礦物質」類
七、「其他」類

一、「高蛋白、代餐」類

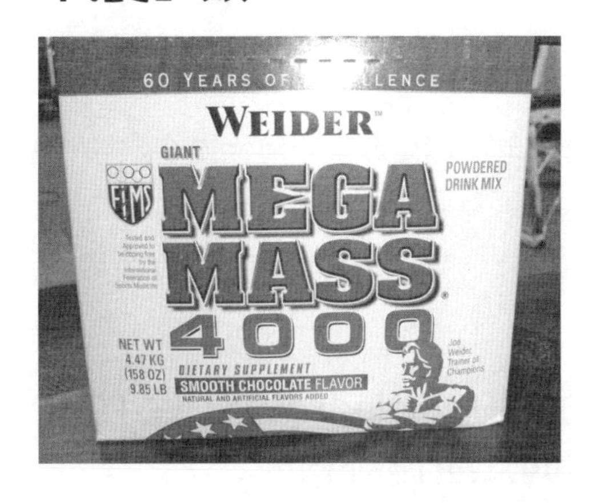

◆ 所有的「高蛋白粉」、「代餐包」、「高蛋白棒」都是屬於「綜合性量裝的營養品」（Macro-Nutrient）。裡面除了有蛋白質、碳水化合物以外，還有其他像維他命、礦物質……等各種營養素。

(一) 什麼是「高蛋白粉」（Hi-Protein）？

所謂「高蛋白粉」（Hi-Protein），嚴格地說，其中「蛋白質」的含量應該要在 80%以上。「碳水化合物」、「脂肪」與其他成份加起來不能超過 20%。否則只能稱之為「代餐包」（Meal-Replacement）。

(二) 攝取過量的「高蛋白」，是否對身體有害？

▲ 許多「權威單位」（包括美國FDA）所建議的「蛋白質攝取量」，每天每公斤體重從 0.5 到 1 公克不等。但都是針對一般人、或是競技性的運動員。他們每天的蛋白質需求量，當然沒有「健美運動員」那麼多。

▲ 對於專門要練大肌肉的「健美運動員」來說，每公斤體重每天大約要攝取 2 公克的蛋白質。到目前為止，還沒有正式的報告精確顯示：每天攝取這麼高的蛋白質，對於腎臟等器官正常的運動員會有危害。

▲ 腎臟是身體的「過濾器」，每天攝取大量的蛋白質，畢竟對腎臟的負擔很大。因為過量的蛋白質會轉化成熱量或脂肪儲存，所以同時要喝大量的水，與進食足夠的碳水化合物。

(三)「純高蛋白」（Protein Isolate）與「濃縮高蛋白」（Protein Concentrate）有什麼不同？

△ 「純高蛋白」（Protein Isolate），是指蛋白質的含量在 90%以上的

「高蛋白粉」，也可稱為「完全高蛋白」。大部份的「乳清蛋白」均屬之。

△「濃縮高蛋白」（Protein Concentrate），則看它的蛋白質「含量比例」，一般都是指比例在 90%以下。譬如說：〝45%Protein Concentrate〞，那就是指這罐「高蛋白」的「蛋白質含量」（濃縮度）是 45%，其他 55%都是「碳水化合物」、「脂肪」或水分等。

△一般「高蛋白粉」的包裝外面，都會有標示它是「濃縮」還是「純」高蛋白。例如，「奶蛋白」上寫「MPC」就是指「濃縮奶蛋白」（Milk Protein Concentrate）。「乳清蛋白」上標示「WPI」就是指「純乳清蛋白」（Whey Protein Isolate）。

(四) 什麼叫做「直接吸收消化的高蛋白粉」（Predigested Protein）？

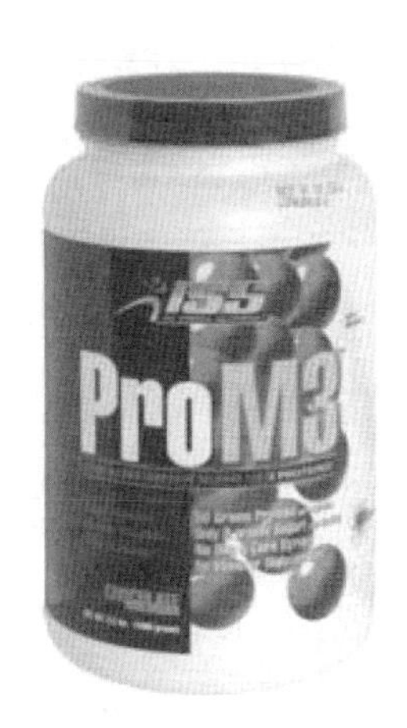

△所謂〝Predigested Protein〞，也叫做〝Hydrolyzed Protein〞。

△「高蛋白粉」經過一些複雜的「水分解」（Hydrolysis）過程，處理後所提煉出來的。

△這個「水分解」（Hydrolysis），就是把蛋白質中許多氨基酸的鍵

打破，分解成更細的「胜肽縮氨酸」（Peptides）。以便讓身體能快速吸收。

△ 這種「可直接消化的高蛋白」售價相當昂貴，而且味道很苦。大部分廠商都想辦法把它的味道調到很可口。

△ 各位消費者要注意！市面上很多號稱「可直接消化」的高蛋白產品，其實整罐裡頭的比例並不高，都是與一般高蛋白混合著出售。

(五) 什麼叫做「定時釋出的高蛋白」（Time-Released Protein）？

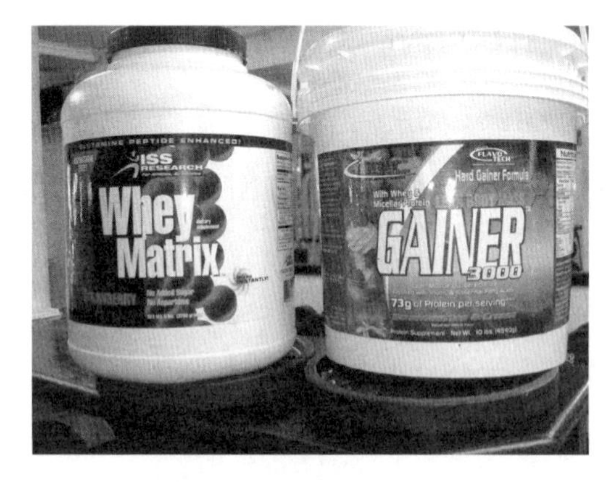

△ 肌肉要完成「蛋白質組合作用」（Protein Synthesis），就需要蛋白質在體內停留較長的時間，氨基酸才能被充分利用。

△ 我們知道不管喝什麼高蛋白，它在體內的消化速度一定比吃的一頓正餐快。

△ 尤其是「乳清蛋白」，雖然它的氨基酸較佳，但是卻容易快速被消化掉，無法像「酪蛋白」能停留體內 7、8 個小時。

△ 所以我們需要的是：一種「高蛋白」能在體內，「不斷定時釋出」（A slower ,continuous delivery of protein）氨基酸以供利用。

△ 這種由快速消化的「乳清蛋白」與慢慢消化的「酪蛋白」，以最好的比例搭配成組的「高蛋白」，就叫做〝Time-Released Protein〞。

(六) 什麼叫做「睡眠專用」的「夜間高蛋白」（Night Time Protein）？

△ 最近幾年來的高蛋白市場上出現了一種所謂〝Night Time Protein〞，也就是「夜間睡眠時專用」的高蛋白。

△ 它們訴求的重點就是：90%體內「生長性荷爾蒙」（HGH），都是在你夜間睡覺時分泌出來的。

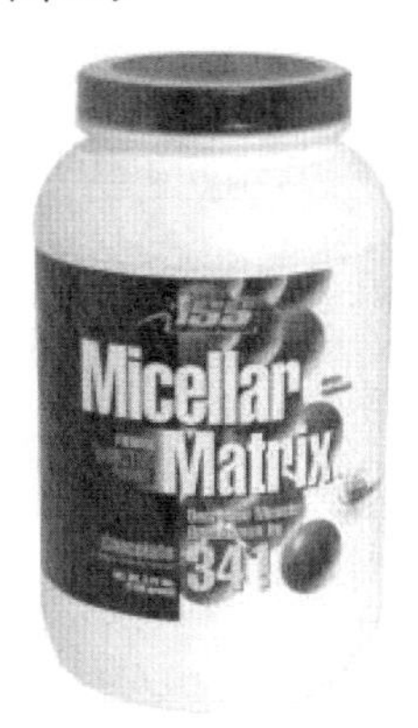

△ 所以你每晚這 7、8 小時的睡眠時間當中，一定要攝取這種「夜間專用」的「特別高蛋白」才有效。否則你失去 33%讓肌肉長大的機會！

△ 而且他們還說：半夜起來喝（吃）高蛋白也沒用，因為這些「白天練前、練後」喝的，在半夜中「無法」有效持續讓肌肉長大！聽起來也似乎危言聳聽了一些。

△ 其實所謂〝Night Time Protein〞，就是一種叫「純量酪蛋白」（Micellar Casein 簡稱 MC）罷了。

(七) 如何選購「高蛋白粉」（Hi-Protein）？

△ 仔細看裡頭「必要氨基酸」的含量與比例，是否比較高？

△「乳清蛋白」可吸收利用的價值性最高，「奶蛋白」與「雞蛋高蛋白」次之。

△ 但是也不能常久固定攝取一種，要平均喝各種不同的高蛋白。因為每一種不同來源的高蛋白，都有它們特殊、甚至未知的營養價值。

△ 個人是否對某種高蛋白粉「不適應」？如難消化、打嗝脹氣、放屁拉肚子等。其次是「口味」問題，選擇自己喜歡的口感與味道。

△ 根據調查：90～95%以上的亞洲人對牛奶製成而含有乳糖（lactose）的高蛋白粉會不舒服拉肚子！而歐、美白種人約只 10～20%左右。

「高蛋白粉」（Hi-Protein）有幾種？

大致上分五種：

(一)「**奶蛋白**」（**Milk Protein**）

(二)「**酪蛋白**」（**Casein Protein**）

(三)「**乳清蛋白**」（**Whey Protein**）

(四)「**雞蛋高蛋白**」（**Egg Protein**）

(五)「**大豆高蛋白**」（**Soy Protein**）

(一)「奶蛋白」（Milk Protein）

◆ 用牛奶直接製造成的高蛋白，叫做「奶蛋白」。「奶蛋白」中包含有「酪蛋白」與「乳清蛋白」。

◆ 由於「奶蛋白」中，含有大約同樣比例的「酪蛋白」與「乳清蛋白」。非常適合健身運動者攝取，是主要的蛋白質來源之一。

◆ 如果製造廠商在製造過程中，已經把牛奶中的「乳糖」（Lactose）去除掉了。那飲用起來就不會有腹瀉的困擾，而且也比較好消化。

◆ 市面上販售的「奶蛋白」，一般在包裝上都有標示它的濃度與純度，共分為「全奶蛋白」（WMP）、「濃縮奶蛋白」（MPC）、「純奶蛋白」（MPI）三種。

◆「奶蛋白」的價格比「酪蛋白」與「乳清蛋白」便宜一些，相當符合經濟原則。

◆ 目前台灣市面上常見的「奶蛋白」廠牌，有「三多奶蛋白」與「補體素」兩種，大部份都是作為醫療保健使用。

(二)「酪蛋白」（Casein Protein）

- ◆「酪蛋白」（Casein Protein）是屬於「奶蛋白」成份中的一種。
- ◆雖然近年來，「乳清蛋白」在高蛋白的市場上崛起，聲勢大有凌駕「酪蛋白」的態勢。但大部份的廠商還是以「酪蛋白」為主要產品。

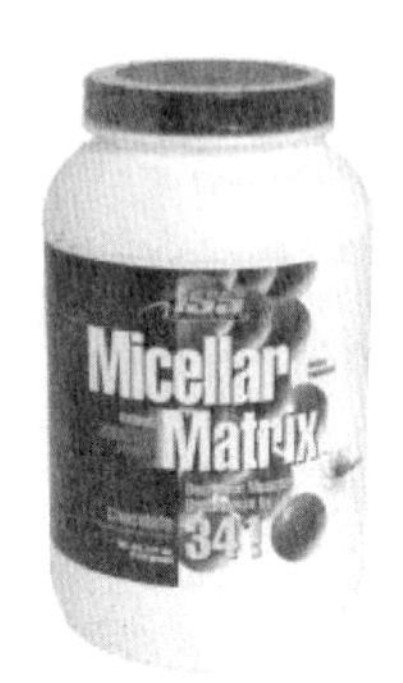

- ◆因為它有不可取代的特點：比起「乳清蛋白」，它更能夠長時間穩定地釋出氨基酸。（一些研究報告指出：「乳清蛋白」如在空腹時喝，因為消化太快，可能無法完全被吸收利用。）
- ◆進食一次後，大約可在體內延續維持七、八個鐘頭。很適合睡覺之前喝，或是兩餐間需要隔較久時攝取。
- ◆正因為它消化地比較慢，所以蛋白質在分解過程中，能充分被利用，氨基酸也不會浪費掉。這也是一種「反異化作用（Anti-catabolic），可防止肌肉的流失，「乳清蛋白」就沒有這種功能。
- ◆**在進行「減肥」期間，最好是喝「酪蛋白」；不要喝「乳清蛋白」**。因為「酪蛋白」可停留在腸胃中比較久，一方面不會有飢餓感，另一方面它慢慢消化分解，可延續體力減肥。
- ◆但如完全把它當作「練後」馬上喝的高蛋白，則有些不適宜。（練後馬上喝乳清蛋白較佳）
- ◆一般的「代餐包」中都是「乳清蛋白」加「酪蛋白」。

◆「酪蛋白」在產品的類別上又分下列幾種：

- 「含鈉酪蛋白」（Sodium Caseinate）、「含鈣酪蛋白」（Calcium Caseinate）、「含鉀酪蛋白」（Potassium Caseinate）等各種酪蛋白。當各位購買「酪蛋白」時，一定要詳細看清楚產品的標示。
- **「純量酪蛋白」**（Micellar Casein簡稱MC），這種「酪蛋白」已經把乳糖、脂肪都濾除掉，而且製造過程沒有用「加熱」或「酸化」處理。這種酪蛋白仍然保持原來的結構，遇到水或液體時很容易「再水解」。

所以，「純量酪蛋白」比其他種類的酪蛋白消化得慢。它可以在消化後持續七小時將氨基酸釋出到血液之中，很適合在睡覺之前飲用，可讓你的肌肉在整個晚上都可以獲得補充蛋白質。而且它防止肌肉流失的「反異化作用」效果相當好。所謂的「夜間睡眠時專用」高蛋白，就是這種「MC純量酪蛋白」！

(三)「乳清蛋白」（Whey Protein）

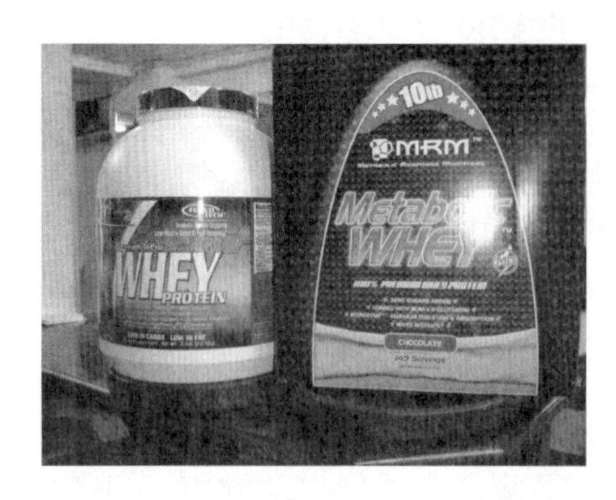

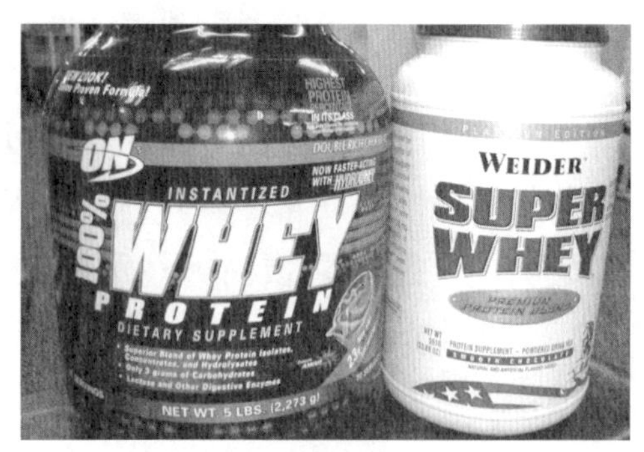

◆「乳清蛋白」（Whey Protein）當然也是牛奶蛋白的一種。

◆1993 年美國的「高蛋白」市場上，推出一種叫做〝Designer Protein〞產品的「乳清高蛋白」。一直到今天，「乳清蛋白」差不多席捲了半個高蛋白的市場。

◆「乳清蛋白」的來源是：在乳酪的製造過程之中，去除「酪蛋白」後的一種液體凝結物。

◆1 磅高純度的「乳清蛋白」，需要將近「20 加侖」的牛奶才能提煉出來！這也是為什麼它特別貴的原因。

◆比起酪蛋白，「乳清蛋白」中含有最高的「支鏈氨基酸」（BCAAs），優質的「乳清蛋白」能在喝下後，約 2、30 分鐘之內直接被吸收利用。

◆所以，「乳清蛋白」最適合在激烈的肌肉鍛鍊後喝，因為它能馬上修補暨增強肌肉。

◆對一般運動員，則是可以增強他（她）的運動能力表現。

◆「乳清蛋白」也是一種很好的「抗氧化劑」、增進免疫力與加速體脂肪的分解。

◆ 〝WPC〞、〝WPI〞與〝WPH〞有什麼不一樣？

- 「WPC」（Whey Protein Concentrate）是「濃縮乳清蛋白」的意思。「乳清蛋白」的含量比率約在30～80%之間，其他為「碳水化合物」與「脂肪」，這是最普通的一般「乳清蛋白」。
- 〝WPI〞就是指「純乳清蛋白」（Whey Protein Isolate），其中「乳清蛋白」的含量比率都在90%以上。製造過程中需要較長的濾清時間，或是以「離子交換」（Ion Exchange）方式完成，讓身體更容易吸收與消化。
- 「WPH」呢？當「WPI」再多加一道的製造過程；用「水解」（Hydrolysis）方式。所以，「水解純乳清蛋白」（WPH）是最快、最容易被消化的「乳清蛋白」！
- 雖然這種「水解」的〝WPH〞含量比率只在50%以下，又有一點苦味，但仍然是最好的「練後」馬上喝之「乳清蛋白」。

◆ 那「乳清蛋白」有什麼缺點嗎？

- 不適合單獨當作「代餐」飲用。「代餐」的意思當然是要像普通正餐一樣，吃1餐可撐2、3個小時。但「乳清蛋白」喝下去，1小時之內就會被完全消化吸收掉。
- 2個小時後，有50%以上的「乳清蛋白」會被肝臟轉化成熱量使用。同時在它進入肌肉細胞之前，可能已經被破壞了，無法讓肌肉完成「同化組成作用」（Anabolism）。
- 尤其是當飢餓空腹時，馬上喝下的「乳清蛋白」，大部分可能都被用來當成「熱量」，不是用來作肌肉蛋白質的合成。
- 而「乳清蛋白」也會降低「同化胰島素」（Anabolic Insulin）分泌，反促使妨害肌肉成長的「可體松荷爾蒙」（Cortisol）增加。
- 結果是：造成「肌肉組織流失」（Muscle tissue breakdown）的「異化作用」（Catabolism）！

◆ 為了改善它的缺點，**好的「乳清蛋白」一定要有添加〝L-Glutamine〞（麩氨酸）與「ZMA」（鋅、鎂、天冬氨酸），才能防止肌肉發生「異化作用」（Catabolism）**。

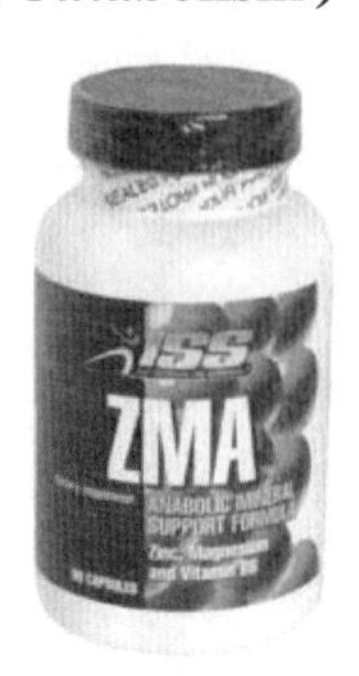

◆ 常見廠商宣稱：它的「乳清蛋白」所含的「生物營養價值」（Biological Value 簡稱 BV）高達 150 以上，實際上根據實驗：「乳清蛋白」之中所含的「氮平衡」顯示「BV 值」僅在 70 左右而已！希望消費者不要過分期待。

(四)「雞蛋高蛋白」（Egg Protein）

◆ 大家都知道「雞蛋」是很好、又便宜的蛋白質食物，用雞蛋蛋白製成的「雞蛋高蛋白」當然也是一種很好的高蛋白來源。尤其是對牛奶類高蛋白會過敏的人，最適宜的替代品。

◆ 「雞蛋高蛋白」製造過程中，很容易將碳水化合物與脂肪去除掉。而且蛋白中含有較高的「硫」（Sulfur），「硫」在人體荷爾蒙的製造過程中很重要。

◆ 市面上的「雞蛋高蛋白」，大致上分為「全蛋」高蛋白、「純蛋白」高蛋白與「蛋白素」高蛋白。也有與其它的高蛋白一起混合包裝出售。

◆ 至於糕餅麵包所用的「蛋白粉」原料，與我們健美所稱的「雞蛋高蛋白粉」是不一樣的。

(一)「大豆高蛋白」（Soy Protein）

◆「大豆高蛋白」也是一種含完整氨基酸的高蛋白。

◆ 在 1980 年代以前，「大豆高蛋白粉」還是健美選手的主要蛋白質補品。到近 10 幾年來，在健美補品市場上才退燒下來。倒是一般的保健產品或直銷市場上仍然較為常見，尤其是婦女與高年齡者食用的比較多。

◆「大豆高蛋白」中所含的「麩氨酸」（Glutamine）約在 10%左右，比一般的「乳清蛋白」（Whey Protein）6%要高。所以可把「大豆高蛋白」與「乳清蛋白」混著一起喝，其效果不錯。

◆「大豆高蛋白」的缺點是：對某些人會產生「脹氣」，甚至很難消化吸收。

◆ 也有人認為「大豆高蛋白」中可能含有少量的「植物性雌激素」，怕它會影響到身體而不願意喝。

(六)「代餐包」（Meal-Replacement Powder）

◆「代餐包」（Meal-Replacement Powder）又簡稱〝MRP〞。

◆「代餐包」（MRP）約於 1990 年代初，由號稱是：Engineered Nutrition的〝MET-Rx〞首先開使在美國的健美市場上出現與流行。到了 1995 年，全美國「代餐包」在市場上的銷售金額達 8 億美元。

◆ 對某些健身運動員來說，「代餐包」甚至取代了正餐，一般的餐食卻變成了「代餐」！這當然是對健康不太妥當。

◆「代餐包」的重量一般都是 70 幾公克，跟「高蛋白棒」（Protein Bar）差不多。一包所含的「蛋白質」也在 30 至 40 公克左右，剛好是為每一餐的蛋白質攝取量所設計。

◆「代餐包」中的蛋白質，最好是「乳清蛋白」與「酪蛋白」均有。不要選擇全部都是「乳清蛋白」，而且裡頭一定要含有「麩氨酸」（Glutamine）的成份。

◆一般「代餐包」裡面的「碳水化合物」含量，要比「蛋白質」稍多，約在 40 幾公克。脂肪則約在 10 至 20 公克左右。

◆所以「代餐包」中的「碳水化合物」、「蛋白質」、「脂肪」三者最佳的比例約是：50：35：15。

◆「代餐包」便於隨身攜帶，由於是以粉末狀包裝，可以與其他奶粉、咖啡、果汁等一起沖泡。

(七)「高蛋白棒」（Protein Bar）

◆「高蛋白棒」（Protein Bar）又稱「高蛋白代餐棒」（Hi- Protein Meal Replacement Bar），也是屬於「代餐類」的一種。

◆這種產品近幾年來，風行整個美國的健美市場。每個都標榜說有多好吃，不但含有「高蛋白」，口味又不輸巧克力！

◆市面上銷售的「高蛋白棒」，每支重量大約都在 7、80 公克。「蛋白質」的含量約 25～35 公克，「碳水化合物」也在 30 公克左右，「脂肪」則在 10 公克以下。

◆一支「高蛋白棒」的總熱量約在 250～300 公克之間。

◆「高蛋白棒」的確是「練前」與「練後」最方便進食的「高蛋白」餐點。

◆「高蛋白棒」往往加入「甘油」（Glycerine）讓它變軟而口感佳，

但甘油不是脂肪，而是碳水化合物，1 公克的甘油有 4.3 卡路里的熱量，但也有人說甘油無法使血糖或胰島素上昇，所以不能算是碳水化合物。

◆ 但是選購時要注意：不能以「口味」、「口感」作為選擇標準。因為「好吃」，往往是加了很多糖分、油脂或其他添加物。而且儘量不要挑有添加花生、杏仁等物，因為這些添加物增加了不少重量。

◆ 不要以一般市面上販售的普通巧克力棒來代替，因為這些巧克力棒根本沒含什麼蛋白質！

二、「增加肌肉、肌力」與「氨基酸」類

「高蛋白、代餐補品」也可以歸屬於這一類，已經在前面敘述過了。

1.「支鏈氨基酸」（BCAAs）

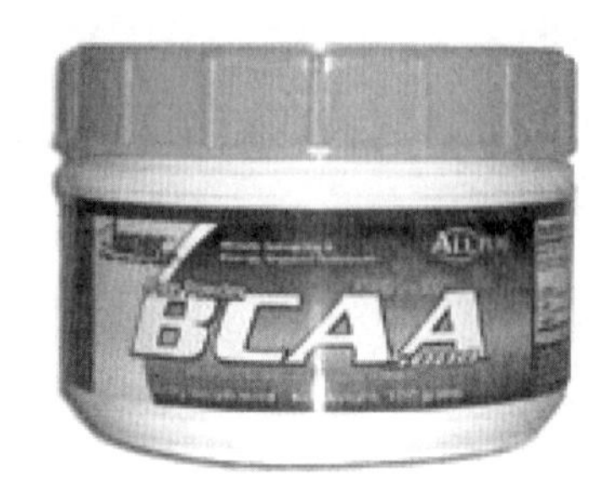

△ 英文全名是〝Branched Chain Amino Acids〞。它由下列三種「必要氨基酸」所組成：「異白氨酸」（Isoleucine）、「白氨酸」（Leucine）、「纈氨酸」（Valine）。

△ 它佔肌肉中所有氨基酸總數的 3 分之 1。

△ 主要功能：

△ 當「激烈運動」（含增加肌肉與減肥）或承受壓力時，一定要補充。如果沒有補充它，那麼肌肉裡面的其他十幾種氨基酸，都會因此無法合成肌肉了！

△ 服用劑量：每次運動前後或早餐前，要補充 3～6 公克左右的「支鏈氨基酸」（BCAAs），一天不要超過 20 公克。過量對腸胃會造成不適感。

2.「肌酸」（Creatine）

在六大營養素中的蛋白質「氨基酸」項目裡，已有詳細的說明，這裡不再贅述了。

3.「麩氨酸」（Glutamine）

同上，一樣也是在「氨基酸」項目裡，已有詳細的說明，這裡不再贅述了。

4.「β羥基β丁酸甲酯」（HMB）

△〝HMB〞的全名是〝Beta-Hydroxy Beta-Methylbutyrate〞。

△〝HMB〞是「亮氨酸」（Leucine，屬於必要氨基酸的一種）的正常代謝物。

△〝HMB〞能在激烈運動後，降低肌肉中的脂肪含量指數。

△所以，當運動員正攝取高蛋白、低碳水化合物時，如再服用「HMB」，則可以達到增大肌肉、減去脂肪之目的。

△植物中的苜蓿與魚類中的鯰魚，均含有少量的〝HMB〞。

△每日服用劑量：5g 左右

三、「燃脂劑」類

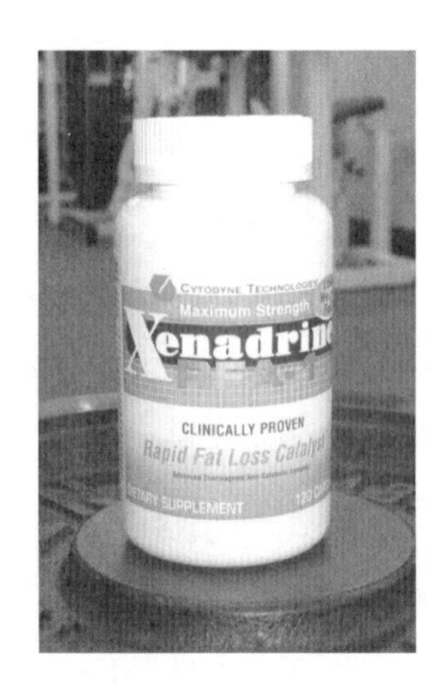

(一)什麼是「燃脂劑」(Fat-Burner，或稱 Fat Loss Supplements)？

所謂「燃脂劑」就是利用人工合成方式所製造出來的一種「補品」，能加速體內的新陳代謝速度，與各種發熱機能，以達到燃燒脂肪的減肥目的。

(二) 市面上的「燃脂劑」真的有效嗎？有什麼副作用？

△ 很難說！如果你相當小心飲食（低油、低鹽、低糖），也持續做一些高強度的耗氧運動，再正確服用好的「燃脂劑」。那 8、9 成可以達到「減脂」的目的。如果只想單靠「燃脂劑」，而「運動」或「飲食」中有任何一項不能配合的話，那你就是在花冤枉錢了！

△ 然而，現在大部份美國合法上市的「燃脂劑」，你均無法期待其效果跟它所廣告的一樣。因為，一些效果比較強的「成份」（如麻黃素），由於有不良的副作用，現在都已經遭到禁止摻入販售了。

(三)「燃脂劑」有什麼缺點或副作用嗎？

△「燃脂劑」的最大缺點就是：降低肌肉細胞中的「含氧量」，與妨礙能讓肌肉增大的「睪固酮素」分泌功能。

△具體來說，「燃脂劑」在減脂同時，也會讓你的肌肉無力、甚至變小，而且體力變差提早疲倦。

△「副作用」則因人而異，最常見的是：心跳加快、頭暈頭痛、無法入睡、抽筋、恍惚精神無法集中……等，甚至血壓突然昇高！

△筆者於國外時，親見選手在賽前可能因服用太多的「不明」藥物或「燃脂劑」，加上過度脫水。在上臺表演時突然抽筋或暈眩而退出比賽，送醫急救者也大有人在。

△雖然目前還沒有確切的正式資料證明「燃脂劑」的高危險性。但長期服用下來，有可能會腎衰竭、甚至換腎！心臟也可能出問題！

(四) 什麼是「發熱劑」（Thermogenics）？

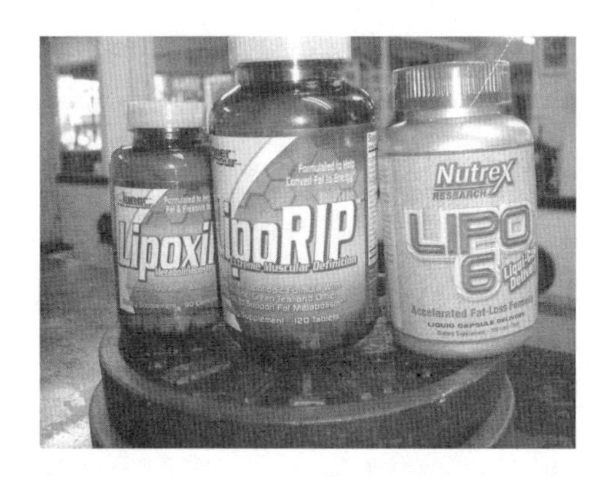

△當今最紅的「燃脂劑」產品，幾乎都是屬於「發熱劑」的一種。

△「發熱劑」主要是加速身體的新陳代謝功能，以分解脂肪細胞並將它轉化為熱量，以避免屯積成肥肉。

△所謂〝Thermogenics〞，許多自然界的食物都含有「發熱」的功

能，如辣椒、大蒜、葡萄柚……等均有「發熱出汗」的作用。

△ 市售的「發熱劑」都是用人工合成製造的，而且市面上的「燃脂劑」也大都是屬於「發熱劑」的一種。

△ 大部份的「發熱劑」產品又以促進「甲狀腺荷爾」（Thyroid Hormone）之分泌功能為主。

(五)「甲狀腺荷爾蒙劑」（Thyroid Hormone）是什麼？對人體有害嗎？

△ 所謂「甲狀腺荷爾蒙劑」（Thyroid Hormone）是一種人工合成的荷爾蒙。是「燃脂劑」、當然也是「發熱劑」。

△ 「甲狀腺」是位於頸部的 1 個腺體，主導著全身的「新陳代謝」功能。甲狀腺的代謝速度一加快，體脂肪也就加速被分解。

△ 「甲狀腺」通常在夜間入睡後的第 1 小時分泌最高，激烈運動後或下午昏昏欲睡時分泌最少！

△ 「甲狀腺」分泌兩種的「荷爾蒙」，一種是量多而較穩定的叫〝T4, Thyroxihe〞，另一種量少但較活潑的稱之〝T3, Triiodothyronine〞（比 T4 少一個碘分子）。

△ 人工合成的「甲狀腺荷爾蒙劑 T3」叫〝Cytomel〞，一般選手大多用這種「T3 劑」，因為它在 1、2 天內就見效！但用後心臟跳動加速，危險性相當高！

△ 「甲狀腺荷爾蒙劑 T4」叫〝Synthroid〞，比較長效性。必須在服用後最少 1 星期才能顯現效果。所以有些選手將「生長荷爾蒙」（HGH）與〝T4〞一併使用，這種藥劑稱〝TSH, Thyroid-Stimulating Hormone〞，聽說效果較佳。

△ 「甲狀腺荷爾蒙劑」的危險性與副作用相當大！當然也有致死的可能！

△ 一般的副作用是心悸、心跳突然加快、不停冒汗、疲倦、拉肚子、頭昏欲睡、體重減輕……等。

△ 儘管是服用市售合法的「甲狀腺燃脂劑」，但長期使用後，本身的甲狀腺功能會萎縮，而一旦停用後會導致分泌不足。

△ 除了出現以上不同程度的副作用之外，因為甲狀腺功能萎縮，會導致身上脂肪增加或積水！這也就是為什麼有些選手在「非比賽期」，全身會圓滾滾、看起來水腫的原因之一吧。

△ 使用不當時，「甲狀腺荷爾蒙劑」會阻礙肌肉中肝醣的合成，使體內的肌肉蛋白質呈現「異化作用」，導致肌肉線條反而流失。有些選手在比賽前，肌肉常常反而變得「平平沒線條」（Flat）的原因即在此！

(六)「燃脂劑」有幾種？

「燃脂劑」分為很多種，從「極危險」到「很安全」的都有，效果差別當然也大不相同，我以「☆」之多寡來標示它的效果高低程度。

1.「麻黃素」（Ephedrine 或 Ephedra） ☆☆☆☆

「麻黃素」是一種「生物鹼」（Alkaloid），是最強的「燃脂劑」！

△ 它是從「麻黃」中提煉出「麻黃素」，一般都是作為醫療專業用途，也是興奮劑的一種。

△ 「麻黃素」會刺激中樞神經、增加血流量，昇高體溫以燃燒脂肪成熱量，並能大幅提高運動能量。

△ 少部份健美運動員存有依賴服用「麻黃素」，才能拼命鍛鍊的心態，以致於漸漸喪失了自我約束力與鬥志！

△ 由於「麻黃素」的效果顯著，在國外已經有頂尖的運動員因「過量服用」而導致死亡的案例發生！

△ 它的副作用與危險性：心跳加快、血壓升高（約比正常值高出 5 － 10%），以及頭痛、產生憂慮感，如大幅或過量服用則可能導致中風、急性心肌梗塞及猝死！

△ 近來謠傳有些選手改服用「治療氣喘」的藥物來達到「減重縮線條」的效果，由於這些氣喘藥物的成份也有類似麻黃素的功效，但同樣也是有極危險的副作用！

△ 美國於 2003 年 12 月 30 日宣佈：禁用「麻黃素」！

△ 美國FDA自 2004 年 3 月起全面禁止製造商販售 Ephedrine Alkaloid（麻黃鹼）也可能進一步將對含有馬兜鈴酸的木通、烏杞加以限制。

△ 現在只要是從美國進口，標榜所謂「燃脂劑」或「發熱劑」的合法補品，裡頭已經不再含有「麻黃素」（Ephedra-Free）了。

△ 所以，現在任何合法上市的「燃脂劑」補品，如果它宣稱：成份雖不含「麻黃素」，但效果絕對超過「麻黃素」？！那請你張大眼睛後再買！

△ 「麻黃素」現在是屬於禁藥的範圍。

△ 臺灣行政院體委會公佈：選手的尿液檢體中，每一「公克g」尿液中的「麻黃素」濃度如超過 10「毫克 mg」，則視為「陽性反應」！

△ 「麻黃素」容易上癮，一般人只要一服用「麻黃素」就很容易會過量，而造成一些嚴重的副作用。

△ 儘量不要在傍晚或晚上時服用，以免影響睡眠！

△ 其實「麻黃素」的服用，開始時的量要非常少，而且在醫師的指導下。約兩個月之後，它的副作用可減少約 90%。

▲以下幾種狀況，絕對要禁止服用：

A.20 歲以下的青少年或兒童。

B.你或你的血親中有心血管疾病、中風者。

C.甲狀腺機能有問題者。

D.你或你的血親中有糖尿病或病史者。

E.你有高血壓或高膽固醇風險者。

F.孕婦或正值授乳期者。

G.有抽煙習慣者。

△ 其實以上這七點也是使用人工「燃脂劑」或「發熱劑」須要注意的地方。

2.「麻黃」（Mahuang）☆☆☆☆

△ 「麻黃」是一種植物，中藥中常用來「出汗」，是常見的中藥材。品種中主要為「草麻黃」，總鹼含量高，生物鹼中以「麻黃素」為

主。

△ 所以，「麻黃」是「麻黃素」提煉之前的一種植物藥材，傳統上在中藥材店都可輕易買到。

△ 「麻黃」的副作用與過量之危險性，跟上面所說的「麻黃素」是一樣的。

3.「咖啡因」（Caffeine）☆☆☆☆

△ 「咖啡因」是大家最熟悉、最常接觸的一種物質。

△ 「咖啡因」也是一種「生物鹼」，它可以刺激中樞神經與心臟動脈血管系統，也算是一種興奮劑。

△ 當你在運動時（特別是有氧運動），它能幫忙輸送脂肪酸與肝糖，以提供能量。並能增加肌肉之收縮強度。

△ 大部份的人對「咖啡因」的適應性比較高。

△ 自然界的食物中，除了咖啡以外，其它像各種茶類、一些植物、飲料中…均含有「咖啡因」。

△ 過量時會引起心悸、亢奮、嘔吐、拉肚子、四肢寒冷、失眠…等副作用，甚至肝、腎、心肌壞死，全身顫抖、瞳孔散大、虛脫而死亡！

△ 每天劑量：50 － 200mg，視個案而定。服用時機最好在運動前一小時，或早餐之前的有氧運動前。要避免晚上服用，以免影響睡眠。

4.「麻黃素、咖啡因、阿斯匹靈合劑」（ECA Stack）☆☆☆☆

△ 「ECA Stack」就是「麻黃素」、「咖啡因」加「阿斯匹靈」的合劑。這種三合一的效果當然是強過單一種類。

△ 但市面上也有只是「麻黃素」加「咖啡因」兩者一起的「二合一劑」。市售之燃脂劑百分之九十以上都會含這兩種「三合一」或「二合一」成份！

△ 對「麻黃素」、「咖啡因」不會過敏者較適用這種「二合一劑」。

△ 但它也有高危險性與副作用！血壓、心跳突然增加，會高度失眠與躁鬱。服用前要諮詢醫生意見。

△ 服用劑量：一般市售的「二合一劑」產品大都是：「20mg 麻黃素」或「300mg麻黃」加上「200mg咖啡因」，或自己改加「一大杯約 12 盎司咖啡」來代替「咖啡因」。

△ 剛開始時，最好減半服量，並在早餐或午餐後服用。等身體適應後再改在「練前」或「做有氧前」。避免在晚上或睡前服用。

△ 「ECA Stack 三合一劑」有強烈的副作用，最好是短期服用，不要連續服用兩個月以上！

5.「丙酮酸」（Pyruvate）☆☆☆

△ 它是碳水化合物與「丙氨酸」（Alanine），完成新陳代謝產生能量後的代謝物。

△ 它能產生能量，但不會讓你的肌肉流失或轉為熱量。

△ 一般都是以「丙酮酸鈣」（Calcium Pyruvate）或「丙酮酸鉀」（Potassium Pyruvate）補品的方式出售。

△ 「燃脂」效果僅次於「麻黃素」、「咖啡因」，長期被健身界使用（尤其是比賽期的選手）。

△ 無毒、副作用較小，但味道苦，而且很昂貴。

△ 每天劑量：20g 以上。

6.「印度香膠樹」（Guggulsterones）☆☆☆

△「印度香膠樹」它的「燃脂」效果也是僅次於「麻黃素」、「咖啡因」，而且比較不會造成過敏問題。目前尚未有不良副作用的報告。

△經所做過的老鼠試驗，確切有減肥效果，但仍缺乏正式的人體減肥案例報告。

△它還可以降低人體的膽固醇指數。

△由於可能有明顯的減脂效果，常被用來治療「極度肥胖症」。

△由於價格昂貴，大部分產品所含的劑量都不足。

△每天劑量：60mg

7.「卡尼丁」（Carnitine）☆☆

△「Carnitine」叫做「肉鹼」或「肉毒鹼」，聽起來蠻恐怖的，還是音譯為「卡尼丁」吧。那「L-Carnitine」就是「左旋肉酸素」。

△基本上，「卡尼丁」是一種氨基酸，它可由身體自行製造或由食物中攝取，尤其是牛、羊肉中含量最多。

△「卡尼丁」對分解脂肪及脂肪新陳代謝相當為重要。它能將「脂肪酸」運送到細胞中的「線粒體」（Mitochondria）來進行氧化產生能量。因此，它是人體製造「能量」程序中不可缺少的成份。

△人體內如缺乏能降低脂肪酸的「卡尼丁」，就會導致脂肪的代謝功能失調，最後的結果就是讓你變胖！

△但也有研究報告指出：口服的「卡尼丁補品」只能讓血液中的「卡尼丁」含量增加；卻無法使肌肉細胞中的「卡尼丁」增加。所以它可能無法讓你達到減肥的效果！也不能使你的肌肉變大！

△不過有一點是所有的研究報告一致肯定的結論：在你從事長時間的激烈運動（或如跑步、有氧運動）之後，「卡尼丁」的確能幫助你

快速恢復疲勞。

△ 服用劑量：每日 2 － 4g（如吃牛排則要吃 6、7 磅），服用的「卡尼丁」要吃「L-Carnitine」（左旋肉酸素），不可以用「D-Carnitine」；因為它含毒性高。

8.「有機鉻」（Chromium Picolinate）☆☆

△「鉻」（Chromium）在「礦物質」項中已介紹過了。

△「有機鉻」、可以協助身體維持正常的血糖值，並能促進細胞代謝，以及改善細胞的能量供應。

△「有機鉻」能讓丘腦下部產生飽腹感,而腦部就傳遞給您「已經吃飽」的訊息,讓你抑制食慾停止進食,以達減肥之效果。

△ 它可控制體內的葡萄糖和胰島素,進而減少身體的脂肪值。

△ 現在「有機鉻」在健身市場上已不太受矚目了，甚至有人懷疑它的效果。

△ 但很多醫生還是把「Chromium Picolinate」拿來當成減肥的處方。

△ 服用劑量：視個案而定。

9.「育英賓」（Yohimbine）☆☆

△「Yohimbine」原是西非地區一種樹木皮所提煉出來的東西。

△它的功能具多元性，

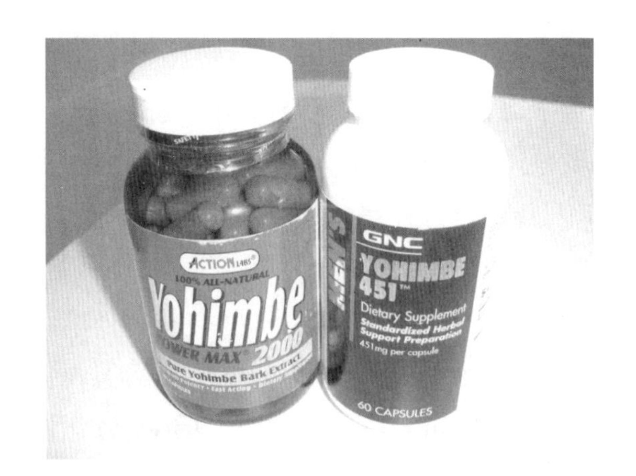

△「Yohimbine」能加體內速新陳代謝速度具，有發熱、出汗之燃脂效果。

△ 但它大都被用來當作「催情劑」以幫助提高性慾。

△ 有明顯的副作用與危險症狀，如心悸冒冷汗、血壓昇高、頭脹痛、失眠、如廁、排尿增加…等。

△ 服用劑量：依醫師指示服用。最好是空腹時服用，否則飯後胰島素分泌提高，效果變差。也要避免夜間服用，以防失眠。

10.「綠茶萃取物」（Green Tea Extract EGCG）☆☆

△「EGCG」全文是「Epigallocatechin Gallate」，是綠茶中的三種「兒茶素」游離型態之一。它佔整個「綠茶兒茶素」的 50%以上。

△「綠茶萃取物」含有「咖啡因」，能調解血糖與胰島素，並加速人體內脂肪酸的氧化。（紅茶則無此效果）

△「綠茶萃取物」的「燃脂」效果穩定而有效，但不明顯。需長期飲用之後，才能顯出效果。

△「綠茶」另有眾所周知的降低膽固醇、抗氧化、抗癌、抗衰老…等各種功能。

△ 便宜、無毒性，長期服用而無副作用之虞。

△ 服用劑量：每天 5 － 10g，可與「茶多酚」(tea polyphenols)一起飲用，效果更佳。

11.「硫酸氧釩」（Vanadyl Sulfate）☆

△ 「釩」（Vanadium）是一種「非必要的礦物質」，通常都是以「釩鹽」方式呈現，「硫酸氧釩」即為其中的一種。

△ 「硫酸氧釩」在體內會產生一種類似胰島素的效果，除了加速脂肪的新陳代謝之外，對蛋白質、醣類也有一樣的效果。

△ 一般都是糖尿病病患所服用，對正常人的減肥效果較不明顯。

△ 它有輕微毒性，大量或長期持續服用「硫酸氧釩」，對肝、腎恐有中毒之虞。

△ 現有另一種形式的「釩鹽」，大部分加在綜合性維他命補品內，叫做「BMOV」（Bismaltolato-oxovanadium IV）的服劑。效果比「硫酸氧釩」好兩、三倍，但毒性卻低很多。

12.「羥基檸檬酸」（HCA, Hydroxycitrate/Carcinia Cambogia）☆

△ 「羥基檸檬酸」(Hydroxycitrate)，是來自東南亞樹一種果樹的果實，叫「籐黃」(Garcinia Cambogia)的表皮萃取物。

△ 這種「HCA」可以降低食慾，並抑制脂肪的合成作用（尤其是抑制碳水化合物轉變成脂肪）。

△ 此項產品價格昂貴，效果不穩定。

△ 服用劑量：3 － 5g

13.「瓜拉那」（Guarana）☆

△「Guarana」是原產於非洲，現大量產於巴西的亞馬遜河區森林裡的一種獨特灌木植物。

△ 它是咖啡的草藥形態，其種子所提煉的萃取物類似「咖啡因」的強力燃脂效果，亦有催情和壯陽作用。

△ 也是一種能提高精神的強效原料，幫助您克服疲勞，減緩緊張，降低食慾。一般都是摻入一些飲料中來出售。

△「Guarana」大部分都是與其它成份的「發熱劑」一起製成「燃脂劑」補品販售。

14.「鏈結亞麻油酸」（CLA,Conjugated Linoleic Acid）☆

△「鏈結亞麻油酸」（CLA）是一種「必要脂肪酸」，這種「不飽和脂肪酸」人體無法自己製造，必須靠對外攝取來補充。

△「CLA」能讓身體將體內的脂肪燃燒掉，而不會儲存起來。同時也提高肌肉細胞的利用率。

△ 這種油是健美運動員重要的脂肪攝取來源之一。

△ 每天劑量：2 － 5g

15.「中鏈三酸甘油脂」（MCTs）☆

△「中鏈三酸甘油脂」雖然是屬於脂肪，但它本身有特殊的分子結構。

△ 由於它結構上比其他的脂肪酸短，所以很快就被燃燒拿來當做熱量利用，而不會屯積在身上變肥肉。

△ 所謂的「低醣／高油脂減肥法」（Low Carb ／ High Fat Diet），就是利用這種「MCTs」油脂。

△ 如果攝取「MCTs」油脂過多（每天 30 公克以上），體內的腸道會不舒服。而且並不是對每個人都會有減肥的效果。

△每天劑量：一匙即可。

17.「7-酮基脫氫外雄脂酮」（7-Keto DHEA）

△ 「7-Keto DHEA」是「DHEA」的「同門師兄弟」，最近一、兩年才問世的「減肥」產品。

△ 「7-Keto DHEA」也是一種「發熱劑」，它可以強化肝臟中發熱作用的酵素，也就是促使身體燃燒熱量，進而讓脂肪流失。

△ 它並可以降低體內不好的荷爾蒙「可體松」。

△ 「7-Keto DHEA」基本上是屬於一種促進新陳代謝作用的「發熱劑」，確切的燃脂效果尚未被廣泛肯定。

(七) 有哪些不含「麻黃素」或其他危險成份的「燃脂劑」（發熱劑）與自然食物？

1.「酪氨酸」（Tyrosine）

△ 這是一種「非必要氨基酸」，能幫助甲狀腺、腎上腺、腦下垂腺之分泌功能，進而達到減脂之目的。

△ L-Tyrosine 左旋酪氨酸：對人體甲狀腺功能幫助很大，人體的甲狀腺需要〝碘〞跟〝左旋酪氨酸〞才能分泌甲狀腺素維持良好的新成代謝速度，達到減肥效果。

△ 每天劑量：2 － 4g，早、午各半。不要晚上服用，以免影響睡眠。

2.「毛喉素」（Forskolin）

△「毛喉素」是一種草藥叫「毛喉蕊花或錦紫蘇」（Coleus Forskohlii）的萃取物。

△ 它有類似血管擴張劑的功能，比起「麻黃素」與「咖啡因」，它稍為能降低血壓，而且在脂肪細胞中的發熱效果更直接。

△ 可能的副作用是：如果過量會影響到心律，所以心律不整者要避免服用。

△ 服用「Forskolin」做成的補品，對賽前的健美選手特別適用。另外，也可用於肥胖婦女的減肥處方上。

△ 要特別注意的是：大部份市售的「Forskolin」補品中，每一個膠囊真正含的「Forskolin」只有 9 － 10mg。

△每天劑量：約是每次 50mg，每天服用三次才會有效。

3.「鈣」（Calcium）

△「鈣」本身常長期以來就是一個能幫助減肥的礦物質。

△ 尤其是長期攝取富有「鈣質」的食物；如花椰菜、柳丁橘子汁，一

年以後約能減肥 10%－ 15%。

△ 如果飲食中長期缺乏「鈣」，體內的新陳代謝功能就會慢下來，脂肪也就愈來愈多。

△ 每天劑量：補品方式服用 1g

4.「類黃酮素」(Flavonoids)

△「類黃酮素」通常含在一些蔬菜水果之中，它分為三類：

⑴「黃酮素槲皮酮」（Quercetin），如洋蔥、蘋果、紅茶等。（吃蘋果可減肥之道理即在此）

⑵「漆樹黃酮」（Fisetin），蜂膠、紅酒、綠茶等。

⑶「柚皮苷」（Naringin），如葡萄柚汁。葡萄柚的苦味即是這種「柚皮苷」成份的原因。

△「類黃酮素」的成分具有調節血脂、降低脂肪酸等作用。一杯葡萄柚汁，除了有抗氧化作用外，之中所含燃脂效果的「Naringin」就有 180mg！

△ 市面上一些強調「Ephedra-Free」不含麻黃素的產品，大都是改用這種「類黃酮素」(Flavonoids)成份製劑。

△ 每天劑量：每天三次，每次是 200mg 的「Naringin」，或 500mg 的「Quercetin」，或者是 10mg 的「Fisetin」。

5.「綠茶萃取物」（EGCG）

前面已經說明過，這裡不再贅述。

6.「大蒜、辣椒、薑類」

△ 這裡特別要介紹一下「大蒜」，「大蒜」（Garlic）中含有一種成份叫做「alliin」（蒜氨酸），當蒜頭被切開或磨碎後，「alliin」就被轉化為「allicin」(蒜素)，蒜頭的特別味道就是從「allicin」而

來。

△「蒜素」是一種硫與氨基酸的衍生物，很容易因為加溫而遭到破壞。

△ 所以「大蒜」裡頭的「蒜素」，除了能抗癌外，還具有「發熱作用」，對減脂可以發生作用。

「辣椒、薑類」也是含有相當成份的「發熱作用」自然食物。

7.「西瓜果類」（Water Melon）

△西瓜果類含有大量的鉀，可以補充身體電解質的流失。

△它並能促進體內的排水速度，有天然的利尿作用。

8. 水

△「水」在前面的「六大營養素」中，已經有詳儘的介紹，這裡不再贅述。

△ 簡單地說，「水」是身體減肥減脂的「發熱」過成中，不可或缺的要素！一定要持續地喝，喝個夠！

(八) 市場上「減肥燃脂劑」產品分類

1.Thermogenic Fat Burners（發熱燃脂劑）

如 Nutrex Lipo×, Muscl× Tec× Hydroxycu×. 含咖啡因等成份以提高體內的新陳代謝速度以達減脂效果。

2. Stimulant-Free Thermogenics（無刺激物之發熱燃脂劑）

強調不含咖啡因等刺激物，而以HCA，或綠茶萃取物等成份為主。如 Universa× Supe× Cut× 3, Muscl× Tec× Hydroxyco×-Caffein× Fre×等產品。

3. Carb Blockers（碳水化合物阻斷劑）

這類產品宣稱含有〝白碗豆〞之類成份，能成功阻止你攝取的碳水化合物被轉化成肝醣到屯積脂肪！如：Uimate Nutritio× Car× Blo×, BS× Cheater× Relie×.

4. Fat Blockers（脂肪阻斷劑）

強調產品中含有 Chitosan（甲殼素、殼聚糖，一種由蝦、螃蟹提煉出來）能防止脂肪油脂被人體吸以達到減脂效果！如 BS× Cheater× Relie×, Eclips× 2000 Delux× Chitosa×.

5. Thyroid Regulators（甲狀腺穩定調整劑）

這種產品強調：你要是對傳統的燃脂劑已沒有反應的話，可以試試這種！其實它們的成份大都以「印度香膠樹」（Guggulsterones）為主。如：Syntrax Guggulboli× Extrem×, Universa× Anima× Cut×.

6. Appetite Suppressants（食慾抑制劑）

成份大多是毛喉素、綠茶萃取物等。如：Man Scorc×, NO× Meg× Hoodi×, 這類燃脂劑強調能抑制你的食慾之外，還能保持體力與好心情。

7. Cortisol Blockers（可體松阻斷劑）

由於可體松荷爾蒙（Cortisol）會因受到外界壓力時增加分泌，導致食慾產生及屯積體內脂肪，所以這類產品強調可以抑制它的分泌以達減脂效果。如 WR× CortiSli×, NO× Relor×.

8. Fat Loss Creams（燃脂霜）

這類的 "Cutting Gel"（減脂塗劑）含有 Alpha Hydroxy Acid（氫氧基酸之果酸），強調可以進入深層皮膚達到減脂去油效果，如：Nutr× Spor× Cuttin× Gel, Vy×-Tec× Ab-SolutionPlu×.

※在美國由於已經發生多起使用燃脂劑而導致傷害肝臟；甚至致死的案件。所以 FDA 發佈新聞稿警告消費者停止使用某些燃脂劑。

四、「維他命」類。

已於前面第二十篇中介紹

五、「礦物質」類

已於前面第二十篇中介紹。

六、「其他」類

已於前面第二十篇中介紹。

第三章 如何認識與選購「補品」

一、補品的「營養標示」（Nutrition Facts）說明：

Nutrition Facts
Serving size: 2 scoops (55 g)
Servings per container 23
Amount per serving
Calories 208
Calories from fat 0
% Daily Value*
Total Fat 0g 0%
Saturated Fat 0g 0%
Cholesterol 0 mg 0%
Potassium 0 mg 0%
Sodium 35 mg 1%
Total Carbohydrates 52g 17%
Dietary Fiber 0g 0%
Sugars 11g
Protein 0g 0%
Vitamin A 0% • Vitamin C
Iron 0%
Calories: 2500
Total Fat Less than 80 g
Sat Fat Less than 25 g
Cholesterol Less than 300 mg 300 mg
Sodium Less than 2400 mg 2400 mg
Potassium Less than 3500 mg 3500 mg
Total Carbohydrate 300 g 375 g
Dietary Fiber 25 g 30 g
Protein 50 g 65 g
Ingredients:
Specially processed complex carbohydrates extracted from grain sources, crystalline fructose, citric acid, natural fruit punch flavor and natural beet powder (for color).

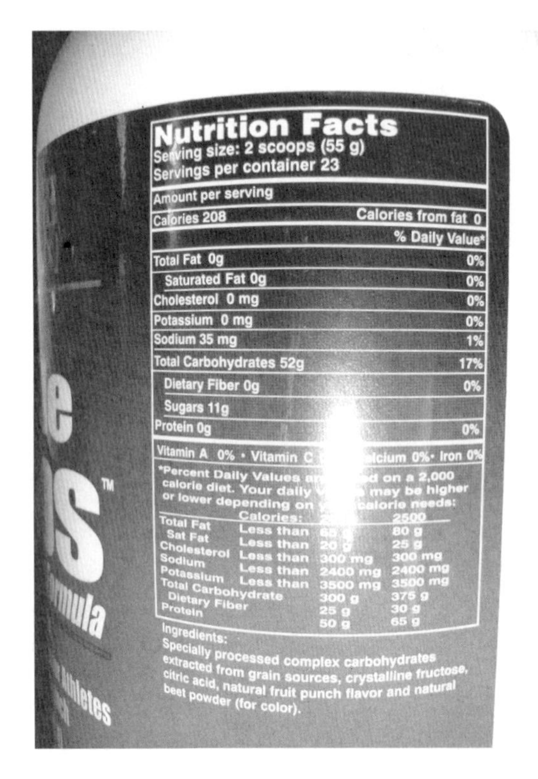

(一) "Serving Size"

△ 就是「每次服用量」的意思，一般「補品」所標示的用量，都是依照政府相關的規定所訂。但是，健身運動員可能要加倍、甚或3倍攝取。

△ 「用量」大多是用「公克」（Gram 簡稱 g）或「盎司」（Ounce 簡

稱 oz.，1 盎司等於 28.35 公克）為單位，如「高蛋白粉」、「氨基酸」等。

(二) 〝Servings per Container〞

△ 就是「一罐」裡面含有幾次的〝Serving Size〞，簡單地說，就是「一罐可吃幾次」。

(三) 〝g〞、〝mg〞

△ 〝g〞就是「公克」，1000 公克等於 1 公斤。
△ 〝mg〞就是「毫克」（milligrams），「1 毫克」等於「千分之一公克」，或是等於「1000 微毫克」（1000 mcg）。
△ 維他命 B1、B6、E、C、鎂、鋅、鐵、鈣……等都是以〝mg〞為單位。

(四) 〝mcg 或μg〞

就是「微毫克」（Micrograms），「1 微毫克」等於「千分之一毫克」。

(五) 〝IU〞

△ 是「國際單位」（International Units）的意思。
△ 所謂「國際單位」是指「維他命」在人體內活動的「估量」，不是指它的「重量」。
△ 維他命 A、D、E 的計算都是以〝IU〞為單位，如要換算成重量則是如下：

3.3 IU 的「維他命 A」等於 1 mg。

400 IU 的「維他命 D」等於 10mcg。

15 IU 的「維他命 E」等於 10 mg。

(六) 〝RE〞

就是「等量視網醇」（Retinol Equivalents）的意思，也就是身體能從「維他命 A」之中產生多少的「視網醇」（一種促進身體健康的維他命 A 因子）。1 個 RE 的「維他命 A」等於 3.3 IU 或是 1mcg。

(七) 〝Daily Value〞（每日營養建議攝取量）

指「每日數值」。大部份都是以每天攝取 2000 卡路里熱量為基準，來計算出產品中每一種成份的百分比數值。

二、如何正確解讀補品的「成份」與「營養標示」？

◆ 現在大部份的營養補品廠商都很聰明，產品上面所列的「成份」與各種「營養標示」，絕對不會讓你抓到把柄。只不過它會玩弄一些文字與數字遊戲罷了，以下簡單地提醒大家。

◆ 所謂〝Ingredients〞是代表「成份」的意思，但其中卻大有「玄機」！例如美國的產品，**依據美國的法令規定：營養補品裡面的「成份」，要依「含量的多少」來排序，成份最多的排在第一。**

◆ 譬如當你在選購一罐「高蛋白」時，不能只看它每一〝Serving Size〞中的蛋白質含量多少〝g〞，同時還要看看〝Ingredients〞欄「蛋白質」的排名是在第幾順位？

◆如何從「營養標示」（Nutrition Facts）中解讀真相？試看下列兩個牌子：

	A 廠牌	B 廠牌
1. Serving Size	3cups（400g）	150g
2. Calories	2000	500
3. Calories from fat	80	
4. Fat	15g	4.5g
5. Saturated Fat	5g	
6. Protein	100g	50g

※就「蛋白質」含量來說，當然是「B廠牌」比較高。因為「A廠牌」每 400g 中只含有 100g 的蛋白質，等於蛋白質的含量是 25%。「B廠牌」每 150g之中就含有 50g的蛋白質，蛋白質的含量高達 33%。

※就「熱量」來說，是「A廠牌」高，因為 2080÷400 = 5.2 卡路里。「B廠牌」500÷150 = 3.3 卡路里，它「每次服用量」中每公克「高蛋白」只含有 3.3 卡路里的熱量。

※就「脂肪」來說，是「A廠牌」高，因為 20÷400 = 5%，它「每次服用量」中所含脂肪比率高達 5 %。「B 廠牌」4.5÷150 = 3%，含脂肪率只有 3 %。

三、如何選購「補品」？

(一) 確定自己的需求：

如果是要「增加肌肉」或「增重」，那含「卡路里」、「脂肪」要稍高些。若是當作「練後」馬上修補肌肉喝那；「乳清蛋白」最好。正在「減肥中」，則以「純量酪蛋白」（MC）的高蛋白最適合！

但要注意：往往標榜「無脂」的產品，卻含較多的糖分或碳水化合物，甚至每一〝Serving〞」裡面還暗藏半公克的脂肪！強調「無糖」的食品，卻常常是沒有纖維質在裡面！

(二)「看清楚」成份與營養標示：

△ 前面我已經說明很清楚了，不要一看到罐子的包裝上寫著：Protein「100g」一定比 Protein「50g」的好，因為含「100g」蛋白質的產品，是每 3 大匙（400g）之中才含有 100 公克的蛋白質。另外一個產品則每 150 公克中就有 50 公克的蛋白質。

△ 有的是「熱量」或「脂肪」會分 2、3 次標示，譬如〝Fat〞含多少以後，再標示〝Saturated Fat〞又多少。

△ 又譬如，我們常常選購「氨基酸」或「肌酸」時，不能先挑「包裝」比較大罐的。要先看「淨重」（Net WT）多少？

△ 是「盎司」（Oz）、「磅」（Lb）還是「公斤」（Kg）？再看看〝Nutrition Facts〞裡面的〝Creatine〞含量。

△ 往往第一行寫的最大數字，所謂多少克又多少克，通常是標示它建議的每次「服量」（Serving），不是每一份服量中的「肌酸含量」，不要被搞混了。

△ 購買較貴的補品，如「氨基酸」之類的產品，儘量選購「粉末狀」，錠片次之，膠囊因佔空間最不划算。

△ 粉末狀的產品打開後，如有結晶塊的現象，大部分是因為已受潮或含糖分很高的結果。

▲ 1000「微毫克」（mcg）等於 1「毫克」（mg），1000「毫克」（mg）等於 1「公克」（g）。1000 公克（g）才是 1 公斤！

▲ 很多產品在廣告的手法上，常常故意以較小的單位標示。例如才含「5 公克」的「肌酸」，卻把它廣告成「5000 mg！」。

△ 如買「氨基酸」時則要看「支鏈氨基酸」（BCAAs）與「必要氨基酸」到底含多少、含幾種？

(三)寧願相信老牌子與大牌子：

△ 最近這 10 幾年來，有關健美運動的各種「補品」，看到另人眼花撩亂。有的職業選手隨便打著招牌就賣起來了，用盡各種誇大的宣傳詞句，例如：「只要比我有效就是非法的！」「比類固醇還有效！」「剛從（墨西哥）邊界偷運進來的！」「我從今天改用×××」「用之前與用之後的比較！」、「合法類固醇」（Legar gear, 其實 "Legal"才是「合法」）。

△ 根據筆者的觀察，一項產品如能持續上市 3 到 5 年以上，應該就有它一定的接受度。各位不妨找幾本 3、5 年前的舊雜誌，看看裡頭廣告的產品現在還賣不賣？

△ 故意在產品名稱的字首加上 "Methyl"（甲基），或在字尾用×××……如……bolic, roid. 等來混淆唬弄消費者，讓消費者誤以為成效跟類固醇一樣。其實 pro-hormones 在美國跟類醇一樣，早就被列入三級管制禁藥了！而且這些故弄玄虛的合法補品賣的價格甚至有時還比類固醇貴！

△ 還有筆者親身訪談的結果：冠軍或職業選手往往不用他們自己廣告的產品！當初擔任廣告都是為了錢！就像電視上廣告洗髮精的明星根本不會去用它，而每天忠實用它的人卻永遠無法上電視廣告一樣！

△ 有的產品牌子廣告做很大，那是因為它跟某些健美雜誌刊物或健美團體組織有關，不要據此相信它就是最好的！

△ 絕對不要購買從未聽過的牌子，或網購一些可能過期的產品。

△ 健康食品（補品）商店店員大力向你推銷的產品，八成都不是最好的，但可以肯定的是：它的利潤一定是最高！

(四)「補品」原產地最好是「北美地區」或「歐洲、日本」：

△ 健美補品絕大多數是美國所出產的，歐洲（西歐）與日本較少。但也有不肖業者打著「美國產品」的招牌，事實上是私下重新混裝或以來源可疑的劣品矇混。

△ 依筆者所知，歐洲與日本的健美市場與健美選手絕大多數還是使用美國的產品。尤其是日本的產品比起美國的產品貴很多！

△ 少數第三世界國家所賣的產品，最好少碰。有些是買美國的產品回來重新混合包裝著賣，更惡劣的是加入一些當地工業用或動物用的「東西」！

△ 在臺灣，除了向健康食品店、健身院購買外，也可在網路上購買。如果出國購買，當然是美、加兩國最便宜，鄰近的香港也不算太貴，新加坡則介於臺灣、香港之間。

△ 出國時順便購買補品時，最好個人體積較小較輕的氨基酸等為主，不要買太佔重量的桶裝高蛋白等。

(五) 請教選手或資深的用者：

△ 筆者以前到美國時，只要一到健身院跟選手「打屁」，就會請教他們：哪裡的「健康食品店」（Health Food Store）賣最便宜？什麼牌子的「高蛋白」、「氨基酸」最好？

△ 許多「補品」，尤其是「減脂類」或〝Pro-Hormone〞，多少都會有一些副作用。只有問問用過的人，才知道真相。

四、練健美需要那些基本補品?

(一) BCAAs(支鏈氨基酸)、Creatine(肌酸)、L-Glutamine(麩氨酸)是三大基本補品。

(二) Hi-Protein Powder(高蛋白粉),不論是酪蛋白還是乳清蛋白,均可根據自己需求來選擇,一般品質較優的「高蛋白粉」均含有 BCAAs 與 Glutamine,以及各種維他命等添加物在內。

(三) 綜合維他命(Multis)

※ 至於選手們的特殊需求,如燃脂劑,一氧化氮(NO)……等,我不傾向推介給一般健身者。而「高蛋白棒」或「代餐包」,個人覺得較不符合經濟實惠原則。

第二十三篇

「荷爾蒙前驅物」（Pro- Hormone）

「荷爾蒙前驅物」(Pro-Hormone)

△ 大部分的〝Pro-Hormone〞原本在美國不被視為「藥品」，而是屬於「食品」中的「補品」（Dietary supplement）。但是從 2005 年 1 月 20 日開始，美國聯邦政府開始禁用Pro-Hormone，並將它與類固醇一起列入三級管制禁藥！

△ 〝Pro-〞在這裡是「前驅物、前置物」（Precursor）或「之前」的意思。所以〝Pro-Hormone〞就是〝Pro-Steroid〞！

△ 各種由人工合成的「Pro-Hormone 補品」於 1997 年正式在健身市場上市後，便轟動整個健身界，一直到今天還在延燒著。

△ 由於它具有某種程度的類似「類固醇」之效果，所以又被稱之「袖珍型類固醇」（Baby-Steroid），或「合法的藥水」（Legal Juice）。

△ 雖然這些叫做「合法藥水」的「荷爾蒙前驅物」在很多國家可以公然陳列出售，但並不代表服用了它，也可以通過藥檢，而且在大多數國家的「奧會」都把它們跟類固醇一樣，也列入「禁藥」名單中！

△ 〝Ergogens〞的意思，通常是形容一種「超級補品」，特別是隱指一些效果特強的「荷爾蒙前驅物」（Pro-Hormone）。能確實增強運動員的肌肉與力量，或是提高運動員的表現。

△ 男性「健美運動員」所需要的〝Pro-Hormone〞，主要是：「睪丸酮素」（Testosterone）、「去甲睪丸酮素」（Nortestosterone）、「男性素」（Androgen）以及如〝19-Nor〞、〝Diol-5〞等。

△ 尤其是美國職棒選手「馬奎爾」（Mark McGwire），在打破馬瑞

斯 31 年的 61 支全壘打記錄後，因坦承他是服用了「雄烯二酮」（Androstenedione）這種〝Pro-Hormone〞，來增加肌力！之後便引起體育界廣泛的討論，也促使很多的健美選手；甚至只是「健美愛好者」，也紛紛去打聽嘗試！

△ 其實，在自然的之中，也有一些含有類似荷爾蒙成份的食物（如花椰菜）。所以這些人工產品才被稱做〝Pro-Hormone〞，中譯應該是「荷爾蒙同似物」或「荷爾蒙前置物」。

△ 美國國會在 1994 年通過一項法案，叫做「飲食補給品健康教育法」；簡稱「DSHEA」。

△ 在這項法案規定之下，如果「食藥局 FDA」證明某項產品（補品），會對消費者造成「超過規定的傷害」，那項產品才會被禁止出售！

△ 但如果這些「產品」（Pro-Hormone），是以「低劑量」與「安全的方式」（像膠囊、錠劑、藥膏或舌下劑）供消費者服用，則可以歸入「食品」；而非「藥品」！但是在 2005 年 1 月 20 日以後都列入三級管制藥物！不過目前美國 FDA 等相關單位，常常查獲有些廠商仍然暗中將少量的「Pro-Hormone」偷偷的加入其合法的「補品」中以增強效果。

△ 所以，絕大部份的廠商都把它的產品，做到符合到美國DSHEA的規定，以便能以「食物的補品」名目（非藥品）上架販售獲利。

△ 吊詭的是：如依照它是屬於「食物之補品」的標示成份服用，那效果絕對沒有它產品上所說的那樣棒！但如服用超過幾倍的劑量，其「副作用」卻無人可以給你肯定的答案！

△ 所以，筆者深信：宣稱服用〝Pro-Hormone〞有效者，8 成都是用了超過的劑量！過量（大部份產品一天如超過 600mg 即是過量）的服用「Pro-Hormone」，其危險性不輸類固醇！

△ 男性用者，最容易因使用〝Pro-Hormone〞而導致攝護腺腫大；甚

至於致癌！

△ 尤其是 30 或 35 歲以下的男性，本身荷爾蒙的分泌功能還算是在正常期，儘量不要服用，以免影響到自身原有的機能。

△ 如要服用，比較安全一點的用法是：「服用 2 個禮拜，休息 4 個禮拜」為一個安全使用周期

△ 大部份停用後最明顯的現象就是：力量變小、體重減輕。

△ 最恰當的服用時間是：晨間或練前，避免晚上服用。口服時儘量不要同時吃油脂類的食物，以免影響功效。

一、「Pro-Hormone」的常見種類

(一)「雄烯二酮」（Androstenedione）

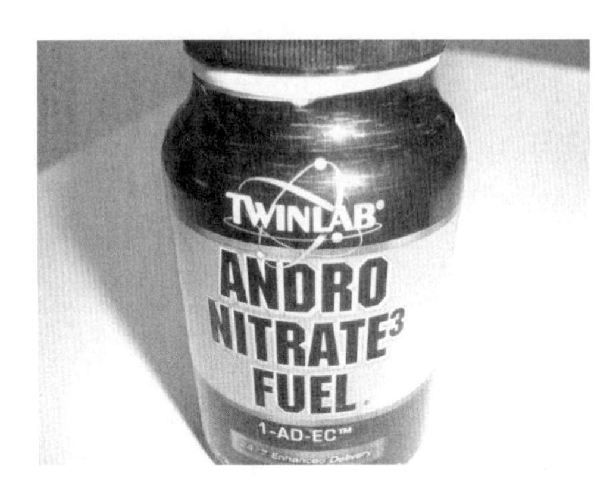

△〝Androstenedione〞簡稱〝Andro〞，它有三大類別：

※〝4-Androstenedione〞（簡稱 4-dione）

※〝4-Androstenediol〞（簡稱 4-diol）

※〝5-Androstenediol〞（簡稱 5-diol）

△ 字尾〝diol〞」或〝dione〞，兩者是不一樣，譬如〝Norandrodiol〞與〝Norandrostenedione〞的功能都是將「諾龍」（一種合成類固醇Nandrolone）轉到體內。**但字尾是〝diol〞的功能最少是〝dione〞的三倍**，而且製造的成本也昂貴上好幾倍。

△「雄烯二酮」（Andro）是健美界最早、最廣泛使用的〝Pro-Hormone〞，早在 1962 年由 Searle 研發問世。

△「雄烯二酮」是一種「雄性素」（Androgen），也是「睪丸酮素」正常分泌時的「前驅物」（Precursor）。

△ 當鍛鍊過頭或年紀變大時，體內自然的「雄烯二酮荷爾蒙」分泌會減少。這時服用人工的「雄烯二酮」就能幫忙把它提昇回來。

△ 由於它能幫忙穩定人體內的男性荷爾蒙分泌，所以就算是激烈地鍛鍊，肌肉也能保持增大。

△ 女性服用〝Andro〞的效果比較不如男性。

△ 每天劑量：安全劑量 200～400mg。（根據實驗每天如服用 300 mg 以下，對多數人並無顯著效果）

(二)「4-雄烯二醇」（4-Androstenediol）

△ 一般簡稱〝4-Ad〞或〝4-Androdiol〞。

△ 「4-雄烯二醇」也是睪丸酮素的「前驅物」。

△ 〝4-Androdiol〞能在短時間內刺激「睪丸酮素」的分泌，但同時也會微量增加「女性荷爾蒙」之分泌。

△ 它能延緩內分泌量因老化的減少。

△ 所以，〝4-Ad〞很適合在過度激烈鍛鍊時補充，或是年齡偏大的選手服用。

△ 每天劑量：200～600mg，或視各別需求而定。

(三)「4-去甲雄烯二醇」（4-Norandrostenediol）

△ 「4-去甲雄烯二醇」是「去甲睪丸酮素」（Nortestosterone）的「前驅物」。

△ 「去甲睪丸酮素」是存在肌肉中，一種很類似「雄激素受體」（Androgen receptors）的同化性荷爾蒙。

△ 「4-去甲雄烯二醇」能延緩過度鍛鍊時的內分泌減低。

△ 每天劑量：約 200～600mg。

(四)「19-去甲雄烯二酮」（19-NorAndrostenedione）

△ 產品在市場上簡稱〝19-Nor〞。

△ 〝Nor〞是生化上的用語，意思是「沒有」或少掉一個「甲基」（Methyl 或 CH3 ）。

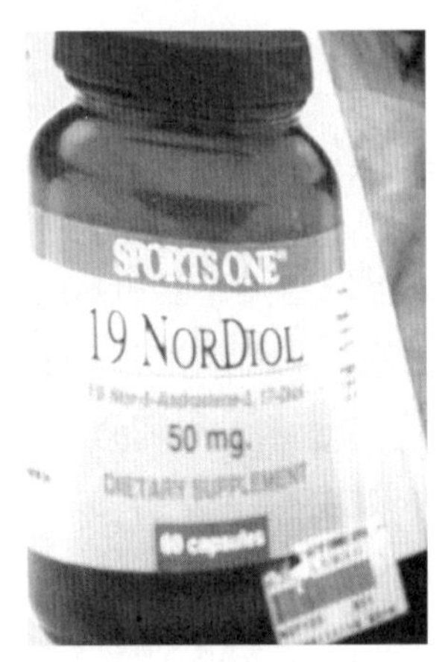

△ 〝19-Nor〞是一個「睪丸酮素」的分子，但在第19的結構位置上，沒有碳分子，所以叫做〝19-Nor〞。

△ 廠商及使用者常常宣稱：**它的效果如同類固醇中的「Deca -Durabolin 簡稱 Deca」！因為〝19-Nor〞與〝Deca〞在基本結構上是系出同門。**

△ 也有人又說：效果也比「雄烯二酮」（Androstenedione）大上 4 倍！

△ 也有研究指出：在藥檢中「雄烯二酮」與「睪固酮素」很容易被檢測出來，不像〝19-Nor〞很難被測出來。

△ 「19-Nor」最主要是讓你的身體，能同時增大肌肉；又可以減掉脂肪。它是近幾年來最紅的〝Pro-Hormone〞！

△ 服用劑量：一般以毫克（mg）計算，視各別需求而定（約 50～100 毫克）。

(五)「睪固酮素」（Testosterone）

△ 〝Testosterone〞叫「睪固酮素」或「睪丸酮素」簡稱 Test 或 T。

△ 〝Testosterone〞是男性身上最重要的「荷爾蒙」！

△ 1-Testosterone 簡稱 1-Test 效果是正常 Testosterone 的 7 倍！

△ 〝Androstenedione〞、〝4-Androstenediol〞及〝5-Androstenediol〞都是「睪固酮素」的「前驅物」（Precursor）。

△ 人工合成的 Testosterone 在 1935 年就被發現開始使用。

△ 98%以上的「睪固酮素」固定存在血液中的蛋白漿或血球蛋白，剩下的 2%呈游離狀態，隨時可以與細胞「接受器」結合產生荷爾蒙效果。

▲「睪丸酮素」的主要功能是：

※ 幫助肌肉蛋白質的合成以增加肌肉及力量。

※ 加速新陳代謝。

※ 減輕疲倦與恢復自信、意志力。

※ 產生男性性徵，並增強性慾與性功能。

△ 當身體補充太多的「睪丸酮素」或「類固醇」時，它本身會自動調節抑制分泌，俟外來的補充停止時，再慢慢恢復原來的分泌量。

△ 一般成年男性身體每天自然分泌 4 到 10mg的「睪丸酮素」，而且清晨時的分泌量是晚上的 2 倍！這也是為什麼清晨容易「勃起」之原因！但在 30 歲以後，體內「睪丸酮素」的分泌會慢慢減少，必要時需由外面攝取補充。

△ 人工合成的〝Testosterone〞在口服後，會於消化道中完成代謝，大約 45% 左右會經由肝臟代謝掉。根據實驗每日需要高達 400mg 的補充量，才能達到有效的血中濃度。

△ 一般除了類固醇外，能提高人體睪丸酮素分泌的補品有①「育英賓」（Yohimbine）、②「蒺藜皂」（Tribulus）、③「卡尼汀」

（Carnitine）、④「毛喉素」（Forsklin）、⑤ Horney Goat Weed。（淫羊霍草）

△「睪固酮素」最大的副作用，就是使用過量會造成男性的「前列腺」腫大甚至於致癌。

(六)「雄脂酮」（DHEA）

△「雄脂酮」又稱「雄性素」，〝DHEA〞的全名是〝Dehydroepiandrosterone〞」，它是由一位法國教授所發現（他也發現RU486）。

△最近幾年，出現一種叫〝7-keto DHEA〞的減肥產品，是〝DHEA〞的雙胞胎兄弟。

△人體的腎上腺會自然分泌產生「雄脂酮」，但隨著年齡增加而漸遞減。

△〝DHEA〞又被稱為「荷爾蒙之母」，因為它會應身體所需，轉換提供任何荷爾蒙。

△〝DHEA〞也是「睪丸酮素」（Testosterone）的「前驅物」。

△身體利用這種「DHEA」，來產生「睪丸酮素」與「雌激素」（Estrogen）。所以，有的專家認為服用〝DHEA〞很冒險！因為它除了提供健美運動員所需要的「睪丸酮素」外，也會轉換一些你不想要的「女性荷爾蒙」如「雌激素」。

△「雄脂酮」能調整暨刺激免疫系統功能。在激烈運動後，使肌肉細胞更快恢復及成長。

△亦有研究指出，「雄脂酮」能抗憂鬱、抗癌及延緩老化。所以，適合年紀較大者服用。

△近年來也有不少研究報告指出：DHEA對增大肌肉實際上的作用不

大。

△ 它的副作用是：造成前列腺腫大、女人男性化、禿髮，甚至可能會導致前列腺或乳癌之發生。

△ 服用劑量：每日 50～1000mg 都有不同的建議劑量。

(七)「生長荷爾蒙」（HGH）

△〝HGH〞全名是〝Human Growth Hormone〞。

△ 1960 年初人工「生長荷爾蒙」劑首次使用在侏儒症患者身上，效果顯著而聲名大躁。

△ 人體本身的「生長荷爾蒙」是由「腦下垂腺」分泌，

△ 人工合成〝HGH〞主要的功能就是：抗老化、增加肌力、減少脂肪與整體健康之改善。

△ 服用人工合成的〝HGH〞，可以刺激人體內的〝HGH〞再增加分泌，達 500mg！

△ 當人處在壓力之下時，也會促使自己的〝HGH〞分泌，但這時候分泌出來的「生長荷爾蒙」無法讓肌肉增大。

△ 有人亦稱人工合成的〝HGH〞為返老還童的「青春素」，因為它可以改善男女更年期的一些障礙。

△ 健美運動員服用它來增長肌肉，但常常嫌它的功效不夠，而拿來與「睪固酮素」或「胰島素」一起併用，以增加它的效果。

△ 年輕者服用一段時間後，可能會導致本身的「腦下垂腺」萎縮，減少自己的「生長荷爾蒙」分泌量！它還有副作用會使內部器官；尤其像心臟、肝、腎等變大與心臟病發生，以及糖尿病、關節痛等問題。

△ 由於它是由「腦下垂腺」分泌，所以如用「口噴式」服用法，從舌

下直接噴上去。使人工合成的「生長荷爾蒙」，能由舌下黏膜進入微血管，直接輸送到大腦。可稍減它的副作用。

△ 服用劑量：依個案而定。

(八)「胰島素生長因子」（IGF-1）

△〝IGF-1〞就是〝Insulinlike Growth Factor-1〞，中文稱為「胰島素生長因子-1 號」。黑市上賣的是一種叫做〝Long R3 IGF-1〞，則是實驗室用的。

△ 人體中的 IGF-1 是由「HGH 荷爾蒙」所轉化而來由肝臟所分泌。

△ 目前〝IGF-1〞似乎取代了「胰島素」，因為它含有 70 種氨基酸。以注射方式服用，不能用口服，以免失去其功效。

△〝IGF-1〞主要的功能就是增大肌肉，因為它能修補受損神經與不斷「複製細胞」！而且還有減脂功能，它的功效與副作用跟〝HGH〞很相似！但它並不是胰島素。

△ 它的副作用是：會降低血糖，如果與「睪固酮素」一起服用，則會增加 7 倍以上的「攝護腺癌」機率！

二、國際奧會公佈之「禁藥」名單（跟健美運動有關者）

(一)「蛋白同化雄性激素類固醇」(Anabolic androgenic steroids)

1. androstadienone（4,6-雄二烯-3-酮）
2. androstenediol （雄烯二醇）
3. androstenedione（雄烯二酮）
4. bolasterone (7a,17a-dimethyl-17b-hydroxyandrost-4-en-3-one)勃拉睪酮（双甲睪酮）
5. boldenone(Equipoise)（去氫睪酮）
6. boldione1,（4-雄二烯-3,17-二酮）
7. clenbuterol（瘦肉精）
8. clostebol(4-chloro-17b-hydroxyandrost-4-en-3-one)
9. danazol
10. dehydrochloromethyltestosterone（脱氫氯甲基睪酮）
11. deltal-androstene-3,17-dione（雄-1-烯-3,17-二酮）
12. dehydroepiandrosterone(DHEA)（雄脂酮）
13. dihydrotestosterone（DHT）（双氫睪酮）
14. drostanolone(masteron;2a-methyl DHT)（羥甲雄酮）
15. 5-alpha-androstanediol(maxteron;5-aa)（5α-雄烷-3β,17β-二醇）
16. fluoxymesterone(9-fluoro-17a-methyl-11b,17b-dihydroxyandrost-4-en-3-one)（氟羥甲基睪酮）
17. formebolone(2-formyl-17a-methyl-11a,17b-dihydroxyandrost-1,4-dien-3-one)
18. gestrinone （孕三烯酮）
19. 4-hydroxytestosterone （4-羥基睪酮）

20. 4-hydroxy-19-nortestosterone (4-OHN)4-（羥基諾龍）
21. mestanolone(17a-methyl-17b-hydroxy-5a-androstan-3-one)（美雄諾龍）
22. mesterolone(1a-methyl-17b-hydroxy-[5a]-androstan-3-one;proviron;1-methyl DHT)（美睪酮）
23. methandienone(Methandrostenolone)美雄酮（去氫甲基睪酮）
24. methenolone(primobolan;1-methyl-17b-hydroxy-5a-androst-1-en-3-one)
25. methandriol（美雄醇）
26. methyltestosterone（甲睪酮）
27. mibolerone(7a,17a-dimethyl-17b-hydroxyestr-4-en-3-one)（米勃龍）
28. nandrolone(deca-durabolin;17b-hydroxy-estr-4-en-3-one)（諾龍）
29. 19-norandrostenediol（19-去甲雄烯二醇）
30. 19-norandrostenedione（19-去甲雄烯二酮）
31. norbolethone (13b,17a-diethyl-17b-hydroxygon-4-en-3-one)諾勃酮（双乙基諾龍）
32. norethandrolone 諾乙雄龍（乙基諾龍）
33. oxabolone 羥勃龍（氧寶龍）
34. oxandrolone(anavar;17a-methyl-17b-hydroxy-2-oxa-[5a]-androstan-3-one) 氧雄龍（氧甲氫龍）
35. oxymesterone (17a-methyl-4,17b-dihydroxyandrost-4-en-3-one)（羥甲睪酮）
36. oxymetholone(anadrol) （羥甲烯龍）
37. quinbolone
38. stanozolol (winstrol)司坦唑醇(康力龍)
39. stenbolone (17b-hydroxy-2-methyl-[5a]-androst-1-en-3-one)（司騰勃龍）

40. 1-testosterone (deltal-dihydro-testosterone) （1-睪酮素）
41. testosterone （睪酮素）
42. trenbolone (parabolan;17b-hydroxyestr-4,9,11-trien-3-one)
43. zeranol

(二)激素類

1. Erythropoietin (EPO) （促紅細胞生長素）
2. Growth hormone (HGH) and Insulin-like Growth Factor(IGF-1) （生長激素和胰島素生長因子 1）
3. Ghorionic gonadotrophine(hCG) （絨促性素）
4. Pituitary and synthetic gonadotrophins(LH) （腦下垂體促性素）
5. Insulin（胰島素）
6. Corticotrophins （促皮質素）

(三)麻醉藥品類

1. cannabis and cannabis resin （大麻與大麻酯）
2. cocaine（古柯鹼）
3. delta-9-tetrahydrocanna-binol and its stereochemical variants （屈大麻酚）
4. dextromoramide
5. diamorphine(heroin) 二醋嗎啡（海洛因）
6. hydromorphone（氫嗎啡酮）
7. methadone （美沙酮）
8. morphine （嗎啡）
9. oxycodone（羥考酮）
10. oxymorphone（羥嗎啡酮）
11. pethidine

三、「亞洲健美總會」（ABBF）公佈的「禁藥」種類

1.「同化性類固醇」（Anabolic Steroids）

2.「利尿劑」（DIURETICS）

3.「胜肽類荷爾蒙與同類化合物」（Peptide Hormones and Anaologues）也就是指「人工荷爾蒙合成物」，諸如：「Growth hormone」、「IGF-1」、「睪固酮素」、「雄烯二酮」（Andro）…等。

4.「遮蔽劑」（Masking Agents）

所謂「遮蔽劑」（Masking Agents），是指包括：「利尿劑」（Diuretics）、「表 睪」（epitestosterone）、「bromantan」、「probenecide」…等藥劑。

它的作用是要讓受檢選手的尿液，能降低、掩蓋或稀釋禁藥的反應濃度。企圖誤導藥檢單位以逃避違反禁藥之規定。

*5.*目前「亞洲健美總會」（ABBF）跟「IFBB」（國際健美總會）對所轄的正式比賽，如亞洲杯、世界杯進入決賽的參賽選手都有作「尿液藥檢」工作。

受檢選手的尿液要是服用禁藥呈陽性反應，第一次被查獲禁賽兩年，第二次再被查出則終身禁賽！該選手所屬的國家健美協會還要接受罰款！

四、其他跟健美有關的「禁藥」

(一)「利尿劑」（DIURETICS）

1. Acetazolamide
2. Amiloride
3. Bendroflumethlazide
4. Benzthiazide
5. Bumetanide
6. Canrenone
7. Chlorothalidone
8. Chlorothiazide
9. Cyclothiazide
10. Dichlorphenamide
11. Ethacrynic Acid
12. Etozolin
13. Furosemide
14. Hydrochlorotiazide
15. Indapamide
16. Mefruside
17. Mehtylclothiazide
18. Metolazone
19. Piretanide
20. Polythiazide
21. Quinethiazide
22. Spironolactone
23. Triamterene
24. Trichlormethizide

(二)「Beta 阻滯劑」（BETA-BLOCKERS）

「Beta 阻滯劑」這類的藥物具有鎮靜之作用，用於降低血壓及脈搏跳動速率。副作用通常還算不太嚴重且為暫時性的。

例如市面上常見的 Acebutalo、Bupranol、Nadolol 與 Sotalol…等約十四、五種。

第二十四篇

類固醇
與其他增強運動效果的禁藥

Steroids
&
Other performace enhancing drugs

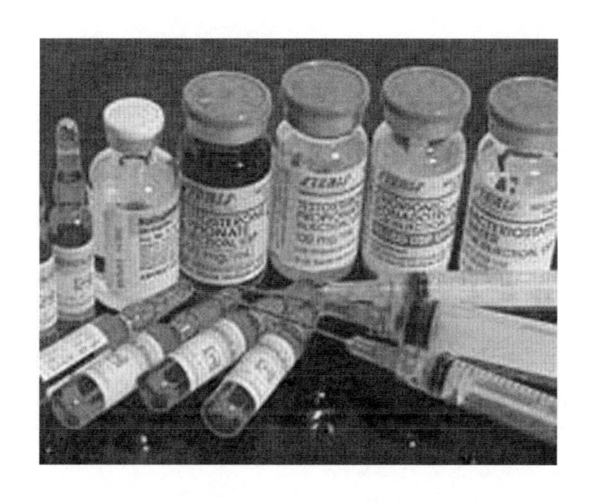

前言

△ 廣義的說，「健美運動員」為了要達到增強練健美的效果，除了自然食物之外，所服用的各種藥物或「類似藥物」的「補品」（Dietary supplement），都應該受到規範！

△ 不過在本篇我們只針對「類固醇」(Steroids)暨一些「其他增強運動效果的禁藥」（Other Performance-Enhancing Drugs）作討論說明。

△ 而這其中的「燃脂劑」、「荷爾蒙前置物」等雖然也是屬於〝Performance-Enhancing Drugs〞，但則另外分別放在其他篇幅中作說明。

△ 「類固醇」最早用於人類，約是在 1930 年代時，德國首先於戰俘身上試驗。到了 1940 年代就有傳言運動員使用「人工合成類固醇」來提昇運動成績。

△ 1960 年代以後的歐美健美選手就已經開始服用各種類固醇，以增大肌肉與肌力。

△ 1980 年代之後，由於生化與醫學科技大幅進步，「類固醇」與其他各種禁藥推陳出新。不只是健美界有人使用，其他的運動項目也是氾濫。1988 年漢城奧運百公尺的金牌得主，加拿大選手強生因被檢驗出服用「蛋白合成性類固醇」，遭到取消頭銜而震驚了全世界！

△ 但這只是冰山之一角，1990 年以後生化藥物科技更是日新月異，許多能「掩蓋」吃藥的技術與「藥物」又紛紛推出，更增添藥檢的困難度。

△ 今天國際上不少健美比賽也號稱有藥檢。但是嚴格地講，只能說哪些是「通過」藥檢的選手？哪些是未通過的選手？真正自然或什麼才算是自然健美運動員？實在是難以清楚界定！

△ 所以簡單地講，健美運動員所用的睪固酮素(雄性激素)或蛋白同化劑就是「類固醇」，當然也可以叫它是 Performance-Enhancing Drugs.

△ 其他像生長激素、胰島素、甲狀腺荷爾蒙素……等並不屬於類固醇，只能稱之為「增強運動效果的禁藥」（Performance-Enhancing Drugs）。

第一章 人體內重要的荷爾蒙

人體內的荷爾蒙種類有很多，只要提到練肌肉的健美運動，就必須瞭解相關的荷爾蒙種類與功能。如要瞭解類固醇等藥物之前，更應該先清楚認識它。

如果要把肌肉練大，特別是下面五種體內的「同化性荷爾蒙」（Anabolic hormones）；一定要讓它們能分泌釋放出來：

(1) Testosterone 睪固酮素

(2) Human Growth Hormone（hGH）生長荷爾蒙

(3) Insulin-Like Growth Factor 1（IGF-1）胰島素生長因子

(4) Luteinizing Hormone（LH）黃體激素

(5) Insulin 胰島素

以下介紹幾種與我們肌肉成長較有關係的人體荷爾蒙：

一、「生長荷爾蒙」（HGH）

△「生長荷爾蒙」是一種由「腦下垂體」（Pituitary Gland）分泌的物質。

△〝HGH〞是由 191 種氨基酸所組成。

△它雖然是屬於一種「同化性荷爾蒙」，但跟「類固醇」卻不同！而且是水溶性；不像類固醇是脂溶性。

△它能刺激人體的身高、骨骼、肌肉與器官的成長與發育。

△約在 25 歲時達到最高峰，這時期血液中的含量約在 600mg 左右。爾後隨年齡增長，逐漸遞減；到 6、70 歲時只剩下不到 15％ 。

△人體分泌的〝HGH〞主導整個身體其他的荷爾蒙，所以又被稱之

「荷爾蒙之王」。

△「HGH」分泌受到下列這兩種荷爾蒙的控制：

(1) Hypothalamic hormones（下丘腦激素，或稱 GHRH，GH Releasing hormones），「下丘腦激素」能促進「HGH」的分泌。

(2) Somatostatin（體泌素），「體泌素」卻是抑制「HGH」的分泌。

而「IGF-1」卻是同時扮演這兩個荷爾蒙的角色，它的角色功能如同開車時的加油與煞車。

△ 至於「IGF-1」（Insulin-like Growth Factor-1，胰島素生長因子）並不是胰島素，而是屬於「hGH」（生長荷爾蒙）類，基本上它是一種「多胜肽」（Polypeptide）；是從「HGH」所轉化而成，並由肝臟所分泌。

二、「睪固酮素」（Testosterone）

△「睪固酮素」是由腎上腺所分泌，女性卵巢則也會分泌少許。

△ 比起「HGH」的複雜性，「睪固酮素」只是單純從一個器官分泌一種荷爾蒙。

△「Testosterone」簡稱「Test」，或是「T」。

△ 一般男人體內的睪固酮素約是女人的二十倍。體內的睪固酮素太高或太低皆不宜。

△ 在英文裡頭常說：某人體內的睪固酮素突然升高（High-testosterone），來形容他很生氣很激動的樣子。

△ 最近也有研究報告指出：體內如有過高的睪固酮素，則會殺死你的腦細胞！以致造成個性改變;如暴躁易怒或行為偏差乖張……等等。

△ 但「睪固酮素」的確是我們鍛鍊肌肉最重要的荷爾蒙，要靠它的作用，肌肉才能變大。因為肌肉能不能練的出來練的大，首先就是在於我們體內的「睪固酮素」有沒有完全被分泌釋放出來！

△ 男性在 30 歲以後，每年會以 2%慢慢降低它的分泌量，所以要靠人工合成的睪固酮素來補充，但是過量或長期服用的結果，輕則前列腺腫大，重則攝護腺癌發生！

△ 相關詳細資料請參閱「荷爾蒙前驅物」篇。

三、「雄脂酮」（DHEA）

△ 人體的腎上腺會分泌產生「雄脂酮」，但隨著年齡增加而漸遞減。

△ 詳細請參閱「荷爾蒙前驅物」篇。

四、「雄烯二酮」（Androstenedione）

△ 詳細介紹請參閱「荷爾蒙前驅物」篇。

五、「雌性素」（Estrogen）

△「雌性素」（Estrogen）主要是由女性的卵巢、腎上腺與胎盤中分泌出來。

△「Estrogen」對女性相當重要，如同男人的「睪固酮素」。

△ 但對男性健美運動員來說，則是避之唯恐不及！因為這種荷爾蒙只要在男人體內過多的話，副作用是一大堆！

△ 它會讓男選手發生諸如「女乳症」（Gynecomastia，簡稱 Gyno）與增加體脂肪、造成體內積水…等副作用。

△ 尤其是男性健美運動員，如果長期或過量服用「類固醇」或其他人工荷爾蒙合成物，體內的「Estrogen」一定會慢慢增加，最後就會出現這些副作用。

△ 但男人也是需要一點點「雌性素」，因為它可以防止骨質疏鬆症。

六、「甲狀腺荷爾蒙」（Thyroid Hormone）

△「甲狀腺」位於頸部前方的中央，重量約 15 至 20 公克，分左、右兩葉。

△「甲狀腺荷爾蒙」的分泌是由腦下垂體所分泌的一種「促進甲狀腺激素」（TSH）所控制。

△「甲狀腺荷爾蒙」的作用是促進身體細胞的生長、發育與新陳代謝。

△對練健美的人來說，必須靠「甲狀腺荷爾蒙」來促進體內的「新陳代謝」速度，才能達到減脂去油的效果。

△「甲狀腺荷爾蒙」有兩種，分別是〝T3〞（Triiodothyronine）與〝T4〞（Thyroxin），而其中的〝T4〞佔絕大部分。

△〝T3〞與〝T4〞的「甲狀腺荷爾蒙」中只有極小部份以游離的狀態存在血液裡頭，而這種游離型的甲狀腺荷爾蒙才能真正能發揮甲狀腺的作用。

△食物中缺少「碘」與雌性荷爾蒙的刺激，甲狀腺都會腫大。

△「甲狀腺荷爾蒙」則會使雄性素下降，所以這就是為什麼服用「人工甲狀腺荷爾蒙」來減脂時，會有肌力降低或肌肉變小的顧慮。

△「人工甲狀腺荷爾蒙」請參閱「燃脂劑」的介紹內容。

七、「胰島素」（Insulin）

△「胰島素」是身體胰臟所分泌的一種荷爾蒙。

△它不是「男性素」（Androgen）；而是一種「蛋白質顆粒因子荷爾蒙」（Proteinaceous hormone），或是說是由 51 種氨基酸組成的「多胜肽」（Polypeptide）。

△ 胰島素會將血糖轉成能量，再將這些能量轉到肌肉及肝臟中，讓我們有體力鍛鍊身體與肌肉！最後胰島素再將多餘的能量轉換成脂肪儲存起來。

△ 當我們攝取食物時，血液中的「血糖值」（Glycemic Index 升糖指數，簡稱 GI 值）會上升，而「血糖值」愈高的食物（如蛋糕），胰島素的分泌量就愈多。

△ 所以吃「血糖值」愈高的食物，體力愈多，但也比較容易讓我們變胖。

△ 相反的像是高纖維、低糖份的食物就低 GI 值，胰島素的分泌量也愈少，所以就不易讓身體儲存脂肪。

△ 正常人胰臟所分泌的胰島素能幫助降低體內血糖，而糖尿病患者就是體內胰島素分泌不足，造成體重下降並導致血壓升高，所以要經常注射人工胰島素。

△ 而這種人工胰島素只能用注射的方式，不能口服。因為口服會被胃中的消化液所破壞。

△ 1982 年在美國科學家利用基因工程技術，開發出一種新的藥物叫做「基因重組胰島素」(Humulin)，中文有人稱之「優泌林」。它的功能不但可以降低血糖又可重組蛋白，所以很多選手拿它來搭配其他藥物以增大肌肉。

△ 〝IGF-1〞（Insulin-like Growth Factor-1，胰島素生長因子）並不屬於胰島素！

△ 有些健美選手以注射人工胰島素的方式來快速增大肌肉，但是長期注射的結果會導致本身的胰島素分泌不足甚至萎縮或停止。後果就是血糖跟血壓跟著升高，血管有時會壞死！而且長期注射的肌肉部位容易發生紅腫、搔癢等症狀。

八、「可體松」(Cortisol)

△「可體松」(Cortisol)是由腎上腺皮質所分泌的一種荷爾蒙。

△它主要有抗發炎等功能，惟當我們受到壓力時，它會加速分泌造成在血液中的濃度升高，以致刺激食慾的增加。最後有可能導致體內脂肪堆積形成肥胖的原因之一。

△所以如果體內的「可體松」過高，有可能造成過胖、高血壓、糖尿病等結果。

九、「黃體激素」(Luteinizing Hormone ，LH)

△「黃體激素」(LH)跟「生長荷爾蒙」一樣，也是由「腦下垂體」(Pituitary Gland)所分泌的一種物質。

△〝LH〞對女性而言是促進排卵，並幫助形成黃體產生荷爾蒙讓子宮內膜增生以利於懷孕。

△〝LH〞對男性則是刺激睪丸細胞分泌製造「睪固酮素」。

△一些健美運動員當他們體內的「黃體激素」(LH)分泌不足或缺乏時，常會用人工製造的〝HCG〞(胎盤素)來補充。

第二章　類固醇（Steroid）

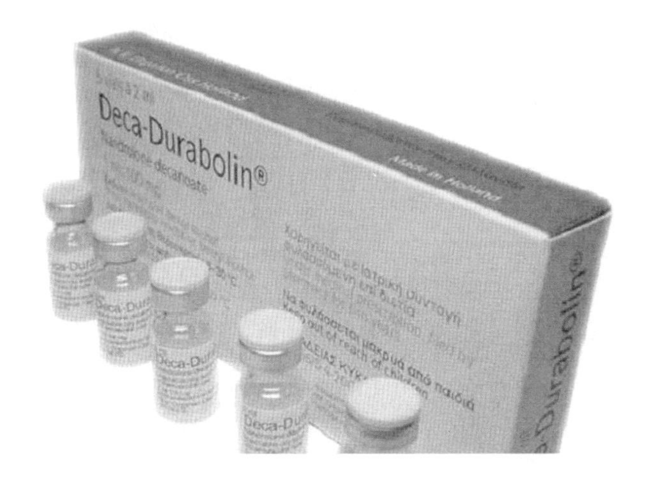

△「類固醇」的英文是〝Steroid〞，但在歐美健美界一般都通稱它為〝Roids〞、〝Juice〞、〝Gear〞、〝Shotgun〞、〝Arnolds〞、〝Gym candy〞、〝Pumpers〞、〝Stackers〞或〝Weight trainers〞……等等。

△「類固醇」全稱是「同化性類固醇」(Anabolic steroids)，而〝Anabolic〞是源自於希臘文〝Build up〞的意思。現在健美界則以「AAS」（Anabolic/Androgenic Steroid）稱呼之。

△所以更精確應稱之「蛋白同化雄性激素類固醇」（Anabolic androgenic steroids）。

△一般通常以口服、或以肌肉注射方式服用，也有的採取舌下、喉嚨噴劑或類似乳霜的塗抹皮膚，甚至是直腸或靜脈注射的方式。

△在美國，「類固醇」是「三級管制藥品」。但大部分的「類固醇」都是從國外，如墨西哥、東歐、某些亞洲國家偷偷運入，尤其是墨

西哥。各位知道加州最南端的聖地牙哥市一跨越過邊界，就到了墨西哥免簽證的「Tijuana 市」，所以很多美國人都習慣跑去購買。或者乾脆留在墨西哥打它幾個「週期」(Cycle)再回來。「911」以後到現在美、墨邊界檢查嚴格，也有人改由加拿大偷擕入境。

△ 美國在 1991 年開始嚴格規定：「類固醇」的使用僅限於有醫師處方之下的醫療用途，否則全屬於「非法」！

△ 2005.03.17 路透社報導：美國國會舉行聽證會，主張儘速訂定「反類固醇」（Anti- steroids）法案，以遏止美國運動界的濫用類固醇！

△ 2005.12.15 美國緝毒局（DEA）公佈有史以來最大的一次追緝類固醇走私行動，叫做〝Operation Gear Grinder〞！瓦解了世界前三大類固醇製造工廠：Quality 、VetDenkall, 以及 Animal Power 。

△ 美國緝毒局（DEA）歷年來所緝獲的違法類固醇，有 80% 都是在墨西哥製造。

△ 美國目前的類固醇法令規定是 1990 及 2004 年公佈的「類固醇管制法」（Anabolic steroid Control Act），而且類固醇是被列入「三級管制藥物」（Schedule III），與海洛因、古柯鹼是屬於同級！

△ 目前在美國，最主要流行的「類固醇」是〝Deca〞、〝D-bol〞、〝Testosterone〞與〝Winstrol〞這四種！

△ 如果再詳細一點說：

1. 口服方面的是〝Anadrol〞、〝Danazol〞、〝Dianabol〞與〝winstrol〞四種。
2. 注射的則是〝Boldenone〞、〝Dihydrotestosterone〞、〝Testosterone〞、〝Nortestosterone〞與〝Deca〞（也就是 Deca-Durabolin）5 種。

一、什麼是「類固醇」？

△「類固醇」在分子結構上是：4 個連接環，其中 3 個是六角形，第 4 個卻是五角形。（如圖）

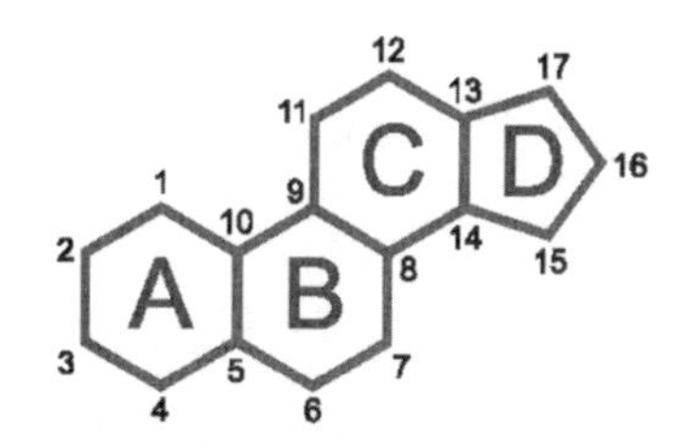

△「類固醇」（或稱類固醇荷爾蒙）也可以由我們體內的「膽固醇」所產生。人體內的「膽固醇」大致上有 2 種，不好的那一種會造成心血管疾病；甚至死亡。好的這一種會釋出「類固醇荷爾蒙」，幫助肌肉蛋白質的組成；也就是讓肌肉變大！

△而事實上體內的「類固醇」有很多種，但大部分的「分子結構」都很相似接近。例如讓你肌肉變大的「睪丸酮素」（Testosterone），與使你會增加脂肪的「雌性素」（Estrogen），在生化分子結構上相當接近。

△也不是體內所有的「類固醇」都能讓你的肌肉變大，如「可體松」（Cortisone）這種荷爾蒙就會讓你流失肌肉！又如腎上腺所分泌的「糖皮質激素」（Glucocorticoids）這種「類固醇」，就是在當你遭受極大壓力時，它會不斷地分泌，造成你的肌肉跟著流失！

△通常我們所提到的「類固醇藥物」，當然是指「人工合成」的「蛋白同化雄性激素類固醇」！

二、「類固醇」的作用

△ 簡單講就是：加速進行身體的「同化作用」（Anabolism）以增大肌肉！

△ 當類固醇進入人體內以後，血液就將它帶入肌纖維細胞。這時肌纖維細胞上的「接受器」（Receptor）會讓類固醇附著在細胞壁上面。

△ 緊接著細胞上的「接受器」就不斷把類固醇荷爾蒙輸送到細胞分子中，讓類固醇與細胞中的 DNA 起作用；以加速完成蛋白質的合成作用，這樣肌肉的尺寸與力量就跟著變大！

△ 類固醇之所以能增大肌肉的呎吋與力量，其實跟它的「使用劑量」（Dosages）與「持續期間」（Duration）有很大的關係。

△ 同化性類固醇對人體產生的主要作用是：

(1) 加速成蛋白質或氨基酸的「合成同化作用」（Anabolism）。

(2) 增大肌肉的呎吋與力量。

(3) 加速代謝增進食慾。

(4) 刺激骨骼成長與重組，並增加血液中紅血球數量。

(5) 因為所有的「同化性類固醇」（Anobolic Steroid）也都是〝Androgen〞，所以〝Androgenic Steroid〞（男性素類固醇）會有的作用；諸如男性睪丸萎縮、女性聲帶變粗、性慾變強……等等，「同化性類固醇」也會發生！

△ 總之，「同化性類固醇」的作用是讓你的肌肉變大，但並不能夠讓你燃燒脂肪!（Steroid don’t burn fat, They build muscle）

三、「類固醇」的分類

我們先以一般市面上類固醇兩種主要的服用方式來做分類：「口服」與「注射」。

再分別以不同的「週期」時，所服用不同目的之類固醇作為更詳細之分類。

（一）「口服」（Oral）

1. Bulking（增重、增肌類）

名　稱 Trade Name	生化結構式 Active Substance	有效份量 Form
Anabol	Methandienone	5mg / tbl.
Danabol	Methandienone	10mg / tbl.
Dronabol	Methandienone	10mg / tbl.
Naposim	Methandienone	5mg / tbl.
Methanabol	Methandienone	10mg / tbl.
Dianabol	Methandienone	25mg / tbl.
Diosterol	Methandienone + Stanozolol	25 + 25mg / tbl.
Androlic	Oxymetholone	50mg / tbl.
Anapolon	Oxymetholone	50mg / tbl.
Oxydrol	Oxymetholone	50mg / tbl.
Oxymetholone	Oxymetholone	50mg / tbl.
Turanabol	Chlorodehydromethyltest.	10mg / tbl.
Afro	Methyltestosterone	25mg / tbl.
Methyltestosterone	Methyltestosterone	25mg / tbl.
Undestor	Testosterone Undecanoate	40mg / tbl.

2. Cutting（賽前縮線條類）

名　稱 Trade Name	生化結構式 Active Substance	有效份量 Form
Stanozolol	Stanozolol	10mg / tbl.
Cetabon	Stanozolol	2mg / tbl.
Stanabol	Stanozolol	10mg / tbl.
Stanozolol	Stanozolol	25mg / tbl.
Oxanabol	Oxandrolone	10mg / tbl.
Oxandrolone	Oxandrolone	5mg / tbl.

3. Fat loss（減脂類）

名　稱 Trade Name	生化結構式 Active Substance	有效份量 Form
Clenbuterol	Clenbuterol	0,04mg / tbl.
Spiropent	Clenbuterol	0,02mg / tbl.
Clenbuterol Nihfi	Clenbuterol	0,02mg / tbl.
Tiromel	T3	25mcg / tbl.
Triiodthyronine	T3	50mcg / tbl.
Adipex Retard	Phentermine	15mg / tbl.

4. Anti-Estrogens（預防雌性素類）

名　稱 Trade Name	生化結構式 Active Substance	有效份量 Form
Tamoxifen Lachema	Tamoxifen citrate	10mg / tbl.
Tamoxifen	Tamoxifen citrate	20mg / tbl.
Tamoxifen Ebewe 30	Tamoxifen citrate	20mg / tbl.
Tamoxifen Ebewe 100	Tamoxifen citrate	20mg / tbl.
Proviron	Mesterolon	25mg / tbl.
Clomid	Clomiphene citrate	50mg / tbl.
Clomiphene	Clomiphene citrate	50mg / tbl.
Serpafar	Clomiphene citrate	50mg / tbl.

（二）「注射」（Injectable）

1. Bulking（增重、增肌類）

名　稱 Trade Name	生化結構式 Active Substance	有效份量 Form
Sustanon - Pakistan	Testosterone blend	250mg / 1ml
Sustanon - Egypt	Testosterone blend	250mg / 1ml
Omnadren	Testosterone blend	250mg / 1ml
Sustaject	Testosterone blend	250mg / 1ml
Testosteron Depo	Testosterone Enanthate	250mg / 1ml
Test. Prolongatum	Testosterone Enanthate	100mg / 1ml
Test. Enanthate	Testosterone Enanthate	250mg / 1ml
Cypioject	Testosterone Cypionate	2000mg / 10ml
Testoject	Testosterone Suspension	1000mg / 10ml
Norma	Nandrolone Decanoate	200mg / 2ml
Deca-Durabolin	Nandrolone Decanoate	200mg / 2ml
Decaject	Nandrolone Decanoate	2000mg / 10ml
Decabol	Nandrolone Decanoate	2500mg / 10ml
Superanabolon	Nandrolone Phenylpropionate	25mg / 1ml
Duraject	Nandrolone Phenylpropionate	1000mg / 10ml
Boldoject	Boldenone Undecylenate	2000mg / 10ml
Boldabol	Boldenone Undecylenate	2000mg / 10ml
Trenaject	Trenbolone Acetate	750mg / 10ml
Trenabol	Trenbolone Acetate	750mg / 10ml
Trenabol Depot	Trenbolone Hexahydrobenzylcarbona	1000mg / 10ml
Trinabol	Trenbolone blend	1500mg / 10ml
Primobolan Depot	Methenolone Enanthate	100mg / 1ml
Primoject	Methenolone Enanthate	1000mg / 10ml
Primobol	Methenolone Enanthate	1000mg / 10ml

2. Cutting（賽前縮線條類）

名　稱 Trade Name	生化結構式 Active Substance	有效份量 Form
Test. Propionate	Testosterone Propionate	50mg / 1ml
Propioject	Testosterone Propionate	1000mg / 10ml
Testabol Propionate	Testosterone Propionate	1000mg / 10ml
Agovirin Depot	Testosterone Isobutyrate	50mg / 2ml
Testoject	Testosterone Suspension	1000mg / 10ml
Boldoject	Boldenone Undecylenate	2000mg / 10ml
Boldabol	Boldenone Undecylenate	2000mg / 10ml
Masterject	Drostanolone Di-propionate	1000mg / 10ml
Winstrol Depot	Stanozolol	50mg / 1ml
Stanoject	Stanozolol	500mg / 10ml
Trenaject	Trenbolone Acetate	750mg / 10ml
Trenabol	Trenbolone Acetate	750mg / 10ml
Trenabol Depot	Trenbolone Hexahydrobenzylcarbona	1000mg / 10ml
Trinabol	Trenbolone blend	1500mg / 10ml
Primobolan Depot	Methenolone Enanthate	100mg / 1ml
Primoject	Methenolone Enanthate	1000mg / 10ml
Primobol	Methenolone Enanthate	1000mg / 10ml

3. Hormones （荷爾蒙類）

名　稱 Trade Name	生化結構式 Active Substance	有效份量 Form
Jintropin	HGH	100 i.u.
Fitropin	HGH	120 i.u.
Genotropin 16 i.u.	HGH	16 i.u.
Genotropin 36 i.u.	HGH	36 i.u.
Pregnyl	HCG	15000 i.u.

（三）類固醇不同的服用方式名稱：

△ Cycling（週期式用法）

一般是以「星期」為計算單位，譬如連續用十二個星期；停用六星期為一個「週期」（Cycling）。

△ Stacking（堆積式用法）

一次同時用兩三種以上不同的類固醇。

△ Pyramiding（金字塔式用法）

先漸漸增加再慢慢減少劑量或期間。

△ Shotgunning（散彈槍式亂用法）

使用類固醇時用時停；劑量或種類也任意變化亂用。

四、「類固醇」（與其他禁藥）的指數表

（指數從 1 到 10，數字愈小表示愈低弱,越大則表示越強越高。本表僅純供參考用。打**者為較常見）

類固醇（禁藥）名稱	增加力量指數	增重或增肌指數	燃脂指數	防止雌激素指數	副作用指數	價格指數	藥效持續指數
Aldactone	-	-	-	-	8	4	-
**Anadrol	10	10	-	-	9	5	1
**Anavar (Oxandrolone)	7	4	-	-	1	9	9
Androil	2	2	-	-	1	7	8
**Arimidex	-	-	-	10	3	9	-
Catapres	2	2	-	-	8	6	-
Cheque Drops	2	-	-	-	10	8	-
**Clenbuterol	1	1	5	-	3	2	1
**Clomid	1	-	-	7	3	6	1
Cyclofenil	1	1	-	6	2	3	1
Cytadren	-	-	-	9	8	7	-
**Cytomel (T3)	-	-	8	-	8	1	-
**Deca Durabolin (Deca)	6	6	-	-	4	5	8
**Dianabol (D-bol)	9	9	-	-	6	2	3
DNP	-	-	10	-	10	5	-
Durabolon	6	6	-	-	4	4	9
Dynabolon	6.5	6.5	-	-	3	7	8
EPO	-	-	-	-	10	7	-
**Ephedrine	-	-	8	-	6	1	-
Equipoise	5.5	5.5	-	-	4	5	8
Esiclene	-	-	-	-	6	8	1
Finaplix	10	10	-	-	9	6	4
GHB	-	-	3	-	2	2	-
Glucophage	-	-	-	-	6	2	-
**Growth Hormone	8	8	8	-	4	10	9.5
Halotestin	4.5	3	-	-	9	5	2

類固醇（禁藥）名稱	增加力量指數	增重或增肌指數	燃脂指數	防止雌激素指數	**副作用指數**	**價格指數**	藥效持續指數
**HCG	-	-	-	-	4	4	-
**Insulin	7	7	3	-	10	2	7
Lasix	-	-	-	-	9	7	-
**Laurabolin	5	6		-	4	6	9
Masteron	6	6	-	2	2	8	8
**Methyltestosterone	7	7	-	-	10	8	2
Nolvadex	-	-	3	6	3	4	1
Norandren 50	6	6	-	-	4	4	8
Nubain	-		-	-	8	-	-
Omnadren 250	8	8	-	-	5	3	6
Parabolan	9	9	2	-	8	9	6.5
Phenformin	-	-	4	-	10	4	-
Primobolan Depot	5.5	5.5	-	-	4	8	10
Primobolan Tablets	3.5	3.5	-	-	4	4	7.5
Primoteston Depot	8	8	-	-	4	1	4
**Proviron	-	-	-	-	6	6	-
Ralgrow	1	0	-	-	10	6	4
Sostanon 250	8	8	-	-	5	4	6
Sten	6	6	-	-	6	2	5
Synovex	6	6	-	-	6	6	4
**Synthol	-	-	-	-	8	10	2
Teslac	1	1	-	10	2	10	1
Testosterone Cypionate	8	8	-	-	6	4	3
Testosterone Enanthate	7	7	-	-	6	4	4
Testosterone Propionate (Testex)	8	6	-	-	4	4	2
**Testosterone Suspension	10	10	-	-	6	4	1
Testosterone Theramex	9	9	-	-	5	5	5
**Winstrol Depot	4	3	-	-	2	8	9
**Winstrol Tablets	2.5	2	-	-	3	8	9

(Table courtesy of steroidworld.com)

五、「男性素類固醇」（Androgenic Steroid）跟「同化性類固醇」（Anobolic Steroid）有何不同？

△ 簡單的說：「Androgenic Steroid」是跟促進「男性特徵」有關，「Anobolic Steroid」則是與「增大肌肉」有關。

△ 「Androgenic Steroid」就是「Androgen」，也就是「男性素」。意思是「一種產生或刺激男性特徵的物質」，如男性性器官、鬍鬚、聲調等。「Androgen」這種類固醇荷爾蒙不只男性體內有，女性身上也有，只是比較少。

△ 女性就算是服用了人工的「Androgenic Steroid」，由於體內肌肉細胞（膜）的「男性素接受器」（Androgen Receptor）敏感度與循環性都不如男性，所以再怎麼練肌肉也比不上男的，尤其是上半身的肌肉發達程度。

△ 「Anobolic Steroid」則會分泌出「睪丸酮素」等來刺激骨骼肌的增大，雖然它也是屬於「Androgen」，但裡頭的「Androgenic」功能比較低。又如會讓你長脂肪的「雌性素」（Estrogen）也是「同化性類固醇」的一份子。

△ 所有的「Anobolic Steroid」都是「Androgen」！所以，不可能把「Anobolic Steroid」之中的「Androgenic Steroid」剔除掉！

△ 因為「Androgen Receptor」在體內扮演一個讓肌肉長大的「鎖匙」地位，缺少了它，肌肉就無法增大。就算是你把「Androgen」抽除，可能在某些肌肉部位缺少了「Androgen Receptor」，但是其它部位的肌肉馬上再產生彌補上。

△ 很多廣告都宣稱：它的產品百分之百是「純 Anobolic Steroid」！那我肯定告訴你：純商業廣告！不管它是「Nandrolone Decanoate」（亦稱 Deca-Durabolin）、還是「Winstrol」、「Anadrol」…等，全部都是「男性素」（Androgen）！

六、較常見的「同化性類固醇」(Anabolic steroids)有哪些？

(一)「Nandrolone」（諾龍）

△ 化學名稱：「17β－羥基－ 4 －雌甾烯－ 3 －酮」，英文學名：「17beta-Hydroxy-19-norandrost- 4-en-3-one 17-decanoate」，

△ 通稱為「諾龍」。

△ 「nandrolone」能促進蛋白質的「合成作用」，並抑制蛋白質「異化作用」。功能比「睪固酮素」（Testosterone）強大而持久。並可加速骨骼生長，且雄激素副作用較小。(1)

△ 尤其是「諾龍」的「前驅物」，叫做「19-Nor」類固醇，它的效果最卓著！而且比較不容易被藥檢測出。

△ 「諾龍」（nandrolone）的另一特點就是，產生較少的「雌性素」（Estrogen，會讓你堆積脂肪）。而且服用（深部肌肉注射）一次可撐兩個禮拜以上，不用常常「打」，所以廣受歡迎。

△ 副作用是：除了一般類固醇會有的不良副作用之外，它還會讓情緒不穩、心情浮躁、性慾增加或陽萎。甚至失眠、皮膚長出痤瘡。

(二)「Deca-Durabolin」（長效-多樂寶靈）

△ 「Deca-Durabolin」簡稱「Deca」，英文化學名：「Nandrolone Decanoate」，或稱「19-Nortestoterone decanoate」。

△ 1960 年代初美國 Organon 製藥公司就已經將它推進健美市場，目

前市面上以「Organon」跟「Norma」這兩個牌子最流行。

△ 美國目前最流行的四大類固醇之一。

△ 中文化學名：「癸酸男諾龍」，或稱「19-去甲基睪固酮」商品名：「多樂寶靈」或「長效-多樂寶靈」。

△ 「Deca」之中含「Nandrolone」達 55 % 左右，並能保留較多的「氮」在身上。「氮」對蛋白質的合成作用有絕對重要之關鍵。

△ 「Deca」是一種最普遍、最流行的「注射用類固醇」，因為它很快、很容易見效，注射後約 10-14 天左右即可看到效果。

△ 它比起「睪固酮素」（Testosterone），由於「Deca」對前列腺副作用較小，對肌肉增大效果卻大上兩倍半！藥效長；打一次撐兩個星期，所以很多「健美運動員」趨之若鶩！是過去二十幾年來，被使用最多的「類固醇」。

△ 由於 Deca 中含健美選手的討厭的副作用「Androgenic」較少，而「Anobolic」卻較多。加上它不會造成關節疼痛，所以健美運動員特別喜歡拿它來做「增肌」之用。

△ 這種注射用類固醇大多是以 8-12 週為一個Cycle，一般男性用量是每週每磅體重 2mg，每週注射一次。女性用量較少，每週約 50mg。

△ 比起其它的「類固醇」，雖然它的「副作用」較少一點，但還是有很多壞的「副作用」，如具「肝毒性」會傷肝、影響膽囊功能、女性多毛症…等

△ "Deca Dick".這個詞，則是指男性服用「Deca」後陰莖”不舉”的副作用。

△ 類固醇黑市上百分之九十以上的「Deca」，都是成份有問題的假貨！如墨西哥生產的「Noradren200」。

(三)「Winstrol」（康力龍）

△「winstrol」是一種商品名，而「Winny」也是健美界對它的慣用簡稱。

△英文化學名則是「stanozo1o1um」，簡稱「stanozolol」。中文通稱「康力龍」。

△「winstrol」有口服與注射兩種，也是目前美國最流行的四種類固醇之一。

△口服的以「British Dragon」牌子較多，注射的則是「Eurochem Laboratories」。

△而「Winthrop Company」公司原本生產注射用的「Winstrol Depot」，但現在已經停止生產「Strombaject」。

△「winstrol」雖是「stanozolol」的商品名，但通常簡稱它「Winny」。在美國的市面上卻稱：「Winthrop」。

△在歐洲則把「winstrol」稱為「Stromba」。

△注射的winstrol叫做「Winstrol Depot」，水溶性很高；效果比口服的效果好。而且比較不會產生女乳症積水等副作用，通常選手在賽前準備期特別偏好使用這種類固醇。

△服用類固醇的健美選手如果在增肌階段，會將「Winstrol Depot 」與Dianabol、Anadrol 50、Testosterone esters或是Deca-Durabolin一起服用以達到最佳效果。

△「口服 winstrol」錠劑量通常是男性每天 15-25mg，「注射的 winstrol」則是 25-50mg，注射部位以小腿、手臂與肩膀居多。

△市場上「Winstrol Depot」假貨膺品很多,現在黑市上以西班牙的「Zambon」最流行。

△至於市面上公開以「營養補品」販賣所謂的「Winny-v」，又稱之「Cyclostanozolol」。其實這只是一種合法的「營養補品」，不過

它故意取這個諧音來混淆消費者罷了。

△ 同樣有很多不良的副作用。

(四)「Dianabol」（大力補）

△ 中文學名是「17-去氫甲基睪丸酮」，商品名通稱「大力補」。

△ 英文化學名是「methandienonum」，商品名是「dianabol」，簡稱「D-bol」。是屬於口服性類固醇。

△ 1958 年首度問世的類固醇，一直被使用來增肌，也最容易產生積水、女乳症等明顯之副作用！

△ 美國目前最流行的四大類固醇之一。

△ 很多人因為怕打針；所以選擇這一種效果很強、也最容易被購買到的口服性類固醇「dianabol」。它在美國的健美界，被公認為最具肝毒性！有很多極可怕的副作用，除了容易在身上長瘡疤外；尤其是最傷肝！

△ 但是它的「增肌」效果奇佳，在服用後六個星期內，每星期可增肌達 1-2 公斤！所以最容易讓使用者產生"滿足幸福感"（sense of well being anabolic）的假象。

△ 使用「D-bol」時，大多需要同時服用像 Nolvadex 或 Proviron 這類的「抗雌性素」（Anti-Estrogens）藥物。

△ 由於是口服性類固醇，所以很容易被濫用。因為它具有傷肝甚至致癌，因此每一次的「週期」（Cycle）最好不要超過八個星期!

△ 在美國很多是從墨西哥偷運入境，由於價格較便宜，遭到極嚴重的濫用！

(五)「Anadrol」（康復龍）

△ 「Anadrol」英文化學名「oxymetholone」，簡稱「Anadrol-50」或

黑話稱之「A-bombs」（原子彈）。

△ 中文化學名是「羥甲烯龍」或「羥次甲氫龍」，商品名是「康復龍」。

△ 它也是一種藥效很強的口服性類固醇！短期間內就能快速增肌增重，所以同時也會導致身體積水浮腫；肌肉沒線條。關節處也有可能會產生積水。

△ 在美國是屬於最常被濫用的類固醇之一。

△ 最大的副作用是：造成肝功能損害、黃疸以及腎衰竭。

△ 由於屬於口服性類固醇。通常每天的劑量是：每磅體重約0.5-2.5mg。

△ 「Anadrol」不適合女性服用。

(六)「Clostebol」（氯睪酮）

△ 屬於注射液的一種合成雄性激素類固醇。

△ 有很多不良的副作用。

(七)「Oxandrolone」（氧甲氫龍或稱氧雄龍）

△ 英文商品名叫「Anavar」，中文稱「氧雄龍」。

△ 「Anavar」是1964年由美國Searle公司研發問市的口服性類固醇。

△ 「Oxandrolone」是合成睪固酮素的衍生物，可促進體重（肌肉）之增加與減輕骨骼疼痛。

△ 由於「Anavar」在市場上的價格不便宜，每天的有效劑量又需要在150mg以上，所以選手較少使用。

△ 對肝臟有不好的毒性副作用。

(八)〝Fluoxymesterone〞（米勃龍）

△〝Fluoxymesterone〞英文商品名叫〝Halotestin〞，中文化學名是「氟羥甲基睪丸酮」，中文商品名是「米勃龍」。

△它是一種合成睪固酮素的衍生物，

△〝Halotestin〞（米勃龍）由於毒性特強，僅適合賽前短期使用。

(九)〝Danazol〞（達那唑）

△〝Danazol〞商品名叫〝Danocrine〞；有時也叫做〝Danatrol〞、〝Winobanin〞、〝Anargil〞或是〝Mastodanatrol〞。

△又稱「Ladogal」（療得高），是目前治療子宮內膜異位症最常用的藥。

△它也是合成的雄性激素，由於它能造成雄性激素增加，也被用來當作發達肌肉用的類固醇使用，或防止雌激素分泌異常造成女乳症。

△它特別會使女性用者造成聲音低沉，肌肉變發達，陰蒂肥大等副作用。

(十)〝Methyltestosterone〞（甲基睪固酮素）

△〝Methyltestosterone〞英文商品名稱〝Metandren Oreton Methy〞，中文化學名是「甲基睪固酮素」，或簡稱「甲睪酮」。

△一般用來增生毛髮、抑制體內雌激素或防止子宮內膜增生。

△有人拿來作增加「雄性素」之分泌，以增大肌肉。

△以舌下噴劑或口服為主。

△"Methyl"是「甲基」的意思，但市面上很多合法上市的「補品」（supplements）根本不是什麼類固醇。卻都故意誇大用什麼"Methyl"（甲基）當字首，或用 xxxxroid 當字尾，讓你以為它的效果如同類固醇一樣!?消費者不可不察。

(十一) Testosterone（人工合成睪固酮素）

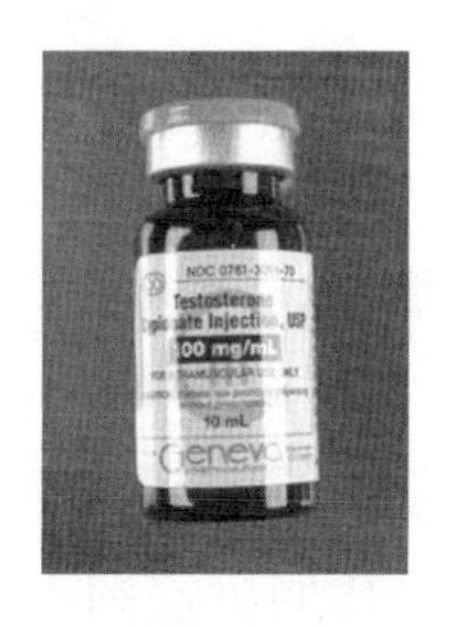

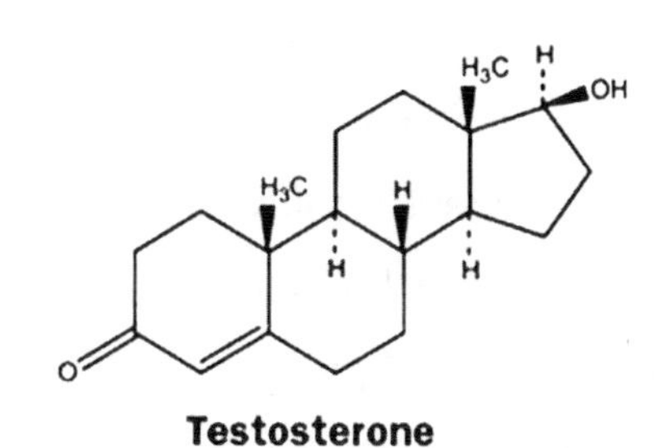

Testosterone

我們知道練健美要增大肌肉，最重要的關鍵就是你體內的睪固酮素有沒有完全被分泌釋放出來？

所以人工合成的「睪固酮素」（Testosterone，簡稱 Test 或是 T）就是要來彌補它的不足與促進它的分泌！

尤其是男人過了 40 歲以後，自己體內的睪固酮素分泌逐漸減少。到了 60 歲時全身肌肉量會因此減少約 20-30%。

在美國由於「人工合成睪固酮素」現在是屬於醫師處方的管制藥物，所以市面上合法的相關「補品」很多，一再強調他們的產品是「睪固酮素推進器」（Testosterone Booster）！說什麼能自然提昇你體內的睪固酮素 50%，甚至是 1 倍！而且故意在這些產品名稱的字首或字尾，加上類似一些類固醇或睪固酮素的字母來唬弄消費者！

「人工合成睪固酮素」還有一項主要功能就是「通知」你大腦的〝Hypothalamus〞（下視丘）啟動分泌睪固酮素！

目前市面上的「人工合成睪固酮素」共分為以下六大類：

（另外請參考前面「荷爾蒙前驅物」章節中之說明）

▲（第一類）「注射類酯化睪固酮素」（Injectable testosterone esters）：

人工合成的睪固酮素現在大多是「注射類酯化睪固酮素」（Injectable testosterone esters）的型態，這種注射類的「Test」也是美國目前市場上最流行的四大類固醇之一。

。它主要分為下列幾種：

(A)「Testosterone Propionate」（丙酸睪酮）

◇「Testosterone Propionate」英文商品名稱「Testex」，中文化學名是「丙酸睪酮素」，它的化學程式是「C3H6O2」。

◇ 也是「睪固酮素」的衍生物，一般是用肌內注射方式。普通是適用於隱睪症患者、男性性機能減退或婦女疾病如月經過多、子宮肌瘤等。

◇ 同樣有很多不良的副作用。

(B)「Testosterone Enanthate」

它的化學程式是「C7H14O2」，是當今美國市面上最主要的一種人工處方睪固酮素。約每1-3個星期注射一次，之後可持續8-10天效果，美國市面上的新廠牌叫做："Delatestry×"。

(C)「Testosterone Cypionate」

它的化學程式是「C8H14O2」，它跟上面的Enanthate一樣也是美國市場上主要的一種人工處方注射類睪固酮素。市面上出售的新廠牌叫做："Depo-Testosteron×"。

(D)「Sustanon」

◇「Sustanon」現在主要是美國境外所生產的一種「酯化睪固酮

素」（testosterone esters），它是以下列四種「酯化睪固酮素」所組合成：

testosterone propionate (C3H6O2),

testosterone phenylpropionate (C9H10O2),

testosterone isocaproate (C6H12O2),

testosterone decanoate (C10H20O2).

它綜合快速跟緩慢釋出之效果，每 1-4 星期注射一次。

◇而「Sustanon 250」基本上也是上面四種「酯化睪固酮素」所組合成，但它比較不會產生積水與雌性素等副作用。

◇「Sustanon 250」每星期的注射劑量約在 250mg，但不要超過 2000mg。目前為許多健美選手所偏愛使用。

◇尤其是他們將「Sustanon」與 Parabolan (trenbolone hexahydrobencylcarbonate)、Masteron (drostanolone propionate)以及 Winstrol (stanozolol)一起使用增加其效果！

◇美國 Organon 公司在墨西哥製造的牌子叫做「Sosteno× 250 redi-ject」。

◇「Sustanon」在美國黑市中相當搶手，尤其是在印度生產的俄羅斯牌子「Russia× Sustano× 250」！另外歐洲很多國家也有類似之產品，其中當然贗品很多，因為市場實在太熱門了。

(E)「Testosterone Phenylpropionate:」

它的化學程式是「C9H10O2」，它含有Sustanon與Omnadren這兩種酯化睪固酮素的成份，是一種緩慢釋出效果的人工處方注射類睪固酮素。

現在市面上出售這種人工處方睪固酮素的新廠牌叫做：" Testolen×."。

(F)「Omnadren」

「Omnadren」是當今歐洲最流行的一種人工處方注射類睪固酮素。它的功效跟Sustanon差不多,也是四種「酯化睪固酮素」所組合成：
estosterone propionate (C3H6O2),
testosterone phenylpropionate (C9H10O2),
testosterone isocaproate (C6H12O2),
testosterone decanoate (C10H20O2).

(G)「Aqueous Testosterone Suspension」

這是一種非「烯酯化」的人工處方注射類睪固酮素。它的功效釋出期很短；只有幾個小時而已。現市面上出售的這種睪固酮素新廠牌叫做："Aquaviro×."

▲（第二類）「口服類睪固酮素」（Oral Testosterone）

1. Methyltestosterone（甲基睪固酮素）

學名又稱「C-17 Alpha Alkylated Testosterone」，它是一種最早期最普通的口服睪固酮素。這種睪固酮素有："Metesto,"、"Methitest,"、"Testred,"、"Oreton Methyl,"以及"Android."。
可能產生的副作用是眩暈、潮紅、鼻塞，長期服用會導致高鈣血症以及傷害到肝臟。

2. Testosterone Undecanoate（簡稱 TU）

它的化學程式是在 17x 上多了 Undecanoic acid，會使藥物在進入肝臟以前就被淋巴液所吸收。
「TU」跟上面的「甲基睪固酮素」由於都是口服的，所以藥效很短；通常只能持續 3-4 小時。每天必需服用 3-6 個膠囊劑量，花費比較大。

市售的「TU」廠牌有："Andrio×,"、"Androxo×,"、"Understo×,"、"Restando×,"以及 "Restinso×."，美國較少有這些牌子。

▲（第三類）「塗抹類睪固酮素」（Testosterone Gels）

1. Androgel（睪固酮素凝膠）

這種「塗抹類睪固酮素」藥膏性質屬於柔軟潤滑的凝膠，一天必需塗抹 1-2 次，藥效要完全從皮膚吸收則需 5-6 小時。而且塗抹處的皮膚要先保持乾燥乾淨，每次塗的劑量約 2.5mg-5mg。

2. Testim

「Testim」跟「Androgel」一樣都是 2003 年美國 FDA 所核准的另一種屬於醫師處方的塗抹類睪固酮素藥膏。

▲（第四類）「口腔黏著劑類睪固酮素」（Buccal Testosterone）

2003 年美國 FDA 也核准另外一種屬於醫師處方的口腔黏膜黏著劑的睪固酮素，它的名字叫"Striant."。這種「口腔黏著劑類睪固酮素」直接由口腔黏膜進入血液中，而不會經由肝臟。

▲（第五類）「皮下植入式睪固酮素」（Subcutaneous Testosterone pellet）

這是一種相當新的細小晶體狀錠劑，可以從腹部或是臀部直接植入；約 3-4 個月後再次更換，不過已經有使用者反應它會脫落。美國所生產的這種「皮下植入式睪固酮素」叫做"Testopel"。

▲（第六類）「藥貼布睪固酮素」（Testosterone Patches）

1. Androderm

「Androderm」是 Watson Laboratories 公司所生產的一種含睪固酮素的藥貼布，可貼在身上腹部或是大腿。每天將 2.5 mg 的睪固酮素滲入血液之中。

2. Testoderm TTS

「Testoderm TTS」也是含睪固酮素的藥貼布，它有兩種。

(十二)「Nandrolone Phenylpropionate」（苯丙酸諾龍）

◇「Nandrolone Phenylpropionate」英文商品名「Durabolin」，中文化學名是「苯丙酸諾龍」，中文商品名是「多樂寶靈」（與長效多樂寶靈 Deca- Durabolin 稍不同）。

◇也是一種注射劑，原本是預防骨質疏鬆用，增大肌肉效果與「Deca- Durabolin」差不多。

(十三)「Norethandrolone」（乙諾酮）

◇ 商品名或稱「乙基諾龍」，也是一種增大肌肉用的類固醇。

◇ 同樣有很多不良的副作用。

(十四)「Dehydrochlormethyl-testosterone」（脫氫氯甲基睪酮）

◇是一種增大肌肉用的類固醇，同樣有很多不良的副作用。

(十五)「Parabolan」（群勃龍、追寶龍）

◇「Parabolan」化學名叫做「Trenbolone」（hexahydrobencylcarbonate，群勃龍），中文叫做「乙酸去甲雄三烯醇酮」。

◇「Parabolan」跟「Finaplix」兩者都是「Trenbolone」（群勃龍）的產品。

◇它有動物用及人類用兩種，「Parabolan」是屬於人類所專用的注射性類固醇，由於它的功效持續比較久；兩三天注射一次即可，所以被很多人使用。

◇雖然「Parabolan」還是具有傷肝的毒性，但是比起 Winstrol 及 Masteron；它算是好很多。而且部份選手堅信它較能讓肌肉看起來更結實有線條！所以被濫用程度相當嚴重。

◇ 它除了傷肝外，也會產生女乳症等副作用，由於真貨極昂貴。而且近幾年來它的產量也較少（也有傳說 1997 年後已停產），所以市面上贗品很多！

七、「同化性類固醇」有什麼不良的副作用？

雖然在美國有部份人士堅持同化性類固醇只要在醫師或專家的指導下，還是很安全很有效果。並且認為每年因為抽菸致死的人數遠大於使用「同化性類固醇」者！

譬如2005年Olympia比賽時，在會場就有健美界人士舉辦簽名活動向國會議員們抗議有關「類固醇前驅物」（Pro- Hormones）與麻黃素等被列入禁藥的事件。

不過在2004年底美國發生的BALCO案，與美國職棒大聯盟有球員涉嫌使用類固醇禁藥……等一連串事件後！美國的社會大眾有百分之90以上贊成嚴格立法管制查緝這些禁藥。

今天在美國及幾個先進國家均已經把它列為跟海洛因、古柯鹼同級的三級管制禁藥，並立法查緝處罰。

運動員使用「同化性類固醇」除了違反公平競爭的運動精神之外，主要它有很多危險的副作用。所以我還是堅持主張禁用「同化性類固醇」！

以下就是「同化性類固醇」的幾項主要副作用：

(一) 影響身體正常荷爾蒙的分泌功能

△ 身體本身原有正常的荷爾蒙分泌功能，它會自動調整體內各種荷爾蒙的分泌多寡。當你服用了「人工合成」的「蛋白同化雄性激素類固醇」，就會馬上影響它原有的功能。

△ 服用類固醇首先會使你體內的〝LH〞（黃體素）與〝FSH，Follicle Stimulating Hormone〞（卵泡刺激素）分泌量減低甚至停止！

△ 由於〝LH〞與〝FSH〞是刺激睪固酮素分泌的物質，它們的分泌

功能要是受損；會造成睪丸縮小以及精子減少！

△ 它會降低甚或停止本身的分泌量，一直到你停止服用外來的「類固醇」，才會慢慢恢復回來。如長期服用的結果，可能根本無法回復到原來的分泌量。

(二) 影響或危害到肝臟、腎臟的功能

△ 肝臟本身具有排毒的功能，腎臟則是像身體的過濾器一樣。

△ 如果你長期（兩個月以上）服用這些藥物，勢必增加肝、腎的負擔、副作用。

△ 結果是：膽固醇指數昇高、出現黃疸、肝腎腫大、身體積水、脂肪增加、內出血、肝腎功能失調、甚至於肝癌發生，最後洗腎、換腎者大有人在！

△ 對男性而言，前列腺可能腫大或病變。

△ 不要誤認為「口服」方式比「注射」安全，其實大部分口服都比注射的副作用大！

△ 不要相信有「沒副作用的類固醇」！只是它的副作用慢一點出現而已！

(三) 增加心血管疾病的發生

△ 使用「類固醇」或其「前驅物」最普遍明顯的副作用就是：體內的膽固醇與三酸甘油脂指數升高；以及睪丸縮小！

△ 類固醇會改變血液的凝血功能，與提高膽固醇指數。並且影響胰島素的正常分泌機能。

△ 結果是導致心血管疾病的發生，諸如高血壓、心臟病、中風等，甚至猝死！

△ 下列幾位職業健美選手均英年早逝，很多人強烈懷疑他們的死因是否跟類固醇有關？

Mohammed Benaziza（1959～1992）

Andreas Munzer（1960～1996）

Sonny Schmidt （1953～2004）

Don Youngblood（1954～2005）

△ 至於其他知名度較低或業餘選手因使用類固醇直接、間接造成死亡，以及因而身體出問題退出賽場者，則無人關心注意也無從統計。

(四) 改變心理狀況與影響情緒

△ 類固醇在相對上也是屬於容易上癮的藥物。

△ 長期服用了外來的荷爾蒙，多少一定會改變心理機能與狀況，但服用者本身往往不自覺、也不會承認。

△ 最明顯的就是整個人變得陰陽怪氣或情緒低落，有時很容易激動，脾氣變暴躁、有攻擊性，常常疑神疑鬼、怪東怪西、孤癖、甚至性慾衝動或喪失……等。

△ 在美國常常聽到〝Roid Rage〞這個名詞，往往來形容「類固醇用者」乖張暴躁的個性！

(五) 造成身體外貌、生理體質之改變

△ 服用類固醇對身體外貌出現最明顯的特徵就是：

(A)「女乳症」（Gynecomastia）的發生，簡稱〝Gyno〞。健美界通稱它為〝Bitch tits〞，也就是男性的胸部乳頭變尖、凸起或有乳暈。這是因為體內太多「雌性素」（Estrogen）之因，如

果服用〝Anti- Estrogen〞的藥，想去除這些〝Gyno〞，結果不但增加身體的積水與脂肪，又加了上其他的副作用！

(B) 形成「水牛肚」（Buddha belly）、「水牛肩背」，由於服用類固醇讓身體積水，腎功能又不好，積水無法排出。往往你可以看到某些選手（尤其職業選手），腹肌明明很清楚漂亮，但挺個大肚子縮不進去。這就是 8 成用了太多類固醇的結果！

(C) 關節處的骨骼凸出，形成像臉頰顴骨變大、變方，手肘關節骨突起等，長期使用造成骨質疏鬆症。

(D) 掉頭髮或變禿頭，男性睪丸變小、女性陰蒂變大。

(E) 肌肉經常抽筋或頭痛、頭暈、常常想睡、乳頭痛、無食慾、舌乾喉燥，身上皮膚長出類似青春痘的紅腫。有時會無故流鼻血。

(六) 對發育中青少年的危害

△ 發育中的青少年，如果服用了「類固醇」等藥物，除了受上面所列副作用的危害之外，更有其他嚴重的後果。

△ 由於類固醇改變了身體原有的一些機能，青少年的身高發育受到干擾，尤其是骨骼的發育會緩慢下來。

△ 服用類固醇讓肌力變大以後，但青少年的關節、韌帶沒有跟著變強壯，所以很容易拉傷肌肉或關節！

△ 整個身體的各種機能受到干擾而大亂，對爾後發育成長影響深遠！

△ 根據美國最近的一項研究報告（Behavioral Neuroscience）指出：青少年時期如果使用類固醇，極可能會傷害到腦部！

△ 2006 年 9 月 27 日路透社（Reuters）報導：
根據耶魯大學教授 Barbara Ehrlich 的最新研究報告指出：
服用人工類固醇會產生腦細胞傷害！因為當服用類固醇時期，體內的睪固酮素自然會隨之升高。而體內的睪固酮素如果過高，則會殺死你的腦細胞！

這種體內因過高睪固酮素而殺死腦細胞的情形叫做「細胞程式亡」（Apoptosis），也就是說細胞受到環境刺激後，在基因調控之下所產生的自然死亡現象！這種過程的情形就如同阿茲海默症一樣！

△ 美國緝毒局（DEA）所公佈的資料（2005 Monitoring the Future Study）顯示：8 到 12 年級的學生中約有 2 %左右曾使用過類固醇！

△ 自 2006.09 開始，美國紐澤西州已開始針對參加州級以上體育競賽的高中生，做隨機抽樣藥檢（含類固醇及其他禁藥）。

△ 根據 2006.12.24 美國《舊金山記事報》（San Francisco Chronicle）報導：美國全國約有 3～11 %的青少年使用過類固醇（或運動禁藥）！這些年輕人使用類固醇（或運動禁藥）不一定是要增強運動成績，而是大多數為了改變身體外貌；例如增加肌肉或減肥瘦身！

(七) 對女性的危害

△ 由於女性本身體內的「雄性素」本來就較少，服用類固醇以後，對身體及健康的影響比男性更大、更長久！

△ 女性變「男性化」，聲音變粗、喉結變大，臉部輪廓男性化，體毛增加或長鬍鬚、乳房組織萎縮、經期錯亂、陰蒂變大……等。

△ 甚至造成不孕症、或危及懷孕中之胎兒。其副作用不會因停止服用類固醇，而獲得改善。

(八) 自我產生錯誤的用藥觀念

前面提到類固醇的用者，往往會影響改變一些心理與情緒上的行為。

除了類固醇在使用後因藥物的關係，會不知不覺讓你產生虛幻的「滿足幸福感」（sense of well being anabolic）假象。自以為一切事情會因肌肉突然快速變大；也跟著變得很美好。甚至於產生唯我獨尊盲目的自大感！

還有在服用藥物久了，往往自我產生以下一些錯誤的用藥觀念。

△ 誤以為「口服」比「注射」安全？

事實上，大部分「口服」的類固醇都比「注射」的方式危險，因為它要經過肝臟等器官。但無論是「口服」或「注射」，都有它不同的危險性！

△ 被誤導只要有醫師或專家指導，就可以放心使用類固醇。

不管是如何高明的醫師或專家，都無法保證使用後絕對沒有副作用！否則為什麼一些頂尖的職業選手也會出問題？何況通常所謂的「專家」，往往也都是這些「禁藥」的「販賣者」（藥頭）！

△ 誤以為只要不跟別人共用針頭注射，就很安全？

只要是「注射」，就有感染的可能。更不要以為只有自己使用，就可以重複使用針頭！正常類固醇使用都是最少六個星期為一週期，長期「針頭注射」下來，很少有皮膚、肌肉不受影響的！

△ 自以為使用的類固醇一定是「真貨」與「正牌貨」？

由於類固醇屬於管制藥品，在絕大部分國家都是禁止運動員使用。所以這些藥品，大多是透過地下黑市管道販賣，不但價格偏高（在美國八週一期的費用約 500 美金以上），而且，往往聲稱最有效的產品（例如 Deca）；它的「贗品」、「假貨」都佔八成以上！

△ 被誤導只要一停用，副作用就消失？

有些類固醇停止使用一個禮拜，藥效副作用就消失，但是大部分長則可拖到一年左右。可是對身體所造成的傷害，不會因後來的停用而跟著復原。多數副作用所造成的傷害，會伴隨你一生！

△ 自以為有信心有把握試用一下，隨時可以停用？

要知道：只要使用過類固醇，你的身體自然就會對類固醇的敏感度與接受度愈來愈高。而且不知不覺地習慣上它，因為當你一停用，肌肉與力量馬上變小；線條消失，心理很沮喪不能接受，如果不用還真練不下去呢！

△ 美國健身界有一句話：Once you start using it,you can’ t stop ！不要太有自信，等用了以後，整個人的個性、思維都會受類固醇的影響而跟著改變。所以奉勸你：不要開始，否則很難結束！

八、類固醇（與禁藥）在體內殘留量可能被檢測出之時效表

本表並無精確科學依據,僅純供參考用。

一般而言，口服類固醇約在人體內停留一至四星期，注射的類固醇則約在人體內停留三至四個月之久。

18 個月	nandrolone decanoate
12 個月	nandrolone phenylpropionate
5 個月	boldenone undecyclate metehenolone enanthate trenbolone trenbolone acetate injectable methandienone
3 個月	testosterone-mix (Sustanon & Omnadren) testosterone enanthate testosterone cypionate
2 個月	oxymetholone fluoxymesterone injectabel stanozolol formebolone drostanolone propionate
5 個星期	methandienone mesterolone ethylestrenole noretadrolone
3 個星期	oxandrolone oral stanozolol
2 個星期	testosterone propionate
1 個星期	testosterone undecanoate
4 天	clenbuterol

(Table courtesy of steroidworld.com)

第三章 讓身體加速「同化作用」的自然方法與食物

前言

健美運動最基本的目的就是要把肌肉練大！但肌肉要增大；與下列兩項因素有密切的關係：

一、你體內的「同化性荷爾蒙」（Anabolic Hormones, 如睪固酮素、HGH….等）有沒有完全被釋放出來？有足夠的這些荷爾蒙，身體的「同化作用」（Anabolism）才能加速進行以增大肌肉！同化性類固醇的主要作用也是如此。

二、你的肌肉在鍛鍊刺激完後，它是否能快速修補恢復？

尤其是第一項最重要：體內的「同化性荷爾蒙」有沒有完全被釋放出來？

一、如何利用「自然的方法」，加速身體的「同化作用」（Anabolism）以增大肌肉？

(一) 攝取足夠的蛋白質與氨基酸

△「蛋白質合成肌肉，肌肉需要蛋白質！」這是健美的基本知識。

△ 一公斤體重每天最少要攝取 2 公克的蛋白質，否則肌肉就沒有足夠的「原料」來合成。

△ 如果改吃「素食」，體內的荷爾蒙如「睪固酮素」馬上下降，所以蛋白質食物中的「紅肉」還不能少，因為「紅肉」中含有豐富的鐵質、鋅、維他命 B12、肌酸等重要的營養素。

△ 還要補充足夠的氨基酸，尤其是「支鏈氨基酸」（BCAAs）、「肌酸」與「麩氨酸」。

(二) 適量多餐碳水化合物熱量以維持血糖值

△ 肌肉要合成、要增大，就需要「肝醣」與「胰島素」兩大因子來協助完成。

△ 很多健美運動員常犯的錯誤觀念，就是蛋白質的攝取量沒問題，但是「碳水化合物」往往吃的不夠！

△ 碳水化合物如攝取不足，就會妨害胰島素的分泌，胰島素分泌不夠，「肝醣」就無法輸送到肌肉中。

△ 如要有體力持續鍛鍊肌肉，就要有足夠的碳水化合物來提昇體內血糖的「升值指數」；也就是「GI 值」(Glycemic Index)。

△ 碳水化合物的攝取量如不足，身體就會開始燃燒肌肉裡的蛋白質來當做熱量使用，這樣辛苦練出來的肌肉都流失掉了。

△ 為了讓身體隨時都能保持在「同化狀態」（Anabolism）之中，所以最好是一天分 5 到 7 次進食，也就是每隔 2 到 3 小時吃一次，不能讓身體產生有饑餓的感覺。

△ 還有更重要的是：分解脂肪需要碳水化合物的幫忙。所以「醣類」攝取不足會造成脂肪分解不良，而分解不良的脂肪會變為酮酸 (ketone)，最後導致酸鹼平衡錯亂，形成「酮症」（ketosis）。身體如果長時間處於「酮症」狀態之下，最後人會導致抽搐而產生「尿酸中毒昏迷」(Diabetic coma)，甚至於死亡。

△ 一天只吃三餐，每餐間隔太長，身體無法保持「同化狀態」，如一

餐吃太多，則容易變胖。（因為大部分的人 1 餐只能消化吸收 20 到 30 公克蛋白質）

(三) 不能不吃脂肪

△ 正常的身體熱量來源，應該是 20 至 30％ 由脂肪供應。不能完全由蛋白質及碳水化合物轉化產生。

△ 攝取適量的脂肪，身體才能分泌各種荷爾蒙與維持正常功能。尤其像增長肌肉的「睪固酮素」更需要靠「它」（必要脂肪酸）！

△ 所攝取的脂肪之中，「Omega-3 油」、「Omega-6 油」與「單不飽和性脂肪」這些好油，要佔一半以上。

△ 具體的說，像植物油，尤其是橄欖油、亞麻仁油與含「Omega-3 油」的鮪魚、?魚及?魚要多吃。

(四) 吃多樣化的蔬果

△ 練健美的人每天攝取這麼多的蛋白質，蔬菜水果一定不能少。

△ 許多蔬菜水果都含有豐富的「天然類固醇」營養素，與抗氧化物。多吃可以減輕肝、腎的負擔，尤其是如有服用人工荷爾蒙或類固醇的運動員，更要多攝取。

△ 1 天之中，蔬菜與水果都要各吃 2 到 3 次。

(五) 不斷喝水

△ 我們身體百分之 70 幾都是由「水」所構成的。

△ 有人說：「水是自然的類固醇！」一點也不為過。想想看，肌肉中每一公克的「肝醣」就需要 2.5 公克的水！

△ 「水」不只運送營養素，而且還要把身體中的「廢棄物」、毒素等

排出去。

△ 每天基本上要喝 4、5 公升到 10 公升左右的水。

(六) 休息睡眠

△ 「練」、「吃」、「睡」是練健美的三大要素。

△ 現代工商業社會大家忙碌，很多人都睡眠不足。根據筆者 2、30 年的教練經驗，「休息睡眠不夠」往往也是肌肉不能進步的主要原因之一！

△ 美國健美界有句名言：肌肉練膨脹的時候不叫大，休息睡覺時它才真正在長大！

△ 所以充足良好的睡眠品質，才是肌肉長大的保證。

(七) 要多練基本動作

△ 有些人肌肉練了很多年，什麼多有效的營養補品都吃了一籮筐，只差沒打類固醇。但是身上還是看不到什麼肌肉，有一個重要原因，就是他從來不練「基本動作」；不用槓鈴等「自由式器材」（Free-weight）！

△ 什麼是「基本動作」？就是用槓、啞鈴等做「臥推」、「壓腿」……等動作，尤其是多用「自由式器材」做大肌肉部位。

△ 所謂〝Back To Basics〞、〝Basics Are Best〞就是這意思，幾乎所有選手的肌肉都是先靠「基本動作」練出來的！

△ 很多人嫌裝卸鐵片麻煩，或一味相信用機器練最有效。這種觀念限制了自己的進步。

△ 健美的「老前輩」（Old-Timer）常說：「槓鈴深蹲是讓全身肌肉變大的關鍵！」兩條腿是全身最大的肌肉部位，「槓鈴深蹲」是

「King of exercises」（所有動作之王）。它不只是練到腿，有人說它還能刺激體內睪固酮素之分泌；帶動全身肌肉的增長速度。「老方法」（The old school）往往還是個好方法！

二、哪些「自然食物」含有如同類固醇的效果？

（一）一般日常食物

(1)「人參」（Ginseng）

△「人參」自古以來就是一種很好的養生補品，用途相當廣泛。

△「人參」能促進身體血液循環與各種荷爾蒙之分泌，最近有研究報告指出，「人參」能刺激「生長荷爾蒙」與男性「睪固酮素」的分泌量。所以它能促進蛋白質的合成作用，間接使肌肉增大。

△種類上無特殊要求，但價格上以美國人參較便宜合理；也相當有效。

(2)「花椰菜」（Broccoli）

△這裡所指的「花椰菜」，特別指的是「綠色」（或稱美國花菜）；不是臺灣原來所產的「白色」品種（通稱菜花）。

△「花椰菜」能強化體內的「蛋白質合成作用」！是練健美者一定要吃的首選蔬菜名單！

△它還能阻止體內「雌激素」（Estrogens）的增加，以防止身體脂肪與積水之儲存。

△它也能降低體內「壞膽固醇」增加，與預防心血管疾病之發生。

(3)「葡萄柚」（Grapefruit）

△「葡萄柚」本身就含有極佳的減脂效果，又能延長體內「咖啡因」

的發熱燃脂效期。

△ 所以它能促進新陳代謝的速度，讓肌肉線條更明顯，間接來說它也是一個很好的健身水果。

△ 由於它會降低胰島素的分泌量，所以練完後一、兩個小時內不要吃葡萄柚（汁），以免影響到蛋白質的消化。

△ 在做有氧運動之前，或早上起床時攝取最好。

(4)「鯡魚」（Herring）

△ 「鯡魚」盛產於北歐一帶，在臺灣較少見。

△ 這種魚體內所含的「肌酸」，是所有魚類中的第一名。

△ 因為它含有這麼高的「肌酸」量，最能增大肌肉與肌力，效果如同吃了類固醇一樣。

(5)「咖啡」（Coffee）

△ 「咖啡」也是一個對減脂很有效果的飲料。

△ 由於它能提神、減低疲倦感，運動之前喝了它，不但幫助減肥，又可提高精神與延長鍛鍊的時間。

△所以說它是自然的類固醇也不為過。

△最近有新的研究指出，它能預防糖尿病與肝臟疾病之發生。

(6)「綠茶」（Green Tea）

△ 「綠茶」同樣也是對減脂很有效果。

△ 它能促進新陳代謝的速度，加速體內抗氧化與排毒的功能，間接幫助了肌肉的合成速度。

(7)「酸乳酪」（Yogurt）

△ 「酸乳酪」又稱「優格」或「優酪乳」，其中含有大量的「好

菌」，可幫助蛋白質的消化。

△ 它還含有很高的蛋白質、鈣、麩氨酸…等，能加速體內的「合成作用」。

(8)「大蒜」（Garlic）

△ 「大蒜」除了可減肥以外，還可以刺激「睪固酮素」之分泌與抑制不良荷爾蒙「可體松」的分泌量。

△ 所以「大蒜」是一個很好的健美食物，適合在練之前吃；而且要生吃。

(9)「洋蔥」（Onions）

△ 「洋蔥」跟「大蒜」一樣是屬於蔥類，它能提高胰島素的分泌功能，並防止肝臟干擾到胰島素。

△ 練後的食物中最好能加入「洋蔥」，以增加胰島素的分泌量來幫助消化，並完成肌肉蛋白質的合成作用。

(10)「菠菜」（Spinach）

△ 「菠菜」在蔬菜中含「麩氨酸」最高，「麩氨酸」是練後修補肌肉不可或缺的氨基酸。所以它也是讓肌肉長大的自然食物。

△ 一定要生吃，不可煮食，以免流失裡面的麩氨酸。由於「菠菜」的纖維質會讓消化的速度變慢，所以儘量不要在練之前吃太多，以免胃部不舒服。

(11)「芹菜」（Parsley）

△ 「芹菜」是一種能預防「雌性素」在體內增加的蔬菜。

△ 尤其是能有效防止因服用過多的「睪固酮素」，而導致「雌性素」的增加。相對地，也防止體內脂肪的形成與積水。

△ 它也是一種很好的「抗氧化劑」食物。

(12)「蕃茄」（Tomatoes）

△「蕃茄」是一種預防心血管疾病與抗癌症的蔬菜。

△尤其是對防止攝護腺癌的發生或攝護腺腫大特別有效。

△當服用類固醇或睪固酮素荷爾蒙後，最容易影響到攝護腺，所以蕃茄有特殊的預防功能。

△「蕃茄汁」、「蕃茄醬」等製品要比生吃蕃茄有效。

(13)「向日葵種子」（Sunflower seeds）

△「向日葵種子」含有豐富的「麩氨酸」與「精氨酸」（Arginine）。

△它能修補關節與保護肝臟免受毒素侵害，也是含有維他命 E 與良好不飽和脂肪油。

(14)「西瓜」（Watermelon）

△「西瓜」的紅肉部分含有豐富的「茄紅素」（Lycopene），可以抗癌、抗氧化。

△紅肉下面靠表皮的「白色肉」部分，含有一種叫「瓜氨酸」（Citrulline）的氨基酸，能幫助把各種養分從血液中送到肌肉細胞中。所以它是一種對肌肉合成作用能幫大忙的水果！

△下次吃西瓜時，不要「太浪費」。請一定要吃到白色肉的部分。

(15)「藍莓」（Blueberries）

△「藍莓」含有大量的「花青前素」（Anthocyanin），這是一種很有效的抗氧化物。

△它能夠對抗體內細胞中過多的壞「自由基」（Free Radical），能活化腦細胞並保護血管壁，讓肌肉更容易完成「合成作用」。

睡前將「藍莓」加入高蛋白飲料中一起喝。

（二）特殊效果食物

(1)Tribulus（蒺藜皂）

「蒺藜皂」又稱「刺蒺藜」，是一種天然的草藥。世界有很多國家盛產，它含有催情素（Luteinizing Hormone)，能使腦下垂體分泌糖蛋白，刺激性腺而產生性激素；因而增加男性的睪固酮激素。

在歐美的健美界普遍認為要東歐保加利亞(Bulgaria)產的「蒺藜皂」才有效！像中國或印度等其他地方出產的均沒什麼功效。因為根據他們的研究指出：保加利亞產的Tribulus含有「Vitex agnus castus」與「Eurycoma longifolia」這兩種重要的成份！當然也要購買它的萃取物產品服用才有顯著的藥效。

(2)Yohimbine（育英賓）

Yohimbine（育英賓）這種產於西非或南美亞馬遜河一帶的植物，除了能刺激性腺增加男性的睪固酮激素分泌之外，它還有加速新陳代謝的減脂功能。我在前面「燃脂劑」篇中已經有說明，請參閱。

(3)Horny Goat Weed（淫羊藿草）

淫羊藿草(Horny Goat Weed)是草本類植物，能夠刺激男性睪固酮荷爾蒙分泌以及促進陰莖勃起，而增加性能力和精力。

在中國自古相傳，公羊如果啃食「淫羊藿草」後會勇猛異常，能與母羊日夜交合，故有此名稱。淫羊藿草中也具有某種成份可促進血管擴張之效果。

第四章　其他藥物 (Drug)

一、其他跟健美運動有關，最近較常見的藥物：

1.「Clomid」（快樂妊錠）

△「Clomid」英文化學名是「Clomiphene Citrate」，英文商品名稱「Tamoxifen」或「Nolvadex」。在臺灣的中文商品名叫「快樂妊錠」。

△「Clomid」跟甲狀腺荷爾蒙 Cytomel 是不一樣的。

△ 既然叫做「快樂妊錠」，當然主要是給不孕的婦女服用，功能是促進排卵！也是治療乳癌的新藥。

△ 男性使用後，會增加精蟲數量，讓體內的「睪固酮素」（Testosterone）濃度昇高。

△ 最近一些歐美選手服用「Clomid」的目的，除了要增大肌肉外。主要是把它當成「Anti- Estrogens」的藥，想要消除因長期吃類固醇而造成體內增加的「Estrogens」（雌性素）！

△ 各位知道，再好的類固醇用久、用多了，胸部的乳頭很可能就會「女乳化」，也就是乳頭變尖、凸出來或有乳暈！這就是「Estrogens」所造成的，對男選手來說是避之唯恐不及的。

△ 但也有很多專家反對服用這種 Anti- Estrogens 的藥，尤其是「Clomid」。因為它會讓你體內積水，看起來「水腫」的樣子！

△ 有少多其他未知的危險副作用，目前尚不清楚！

2.「Proviron」

△「Proviron」就是「mesterolone」，中文學名叫「美睪酮」。

△ 它屬於一種「苯磺氨類」之類固醇口服劑。

△ 主要是治療「雄性素」分泌不足，

△ 服用類固醇的男選手，也是拿它來當作「Anti- Estrogens」的藥，用以減少體內「雌性素」（Estrogens）的增加。

△ 目前所知的明顯副作用是：讓骨質流失與提高心臟病機率！

3.「Arimidex」（安美達）

△「Arimidex」是一種「芳香化酶抑制劑」（Anti-aromatase），它在臺灣的商品名稱叫「安美達」。

△「Arimidex」這種新的藥是口服用，主要的功能是治療乳腺癌。

△ 它是由胎盤絨毛膜細胞製造產生，是一種蛋白類激素荷爾蒙，具有促性腺發育的功能。

△ 由於它也有抑制「Estrogens」的功效，所以也被很多用類固醇的男選手拿來服用。以防止積水及女乳症發生。

△ 目前所知的明顯副作用也是：會讓骨質流失，與提高心臟病的發生機率！

4.「Laurabolin」

△「Laurabolin」基本上本來是一種「動物獸醫用」的類固醇！現在則被健美選手使用。

△ 它主要的成份是「nandrolone」（諾龍），所以它的「Anobolic Steroid」作用比較多，「Androgenic Steroid」的作用比較少。

△ 它的藥效比「Deca」（多樂寶靈）還要持久，達三、四個星期。

△ 是用注射的方式服用。

△ 由於是供「動物獸醫用」，所以在美國大都是由地下黑市中購買。

△ 已知的危險副作用是容易造成血壓升高！

5.「一氧化氮」（Nitric Oxide）

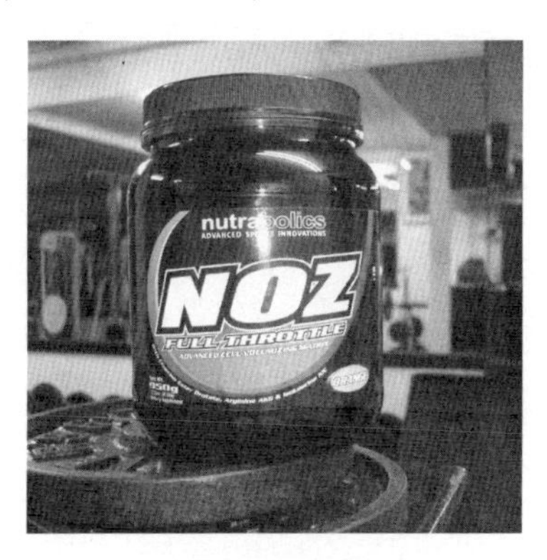

（NO(一氧化氮)）

△「Nitric Oxide」簡稱「NO」，中文的化學名是「一氧化氮」。

△ 它是一種能讓血管〝擴張〞（vasodilation）的藥物，它的作用是讓身體內的「可體松類脂醇」(cortisol)轉化成「可體松」(cortisone)，產生排除尿酸的白蛋白。

△「NO」原本是治療心臟病的藥，因為它的作用能使血管壁柔軟促進血液流動（部份類似威而剛的作用）。一般為粉末狀沖泡後口服，稍有檸檬味。

△ 現在市面上的 NO.大部分都含有 Arginine（精氨酸）成份！

△「Nitric Oxide」現在在健美市場上是很熱門的合法營養補品，但價格相當昂貴，「健美運動員」拿它服用以幫助「膨脹肌肉」。

△「NO」在市場上大多是以「PUMP×××」的各種商品形態出現，目前的副作用尚未清楚。

△ 服用NO最好的方式：每日3次，每次3～5公克。①訓練前30～60分鐘以及②訓練後 30 分鐘（跟高蛋白一起喝）。③清晨醒來空腹服用。

6. 〝Cyclostanozol〞（Winny-v）

△〝Cyclostanozol〞在市場上的商品名是〝Winny-v〞，在美國是屬於一種不用醫師處方的口服「補品」。

△〝Winny-v〞是最近剛流行取代「winstrol 類固醇」的一種新「補品藥」，各位知道〝winstrol〞就是中文通稱的「康力龍」，化學名是 stanozolol。

△其實所謂〝Winny-V〞不是真正的類固醇〝Winstrol〞（Winny）！只是借這諧音來混淆消費者。

△「Winny-v」主要的作用是：能去除健美運動員的皮下脂肪與水份，讓肌肉線條、血管突出。甚至於肌肉上的那層皮膚看起來像紙一樣的薄！

△它有錠劑與液體口服兩種，有的選手拿它跟〝D-bol〞（一種毒性強的類固醇）一起服用以增加效果。

△它的副作用目前尚未清楚。

7. 〝Synthol〞

△〝Synthol〞據傳最早在 80 年代由義大利所流行再引進到美國使用。當初的名稱叫做〝Esiclene〞，90 年代有位德國人 Chris Clark 把它用來注射到肌肉中，以達到立即明顯的效果，並稱之為〝Synthol〞。

△〝Synthol〞在 90 年代末，被少數健美選手拿來注射到肌肉中；以增大肌肉。尤其是「小肌肉部位」（如小腿、手二三頭肌、肩三角肌）。

△基本上，〝Synthol〞是一種合成的「脂肪酸」（Fatty acid），大部份由「C8 及 C10 脂肪酸」與少數「C12 脂肪酸」所構成。這些脂肪酸叫做「中鏈脂肪酸」（medium-chain triglyceride）約佔 85%，另外的 7.5%是 lido caine 與另外 7.5%的 benzyl alcohol（苯甲醇）。

△ 由於它在注射後幾天後，注射過的肌肉部位只要練個 1、2 組，保證馬上膨脹大的不得了！所以它又有一個外號叫〝Pump n pose〞（一練就脹馬上就可比姿勢）！

△ 當〝Synthol〞注射進入肌肉後，其中的 30%會被身體分解吸收與一般脂肪同樣被利用，但不會屯積成肥肉。另外的 70%停留在肌肉纖維之中，理論上約 3 到 5 年左右也會被身體分解吸收掉！

△ 但是，實際上已經發生許多不幸的案例！有幾位職業健美選手注射了〝Synthol〞以後，這種人工的脂肪物隨著血管跑到心臟、腦部、肺部，差點中風或腦溢血把命送掉！

△ 一瓶〝Synthol〞在美國售價高達 4、500 美元！製造廠商都宣稱對人體無害，但奉勸各位絕對不能相信！只要這種藥跑一點點到血管中，你起碼就有機會得到血栓症、中風、心臟病！

△ 因為它又叫做〝Pump n pose〞，所以一些選手把它拿來在「比賽前」注射，以增加「立即看得見」的肌肉膨脹效果！

△ 有些選手因注射過量或不當，肌肉部位看起來很不自然（怎麼用力形狀都不變）像被蚊子叮過的大腫疱。甚至形成一股「肉球狀」而到處「移位」！

8. 〝Clenbuterol〞（瘦肉精）

△ 〝Clenbuterol〞全稱是〝Clenbuterol Hydrochloride〞（Spiropent），簡稱〝Clen〞。

△ 〝Clenbuterol〞並不是同化性類固醇，而是一種哮喘藥〝beta-2 agonist〞（乙類促效劑），屬於 Beta 興奮劑。

△ 這種藥分兩種：人類用與動物用。台灣的養豬戶把動物用的〝Clenbuterol〞叫做「瘦肉精」；加入飼料中使豬隻增加瘦肉的比例。

△ 〝Clenbuterol〞的功效比麻黃素好，因為它可停留在體內超過 24 小時。不像麻黃素只有停留幾個小時而已。

△ 現在很多健美運動員把「Clenbuterol」跟「甲狀腺素 T3」（Cytomel）一起服用，以達到最佳減脂效果！劑量一天約 100mcg。

△ 也有的是把它跟 Cytomel、Arimidex,以及 HGH 三種一起使用，

△ 通常是以賽前 12-15 個星期為一個 cycle 來服用以達到"減脂縮線條"效果。

△ 甚至於把它跟 IGF-1、Humulin 與 HGH 三種一起使用，約 13 星期左右為一個 cycle，以達到"增肌"效果。

△ 由於 Clenbuterol 效果好，不容易被檢測出來，價格又很便宜，現在被很多健美選手大量濫用！

△ Clenbuterol 雖不是同化性類固醇，但奧運會把它列入禁藥。可是因為它停留在體內時間不長（約只有四～五天），有時並不容易被檢測出來。

△ 副作用：輕則心跳加速或造成心律不整，重則可能心臟病猝死！

9.「HCG」（人工胎盤素）

△ 「HCG」全稱是「human chorionic gonadotropin」。

△ 中文是「人類絨毛膜性腺激素」，也稱之「促性腺激素」，一般簡稱「胎盤素」。

△ 「HCG」是女性懷孕時在胎盤上所發現的荷爾蒙，正常的狀況下它是由胎盤中的滋養層組織合成，然後分泌進入母體和胎兒的血液中。

△ 以生理學的觀點來看，「HCG」是在妊娠初期維持黃體(corpus luteum)功能的重要激素。

△ 人工合成的「HCG」功能跟「黃體激素」（luteinizing hormone）一樣，是男性用來增加體內睪固酮激素分泌，以增大肌肉。

△ 尤其是當體內的「黃體激素」（LH）分泌不足或缺乏時，用人工製造的「HCG」來補充。

△ 劑量是每天注射約 500 IU，不要超過 1000 IU。

10.「HGH」（人工生長荷爾蒙劑）

△ 我們知道人體內自己分泌的「生長荷爾蒙」（hGH）相當重要，如果缺乏它，最明顯的就是身體容易屯積脂肪；無精打采缺乏生機。

△「人工生長荷爾蒙」可說是歷史最優久也最普遍被人類使用的荷爾蒙。

△ 而且人到 60 歲時，體內的「生長荷爾蒙」只有 20 歲時的 20%而已！這也就是為什麼有這麼多中老年人想打「生長荷爾蒙」（hGH）的原因！

△ 一般人都誤以為「生長荷爾蒙」分泌不足時；只要補充它就可以。其實光補充它是解決不了問題的。重要的是除了看它有沒有進入肝臟外！還有它要與其他的藥物一起使用才能發揮效果！單獨補充（hGH）是沒什麼功效的。

△ 所以健美運動員通常會把「生長荷爾蒙」跟胰島素（insulin）、Cytomel 以及 LT-3 thyroid hormone 甲狀腺素等三種一起使用，以達到增肌去脂的效果。

△「人工生長荷爾蒙」（hGH）相當昂貴，坊間贗品很多！而且要注意保存儲藏以免容易變質。

△「人工生長荷爾蒙」（hGH）的副作用跟類固醇不一樣，它會造成低血糖以及影響甲狀腺功能。

△ 至於由「hGH」所轉化而來由肝臟分泌的「IGF-1」（Insulin-like Growth Factor-1，胰島素生長因子），現在市面上也有「人工 IGF-1」販賣。這些「人工 IGF-1」聽說以從紐西蘭的一種鹿的身體中萃取所製造的最好！？這種萃取物叫做「New Zealand Deer Antler Velvet Extract」。

△ 其他請參考前面「荷爾蒙前驅物」章節中之說明。

11.「LH」（luteinizing hormone，人工黃體激素）

△ 基本上男女體內皆能分泌「黃體激素」（LH）。

△ 「LH」（黃體激素）對女性而言能促進卵巢排卵，而形成黃體。在男性來說則是能促進睪丸間質細胞的發育與精子形成，進而能讓睪固酮素分泌出來。

△ 所以「黃體激素」（luteinizing hormone）的功能就是能”提醒”你的身體趕快分泌睪固酮素。

△ 健美運動員使用人工黃體激素的目的是在補充人體本身的分泌不足，讓人體能完全分泌睪固酮素以增大肌肉。

12.「THG」（Tetrahydrogestrinone）俗稱「the clear」。

△ 「THG」的全名叫「四氫孕三烯酮」（Tetrahydrogestrinone），是一種特殊的合成類固醇。

△ 它是美國加州舊金山著名的藥廠BALCO所研發出來增強睪固酮素分泌、促進肌肉生長與肌肉力量的新藥。已經有不少各種運動項目世界著名的一流選手偷偷在使用！

△ 美國反毒局（Anti-Doping Agency）已經將它列入禁藥，並認為「THG」根本就是一種「精心設計的合成類固醇」（synthetic "designer" steroid）！

13.「Byetta」

△ 「Byetta」的商品名又稱「Exenatide」，是 2005 年問市的一種治療二型糖尿病的新藥。不但能控制血糖，還有減脂之效果。

△ 「Byetta」是利用生長在美國西南部和墨西哥沙漠中的「希拉毒蜥」（Gila monster）唾液中成份所合成，這種毒蜥唾液中有一種叫做 GLP-1 的蛋白質，其作用和人體內能刺激胰島素分泌的「腸激素」GLP-1 相似。

△ 由於「Byetta」不像其他注射胰島素可能會引起血糖過低的現象，所以被很多健美選手拿來當「減脂縮線條」之用。

△ 它的副作用就是當注射後會出現噁心症狀。

14.「Testolactone」（Teslac）

△ 「Testolactone」又稱「Teslac」，它跟「Testosterone」（睪固酮素，Test）可不一樣喔！是兩種不同的東西。

△ 它也不是「Testex」（Testosterone Propionate，注射類丙酸睪酮素）。

△ 它事實上根本不是同化性類固醇；也不是什麼「男性素類固醇」（Androgenic Steroid）！而是女性專用的一種「性激素荷爾蒙」。

△ 當「Teslac」跟 Proviron 一起使用時，是效果最好的「防止雌激素」藥。

△ 雖然它是健美選手最喜歡拿它服用來防止雌激素產生，以去除身體積水或女乳症。但缺點是會妨害到體內 HCG（胎盤素）之分泌。

△ 由於它的價格相當昂貴，一般很少單獨使用；都是與 Proviron 一起。

15.「Cytomel」（甲狀腺荷爾蒙劑 T3）

△ 「Cytomel」又稱：「三碘甲狀腺氨酸」（Liothyronine），因為它比「L-T4」少一個碘分子，所以叫做「「L-T3」」。

△ 「Cytomel」（甲狀腺荷爾蒙劑 T3）跟預防雌激素發生的「Clomid」是不同的兩種藥。

△ 人工的「Cytomel」就是類似我們人體所自然分泌的「甲狀腺荷爾蒙劑 T3.」（Thyroid hormone tricodide-thyronine ，L-T3），另外一種是「L-T4」（Synthroid）。

△ 「Cytomel L-T3」效果比「Synthroid L-T4」強 4-5 倍！

△ 健美選手偏好在賽前服用這種「甲狀腺荷爾蒙劑 T3.」來達到減脂縮線條，免除一味靠痛苦控制飲食。

△ 就算是非賽期的服用類固醇期間，也會配合使用少量的「L-T3」來達到增肌之效果。

△ 所以你下次要是看到一些健美選手在大吃大喝之餘；甚至於加漢堡薯條都還是全身線條清晰明顯。請你不用羨慕！那八成是他正在使用「Cytomel L-T3」！

△ 不過現在也有人改用「Clenbuterol」（瘦肉精）取代「Cytomel L-T3」，當然也有把「瘦肉精」跟「甲狀腺荷爾蒙劑 T3」一起使用達到更佳效果。

△ 短期使用「Cytomel L-T3」可能還看不出副作用，但是「L-T3」的藥效很強，如果長期使用會導致心跳加快心臟出問題。也有選手使用後發現肌肉容易流失。

16.「Synthroid」（甲狀腺荷爾蒙劑 T4）

△「Synthroid」也稱之「左旋甲狀腺素」（Levothyroxine）。

△「Synthroid」就是「L-thyroxine ，L-T4」（甲狀腺荷爾蒙劑 T4），它跟「Cytomel L-T3」一樣，也是一種治療甲狀腺失調的藥。

△ 不過「甲狀腺荷爾蒙劑 T4」的藥效沒有「甲狀腺荷爾蒙劑 T3.」來的強。

△ 但是「Synthroid」的優點是藥效較長，可達到較穩定持續的補充度。

△ 也有選手將「L-T4」拿來跟「HGH」一起使用，叫做「TSH」。

△ 它的副作用也是：造成緊張易怒、可能導致心悸、心律不整或心絞痛。

17.「人工胰島素」（Insulin）

△「人工胰島素」（Insulin）本是胰島素分泌不足的糖尿病患治療藥物。

△ 市面上有下列幾種非處方的「人工胰島素」藥物（Humulin，基因重組胰島素，台灣叫優泌林）也被健美運動員所使用：

(1)「Humulin-R」，藥效約七、八小時。

(2)「Humulin-N 或是 Humulin-L」，藥效約二十四小時

(3)「Humulin-U」，藥效可超過一天以上。

(4)「Humalog」，它的藥效比「Humulin-R」更快更短，所以最容易被濫用！

△ 「人工胰島素」經常是被拿來跟其它的類固醇一起使用，尤其是「hGH」（生長荷爾蒙）。

△ 健美運動員如果使用「人工胰島素」，長期下來的副作用是相當危險的！

△ 至於「IGF-1」（Insulin-like Growth Factor-1，胰島素生長因子）是屬於「hGH」（生長荷爾蒙）類，基本上是一種「多胜肽」（Polypeptide）；而並不是胰島素！

18. Nubaine（Nalbuphine hydrochloride）

△ 「Nubaine」是同時具有「Agonist-antagonist」（促進與拮抗）性質，屬於一種人工合成麻醉類的三級管制鴉片藥物。

△ 「Nubaine」是在手術醫療方面，尤其是分娩或手術前後時廣泛被使用的止痛麻醉藥物。

△ 由於它的止痛效果迅速良好，在歐美健美界長久以來被很多選手拿來使用！因為選手如果拼命苦練後，全身的肌肉甚至關節都會非常酸痛。若再加上服用類固醇的話；操練的結果往往超過身體自然的忍受程度，所以他們會服用「Nubaine」來解決克服這個問題。

△ 「Nubaine」如同嗎啡很容易上癮！只要一使用它除了上癮就是濫用！

△ 一般都是練之前一兩個小時先服用再操練，筆者就親眼目睹過某位職業選手在練前服用這種藥後，一副練不累的瘋狂樣子。

△ 由於它具有上癮性；如果長期使用後一旦停用，則會出現極度焦慮、呼吸急促、心跳加快、胃劇痛、發燒……等症狀。

19.「Nolvadex」（Tamoxifen Citrate，諾瓦得士錠）

△ 「Nolvadex」是英文商品名；成份名是「Tamoxifen Citrate」，中文則稱「諾瓦得士錠」。

△ 「Nolvadex」本來是一種治療乳癌轉移的藥，它跟「Clomid」這個藥的分子結構很相似，兩者全都具有對雌激素的「促進與拮抗」（agonist/antagonist）作用。

△ 「諾瓦得士錠」的功能就是佔據雌激素的接受器（receptors），使接受器無法發揮作用；進而抑制雌激素對乳房的刺激，減少得乳癌的機會。但它對婦女卻有可能造成子宮內膜癌之虞。

△ 使用類固醇的健美選手，就是利用它這種功能來抑制雌激素，以防止女乳症與皮下積水症狀。但卻也會造成肌肉的流失。

※HGH（人工生長荷爾蒙劑）與Insulin（胰島素）的嚴重副作用：

為什麼現在有些健美選手的肚子會愈來愈往前凸出呢？也就是產生所謂的「Gut」問題。

仔細觀察 1980 年代末期以前；雖然已經有很多健美選手使用了各種類固醇，但發生「水牛肚」的情況卻不太嚴重。然而到 1980 年代末期以後很多健美選手的肚子卻愈來愈往前凸出！這正是使用 HGH（人工生長荷爾蒙劑）與Insulin（胰島素）所產生的副作用。

HGH大約是在 1980 年代末期開始被引進健美界。而Insulin（胰島素）則是在 1990 年代開始被健美選手使用。自從這兩種藥物進入健美界後；使得用藥所產生的副作用情況更加糟糕。

至於為什麼使用HGH與Insulin的健美選手肚子會往前凸出產生所謂的「Gut」呢？

主要原因是：腹腔內的內臟組織所包覆之脂肪—「內臟脂肪組織」(Visceral fat)與「腹腔內網膜」（Omentum）大量增生脂肪的結果。

第二十五篇

「健美組織與健美比賽」

「健美組織與健美比賽」

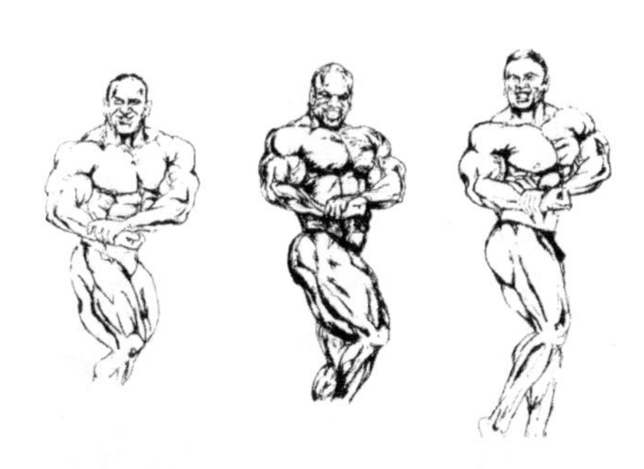

△ 從 1900 年代初期開始在歐洲，尤其是英國就有「健美組織」的存在，到今天超過了 100 年，其間分分合合不斷更換重整，本篇介紹的是現階段幾個重要的「國際健美組織」。

△ 英國在西元 1901 年就開始舉辦有史以來第一次的「健美比賽」（當時稱「體格比賽」），比賽是在倫敦的「皇家亞伯特廳」（Royal Albert Hall）舉行，赫赫有名的德國大力士尤金・先道（Eugen Sandow 1867～1925），當著將近兩千名觀眾前面展示驚人的力量與雄偉的肌肉！

△ 1894 年世界上第一本「健美雜誌」叫做《健與力》（Health & Strength），在英國出版。

△ 這些過去的健美組織、活動與比賽歷史，本書在第一篇＜什麼是健美＞裡面已有簡要的介紹，各位可以參閱。在本篇中我將目前幾個重要的國際健美組織，以及它們的比賽規則與評分方式作一些簡要的介紹。

一、〝IFBB〞（國際健美總會）

(一)歷史沿革

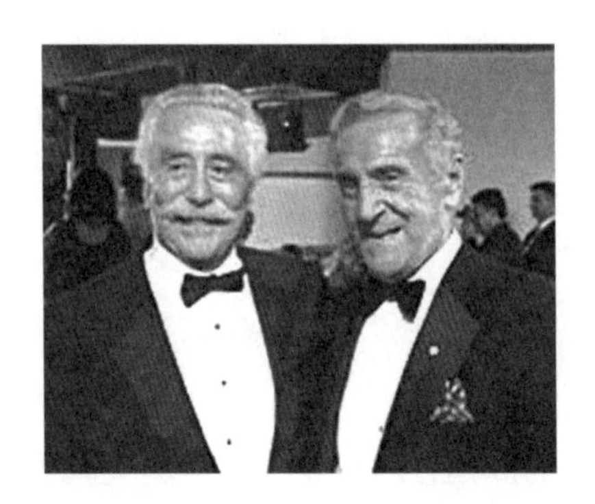

（IFBB 的創始人 Joe Weider 與弟弟 Ben Weider

△〝IFBB〞全名是〝International Federation of BodyBuilders & Fitness〞，2005 年〝IFBB〞的全名後面又加上 Fitness 這個字。根據其文獻記載，是 1936 年由 Ben Weider 在加拿大創立。

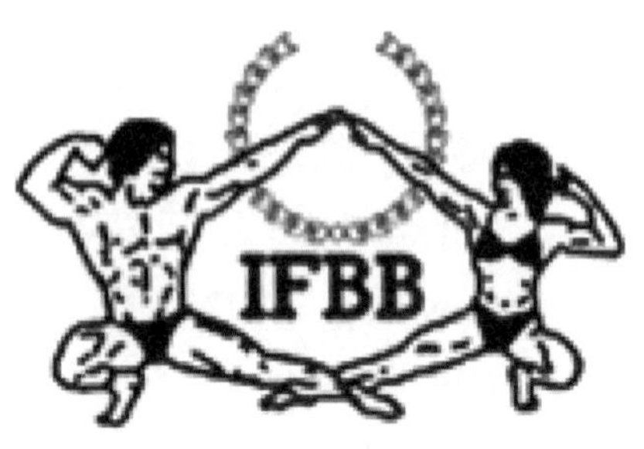

（IFBB 的標誌）

△ Joe Weider 是 Ben Weider 之兄，《Flex》、《Muscle & Fitness》等健美雜誌的創辦人及發行人。

△《FLEX》與《Muscle & Fitness》這兩本IFBB最重要的健美雜誌，在 2003 年已經賣給了 AMI（American Media, Inc），而 Weider Publications成了它的子公司。Weider兄弟也因年事已高於 2006 年 10 月退休。IFBB新的會長（President）也於 2006. 10. 29 由西班籍的 Rafael Santonja 擔任。

△〝IFBB〞是目前世界上最大的國際健美組織，擁有會員國達 173 個，幾乎囊括了現今世界上大部分的健美比賽。它並發行很多種不同的男女健美雜誌。

△所以，只要提到「健美」兩個字，首先就要先瞭解什麼是「IFBB」，否則連健美雜誌、健美比賽都無法看懂。

△約在 1975 年以前，世界上的健美運動與比賽還是相當鬆散，最高的健美頭銜一直都是英國「NABBA」的業餘與職業「Mr. Universe」。

△然而在 1970 年以後，「IFBB」的勢力開始慢慢拓展起來，所舉辦的世界健美錦標賽，參加的國家與選手愈來愈多。其中高額獎金的職業「奧林匹亞先生」（Mr. Olympia）也吸引大多數頂尖選手參賽。所以到了 1980 年以後，〝IFBB〞就取代了英國本土的〝NABBA〞。

(二)現況

△目前〝IFBB〞每年除了核准全世界各國、各洲的業餘健美錦標賽之外，並舉辦各種男女職業賽。大致上來說，區分如下：

1. 業餘賽方面

※男子世界業餘健美錦標賽（Men's Bodybuilding）另有青少年、壯年、配對賽）

※女子世界業餘健美錦標賽（Women's Bodybuilding 如圖）

※女子世界業餘「體適能健美」（Women's Fitness）錦標賽（如圖）

※女子世界業餘「體適能美體」（Women Body Fitness）錦標賽

※男子世界業餘「體適能健美」（Men's Fitness）錦標賽

※男子世界業餘「古典健美」（Classic Bodybuilding）錦標賽

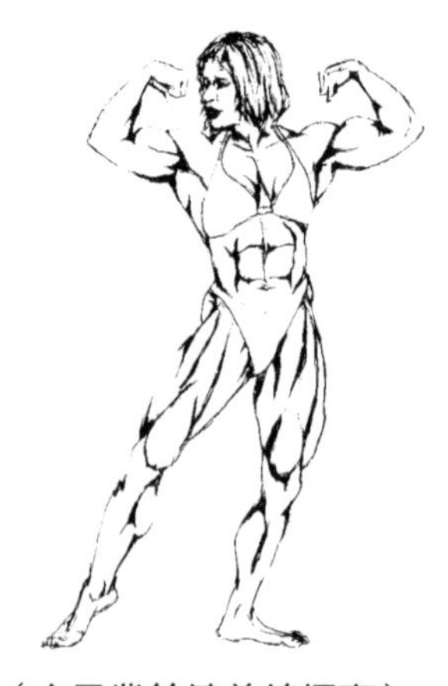

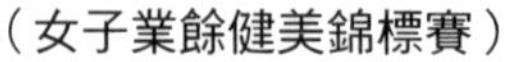

（女子業餘健美錦標賽）

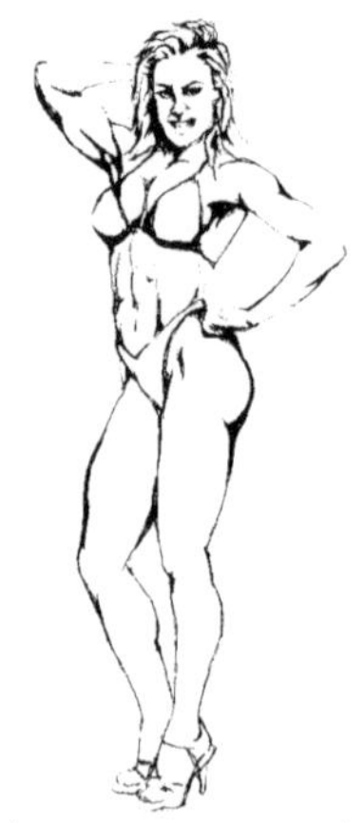

（Women's fitness）

2. 職業賽方面

「Mr. Olympia」（奧林匹亞先生）

「Arnold Classic」（阿諾杯）、Grand Prix 巡迴賽以及各種職業邀請賽等。

「Ms. Olympia」（奧林匹亞小姐）

「Fitness Olympia」（奧林匹亞體適能小姐）

「Figure Olympia」（奧林匹亞美體小姐）

△「健美」到目前雖仍然不是奧運正式比賽項目，但〝IFBB〞已獲得 90 個國家的奧委會所承認。

△ 所以在〝Asian Games〞（亞運）、〝Southeast Asian Games〞（東南亞運動會）、〝Pan American Games〞（汎美運動會）、「World Games」（世界運動會）……等都已經把「健美」列入正式比賽項目。

(三)「IFBB」業餘比賽的規則與評審標準

1. 分級方式

△ 〝IFBB〞在 1976 年之前的男子世界業餘健美賽，仍是以「身高」分級比賽，從 1976 年之後才開始改為以「體重」分量級。當時是分三級：輕量級（75 公斤以下）、中量級（75 至 90 公斤）、重量級（90 公斤以上）。

△ 2006 年以後 IFBB 的業餘比賽已區分成以下幾項：

(1) Bodybuilding（男女皆有，以肌肉發達程度為主）

(2) Fitness（女子體適能比賽）

(3) Body Fitness（男子體適能比賽）

(4) Men's Fitness（男子美體身材比賽）

(5) Classic Bodybuilding（男子古典健美賽，不以肌肉大小為唯一標準並以身高 170、175、180、180 ＋公分區分量級）

△ 現在「女子世界業餘體適能健美（Women's Fitness）錦標賽」，仍然維持以身高分三級：含 160 公分以下，160 到含 167 公分之間，167 公分以上。

△ 2006 年在捷克舉行的「男子世界業餘健美錦標賽」，已將體重分到成 8 級來比賽：

雛量級（含 65 公斤以下）　中量級（含 85 公斤以下）
輕量級（含 70 公斤以下）　輕重量級（含 90 公斤以下）
沉量級（含 75 公斤以下）　重量級（100 公斤以下）
輕中量級（含 80 公斤以下）超重量級（100 公斤以上）

△「女子世界業餘健美錦標賽」則分 3 級：

輕量級（含 52 公斤以下）
中量級（52 至 57 公斤）
重量級（不含 57 公斤以上）

△女子「元老組」為 35 歲以上

△「青少年」（Junior）（21 歲以下）一樣分 3 個量級：

輕量級（含 70 公斤以下）

中量級（70 至 80 公斤）

重量級（不含 80 公斤以上）

△「男子組」（Men's Master）的 40 到 49 歲以 70、80、90 公斤上下分 4 個量級，50～60 歲另一個量級。60 歲以上不分體重，全部為一個量級。

△ 2006 年在捷克的男子世界杯比賽又增加以身高 170 與 178 公分區分 3 個量級（Classic Short, Medium, Tall）。

△ 選手以在過磅（稱重）時的體重決定他的比賽量級，但該比賽量級的人數不能超過〝IFBB〞的規定。如選手體重無法符合原報名的量級，主辦單位可給他 30 分鐘內調整，超過 30 分鐘未重新過磅者，以棄權論。

2. 比賽程序（Bodybuilding）

「比賽服裝」與「裁判」等相關規定：

△ 不論男女健美選手，身上所穿比賽用的「健美服裝」不能有金屬材質、不能用墊襯物、必須是素色，女子必須是兩截式（要露背與腹部）。

△ 男女健美選手的健美褲，必須覆蓋住臀部的三分之二。

△ 預賽時選手必須把頭髮挽起，不能蓋住肩膀。決賽時則可以將頭髮放下。

△ 身上除了結婚戒指外，不得穿戴任何飾物，也不得攜帶道具。

△ 除女選手胸部原有之隆乳外，選手身上不得有任何「填充物」。

△ 「膚色劑與油類」准予酌量使用，但不能過量，否則裁判可以逕行

將它抹擦掉。只能使用看起來「自然健康的」膚色劑，不能搽抹其他的顏色。

△「裁判人數」以 9 位或 7 位為標準，但不能少於 5 位以下。

(1) 「預賽」（Prejudging）

①「淘汰賽回合」（Elimination Round）

△ 每個量級選手只要超過 15 位以上，一定要先實施另一個回合的「淘汰賽」。

△ 這個「淘汰賽回合」是裁判將所有的選手排成 1 排或 2 排，以一次不超過 5 名為原則，請他們一起做「4 個規定動作」：

- 前面雙手二頭肌
- 側面胸部
- 背面雙手二頭肌
- 腹部與腿部

△ 裁判在「淘汰賽」這回合不用打名次，只要把前 15 名的選手挑出來即可。

②「正式預賽」（Prejudging）

△ 在每一量級的「淘汰賽」一結束後，馬上隨之舉行「正式預賽」。

△ 進入預賽的這 15 名選手，先集體以正面及背面的放鬆姿勢，接受裁判的評審。

△ 然後再以一次不超過 5 名選手的方式，5 人集體做「7 項規定動作」，比淘汰賽中多出「前擴背肌伸展」、「後擴背肌伸展」與「側面三頭肌」三個動作。

△ 裁判就以選手們在預賽中的「前後面放鬆姿勢」與「7 項規定動作」這兩階段的肌肉表現，來評定 15 名選手的名次順序，並選出進入決賽的前 6 名選手。

(2)「決賽」（Finals or Evening Show）

△「決賽」之前，先舉行這次比賽的開幕典禮。

△整個「決賽」過程為下列三階段程序：

- 進入決賽的前 6 名選手，按號碼順序每人自由表演 60 秒的「自選動作 Free-posing」（女子 90 秒、配對 2 分鐘）。
- 在「自選動作」表演結束後，緊接著 6 名選手一起出列同時做「七項規定動作」。
- 「七項規定動作」一做完，裁判馬上指示 6 名選手一起「尬」自由動作一分鐘來娛樂觀眾。這一分鐘互相較勁姿勢的表演是不列入評審的。而之前的「60 秒自選動作」與「七項規定動作」是列入評審的。

(3)「總冠軍」（Overall Champion）

△ 當所有的量級都決賽完畢並頒獎後，裁判請出所有量級的冠軍。先一起做「七項規定動作」，接著再一分鐘的「Pose-down」互相「尬」自己最棒的姿勢。

△ 然後裁判馬上評選出一位「總冠軍」（Overall Champion），這位「總冠軍」也是只可以申請 IFBB 的「職業選手證」，但不可以直接去參加「奧林匹亞先生」比賽。

△ 每年「IFBB」的世界業餘健美錦標賽各分級冠軍，都可以申請 IFBB 的「職業選手證」參加職業賽。

3. 評審標準（Bodybuilding）

△ **所有「IFBB」健美比賽的「評審方式」，都是「打名次」**。不是打肌肉發達或線條對稱佔多少的「百分比制」，也不是以 100 分為滿分；評看誰的分數高？

△ 所謂「打名次」，就是說裁判直接將選手的名次寫在評分單上面。例如決賽前六名選手成績的打法是：第一名選手寫 1，第二名寫 2，第五名就寫 5。最後統計每位選手所獲得裁判們給的「名次加總數」，如果統計獲得的「名次加總數」最低者；則是第一名，最高者則為第六名。

△ 「七項規定動作」的評審標準，在本篇最後作專門介紹。

△ 「IFBB」世界業餘男子健美錦標賽的「評審標準」，與「ABBF」的亞洲杯以及「NPC」的美國全國賽大致上是一樣的，但「評審方式」的程序上卻有些微的不同，它主要是依下列的比賽程序來評審：

(1)「預賽」時的評審重點：

①從身體前、後、左、右四面的「放鬆姿勢」中評審。

主要從選手的放鬆姿勢中評審他整個身材比例，各部位肌肉的形狀、相互對稱與協調性。整體骨架、四肢與身軀是否配置完美？

②從「七項規定動作」中評審。

要仔細評審選手的「肌肉發達程度」如何？一定要從這「七項規定動作」中來審視、比較。「IFBB」在這一項中特別強調三點：

- 「Muscular Bulk」（肌肉要大）：練健美的目的就是要增大肌肉，要評比體格，首先就要看肌肉有沒有練出來？
- 「Balanced Development」（平均發達）：不同的部位（如手、腿）與相同的部位（如左右手），彼此之間有沒有一樣平均發達？
- 「Muscular Density And Definition」（密度線條分離度）：有的選手肌肉夠大，也發達的很平均，但是肌肉的密度與線條分離度往往不夠。所以「密度與線條分離度」常常決定彼此的勝負。

(2)「決賽」時的評審重點

從「自選動作」的自由表演中評審。

①裁判主要從這一回合選手自由表演的「自選動作」中，評審他的姿勢有沒有配合其音樂？整個動作有沒有連貫流暢？整體上的表演看起來是否具有藝術氣息？

②這些「自選動作」中，有沒有把「七項規定動作」也包括進去？60秒的「自選動作」在時間上掌握得如何？開始與結束是否很清楚讓人印象深刻？

③有沒有犯規動作？

諸如：往上拉扯褲子、露出三分之一以上的臀部、彎身臀部朝向裁判（Moon pose）、全身躺或趴在地上等動作。

(四)職業賽

「IFBB」的職業賽，請參閱後面的專章介紹。

二、「ABBF」（亞洲健美總會）

(一)歷史沿革

△ 「ABBF」的全名是「Asian BodyBuilding Federation」，是目前亞洲最大的國際健美組織，我們通稱它為「亞洲健美總會」。

△ 「ABBF」成立於 1959 年，在 1970 年加入「IFBB」國際健美總會。

△ 1957 年首屆「亞洲健美先生」在伊朗德黑蘭舉行，不分量級只選出總冠軍。

△ 1973年起以身高分三級別比賽，1977年開始以體重分五級比賽（65公斤以下、65 至 70 公斤、70 至 80 公斤、80 至 90 公斤、90 公斤以上）。

(二)現況

△ 「ABBF」現有四十個會員國，主席是卡達籍的 Al-Kaabi，秘書長則是亞洲健美界耳熟能詳的蔡保羅先生（Mr. Paul Chua 新加坡籍，馬來西亞封他為 Dayuk 都拿親王），總部也設在新加坡。

△ 2002 年韓國釜山「亞運」、2003 年「東南亞運動會」，「健美」是正式比賽項目。

△ 「ABBF」在 2005 年預定舉辦下列七項國際性比賽：

※第 40 屆亞洲「男子」業餘健美錦標賽

※第 22 屆亞洲「女子」業餘健美錦標賽以體重分六級：46 公斤以下、49 公斤以下、52 公斤以下、55 公斤以下、含 58 公斤以下、58 公斤以上。

※第 19 屆亞洲「男子青少年」業餘健美錦標賽

※第 8 屆亞洲「男子壯年」業餘健美錦標賽

※第 7 屆亞洲「女子體適能」（Women's Fitness）健美錦標賽
※第 2 屆亞洲「女子美體」（Women's Bodyfitness）健美錦標賽
※ 2006 年 12 月在卡達杜哈舉行的第 15 屆亞運「男子」健美項目，依體重分八個量級：

輕中量級（含 80 公斤以下）	蠅量級（含 60 公斤以下）
中量級（含 85 公斤以下）	雛量級（含 65 公斤以下）
輕重量級（含 90 公斤以下）	輕量級（含 70 公斤以下）
重量級（90 公斤以上）	沉量級（含 75 公斤以下）

※亞洲奧會在杜哈亞運後宣佈；2010 年在中國廣州舉行的亞運會將不再有健美項目！而把健美改列到亞洲海灘運動會項目中。
※在台灣往往都慣以第一級、第二級……第八級來稱呼各量級實有不妥，正確稱呼應以「65 公斤級」、「70 公斤級」……等較正確。另「Master」組，也不宜稱「壯年組」，應比照香港稱「元老組」較妥。

(三)比賽規則與評審標準

△ 有關「ABBF」的詳細比賽規則與評審標準，大致上與「IFBB」相同，請參閱「IFBB」，但比賽的程序與內容稍有一點點不同。
「ABBF」的「亞洲男子業餘健美錦標賽」的比賽程序如下：

1.「淘汰賽」（Elimination Round）

△ 只要每一量級的選手超過 15 人以上，就要先舉行這一回合的「淘汰賽」。
△ 方式是一次以 5 位選手為一組，一起做「四項規定動作」（正面雙手二頭肌、側面胸部、背面雙手二頭肌、腹部及腿部）。

△ 選出前 15 名選手進入預賽（名單上不打名次）。

2.「預賽」（Prejudging）

這一回合包括三個階段：

△ 第一階段是進入預賽的 15 位選手，按號碼順序每人有 90 秒的時間做「自選動作」的自由姿勢表演。這一階段裁判要單獨打一次的「名次」。

△ 15 位選手的「自選動作」表演完畢後，全體一起以「正面」及「背面」向著裁判接受評審。

△ 接著全部選手一次以 5 到 6 位為一組，做「七項規定動作」。

△ 裁判在後面這兩階段的「預賽」，要合起來打一次的「名次」。

3.「決賽」（Finals or Evening Show）

這一回合也是包括三個階段：

△ 由「預賽」中選出進入「決賽」的 6 位選手，依序先做「自選動作」的自由姿勢表演。

△ 然後 6 位決賽選手，一起做「七項規定動作」。

△ 做完七項規定動作後，全部一同做一分鐘的「Posedown」，這一階段是不評分的。

△ 每一量級的「決賽」結束後，馬上舉行頒獎。

△ 歷年來臺灣參加「ABBF」的亞洲男子業餘健美錦標賽，曾獲前三名的名單如下：

鄭海源，1980 年（印尼）80～70 公斤第二名。

鄭海源，1981 年（馬來西亞）80～70 公斤第一名。

鄭海源，1982 年（日本）80～70 公斤第三名。

黃阿文，1986 年（台北）90～80 公斤第三名。

鄭海源，1992 年（印尼）80～75 公斤第三名。

柯誠宏，1997 年（韓國）75～70 公斤第三名。

陳榮生，1999 年（台北）60 公斤以下第一名。

黃申棟，1999 年（台北）75～70 公斤第一名。

許崇煌 2000 年（香港）90～85 公斤第二名。

陳榮生 2007 年（中國）60 公斤以下級第二名。

陳榮生 2008 年（香港）60 公斤以下級第二名

許崇煌 2008 年（香港）90 公斤以下 級第二名。

許家豪 2008 年（香港）90 公斤以上級第三名。

三、「NPC」（美國全國健美委員會）

(一)歷史沿革

△ 〝NPC〞的全名是〝National Physique Committee〞（全國健美委員會），也就是IFBB在美國的唯一業餘健美協會代表。

△ 當今世界上頂尖的職業健美選手，一半以上是美國〝NPC〞的冠軍選手。它雖然是美國國內的組織，但由於在健美體壇上舉足輕重，所以我們還是要介紹一下。

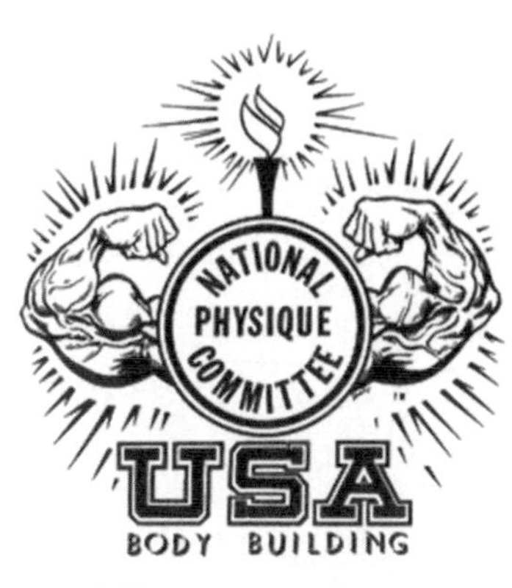

（美國 NPC 的標誌）

△ 在〝NPC〞成立之前，美國健美界的龍頭老大是〝AAU〞（Amateur Athletic Union）組織，當時每年最高的頭銜是〝AAU Mr. America〞。

△ 在 1982 年〝NPC〞正式開始掛牌成立並舉辦比賽，當年的全國冠軍也就是後來蟬聯多次「奧林匹亞先生」的 Lee Haney。

△ 從此以後，〝NPC〞終於慢慢取代以前獨霸全美業餘健美體壇的〝AAU〞組織。

(二)現況

△ 〝NPC〞目前登記的會員有 2 萬多人，每年核准的大小比賽約在 8、900 個，是美國最大的健美組織。會址設在賓州的匹茲堡市，會長是 Jim Manion（1960、70 年代的健美選手）。

△ 參加〝NPC〞的比賽，先決條件是要先加入它的組織。要加入它的組織，必需是美國公民與辦理入會手續（入會費 70 美金）。

△「NPC」對選手參加比賽的門檻有一定的規定，大致上順序是：

※先參加「城市以下的比賽」（City contest）→「州級比賽」（State contest）→「州以上區域比賽」（Regional contest）→「附有參加全國賽資格選拔的比賽」（National qualifier）。

※接著可選擇參加「USA 級全國賽的新人賽」（Junior USA）→再參加「USA 全國賽」（NPC USA）。

※或是參加「Nationals 級全國賽的新人賽」（Junior Nationals）再參加→「Nationals 全國賽」（NPC Nationals）。

△為了提高職業健美的水準，「NPC」對業餘選手要往上進入職業選手級，規定的很清楚。

△「NPC」的比賽中，所謂「Junior ×××」是指給那些首次想參加某些水準比較高的比賽之「入門賽」（或稱新人賽），例如：「Junior California」。但「亞洲男子青少年賽」稱之「Junior」，指的是 21 歲以下的選手。

△通常「NPC」的青少年比賽，會用「Teenage」標示；參加的選手必須是 13 到 19 歲的「少年」。

△「NPC」在美國國內，每年都要舉辦兩場最重要的全國男子業餘健美比賽：

1.「NPC Men's National Championships」，簡稱「NPC Nationals」

※每年十或十一月舉行，以前是方便給美西地區的好手參加，現在則成為美國最高水準的業餘健美比賽！

※共分六個量級，每一個分級冠軍都可以申請 IFBB 的「職業選手證」參加職業賽。

※每年「NPC Nationals」比賽結果各量級冠軍再選出來的「總冠軍」（Overall winner），就是全美國當年第一名的業餘選手！也是下一年度的「職業健美新巨星」！

2.「NPC USA Men's Championships」，簡稱「NPC USA」。

※每年約六、七月舉行，原是為了方便給美東地區的好手參加，現在則是僅次於「NPC Nationals」的全國賽。

※六個量級的冠軍再選出一位「總冠軍」與「亞軍」。只有這兩位選手可以申請「職業選手證」。

△「NPC」每年還辦一個叫做「North American Championships」（北美健美錦標賽），參加的對象都是美、加地區的健美好手，「總冠軍」也才可以申請「職業選手證」。

△每年在 IFBB 的「世界業餘健美錦標賽」約兩個星期之前，「NPC」則另外辦一個叫「Team Universe」的選拔賽，選出通過藥檢的各量級冠軍選手，代表美國參加世界錦標賽。

(三)比賽程序與評審標準（Bodybuilding）

比賽程序

1.「預賽」（Prejudging）

(1)「淘汰回合」「Elimination Round」

△「預賽」之前，如每個量級的選手超過 15 人，則要先進行一個叫「淘汰回合」的篩選工作。

△這個量級所有的選手，先以放鬆姿勢做四次右轉動作，讓裁判評審選手身體的前、後、左、右四個不同體格面向。

△然後，以五名選手為一組，一起做八項「規定動作」。

△裁判最後以不排定名次的方式，圈出前 15 名選手以進入「預賽」。

(2)「自由表演回合」（Presentation Round）

△進入「預賽」的前 15 名選手，每人以 60 秒以內的時間作「個人自由姿勢」（Free Posing 或稱自由造形）表演。不能使用音樂，裁判

在 50 秒時；要提醒選手時間。

△ 近年來把「自由表演回合」擺在「規定動作回合」之前，是考慮到每位選手在做完肌肉的熱身後，可以直接上台馬上展現剛膨脹到極點的肌肉。

△ 選手在做「自由姿勢」表演時，嚴禁：轉身背對裁判，上身彎下以臀部對著裁判，表演臀肌及股二頭肌！選手如做這種〝Moon pose〞，馬上當場取消參賽資格！

(3)「規定動作回合」（Muscular Development Round）

△ 這是健美比賽中最重要的一個回合！

△ 前 15 名選手都表演完「自由姿勢」後，再以 3 至 5 人為一組，聽候裁判指示一起做「7 個規定動作」，讓裁判仔細評分。

△ 所有選手都做完「7 個規定動作」後，裁判可點名指定兩位以上選手出列，站在該位裁判前做任何的「規定動作」，以更進一步評定名次。

△ 除了「7 個規定動作」之外，男子比賽中，裁判必要時也可以再加上一個「最發達肌肉姿勢」（Most muscular pose）。

2.「決賽」（Finals or Evening Show）

(1)〝Evening Show〞（決賽自由表演）

△ 大會主持人可以讓前 15 名選手全部出列，按號碼順序一一簡單介紹後，再開始每位選手的個人「自由表演」。或是直接按號碼順序請選手表演。

△ 每位選手有 90 秒（預賽時只有 60 秒）的時間做「自由姿勢表演」，並可使用音樂。

△ 選手身上除了健美褲或是結婚戒指外，不得有任何的裝飾物或攜帶道具。

(2) 〝Posedown〞（名次頒獎）

△ 當前 15 名選手都全部表演完「自由姿勢」後，裁判長把這一量級前 5 名進入決賽的選手名單交給主持人。

△ 主持人按號碼順序請出這量級的五位選手，一起各自做任何「自由姿勢」表演，時間大概 2、3 分鐘，大會並統一播放背景音樂。這一階段是專為娛樂觀眾而表演，裁判並不打分數，一般通稱為〝Posedown〞。

△ 5 位選手在觀眾面前盡情表演完後，大會馬上宣佈名次（由第 5 到第 1）並頒獎。

(3) 〝Overall Posedown〃

△ 當所有的量級都比完結束後，大會請每一個量級的冠軍都出列，一起做「放鬆 4 次右轉」及「7 個或 8 個規定動作」，然後再一起面對觀眾做 2、3 分鐘的〝Posedown〞。

△ 〝Posedown〞一結束後，大會主持人馬上宣佈這次比賽的「總冠軍」（Overall winner）。

評審標準

〝NPC〞的評分標準是以「預賽」中的「自由表演」（Presentation）與「肌肉發達程度」（Muscular Development）為主，再加上「整體外表」（General assessment）的審視。現簡述如下：

1.「自由姿勢表演」（Presentation）

裁判可以在「預賽」的 60 秒與「決賽」中的 90 秒選手「自由表演」時加以仔細審視與評分。

裁判要看的重點是：

(1) 選手是否把自己全身的肌肉，用優美流暢而又有力的連續姿勢表現出來？

(2) 選手是否把身上所有的肌肉部位全部展現出來？

(3) 選手的表演姿勢是否跟他本身的體格、肌肉相配合？

(4) 選手的表演姿勢是否能特別吸引人注目？他是否會巧妙地掩蓋自己的缺點？

2.「肌肉發達程度」（Muscular Development）

△「健美」本身指的就是「肌肉要發達」，所以裁判先要評定健美選手體格肌肉的好壞。主要就是要從這幾個「規定動作」中，才能看出他「肌肉發達的程度」如何？

△ 所謂「規定動作」，在〝NPC〞的比賽中，原則上是 7 個，詳細的說明請參閱〝IFBB〞。

△〝NPC〞在「規定動作」中要評定「肌肉發達程度」，它的具體標準有 3 項：

(1)「壯碩飽滿」（Density）

每塊肌肉要練到「壯碩飽滿」最極致的發達程度。

(2)「部位切割分離度」（Separation）

不同的肌肉部位要「分隔開來」，並「切的清楚又深」。譬如肩膀的前三角肌、側三角肌、後三角肌要切的清清楚楚，腹部的腹直肌、腹斜肌要分隔開來……等。

(3)「線條清楚」（Definition）

全身每一塊肌肉的線條要清清楚楚，也就是最好皮膚下面就能看到肌肉纖維與血管，沒有脂肪與水腫。

3.「整體勻稱評審」（General assessment）

△ 所謂「整體勻稱評審」（General assessment），就是要評審選手全身肌肉的「勻稱協調」（Symmetry）程度如何？

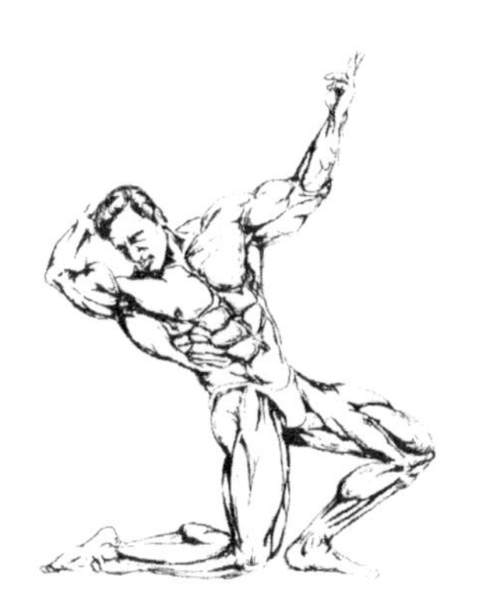

△ 也就是選手在做前、後、左、右「4 次右轉」的放鬆姿勢中，針對他整體外表的「勻稱協調」度，所作的一項評審工作。

△ 那「勻稱協調」（Symmetry）指的又是什麼？

它包含 3 項要素：

(1)「比例」（Proportion）

「比例」是指「不同的肌肉部位」（如手、腿），或是「相同的肌肉部位」（如左右胸、左右手）之間的大小比例。譬如：兩隻手臂的二頭肌看起來比三頭肌大，但是右手的二頭肌又比左手的二頭肌大。或者是胸部比背肌發達，但是胸部本身右邊又比左邊大。諸如此類，那就是這位選手的「比例」（Proportion）不好。

(2)「形狀」（Shape）

就是指每一塊肌肉的「形狀」好不好看？譬如說，手臂的二頭肌很大但是不夠「高」、不夠「尖」，胸部很厚但不夠「寬」、下胸又不夠「方」。

(3)「對稱」（Balance）

所謂「對稱」（Balance），就是指身上各部位的肌肉，從整體上看起來有沒有「對稱」？配置的好不好看？有沒有「美感」（Esthetic）？譬如說，有的選手兩條腿特別短，也有人上半身或腰身特別長；或是關節部位、腰、臀特別粗……等。

四、「NABBA」（英國全國健美協會）

(一)歷史沿革

△〝NABBA〞的英文全稱是〝National Amateur BodyBuilder's Association〞，〝NABBA〞中文的正確意思是英國的「全國業餘健美運動員協會」，但它卻是兼辦很多國際比賽。從 1950 年正式成立以來，除了舉辦英國國內的比賽外，也一直舉行世界性的業餘與職業賽（Mr. Universe）。

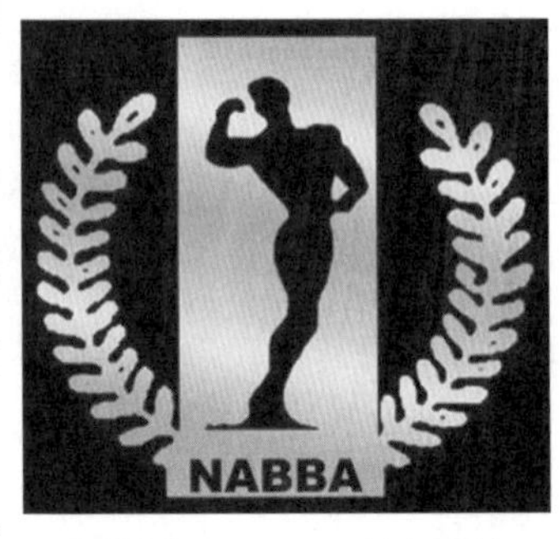

（英國 NABBA 的標誌）

△ 從 1955 年開始，英國人 Oscar Heidenstam 擔任〝NABBA〞秘書長達 30 年，對整個國際健美運動有一定的影響力。

△ 1950 年第一屆的「Mr. Universe」，就是由當時最有名的「大力士泰山」影星 Steve Reeves 所獲得，聽說現在〝IFBB〞的創始人 Joe Weider 當年也參加了比賽。不過可以肯定的是，當時 23 歲的電影巨星史恩康那來（Sean Connery）還是 1953 年〝NABBA Mr.Universe〞第 3 名的比賽選手！

△ 現任加州州長阿諾史瓦辛格曾於 1968 到 1970 年榮獲 3 屆NABBA 的職業「Mr. Universe」冠軍。

△ 當時阿諾等這一群 NABBA 有名的選手在 1970 年代以後紛紛轉到 IFBB 比賽，並造就了 IFBB「奧林匹亞先生」（Mr. Olympia）的盛況。

△ 1980 年代以前，世界上大部分頂尖的健美先生都是英國〝NABBA〞的選手。但是在 1980 年代以後，它就後把國際健美界的龍頭地位，拱手讓給了現在世界獨大的〝IFBB〞組織。

(二)現況

△ 目前該會的地址是：NABBA HQ P.O. Box 1186, Brierley Hill, West Midlands, UK.

△ 到目前為止，它還是世界上歷史最優久的國際健美組織，有 50 個會員國，大部分是歐洲國家與「前大英國協」的組成國，在歐洲有一定的知名度。

△ 1984 年開始〝NABBA〞正式從英國走出去，在世界各地辦「世界錦標賽」，〝NABBA〞主要的男子健美比賽有下列幾種：〝MR Britain〞、〝MR Europe〞、〝MR World〞以及〝MR Universe〞。

△ 到 2007 年，NABBA 的 Mr. Universe 將舉辦第 59 屆了！

(三)比賽規則與評分標準

△ 〝NABBA〞不以體重；而是仍然維持以「身高」分級。像男子「業餘」健美賽，以「身高」分 4 級：

第 4 級：165 公分（含）以下

第 3 級：172 公分（含）以下到 165 公分（不含）

第 2 級：179 公分（含）以下到 172 公分（不含）

第 1 級：超過 179 公分以上

△職業賽則不分級。

△比賽共分 3 回合：

1. 第 1 回合：〝FRONT, BACK AND SIDES LINE-UP〞

   全體選手採放鬆姿勢，一起做 4 次右轉。

2. 第 2 回合：〝INDIVIDUAL ROUTINES〞

   每位選手各做 90 秒的「自由姿勢」（自由造形）表演。

3. 第 3 回合：「COMPARISONS」

所有的選手以做 8 個規定動作，來互相比較優劣。

五、「MuscleMania」（肌肉狂協會）

(一)歷史沿革

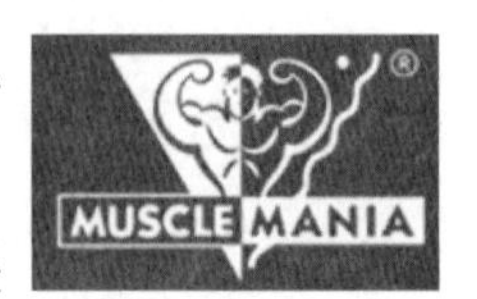

△〝MuscleMania〞是 1991 年創立於美國，總部也設在美國加州。

△〝MuscleMania〞這個組織的宗旨是：提倡、推展「自然健美運動」。

△這個組織有個特色，就是所有的比賽儘量透過媒體宣揚出去。諸如美國的 ESPN International 與 TSN RDS Canada, Sky Sport Britain, Star Sport Asia 都有簽約轉播。筆者在 90 年代在香港參加過亞洲的〝MuscleMania〞比賽，當時除了接受電視訪問，還在香港鬧區遊過街呢！

(二)現況

目前它的會員組織遍及全世界各地，每年各洲、地區、國家都有辦比賽，然後在每年的 11 月底左右，該組織的全世界選手齊聚到美國加州，參加一個業餘、職業總決賽。印尼著名的健美帥哥 Ade Rai 曾經得過多次冠軍，香港健美前輩暨資深影星楊斯先生在亞洲地區（尤其中國）推廣Muscle Mania 比賽不遺餘力！

(三)比賽規則與評分標準

△男子業餘賽以「體重」分 5 級，進入決賽的前 5 名要接受「藥檢」。

△比賽評分標準跟〝IFBB〞不太一樣，它是採取「百分比制」：
Symmetry （比例對稱）25%

Muscle Mass（肌肉發達）25%

Condition （整體外表）25%

Posing Presentation（自由姿勢表演）25%（僅限決賽前五名）

六、其他國際健美組織

(一) "WNBF" （世界自然健美總會）

△ "WNBF" 的全稱是 "World Natural Bodybuilding Federation" ，中文叫做「世界自然健美總會」。

△ "WNBF" 在1990年成立，它的總部設在美國的賓州，雖然稱「世界自然健美總會」，但過去所有主要的比賽都在美國境內舉辦，2005 年的世界杯首次移到加勒比海的巴貝多舉行。

△ "WNBF" 與一本健美雜誌叫《Natural Bodybuilding & Fitness》有關。

△ "WNBF」對參賽選手的「藥檢」很嚴格，它採取 1984 年洛杉磯奧運的藥檢標準。選手不但要接受「尿液藥檢」，還要接受「測謊」！

(二) PDI（Pro Division Inc）

這是由 IFBB 前職業賽部門負責人 Wayne DeMilia，在與 IFBB 合作了 28 年後出走，自行成立了這家「健美比賽公司」。

PDI 在 2006.09.16 於紐約舉辦第 27 屆 "Night of Champions" 職業賽，緊著在英國倫敦也舉行一場，冠軍皆由前 IFBB 職業選手 Lee Priest（已被 IFBB 除名）獲得。

PDI 宣稱它的比賽特別著重於選手要有「美感」（Aesthetics），「勻稱」（Symmetry）與「娛樂觀眾」（Entertainment）。而「肌肉發達程度」（Muscularity）只佔 20%！

但至目前為止，PDI並未對國際健美體壇（尤其IFBB）造成預期的衝擊！

(三) W.A.B.B.A（World Amateur Body Building Association）

這是總部設在義大利的一個歐洲健美組織，每年固定舉世界杯與歐洲杯的業餘健美比賽。

雖聲稱是業餘組織，但是現在也兼辦職業賽。在歐洲的聲勢僅次於NABBA。

(四) NAC（National Athletic Comitee）

總部設在德國一國際健美組織，一般習慣以 NAC Germany 稱呼它。每年也是固定舉辦世界杯及歐洲杯比賽，並經常在德國舉辦國際邀請賽。一些中東、亞洲或中南美洲的健美好手也會前往比賽。比賽按身高分為四級，頭銜稱：Mr. Universe Body 以及 Mr. Universe Athletic。

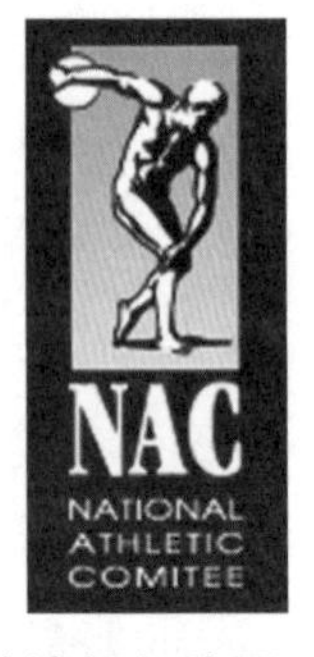

（總部在德國的 NAC）

(五) IBFA（International Bodybuilding & Fitness Association）

這是 1999 年 11 月 6 日在法國成立的國際健美組織，比賽也是以身高 170，178 公分上下共 3 個級別，參加的成員仍然以歐洲國家為主。

七、健美比賽「7 項規定動作」（7 Compulsory Poses）

△「男子業餘健美比賽」有「7 項」規定動作。

△「女子業餘健美比賽」有「5 項」規定動作（少了第 2 項正面闊背與第 5 項背面闊背，女子職業賽仍維持七項動作）。

△「男女配對健美比賽」也是跟女子一樣有「5 項」規定動作。

△「男子職業健美比賽」如「奧林匹亞先生」比賽，則有「8 項」規定動作（多一項肌肉最發達姿勢 Most Muscular，如圖）。

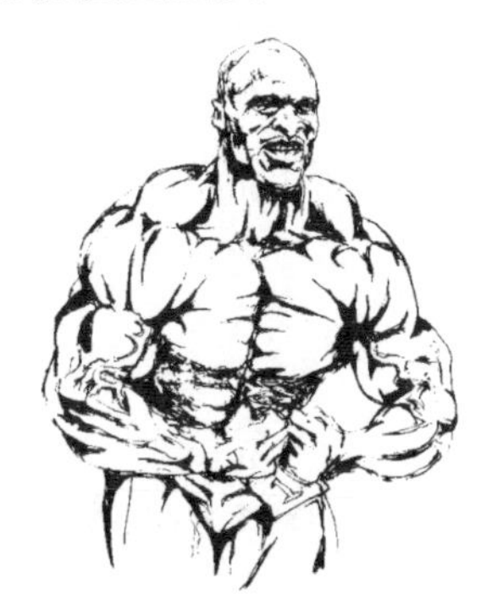

(一)「正面雙手二頭肌」（Front Double Biceps 如圖）

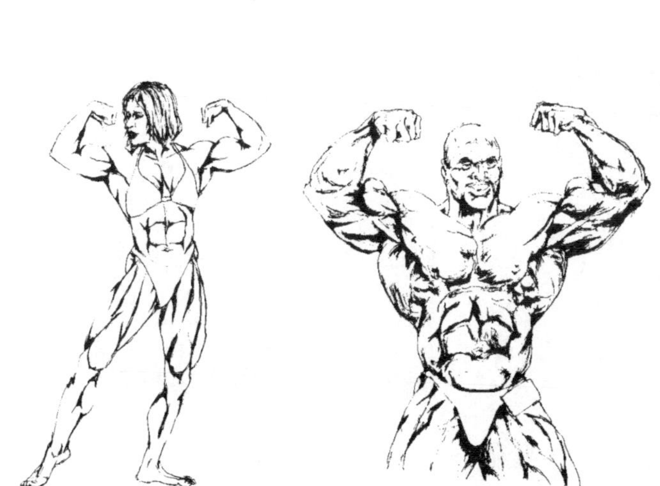

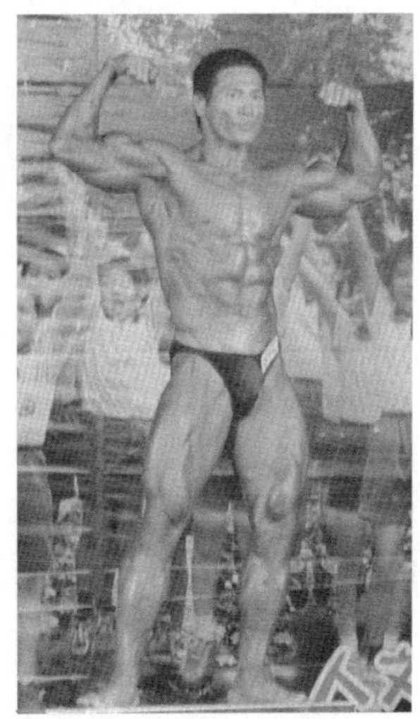

標準姿勢：

△ 以正面面對裁判，雙腳左右平均分開成一直線，約與肩同寬站立。

△ 雙手往上抬高，上臂與地面約成平行，前臂則往上用力彎；雙手握拳，讓二頭肌顯現出來。

△ 全身的其它肌肉群；如背肌、腹肌、腿肌……等部位也要同時用力。

評審重點：

△ 「雙手二頭肌」是否發達完美？夠不夠飽滿結實？有沒有又高又尖？內外側二頭肌是否分開？

△ 整個上身看起來是否成「倒三角形」？

△ 其它的肌肉部位，如前臂肌、腹肌、大小腿肌……等是否也夠發達？

(二)「正面闊背肌伸展」（Front Lat Spread 如圖）

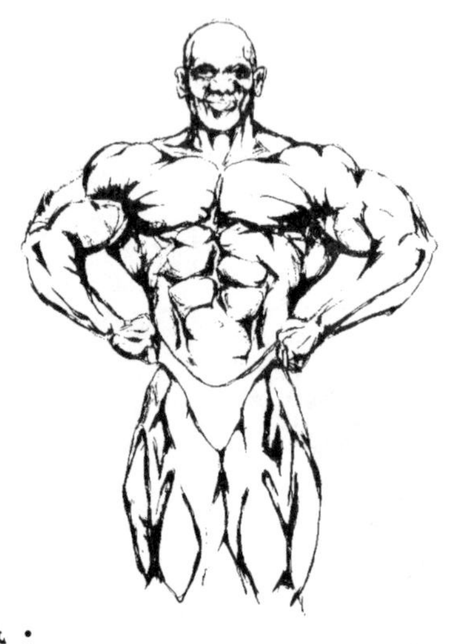

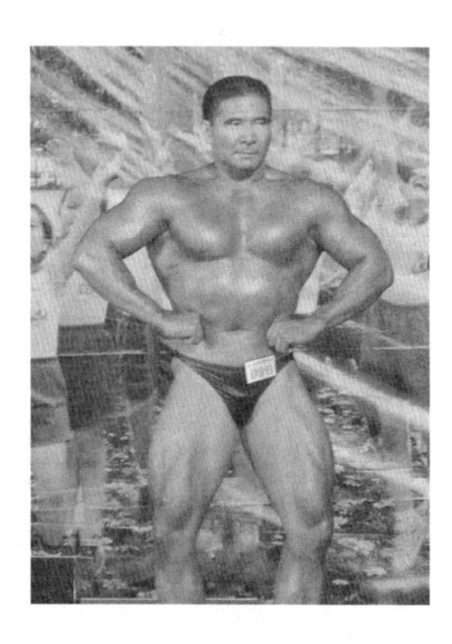

標準姿勢：

△ 同樣是以正面面對裁判，雙腳分開約與肩同寬站立。

△ 雙手握拳或手掌張開放在腰際，用力將闊背肌撐開來。

△ 全身的其它肌肉部位也要同時用力。

△ 嚴禁用雙手將腰側上健美褲的褲頭往上拉！違者可能被取消參賽資格！

評審重點：

△ 「闊背肌」從正面看，是否發達完美成 V 字形？

△ 肩膀夠不夠寬？三角肌有沒有跟胸肌「連成一塊」（Tie-in）？

△ 其它的肌肉部位是否也夠發達？

(三)「側面胸部」（Side Chest 如圖）

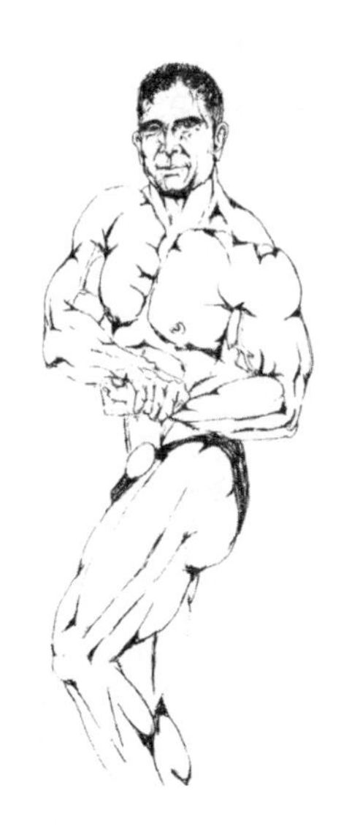

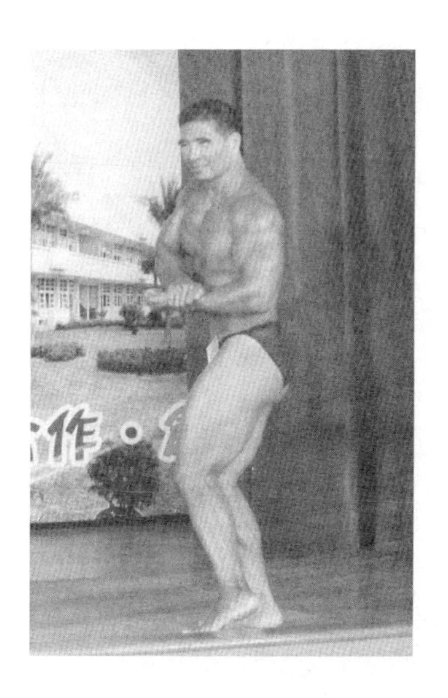

標準姿勢：

△ 選手可選擇身體的任何一個左右側面向著裁判。

△ 面向著裁判這邊的手臂、手肘靠近在腰際位置，前臂打彎二頭肌用力。

△ 另外一隻手以手掌，握住打彎的這隻手手掌或手腕。

△ 胸部往上挺；胸肌用力收縮。

△ 向著裁判這邊的腿膝蓋打彎，以腳尖著地腳跟上提，大、小腿都要用力。

評審重點：

△由側面看整隻手臂二、三頭肌與前臂的發達情形如何？

△側面看胸肌與肩膀三角肌是否連成在一起？

△觀察選手腿部的股二頭肌、小腿肌肉是否夠發達結實？

(四)「背面雙手二頭肌」（Back Double Biceps 如圖）

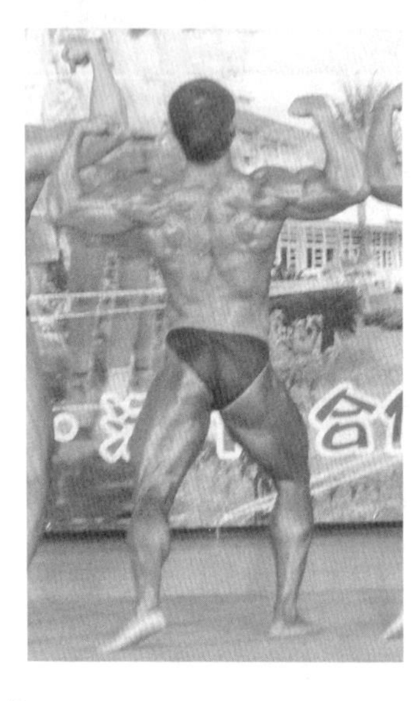

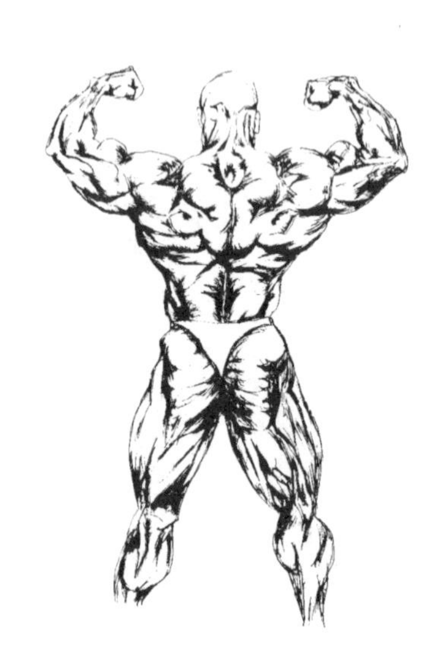

標準姿勢：

△ 整體上的姿勢與「正面雙手二頭肌」一樣，只不過是改為背對裁

判，另外是兩腳要以一前一後站立。後腳腳跟提起，小腿要用力。

△ 選手在這個姿勢中，可以展示最多的肌肉部位，不只是手臂與闊背肌；包括肩斜肌、臀部肌肉、股二頭肌、小腿肌……等都要展示出來。

評審重點：

▲「背面雙手二頭肌」這個姿勢是「7 項規定動作」中，裁判最重要的評審姿勢！

△ 因為從這個姿勢中，裁判可以看到最多的肌肉部位。往往在這個姿勢中看出選手體格的優劣。

(五)「背面闊背肌伸展」（Back Lat Spread 如圖）

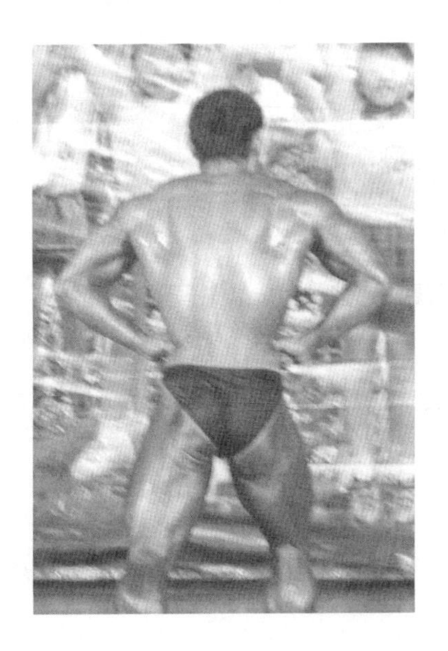

標準姿勢：

△ 這個姿勢跟第 2 項規定動作「正面闊背」是類似的，只不過是換成背對裁判而已。

△ 主要是要展示「闊背肌」的寬度與厚度。

△ 切記：嚴禁用雙手去拉高兩邊褲頭！（有些選手為了讓臀部露更多，或是讓身體看起來更三角形）

△ 選手一樣要將其中的一隻小腿往後，腳跟提起來；小腿肌用力。最好跟上一個動作不一樣，而是展示另外一隻小腿。

評審重點：

△裁判一定要制止選手，是否有做拉高兩邊褲頭的違規動作。

△裁判要先從這個姿勢中，評判選手「闊背肌」的寬度與厚度。

△也要從頭到腳，仔細評審整個背面的各部位肌肉。

(六)「側面三頭肌」（Side Triceps 如圖）

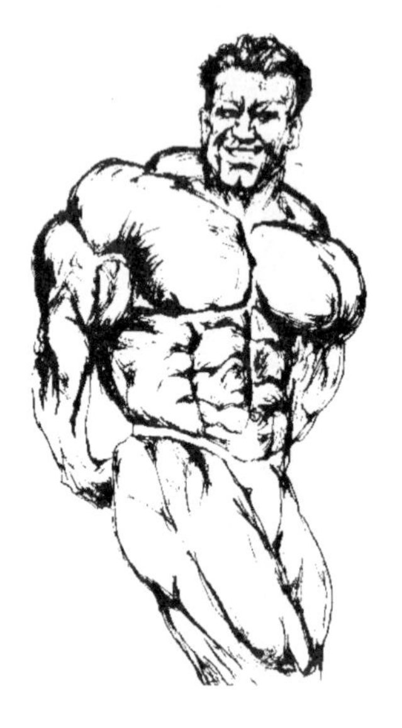

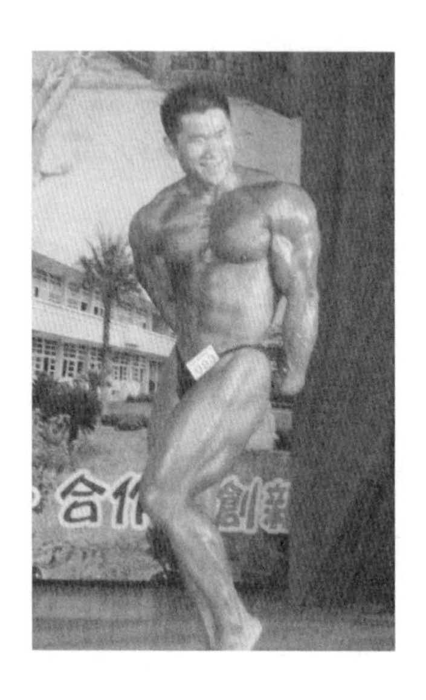

標準姿勢：

△ 選手可選擇身體左右的任何一邊，以側面向著裁判。

△ 選手要展示「手臂三頭肌」，所以靠近裁判這邊前面的手臂要伸直，而另一隻手則握住前面這隻手的手腕或手掌。

△ 靠近裁判這邊腿的膝蓋要打彎，而這隻腳要以腳尖著地；腳跟上提。

評審重點：

△ 主要是評審「手臂三頭肌」的發達情形與形狀、線條。

△ 連帶要審視整個側面身體的各部位肌肉。

(七)「腹部與腿部」（Abdominals And Thighs 如圖）

標準姿勢：

△ 正面向著裁判，雙手抬高過頭；手肘朝上，兩隻前臂放到頭後面。

△ 單腳向前踩一步，兩條腿一前一後站立著。

△ 縮腹部讓腹肌顯現出來，兩條腿同樣一起用力。

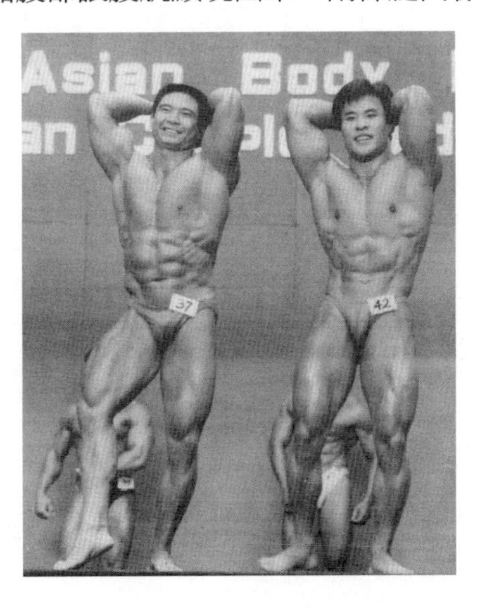

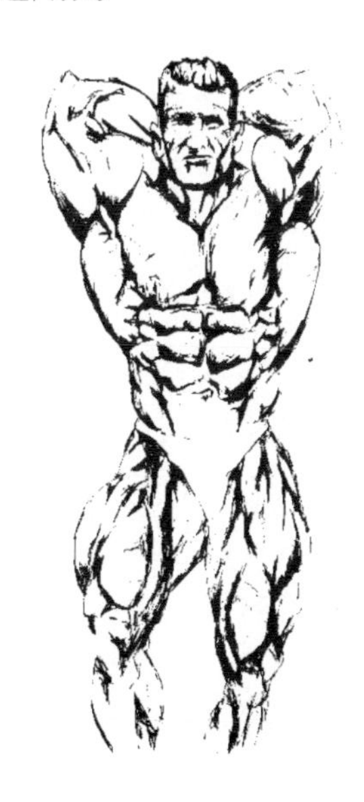

評審重點：

△主要是評審選手的「腹部與腿部」。

△從這個姿勢中，特別能仔細判斷出選手腹肌的好壞。

八、IFBB「職業健美比賽」

(一)什麼是「職業健美比賽」？

△ 所謂「職業健美比賽」，是指健美比賽中對獲得優勝名次者，設有獎金領賞制度，就是「職業比賽」。

△ 如果沒有設獎金或酬勞的比賽，就是「業餘比賽」。

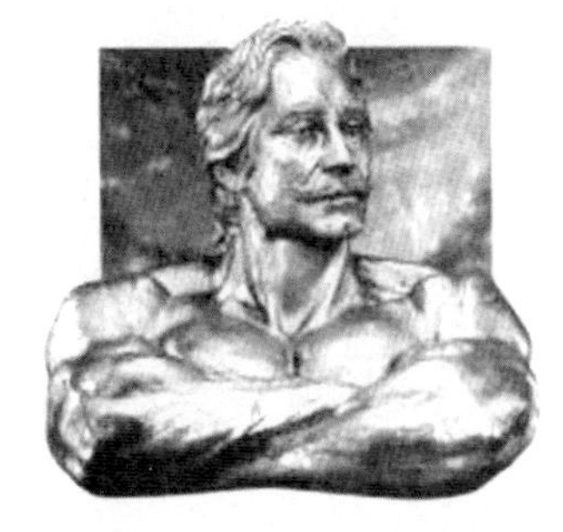

（IFBB 的創始人 Joe Weider 的 Mr.Olympia 比賽圖像）

(二)什麼是「職業健美選手」？與「業餘選手」有何不同？

△ 所謂「職業選手」，指「專門參加有獎金」的健美比賽之選手。

△ 在「IFBB」（國際健美總會）的規定是：須要持有該會發給的「職業選手證」（Pro Card），才能算是職業選手。

△ 凡只能參加沒有獎金（酬勞）的健美比賽選手，就是屬於「業餘選手」。

△ 我們不可以因為某位選手肌肉練得很棒，或是他整天不需要工作都在健身房中練，就叫他是「職業選手」！

△ 像連任「奧林匹亞先生」冠軍八次的隆尼．寇曼（Ronny Coleman1998-2005），雖然他之前的正式職業是德州阿靈頓市警察，但他絕對是百分之百的「職業選手」！

△ 在臺灣很多人的觀念是：有拿過「全運」（前區運）獎金或「國光」獎金的選手，甚至只要是當「健身教練」或開「健身院」、拍支有酬勞廣告的人，都稱他們是「職業選手」！這種定義跟本書所講的「職業健美選手」有很大的落差。

△「亞洲健美總會」（ABBF）對所屬會員國的業餘選手作了某種程度的「規範」：任何選手如果將他（她）的名字、照片、身份或健美成就供任何單位、機構使用時，一定要經過該國家的全國健美總會或奧會批准在案。如有任何金錢或商業所得，要歸入（繳交）該國家健美總會，不得為選手個人所有。

△這只是對該會「業餘選手」所作的限制，並不表示該選手拿了酬勞就可以規入「職業選手」比賽！

△所以本書介紹的是「IFBB 職業健美比賽與選手」，特別是「奧林匹亞先生」。

(三)目前「IFBB」有哪些「職業健美比賽」？

△基本上「IFBB」每年都會舉辦以「Mr. Olympia」為主的四項比賽，除了「奧林匹亞先生」（Mr. Olympia）外，還有「奧林匹亞小姐」（Ms. Olympia）、「奧林匹亞體適能小姐」（Fitness Olympia）、「奧林匹亞美體小姐」（Figure Olympia）等 3 項比賽。

△近幾年來，〝IFBB〞這四項比賽都固定每年 10 月集中在美國賭城「拉斯維加斯」（Las Vegas, Nevada）舉行。

△除了這 4 項比賽外，還有與美國或國外各地共同舉辦的各種男女職業賽。例如：

1. 〝Arnold Classic〞（阿諾杯）

△阿諾在 1989 年開始舉辦這項比賽，以完成他回饋、推廣健美運動的宏願。

△由於第 1 名的獎金高達 10 萬元美金，再加上其他獎品，使得這項比賽的競爭性僅次於「奧林匹亞先生」。

△〝Arnold Classic〞（阿諾杯）每年 3 月初在俄亥俄州的哥倫布市

（Columbus, Ohio）舉辦。

△ 當初只有男子健美比賽一個項目，現在已經擴展到像一場嘉年華會，因為它活動的內容包羅萬象，例如：腕力、擊劍、啦啦隊、功夫、體操……等比賽都有。

△ 「阿諾杯」的前六名可以參加當年的「奧林匹亞先生」比賽。

2. 〝Grand Prix〞（大獎巡迴賽）

△ 每年「奧林匹亞先生」比賽一結束，幾乎原班選手在 11、12 月的時候會選在歐洲或世界其他各地幾個城市再比賽幾場。

△ 因為通常是 1 個星期左右換一個地點比賽，所以稱為「大獎巡迴賽」（Grand Prix）。

△ 前 3 名的選手可以參加下一年度的「奧林匹亞先生」比賽。

3. 〝New York Men's Professional〞（紐約職業賽）

△ 〝New York Men's Pro〞（紐約職業賽）就是以前的〝Night Of Champions〞大賽。

△ 這項比賽幾乎都是每年 5 月下旬，固定在紐約市舉行。由於這也是一項大比賽，所以前 5 名選手可以參加這一年的「奧林匹亞先生」比賽。

4. 其他各種職業邀請賽

△ 每年 2 月份在加州洛杉磯的〝Ironman Professional〞（鐵人杯）比賽。

△ 每年 3 月份在加州舊金山舉行的〝San Francisco Championships〞（舊金山職業錦標賽）。

△ 每年 6 月份在加拿大的〝Toronto Men's Professional〞（多倫多男子職業賽）。

△ 每年的六、七月以前在世界其它各地，與 IFBB 當地組織所合辦的職業賽。

(四)「IFBB 職業健美賽」的比賽規則與評審方式？

△ 男子職業賽不分體重，女子職業賽則以體重分兩級（135 磅上下）。

△ 女子職業賽有「七項規定動作」，男子職業賽則有「八項」（多一項肌肉最發達姿勢 Most Muscular 或自選一個最好的姿勢）。

△ 「職業賽」的比賽規則與評審方式，原則上與「業餘賽」大致上相同，但還是有一些不同的地方。**男子職業賽總共有四個回合（預賽決賽各兩個回合）**。現就「男子職業賽」方面簡介如下：

1.「**預賽**」

△ 在「第一回合預賽」開始之前，裁判長先指揮所有參賽選手按號碼順序，每次單獨一位做「八項規定動作」。這一段的程序純供裁判們參考，並不正式計分。

△「預賽」（第一回合）

(1) 全體選手面對裁判席排成一列，集體做「四次右轉」的放鬆姿勢動作。如有選手的肌肉仍然在用力狀態未放鬆，裁判則要提出警告。

(2) 集體做完「四次右轉」動作後，裁判一次請三位選手出列，一起做「四次右轉」動作的比較。如選手人數超過 20 人，則一次可請五位出來做比較，這種「比較」簡稱 "Call out"。

(3) 每位選手在這一回合，至少要被叫出列一次做比較。所有選手在退場前還要再排成一列讓裁判再審視一番。

△ 「預賽」（第二回合）

(1) 所有選手按號碼順序，每個人個別做「八項規定動作」。如人數超過 20 人，則一次可請兩位選手做。

(2) 每位選手都做完以後，裁判接著一次請三位選手出列，一起做「八項規定動作」供裁判作比較。如果選手人數超過 20 人，則一次可請五位出來做比較。

(3) 在這一回合裡，每位選手至少要被叫出來一次做比較。

2.「複賽」

△「複賽」（第 3 回合）

(1) 每位選手按號碼順序，作 3 分鐘內自選動作的「自由姿勢」表演。

(2) 選手的音樂如過長，主辦單位可以在 3 分鐘的結束前 5 秒時慢慢消音掉。

△「複賽」（第 4 回合）

(1)「自由姿勢」表演結束後，裁判長宣布前 5 或前 6 名選手名單並請他們出列。

(2) 5 位選手在裁判長的口令下，一起做「8 項規定動作」。

(3)「8 項規定動作」一做完，5（或 6）位選手馬上一起互相作 1 分鐘或稍久一點的〝Pose-down〞。但這一階段是不計分的。

(4) 頒獎。

決賽時自選動作的姿勢表演，原則上以 3 分鐘為限，但主辦單位得事先與「IFBB」協調，讓該選手比完全部的自選姿勢。

△ 職業賽的裁判也是每一回合在評分表上面直接「打名次」，譬如說：最後決賽的 5 位選手，第五名就是寫「5」；第 1 名寫「1」。以此類推，評分表統計下來，積分最少的就是第一名。

△ 職業賽的裁判團由 7 到 11 位裁判組成。如果是 7 位組成，則每位選手的「排名積分單」上，要刪掉各一個「最高」與「最低」的名次。如果是 9 位裁判，則要各刪掉 2 個。如果是由 11 位裁判組成，那就要各刪掉 3 個「最高」與「最低」的名次。

△ 名次計算至 15 名為止，15 名之後不排名次一律算是 16 名（每人的獎金也是一樣）。

▲ 以 2006 Mr. Olympia 比賽為例：

初賽時的第 1 及第 2 回合時，所有 22 位選手全部參加。

而「決賽」包括第 3、第 4 回合，能進前 15 名的選手才能參加第 3 回合。

最後的第 4 回合決賽，只有前 6 名才能參加，一起出列（Call-out）做 4 次右轉及 8 項指定動作，最後互相尬姿勢的這一段是不計分的。

(五) 目前美國每年所產生 IFBB 男子職業選手情形：

1.NPC Nationals 六位（六個量級冠軍）

2.NPC USA 兩位（所有量級的冠軍再選出全場之冠、亞軍）

3.IFBB North American 一位（美、加、墨參賽選手總冠軍）

4.Team Universe 一位（世界杯代表隊總冠軍）

5.NPC Masters Nationals 兩位（全國元老組冠亞軍）

※另外每年業餘世界杯錦標賽各量級冠軍（2006 年為八個量級）也可申請職業選手証。

(五)「奧林匹亞先生」（Mr. Olympia）比賽

1.歷屆「奧林匹亞先生」（Mr. Olympia）簡介：

▲Larry Scott（1965～1966）

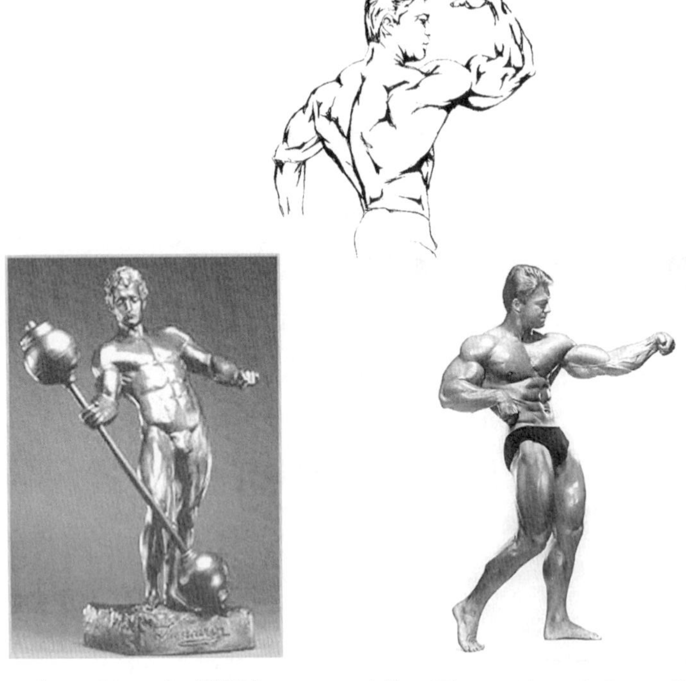

（Mr. Olympiat 獎盃）　（第一屆 Mr. Olympia Larry Scott）

1965 年首屆「奧林匹亞先生」在紐約布魯克林音樂廳舉行，由賴利・史考特（Larry Scott）獲得頭銜，他並於次年（1966）再度蟬聯冠軍。「賴利・史考特」以特別發達的「手二頭肌」聞名，所以他最喜歡練的二頭肌動作「斜講桌彎舉」（Preacher Curl），又稱之〝Scott Curl〞。

Larry Scott 出生於 1938.10.12，身高 5'7"，體重約 200 磅。

大家都尊稱Larry Scott是〝The Legend〞（前輩），他目前仍住在猶他州的鹽湖城，身材肌肉還保持很好。太太是香港華人，育有兒女多人現均已成年。

▲ Sergio Oliva（1967～1969）

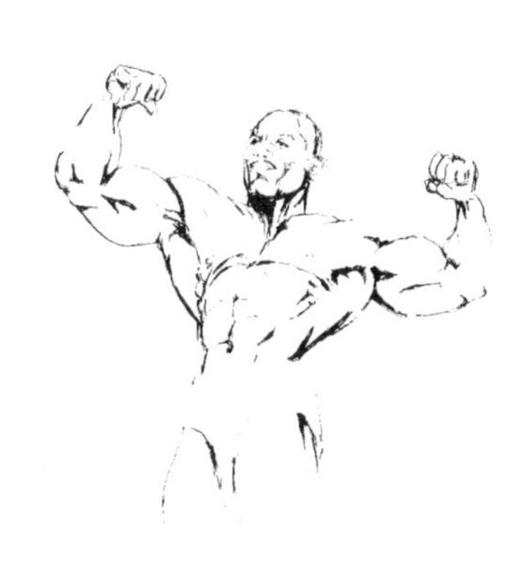

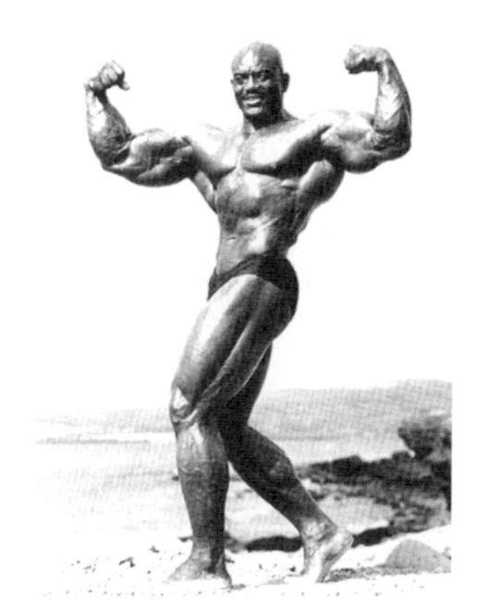

（Sergio Oliva.）

1967 至 1969 年，由原古巴移民的芝加哥人瑟吉歐・奧利瓦（Sergio Oliva）蟬聯三屆「奧林匹亞先生」。他以窄腰、具大雄渾肌肉著稱，後來在 1984 及 1986 這兩年的「奧林匹亞先生」比賽中再度參賽。1999 年還出席接受頒獎，身材狀況相當好。

Sergio Oliva 出生於 1941.07.14 古巴哈瓦那，本是舉重選手。為逃避卡斯楚政權在泛美運動會時流亡美國，並曾在芝加哥擔任過警察。

Sergio Oliva 是在「奧林匹亞先生」比賽中，唯一曾經打敗過阿諾的選手！他的外號叫〝The Myth〞（神秘者）。

▲ Arnold Schwarzenegger（1970～1975、1980）

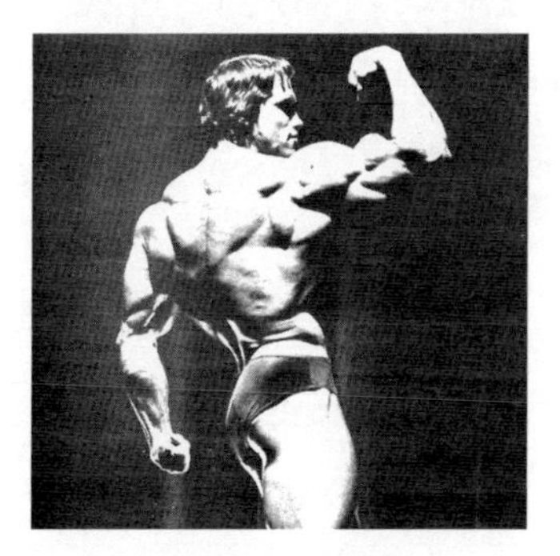

（阿諾的招牌姿勢）

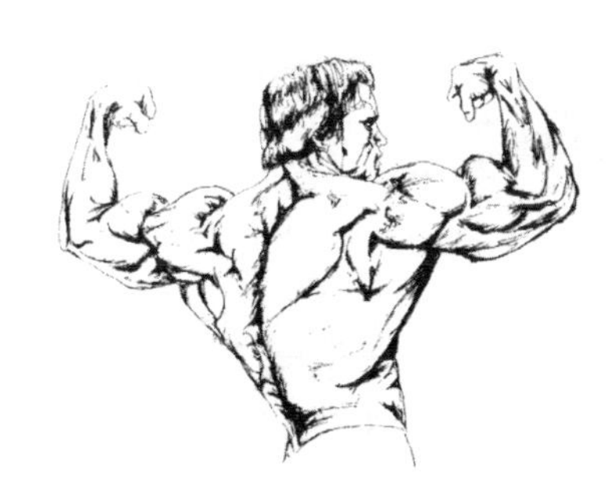

1970 至 1975 年，加上 1980 年，總共是 7 年的頭銜都是被阿諾・史瓦辛格（Arnold Schwarzenegger）所囊括！所以說 1970 年代是「阿諾的時代」，一點也不為過！

阿諾在 1970 年擊敗 Sergio Oliva，從此以後的 6 年間，幾乎是沒有什麼對手。其中雖遇到號稱「無敵綠巨人」（Incredible Hulk）的 Lou Ferrigno 挑戰，但兩人之間的實力還是有一段距離。1975 年阿諾在參加「奧林匹亞先生」比賽時，順便拍了第一部電影叫做〝Pumping Iron〞，同時也宣佈退休。 但 1980 年阿諾突然出現在澳洲雪梨國家劇院的「奧林匹亞先生」比賽場上，驚動了所有選手。當時還跟過世的選手 Mike Mentzer（如圖）鬧得不愉快，1980 年拿到最後一次的 Mr. Olympia 從此以後他才算真正的退休。

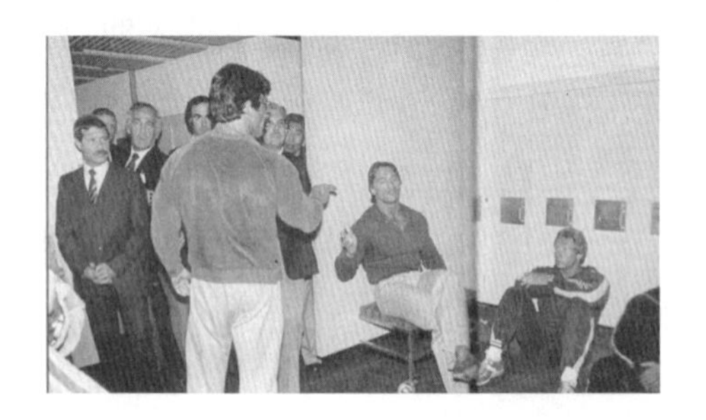

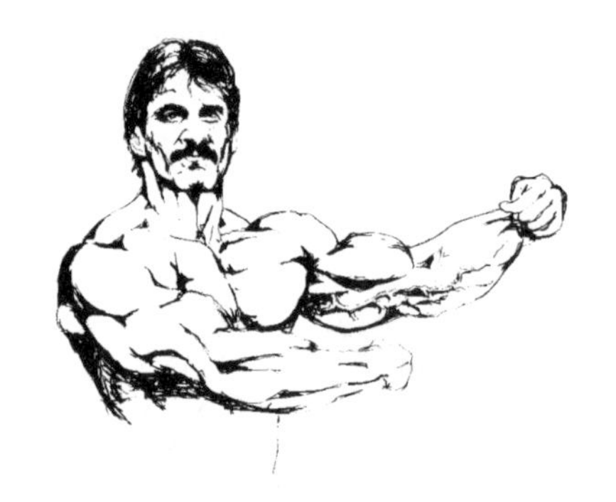

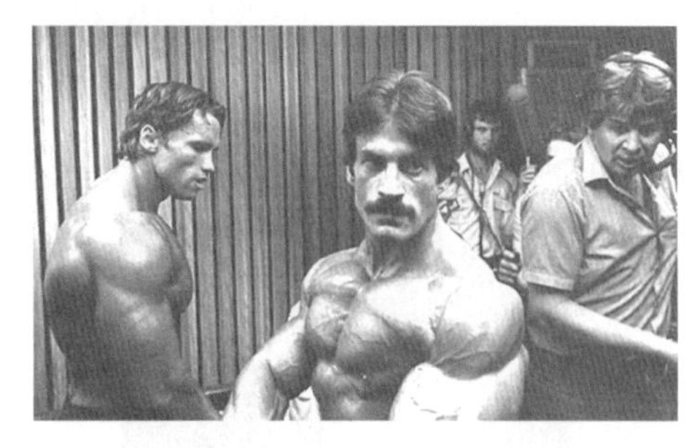

（1980 Mr. Olympia 時 Mike(前)與阿諾(後)）

阿諾在健美界的外號叫做〝The Austria Oak〞（奧地利橡樹 1947.06.30 出生的阿諾，現在大家叫他 〝Arnie〞），一來因為阿諾塊頭在當時算是很大，二來他說話有濃厚的德語腔；在剛開始拍的電影中表情較「木訥」。誰也沒想到這卻變成他「酷」的特色，讓後來的電影都大賣！

1970 年代的阿諾，把健美的水準往前推進了一大步！因為健美不再只是肌肉大就好了，這時的阿諾身上每塊肌肉都「分切」（Separation）得清清楚楚！尤其是他那兩隻號稱 23 吋的二頭肌與 58 吋的胸肌！

阿諾在 1983 年取得美國公民資格，1986 年與甘乃迪總統姪女 Maria Shriver 結婚，2003 年代表共和黨競選，擔任兩任加州州長。

▲Franco Columbu（1976、1981）

1976 及 1981 年「奧林匹亞先生」的頭銜，由阿諾的好友法蘭哥．哥倫布（Franco Columbu）所奪得。Franco Columbu 是義大利裔的美國人，身高約只有五呎六吋，體重 81.2 公斤的 Franco 生於

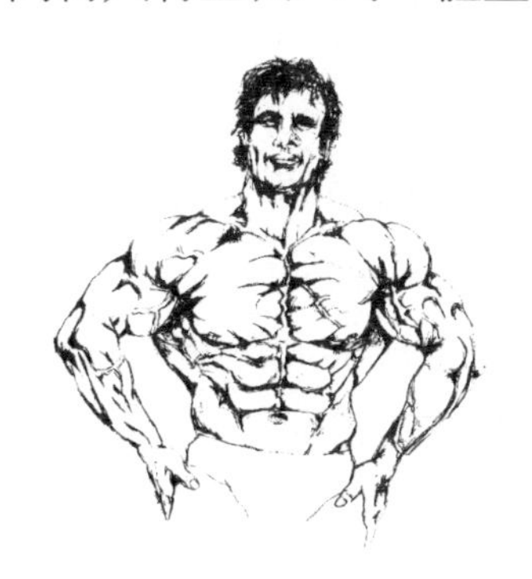

1941.08.07 義大利薩丁尼亞島，他本來是義大利的全國拳擊分級冠軍，改練健美後胸肌、背肌特別發達。最令人敬佩的是，這位選手力量奇大無比，後來還參加幾次「世界大力士比賽」，也拍過電影跟電視影集。

Franco Columbu後來專研整脊術並獲相關證照執業，在阿諾入主加州州長後，也被延攬進入州政府服務。

▲Frank Zane（1977～1979）

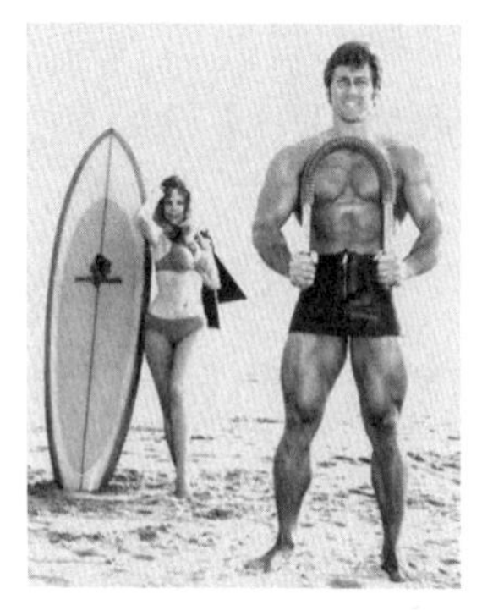

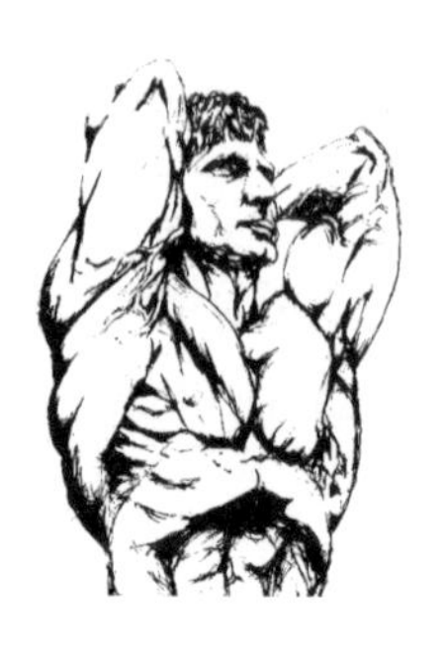

（Frank Zane(前)與Betty Weider(後)）

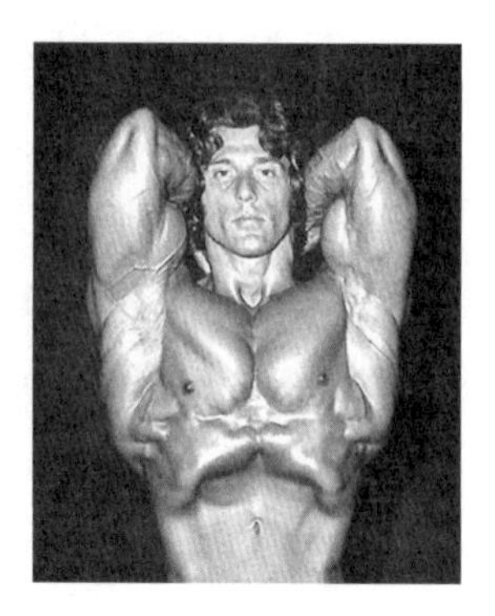

（Frank Zane）

1977到1979這三年是法蘭克・任（Frank Zane）的天下，如果阿諾是雄偉的力神「赫克力斯」（Hercules），那麼Frank Zane就是優雅的太陽神「阿波羅」（Apollo）！因為Frank Zane的身高約172公分，體重卻不到80公斤！要是以今天的健美尺寸來衡量他，當然是太小了。但是當各位看到以前這位「奧林匹亞先生」的照片時，對「健美」一定另有一番新的詮釋！

1942.06.28出生的Frank Zane原本是位加州小學的數學老師，綽號叫做「化學家」（Chemist），在1970年代算是健美界的大帥哥，到現在仍然維持著很好的身材，現與太太Christine Zane（前環球小姐）兩人居住於聖地牙哥，有一個健美諮詢網站叫做〝The Zane Experience〞。

▲ Chris Dickerson（1982）

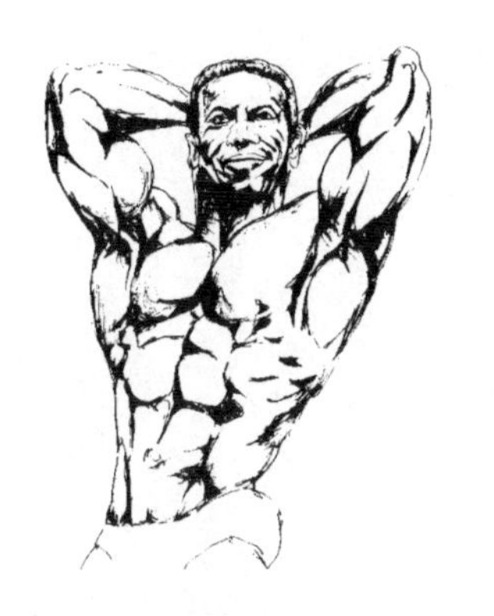

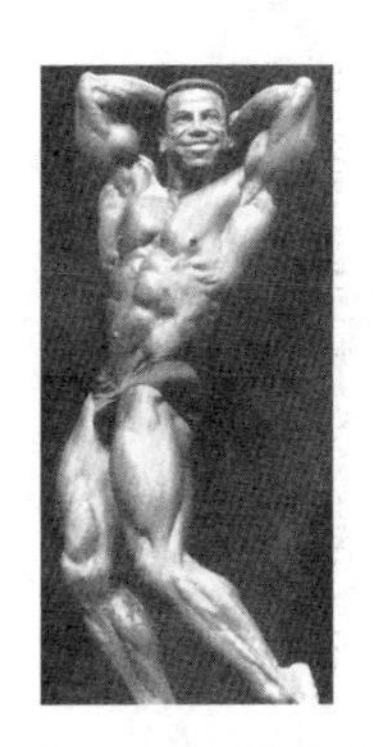

（1982 Mr. Olympia Chris Dickerson）

1982 年的「奧林匹亞先生」也是美國人，他是紐約來的克里斯・迪克生（Chris Dickerson）。Chris Dickerson 的身高、體重也只是「中量級」的份量而已。他原本是〝AAU Mr.America〞，也是〝NABBA〞的選手，後來轉到〝IFBB〞比賽，他曾經在 1980 年代前來臺灣表演過。

1984 年 Chris Dickerson 再度復出時，已經無法跟「大隻佬」們較量了，但當他以 Lionel Ritchie 的音樂 "you are" 為表演歌曲，擺出他獨特韻律感的太空舞步姿勢時，到現在還是很多人稱讚的典範！

▲ Samir Bannout（1983）

1983 年「奧林匹亞先生」在德國墨尼黑舉行，這是「奧林匹亞先生」首次被非美國人的「外國人」拿走！他就是「黎巴嫩之獅」（Lion of Lebanon），名字叫做撒米爾・巴努特（Samir Bannout）。

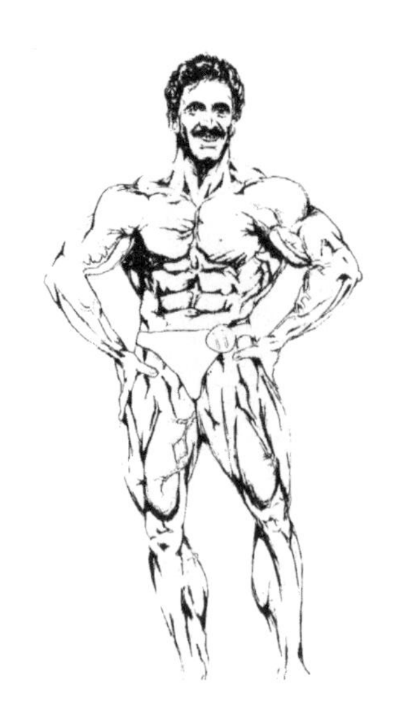

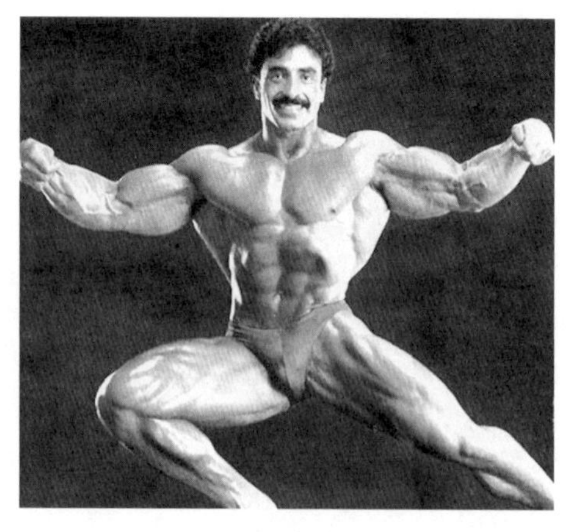

（1983 Mr. Olympia Samir Bannout）

從這一屆開始，「奧林匹亞先生」的頭銜終於是由〝IFBB〞自己所產生的世界業餘健美冠軍奪得。Samir Bannout 的身高五呎八吋，體重約在兩百磅左右。他的肌肉除了比以前的選手發達外，在比例、對稱方面特別好，尤其是那「聖誕樹」般的「低背肌」，更讓健美又升高了一級！

Samir Bannout 在 1984 年到整個 1990 年代，都曾經多次再參加「奧林匹亞先生」比賽，但已經時不我予。1996 年左右筆者在香港的比賽中見過 Samir Bannout，2002 年又與他一同受邀到日本大阪友人的健美賽中表演，也跟他聊天談論到不少健美體壇的往事與盛事。

1955.11.07 出生的 Samir Bannout 現在大多是居住在美國，最近又回黎巴嫩的貝魯特開健身院。他的前任太太是另位美國選手 Lee Labrada 的姐姐。

▲Lee Haney（1984～1991）

1984 開始到 1991，連續這 8 年的「奧林匹亞先生」頭銜都被 1982 年的「NPC Mr. America」與「IFBB Mr. Universe」李・漢尼（Lee Haney）所奪走！到目前為止只有 Ronnie Coleman 一個平他 8 次的記錄！

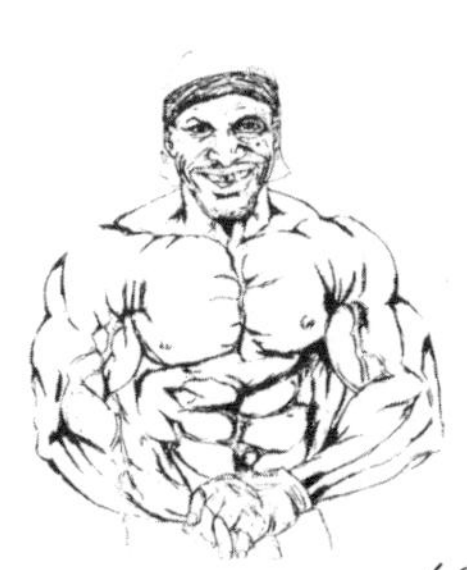

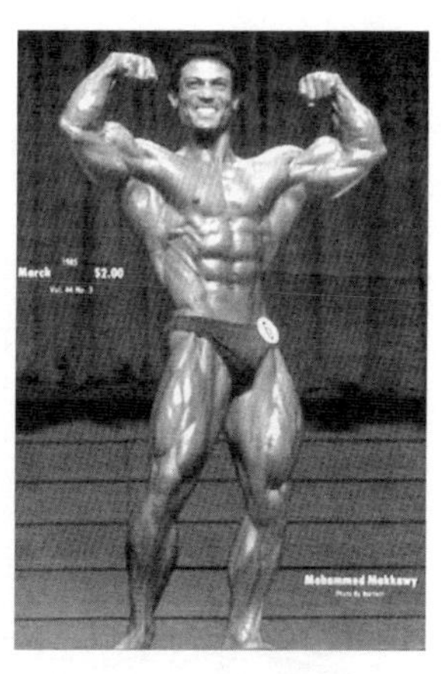

（80 年代 Olympia 好手，埃及之獅 MohamedMakkawy）

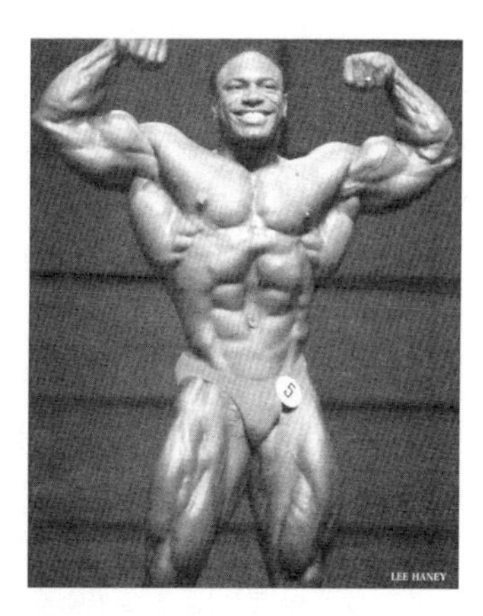

（Olympia 八次冠軍 Lee Haney）

1959.11.11 出生的Lee Haney身高 5 呎 11 吋，比賽時的體重約 230 至 250 磅，從他一出現以後，想要在職業健美賽中一較高下的選手，人人體重都要超過 200 磅以上。他平常的體重也在 250 磅上下！Lee Haney 不但肌肉大，全身的比例對稱、體形線條都很好，尤其是他的腰部還算小，不像有些選手的水牛肚很粗。

Lee Haney 在這 8 年的頭銜保衛戰中，前幾年有 Rich Gaspari（被謔稱第 2 名先生）之挑戰，後幾年則是 Lee Labrada 與 Dorian Yates 的咄咄進逼。

大家都稱 Lee Haney 是〝TotaLee Awesome〞（偉大的老李），他本身則是一位謙謙有禮的基督徒，從職業健美賽退休下來後，把所賺到的健美獎金，拿到自己的故鄉喬治亞州，斥資開了一個專門收容失親、街頭流浪兒的場所，叫做〝Animal Kingdom〞，現在改稱〝Haney's Harvest House〞。他常說不喜歡加州的生活環境，寧願住在喬治亞州的鄉下去做「犧牲奉獻」的事！這種精神可以說是我們大家學習的典範！

▲Dorian Yates（1992～1997）

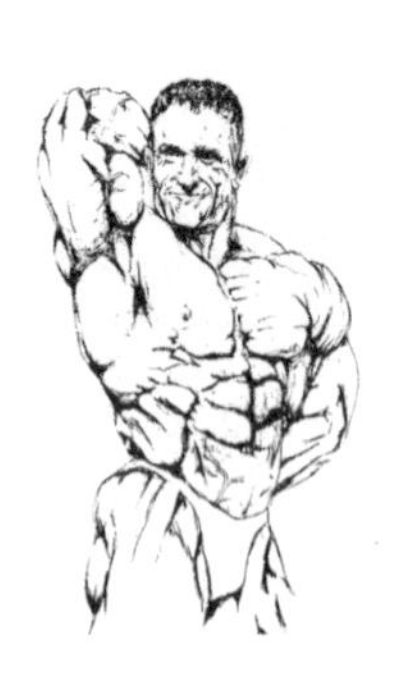

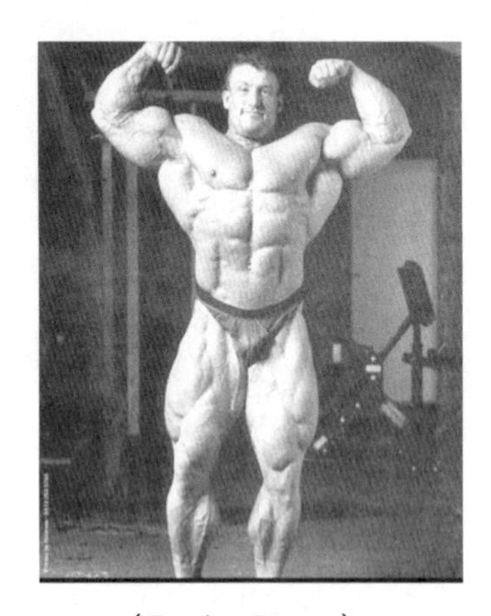

（Dorian Yates）

當 1991 年從英國伯明罕（Birmingham）來的多林・葉氏（Dorian Yates），第一次參加「奧林匹亞先生」比賽時，就把美國人給震撼到了。因為首次參賽就獲得第 2 名，全身肌肉超過 250 磅，當時被認為是唯一能取代 Lee Haney 之「白人的希望」！果然從第 2 年開始，連續六年拿下冠軍。

1962.04.19 出生的 Dorian Yates 整體的肌肉量超過了之前的 Lee Haney，所以在 1990 年代以後，幾乎所有職業健美選手都愈來愈大隻！有些選手甚至於到 270 磅以上，如 Nasser El Sonbaty、Paul

Dillett……等。

Dorian 在這六年中受到 Kevin Levrone、Shawn Ray 等好手的挑戰，尤其是在 1994 年時；Dorian Yates的左肩、左大腿、左手二頭肌接連著受傷，但這位偉大的英國硬漢忍住傷痛，繼續苦練保住了頭銜！難怪很多人誇讚他具有〝blood and guts〞（鐵血硬漢）的強烈性格。至於他鍛鍊肌肉的方法，是極力主張「高刺激強度」的「重負荷原理」（Heavy-Duty Principle）。每一個肌肉部位所練的組數都不多，但是每一組都練到完完全全疲累為止！

Dorian Yates 在 1987 年頂下位於伯明罕故鄉的「廟堂健身院」（Temple Gym），據當時在那裡練過的人說：因為 Dorian Yates 能獨自隱忍在這間老舊的健身院苦練多年，後來才能夠一鳴驚人。由於他左手二頭肌受傷，所以各位可以發現他的兩隻手臂不一樣大，在 1997 年比賽完後就宣佈了退休。Dorian Yates 的第一任夫人是印度與中國的混血，所以過去他常常回到印度協助推展健美運動。

▲Ronnie Coleman（1998～2005）

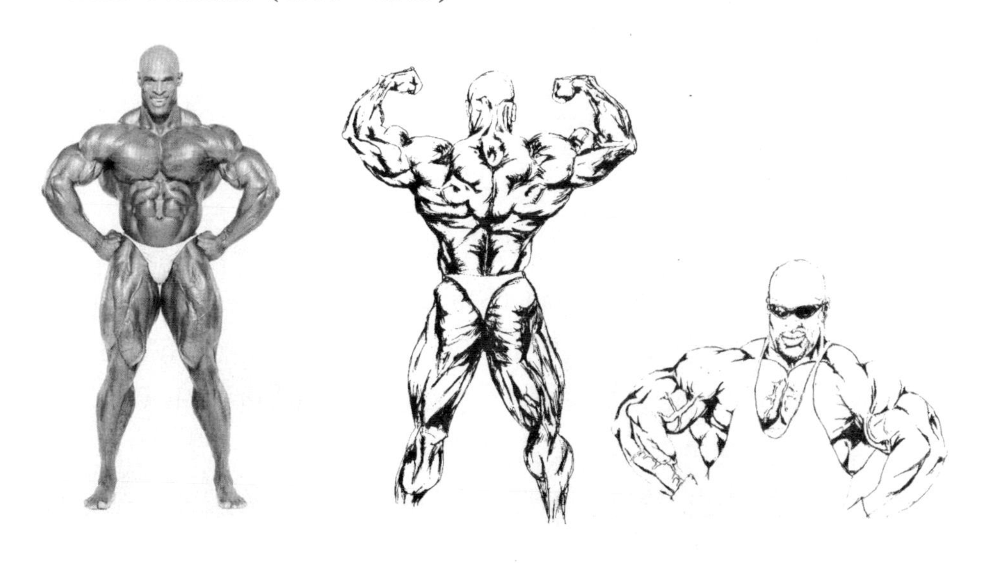

Ronnie Coleman 的全名是〝Ronald Dean Coleman〞，1998 年以前隆尼．寇曼（Ronnie Coleman）在「奧林匹亞先生」比賽中最好的名次只有第 7、第 10 名各 1 次，其他都是在 10 名以後！所以當他在 1998 年一下子跳到第 1 名奪得頭銜時，著實嚇到了不少人。

Ronnie Coleman 的肌肉噸位，平時 300 磅上下，比賽時 250 磅左右。跟 Dorian Yates 差不多，但是更結實、更「三角身」！尤其是他的手臂與闊背肌，讓其他選手到現在還很難打敗他。像之前緊跟在後的 Flex Wheeler 因病退賽，比例均匀的 Shawn Ray 也因久比不贏，終於萌生退休意念了。（如圖）

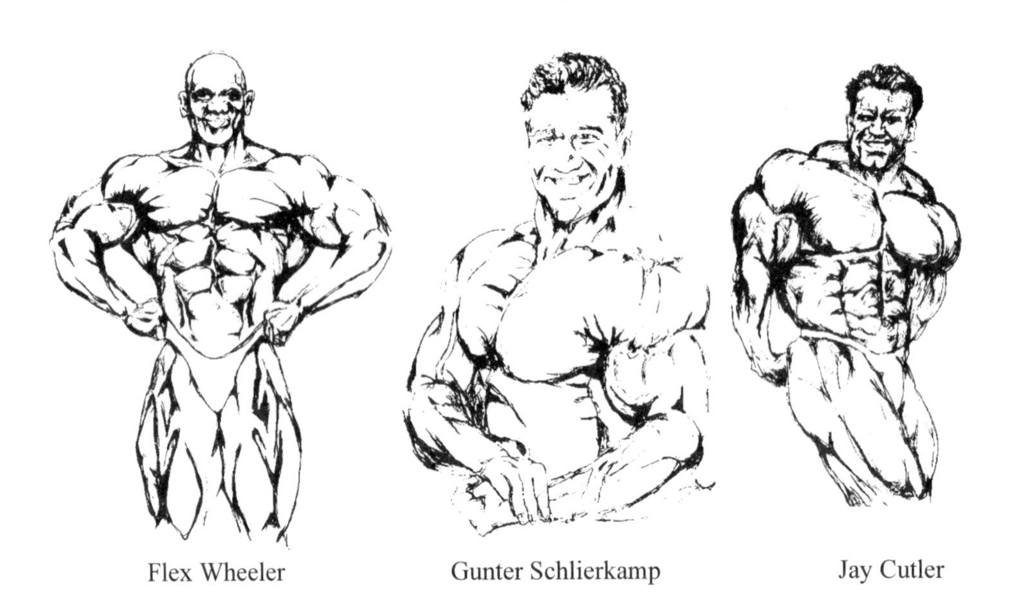

Flex Wheeler　Gunter Schlierkamp　Jay Cutler

之前來自德國的 Gunter Schlierkamp 曾經差點打敗他，而後來這幾年最大的勁敵應該是 Jay Cutler，這位麻薩諸塞州來的選手，闊背肌與手臂還要苦練一陣子才會真正贏他。可是 Jay Cutler 終於在 2006 年打敗 Coleman，阻斷他九連霸夢想！

這位來自德州阿靈頓市（Arlington, Texas）的警察，在 1990 年才開始參加健美比賽，然而在 1991 年就獲得了全美與世界業餘冠軍。不過他剛開始參加職業健美賽的成績都不太理想，一直到 97 年以後才竄起來。

Ronnie Coleman 平時都在阿靈頓市故鄉老家的〝Metroplex Gym〞健身院苦練，這家傳統健身院的老舊程度，比起 Dorian Yates 以前的 Temple Gym 有過之而無不及。朋友看他練的樣子，就給他一個外號叫〝The Unbelievable〞，因為他的力量實在是「令人難以置信」，太嚇人了！就拿練腿的「槓鈴頸前蹲」（Front Squat）來說，585 磅一下子就蹲了 7、8 下！最後練「跨步蹲」（Lunges）是扛著 60 公斤的標準槓，在烈日之下沿著健身院外面的大馬路一步一腳印，來來回回又「蹲」又「走」了最少 2、300 公尺！

出生於 1964.05.13 的 Ronnie Coleman，到 2007 今年已經 43 歲了。在〝IFBB〞的職業健美賽中，他也可以參加 40 歲以上的「奧林匹亞先生壯年組」（Master Mr. Olympia）比賽。他的實力與精神到現在還是屹立不搖，實在值得我們敬佩。

▲ Jay Cutler（2006～2007）

Jay Cutler 是 1973.08.03 出生在波士頓西部小鎮 Worcester，學生時代就酷愛運動，1996NPC 全國重量級冠軍而取得職業選手資格。Jay Cutler 在 Mr. Olympia 比賽中，輸給 Ronnie Coleman 屈居亞軍達 4 次，2006 年終於打敗 Coleman，不過也有不少人批評 Cutler 是歷屆奧林匹亞冠軍中贏得最有爭議的一位。Jay Cutler 目前與青梅竹馬女友 Kerry 結婚並定居拉斯維加斯，他也從事房地產生意。

▲ Dexter Jackson（2008）

綽號叫「The Brade 剃刀」的 Dexter Jackson 是 1969,11,25 出生於佛羅里達州，身高 5'6"。1992 年開始參加美國業餘比賽；1998 年獲「IFBB North American Championships」總冠軍而取得職業選手資格。

Dexter Jackson 已婚；並有四個兒女。他在贏得 2008 Mr.Olympia 冠軍時的體重約在 230 磅左右。之前他曾經獲得三次「Arnold Classic 阿諾杯」冠軍。

2.「奧林匹亞先生」的參賽資格是什麼？

每年的參賽選手，除了要持有「IFBB」的「職業卡」外，還必須要具備以下的條件之一才行：

△ 前一年「奧林匹亞先生」比賽的前六名。（前一年的奧林匹亞先生壯年組冠軍，現在已經不能再參賽了）

△ 同年度「阿諾杯」（Arnold Classic 每年約三月初）健美賽的前六名。

△ 同年度「Iron Man Pro」前五名、「紐約男子職業健美賽」（New York Men's Pro，每年約五月比，以前叫 Night Of Champions）的前五名。

△ 前一年「奧林匹亞先生」比賽結束後，緊接著在各地舉辦的「巡迴大獎賽」（Grand Prix）前三名。

△ 前五年之內的「奧林匹亞先生」冠軍選手。

△ 同年度的其他職業健美賽中，主辦單位事先有指定「第幾名以前可參加奧林匹亞先生比賽」的入選選手。

3.「奧林匹亞先生」比賽的其他相關資訊請參閱「IFBB」網站。

歷屆 Mr.Olympia

2008	Dexter Jackson	Las Vegas, NV
2007	Jay Cutler	Las Vegas, NV
2006	Jay Cutler	Las Vegas, NV
2005	Ronnie Coleman	Las Vegas, NV
2004	Ronnie Coleman	Las Vegas, NV
2003	Ronnie Coleman	Las Vegas, NV
2002	Ronnie Coleman	Las Vegas, NV
2001	Ronnie Coleman	Las Vegas, NV
2000	Ronnie Coleman	Las Vegas, NV
1999	Ronnie Coleman	Las Vegas, NV
1998	Ronnie Coleman	New York, NY
1997	Dorian Yates	Los Angeles, CA
1996	Dorian Yates	Chicago, IL
1995	Dorian Yates	Atlanta, GA
1994	Dorian Yates	Atlanta, GA
1993	Dorian Yates	Atlanta, GA
1992	Dorian Yates	Helsinki, Finland
1991	Lee Haney	Orlando, FL
1990	Lee Haney	Chicago, IL
1989	Lee Haney	Rimini, Italy
1988	Lee Haney	Los Angeles, CA
1987	Lee Haney	Gothenburg, Sweden
1986	Lee Haney	Columbus, OH
1985	Lee Haney	Brussels, Belgium
1984	Lee Haney	New York, NY
1983	Samir Bannout	Munich, Germany
1982	Chris Dickerson	London, England
1981	Franco Columbu	Columbus, OH
1980	Arnold Schwarzenegger	Sydney, Australia
1979	Frank Zane	Columbus, OH
1978	Frank Zane	Columbus, OH
1977	Frank Zane	Columbus, OH
1976	Franco Columbu	Columbus, OH
1975	Arnold Schwarzenegger	Pretoria, South Africa
1974	Arnold Schwarzenegger	New York, NY
1973	Arnold Schwarzenegger	New York, NY
1972	Arnold Schwarzenegger	Essen, Germany
1971	Arnold Schwarzenegger	Paris France
1970	Arnold Schwarzenegger	New York, NY
1969	Sergio Oliva	New York, NY
1968	Sergio Oliva	New York, NY
1967	Sergio Oliva	New York, NY
1966	Larry Scott	New York, NY
1965	Larry Scott	New York, NY

索引

1-testosterone 585,579
13b,17a-diethyl-17b-hydroxygon-4-en-3-one 584
17a-methyl-17b-hydroxy-5a-androstan-3-one 584
17a-methyl-4,17b-dihydroxyandrost-4-en-3-one 584
17b-hydroxy-2-methyl-[5a]-androst-1-en-3-one 584
17beta-Hydroxy-19-norandrost- 4-en-3-one 17-decanoate 611
19-Nor 578
19-NorAndrostenedione 578
19-Nortestoterone decanoate 611
19-norandrostenediol 584
19-norandrostenedione 584
1a-methyl-17b-hydroxy-[5a]-androstan-3-one;proviron;1-methyl DHT 584
2-formyl-17a-methyl-11a,17b-dihydroxyandrost-1,4-dien-3-one 583
3C 458
4-Ad 577
4-Androdiol 577
4-Androstenediol 576-577
4-Androstenedione 576
4-Norandrostenediol 577
4-OHN 584
4-chloro-17b-hydroxyandrost-4-en-3-one 583
4-diol 576
4-dione 576
4-hydroxy-19-nortestosterone 584
4-hydroxytestosterone 583
5-Androstenediol 576
5-alpha-androstanediol 583
5-diol 576
7 Compulsory Poses 681
7-Keto DHEA 555
7a,17a-dimethyl-17b-hydroxyandrost-4-en-3-one 583
7a,17a-dimethyl-17b-hydroxyestr-4-en-3-one 584
9-fluoro-17a-methyl-11b,17b-dihydroxyandrost-4-en-3-one 583
AAS 599
A-bombs 615
ABBF 665
ADP 444
AHA 454
AKG 442
AMI 656
ARMS 251
ATP 444
Abdominals And Thighs 687
Abs 323,328
Achilles 376

Active Substance 604
Adductor Longus 363
Adductor Magnus 364
Adductors 372
Adductors Machine 392,422
Ade Rai 678
Adenosine Triphosphate 444
Advanced 91
Aesthetics 679
Alanine 434
Almonds 524
Alternate Dumbbell Curl 291
Alternate dumbbell press 166
Amino Acid 431
Amino Acids 432
Aminogen 436
Anabolic androgenic steroids 583,599
Anabolic steroid Control Act 600
Anabolic steroids 611
Anabolism 62,632
Anadrol 600,614
Anadrol-50 614
Anargil 616
Anavar 615
Andreas Cahling 32
Andro 576
Androderm 622
Androgel 621
Androgen 576
Androgen Receptor 610
Androgen receptors 577
Androgenic Steroid 602,610
Android 620
Androstenedione 574,576
Animal Kingdom 704
Animal Power 600
Anobolic Steroid 602,610
Anthocyanin 639
Anti- steroids 600
Anti-Catabolic 458
Anti-Catabolism 439
Anti-Doping Agency 648
Anti-Estrogens 604
Anti-aromatase 642
Anticatabolic 437

Antioxidants 504
Apollo 700
Apoptosis 628
Appetite Suppressants 560
Aquaviron 620
Aqueous Testosterone Suspension 620
Arginine 434
Arimidex 642
Arm-Blaster 287
Arnie 698
Arnold Classic 24,690
Arnold Schwarzenegger 17,697
Arnold press 167
Arnolds 599
Arthur Jones 107
Ascending sets 115
Asian BodyBuilding Federation 665
Asparagine 434
Aspartic acids 435
Ass 411
a continuous loop 123
agonist/antagonist 652
alliin 557
anadrol 584
anavar;17a-methyl-17b-hydroxy-2-oxa-[5a]-androstan-3-one 584
and Insulin-like Growth Factor 585
androstadienone 583
androstenediol 583
androstenedione 583
anterior head 153
anterior head deltoid 162
BALCO 624,648
BCAAs 540,437
BETA-BLOCKERS 587
BICEPS 284
BMOV 553
Baby Steroid 23
Baby-Steroid 573
Back 218
Back Double Biceps 684
Back Lat Spread 685
Balance 675
Balanced Development 663
Barbell Preacher Curl 299
Barbell Reverse Wrist Curls 315

Barbell Squat 370
Barbell flat bench press 194
Barbell front raise 169
Barbell shrug 158
Barbell upright rowing 160
Beginner 71
Behavioral Neuroscience 627
Behind-The-Back Barbell Wrist Curls 314
Behind-the-neck barbell press 164
Ben Weider 656
Bench Dips 265
Bent -knees Oblique Sit-ups 341
Bent -knees Sit-ups 342
Bent-Over Twists 334
Bent-knees Leg Raise On Incline Board 351
Bent-knees Sit-ups 339
Bent-over barbell rows 233
Bent-over dumbbell rows 236
Beta Carotene 496,505
Beta-Hydroxy Beta-Methylbutyrate 541
Beta-hydroxy glutamic acids 435
Biceps 254,256
Biceps Brachii 293
Biceps Femoris、Semitendinosus 364
Big Guns 257,284
Biotin 498
Bismaltolato-oxovanadium IV 553
Bitch tits 626
Blueberries 639
Bob Paris 20
Body Fitness 659
Bodybuilder 55
Bodybuilding 12,659
Bodybuilding Training Principle 99
Bodybvilding 12
Boldenone 600
Bottom 411
Brachialis 289,293
Brachialis anticus 254
Brachioradialis 255,289,293,308
Branched Chain Amino Acid 433
Branched Chain Amino Acids 540
British Dragon 613
Broccoli 519,636
Buccal Testosterone 621

Buddha belly 627
Bulking 603
Buns 411
Burns Training Principle 116
Butt 411
Butt Blaster 420
Buttom 409
Byetta 648
benzyl alcohol 644
beta-2 agonist 645
blood and guts 705
bolasterone 583
boldenone 583
boldione1 583
C-17 Alpha Alkylated Testosterone 620
C3H6O2 618
C7H14O2 618
C8H14O2 618
C9H10O2 619
CEE 441
CLA 554,457,458
CLA, Conjugated Linoleic acid 483
CLA,Conjugated Linoleic Acid 554
Cable Cross-Over Curls 306
Cable Crunch 345
Cable Preacher Curl 303
Cable front raise 169
Cable upright rowing 162
Caffeine 548
Calcium 500,556
Calcium Caseinate 533
Calcium Pyruvate 549
Calf Raise On Leg Press Machine 406
Call-out 695
Calves 364,400
Carb Blockers 559
Carb-up 48
Carbohydrates 463,428
Carbs 467
Carbs-Up 474-475
Cardiovascular system 379
Carnitine 550,457,458
Casein Protein 531-532
Casey Viator 108
Catabolic State 448

Catabolism 62,449
Cheat Curls 288
Cheating Training Principle 129
Chest 185
Chin-up to the front 229
Cholesterol 482
Chris Cormier 412
Chris Dickerson 701
Chromium 502,551
Chromium Picolinate 551
Citrulline 639
Classic Bodybuilding 657,659
Clenbuterol, Clen 645
Clenbuterol Hydrochloride 645
Clomid 641
Clomiphene Citrate 641
Close-Hand Push-Ups 263
Close-grip chins 231
Close-grip presses 262
Clostebol 615
Coffee 637
Compound Exercise 120,134
Compound Sets Principle 134
Concentric，Positive 124
Condition 679
Confusion Training Principle 111,133
Conjugated Linoleic Acids 457
Continuous-Tension 294,303
Continuous-Tension Training Principle 122
Copper 502
Corticotrophins 585
Cortisol 598
Cortisol Blockers 560
Cortisone 601
Crashing 470
Creatine 540,440,458
Creatine AKG 442
Creatine Ethyl Ester 441
Creatine Gluconate 443
Creatine Methyl Ester 442
Creatine Monohydrate 441
Creatine-Alpha-Ketoglutarate 442
Crunchs 341
Cutting 604,606
Cycle Training 93

Cycle Training Principle 109
Cycling 607
Cyclostanozol 644
Cyclostanozolol 613
Cysteine 505,435
Cystine 453
Cytomel 544,649
Cytomel L-T3 649-650
cannabis and cannabis resin 585
clenbuterol 583
clostebol 583
cocaine 585
compound sets 120
D-bol 600,614,614,644
DEA 600
DHEA 580,583
DHT 583
DIURETICS 586-587
DSHEA 523,574
Daily Caloric Intake 66
Daily Value 564
Danatrol 616
Danazol 600,616
Danocrine 616
Deadlifts 244-245
Deca 600,611,612
Deca Dick 612
Deca-Durabolin 611
Decline Bench 349
Decline Bench Crunch 349
Decline barbell press 210
Decline dumbbell Fly 214
Decline dumbbell press 211
Dedication 29,3
Definition 674
Dehydrochlormethyl-testosterone 623
Dehydroepiandrosterone 580
Delatestryl 618
Deltoid 153
Density 674
Depo-Testosterone 618
Descending set 131-132
Descending sets 115
Determination 29,3
Di-Tri Peptides Amino Acid 433

Diabetic coma 477,633
Dianabol 600,614
Diet 425
Dietary Supplements 523
Dihydrotestosterone 600
Dips Behind Back 265
Dips On Bench 265
Discipline 29,3
Donkey Calf Raise 407
Dorian Yates 21,704
Dosages 602
Double-Split Routine 95,104
Drop sets 132
Dumbbell Concentration Curl 305
Dumbbell Hammer 289
Dumbbell Preacher Curl 301
Dumbbell Reverse Wrist Curls 316
Dumbbell Wrist Curls 311
Dumbbell flat bench press 196
Dumbbell front raise 168
Dumbbell lateral 170
Dumbbell shoulder press 165
Dumbbell shrug 159
Dumbbell upright rowing 161
Durabolin 622
Duration 602
danazol 583
deca-durabolin;17b-hydroxy-estr-4-en-3-one 584
dehydrochloromethyltestosterone 583
dehydroepiandrosterone 583
delta-9-tetrahydrocanna-binol and its stereochemical variants 585
deltal-androstene-3,17-dione 583
deltal-dihydro-testosterone 585
dextromoramide 585
diamorphine 585
dihydrotestosterone 583
diol 576
dione 576
down and up 123
drostanolone 583
ECA Stack 548
EFAs 483
EGCG 552,557
EPO 585
Eccentric，Negative 124

Ectomorph 30
Ed Corny 20
Egg Protein 531,536
Elimination Round 661,666
Endomorph 30
Entertainment 680
Enzymes 501
Ephedra 546
Ephedra-Free 546
Ephedrine 546
Epigallocatechin Gallate 552
Equipoise 583
Erector Spinae 218
Erythropoietin 585
Esiclene 644
Essential Amino Acids 433
Essential Fatty Acids 483
Estrogen 595
Eugen Sandow 14
Eurycoma longifolia 640
Evening Show 662
Exenatide 648
Extensor 308
Extensor Carpi 254
External Obliques 326
FSH 624
FT 143
Fat Blockers 559
Fat Loss Creams 560
Fat Loss Supplements 542
Fat Soluble Creatine 441
Fat burning 65
Fat loss 65,604
Fat soluble Vitamins 495
Fat-Burner 542
Fats 479,428
Fatty acid 644
Fillet 459
Finals 662
Finaplix 623
Fisetin 557
Fitness 659
Flat bench cable fly 202
Flat bench dumbbell 201
Flavonoids 557

Flaxseed oil 485
Flex 15
Flexor 308
Flexor Carpi 254
Fluoxymesterone 616
Flushing Training Principle 118
Fly 187
Folic acid 498
Food Supplements 521
Forced Negatives 108
Forced reps 131
Forced reps Principle 138
Forearms 254,308
Form 604
Forskolin 556
Franco Columbu 699
Frank Zane 700
Free radicals 504
Free-Form Amino Acid 433
Free-form Amino Acids 438
Free-weight 39,41,23
French Press 277
Front Double Biceps 681
Front Lat Spread 682
Front Leg 363,368
Front Squat 381
Front Thigh 363,368
Front raise 168
Full range of motion 225
Full-range motion 116-117,123
failure 106
fast-twitch fibers 143
fatigue 106
fluoxymesterone 583
formebolone 583
GABA 435
GHRH 594
GI 633,444
GLP-1 648
GLUTES 409
Gama-Aminobutyric Acid 435
Garcinia Cambogia 553
Garlic 505,557,638
Gary Jones 23,200
Gastrocnemius 364,402

Gear 599
General assessment 673-674
Ghorionic gonadotrophine 585
Giant-sets Principle 136
Gila monster 648
Ginseng 636
Glucocorticoids 601
Glucose 467
Glutamic acids 435
Glutamine 453
Glutathione 505
Glutes 411
Gluteus Maximus 411
Gluteus Medius 411
Gluteus maximus 372
Glycemic Index 633
Glycerine 538
Glycine 435
Glycogen 466,429,452
Good morning exercise 248
Grand Prix 691
Grape Seed Extract 505
Grapefruit 636
Green Tea 505,637
Green Tea Extract 552
Growth hormone 585
Guarana 554
Guggulsterones 550
Guns 284
Gunter Schlierkamp 706
Gym candy 599
Gynecomastia 595,626
Gyno 595,626
g 563
gestrinone 583
glucose 429
HCA 553
HCA, Hydroxycitrate/Carcinia Cambogia 553
HCG 598,646
HGH 581,585,646,647
HMB 541
HYP 435
Hack Squat 383
Hack Squat Machine 403
Halotestin 616

Hammer Strength 23
Hammer Strength Machine Row 241
Hammer strength 200
Hammer strength chest press 200
Hams 364,372
Hamstrings 364,393
Haney's Harvest House 704
Hanging Leg or Knee Raise 356
Health & Strength 15
Heavy-Duty 75
Heavy-Duty Principle 107
Herring 637
Hi-Protein 526,530,531
High Peak 285,305
High-Intensity 73,75
High-Intensity Principle 105,107
High-testosterone 594
Hip Flexors 326,339,340
Hip Raise 351,354
Hip Thrust 354
Hips 411,422
Histidine 435
Holistic Training Principle 133
Hormones 606
Horny Goat Weed 640
Horse Shoe 254,260,274
Humalog 651
Human Growth Hormone 581,593
Humulin 597,646,651
Humulin-N 651
Humulin-R 651
Humulin-U 651
Hydrogenated Fats 484
Hydrolysis 527,535
Hydrolyzed Amino Acid 433
Hydrolyzed Protein 527
Hydroxycitrate 553
Hydroxyproline 435
Hyper-back Extensions 248
Hyperimmune egg 455
Hypothalamic hormones 594
hCG 585
heroin 585
hexahydrobencylcarbonate 623
human chorionic gonadotropin 646

hydromorphone 585
IBFA 680
IFBB 17,656,656
IGF-1 582,585,646,651
IU 563
Incline Bench Overhead Cable Extension 279
Incline Dumbbell Curl 297
Incline barbell press 206
Incline cable Fly 209
Incline dumbbell 208
Incline dumbbell press 207
Infraspinatus 218
Ingredients 564
Injectable 605
Injectable testosterone esters 618
Inner Chest 186,192
Instinctive Training Principle 114
Insulin 585,593,596,651
Insulin-Like Growth Factor 1 593
Insulin-like Growth Factor-1 647
Insulinlike Growth Factor-1 582
Intensity 57
Intermediate 79,81
Internal Obliques 326
International Federation of BodyBuilders & Fitness 656
International Units 563
Iodine 502
Ion Exchange 535
Iron 501
Iron Grip 318
Iron Man 17
Ironman Professional 691
Iso -Tension 329,338
Iso-Tension 126
Iso-Tension Training Principle 121
Isolation Training Principle 119
Isoleucine 433
Isometric 121
Isotonic Contraction 143
intermedius 368
Jay Cutler 707
Jim Manion 669
Joe Weider 15,22,656
John Brown 20
John Grimek 15-16

Juice 599
Ken Shammrock 58
Ketosis 56,67,476
Kickbacks 273
Knee Extensors 372
Knee Raise 351
Kneel-down Cable Crunch 346
ketone 477
kuokushin karate 58
L-Arginine 434
L-Carnitine 550
L-Cysteine 435
L-Glutamine 438
L-T3 649
L-T4 649-650
L-Tyrosine 556
L-thyroxine 650
LEGS 361
LH 585,598,624,648
LT-3 thyroid hormone 647
Lactose 531
Ladogal 616
Larry Scott 696
Lat machine front pull-down 225
Lateral Head 254
Latissimus Dorsi 218
Lats 218,221,224
Laurabolin 642
Lee Haney 19,703
Lee Labrada 703
Leg Biceps 364
Leg Extension 391
Leg Press 387
Leg Raise 351
Legal Juice 573
Leucine 541,433
Levothyroxine 650
Lion of Lebanon 701
Liothyronine 649
Lipoproteins 482
Lliotibial Band 411
Lliotibial Tract 411
Long Head 254
Long R3 IGF-1 582
Lou Ferrigno 698

Love handles 326
Low Back 224
Low Carb／High Fat Diet 554
Low Lats 218
Low back 218,221,244
Low lats 244
Low-pulley cable 159
Lower Chest 186,192
Lunges 389,417
Luteinizing Hormone 593,598,640
Lycopene 639
Lying Barbell Triceps Extension 280
Lying Bent-Leg Hip Raise 354
Lying Cable Crunch 347
Lying Cable Triceps Extension 283
Lying Dumbbell Skull-crusher 282
Lying French Press 280
Lying Glute Raise 423
Lying Leg Curl 394,419
Lying Triceps Extension 280
Lying side laterals 176
Lying straight-arm dumbbell 190
Lysine 433,453
lactose-Intolerance 459
lateral head deltoid 170
lido caine 644
luteinizing hormone 646,648
MC 533
MCTs 486,554
MPC 527,531
MPI 531
MRP 537
Machine 38,41,23
Machine Preacher Curl 304
Machine chest press 198
Machine flat bench press 198
Machine laterals 182
Machine vertical bench press 199
Mackerel 456
Macro-Nutrient 526
Magnesium 500
Mahuang 547
Manganese 501
Masking Agents 586
Masteron 619

Mastodanatrol 616
Meal-Replacement 526
Meal-Replacement Powder 537
Medial Head 254,276
Medium-Chain Triglycerides 486
Melatonin 505
Men's Fitness 657,659
Men's Master 660
Mental Concentration 413
Mesomorph 30
Metandren Oreton Methy 616
Metesto 620
Methandrostenolone 584
Methionine 433
Methitest 620
Methyl 567,616
Methylguanido-Acetic Acid 440
Methyltestosterone 616,620
Micellar Casein 529,533
Micrograms 563
Middle back 218
Mike Christian 20
Mike Mentzer 108
Mike Quinn 20
Military press 163
Milk Protein 531
Milk Protein Concentrate 527
Milk Thisle 505
Milos Sarcev 64,139
Minerals 500,428
Momentum 123,130
Monounsaturated Fats 484
Moon pose 664,672
Most muscular pose 672
Mr. Olympia 694
Mr.Olympia 690,696
Mr.Universe 16
Muscle Illustration 17
Muscle Mass 679
Muscle Priority Training Principle 112
Muscle building 12
Muscle-Bound 58
Muscle-Building 122
MuscleMania 678
Musclebuilder 15,17

Musclebvilding 12
Muscular Bulk 663
Muscular Density And Definition 663
Muscular Development 15,674
masteron;2a-methyl DHT 583
maxteron;5-aa 583
mcg 563
mestanolone 584
mesterolone 584,642
methadone 585
methandienone 584
methandienonum 614
methandriol 584
methenolone 584
methyltestosterone 584
mg 563
mibolerone 584
middle head 153
milligrams 563
morphine 585
N-Acetyl Cysteine 435
NABBA 17,657,676,676
NAC 680,435
NO 643
NPC 18,669,669
NPC Men's National Championships 670
NPC Nationals 18
NPC USA Men's Championships 670
Nalbuphine hydrochloride 651
Nandrolone 611
Nandrolone Phenylpropionate 622
Naringin 557
National Amateur BodyBuilder's Association 676
National Physique Committee 669
Nationals 670
Nautilus 107
Neck harness 148
Negative 123
Negative Nitrogen Balance 448
Negative Training 64
Negative Training Principle 124,198
Negatives 108
Neutral Grip 279,320
New York Men's Professional 691
New Zealand Deer Antler Velvet Extract 647

Niacin 496
Niacinamide 496
Night Time Protein 529,453
Nitric Oxide 643
Nitrogen 430
No grunting 46
No pain No gain 106
Nolvadex 641,652
Non-Essential Amino Acids 434
Noradren200 612
Norethandrolone 622
Norleucine 435
Norma 612
Nortestosterone 577,600
North American Championships 671
Nosebreakers 280
Nubaine 651
Nutrition 425
Nutrition Facts 562
nandrolone 584
norbolethone 584
norethandrolone 584
Oblique Crunch 344
Obliques 326,332
Off-Season 510
Old-Timer 635
Omega-3 483
Omega-3 Polyunsaturated Fats 483
Omega-6 483
Omega-6 Polyunsaturated Fats 484
Omnadren 620
Omohyoid 147
One -arm cable side raise 174
One -arm dumbbell side raise 173
One-Arm Cable Curl 295
One-Arm Cable Row 238
One-Arm Dumbbell Row 237
One-Arm Press-down 271
One-Join Exercise 119
One-arm bent-over cable laterals 180
Onions 638
Operation Gear Grinder 600
Oral 603
Oral Testosterone 620
Oreton Methyl 620

Organon 611,619
Other Performance-Enhancing Drugs 591
Outer Chest 186,192
Overall Champion 662
Overall winner 670,673
Overhand Grip 320
Overhand grip 321
Oxandrolone 615
oxabolone 584
oxandrolone 584
oxycodone 585
oxymesterone 584
oxymetholone 584,614
oxymorphone 585
PDI 679
Pain equals no gain 145
Pantothenic Acid 497
Parabolan 619,623
Parallel-Bars Dips 264
Parallel-bar dips 212
Parsley 638
Partial Rep 123
Partial reps 131
Partial reps Principle 139
Partner-Assisted Leg Raise On Floor 353
Patience 29,3
Paul Chua 665
Peak 296
Peak-contraction Training Principle 125
Pec 183
Pec-Deck Machine 182
Pec-Deck Machine fly 204
Pecs 185
Pectoralis Major 185
Pectorals 185
Pelvis 326,340
Peptides 528,431
Performance-Enhancing Drugs 591
Persistence 29,3
Phenylalanine 434
Phospholipids 482
Pituitary Gland 593
Pituitary and synthetic gonadotrophins 585
Polypeptide 594,596
Polyunsaturated Fats 482

Pose-down 694
Posedown 673
Posing Presentation 679
Positive 123
Positive Nitrogen Balance 448
Potassium Caseinate 533
Potassium Pyruvate 549
Practice 29,3
Pre-exhausted Training Principle 128
Preacher Curl 299,696
Precursor 573
Predigested Protein 527
Prejudging 661
Presentation 673
Press 187
Press-down With Incline Board 272
Pressdowns 267
Pro Card 689
Pro-Hormone 504,571,573
Pro-Steroid 573
Pro-hormone 23
Progressive Overload Principle 105,143
Proline 435
Pronator Teres 293
Proportion 675
Protein 425,428,430,431
Protein Bar 538
Protein Concentrate 527
Protein Isolate 526
Protein Synthesis 528,434,451
Proteinaceous hormone 596
Proviron 642
Pubic bone 326
Pull-down behind the neck 227
Pumpers 599
Push-ups 192
Pushdowns 267
Pyramiding 607
Pyramiding Training Principle 115
Pyridoxine 497
Pyruvate 549
parabolan;17b-hydroxyestr-4,9,11-trien-3-one 585
pethidine 585
posterior head deltoid 177
press 163

primobolan;1-methyl-17b-hydroxy-5a-androst-1-en-3-one　584
Quadriceps　363
Quads　363,368
Quality　600
Quality Training　112
Quality Training Principle　110
quinbolone　584
RDA　450
RE　564
Rear　411
Rear Thigh　364
Rectus Abdominis　325,337,339
Rectus Femoris　363,368
Red Meat　457
Rep　101
Repetition　101
Rest-Pause　132
Rest-Pause Training Principle　131
Retinol Equivalents　564
Reverse Crunch　355
Reverse Grip　320
Reverse Push-Ups　265
Reverse Wrist Roll-Up　313
Reverse grip　320
Reverse-Gravity　198
Reverse-Gravity Training Principle　124,266
Reverse-Gravity or Negative Training Principle　304
Reverse-Grip Press-down　269
Reverse-grip pull-down　228
Reverse － grip　320
Rhomboid Major　218
Rib Cage　186,190,190,326,340
Riboflavin　496
Roids　599
Roman-Chair　349
Ronnie Coleman　705-706
Ronny Coleman　21
Rope Crunch　345
Rope Press-down　270
Rotate　293
Russian Sustanon　250 619
range of motion　201
rear head　153
ST　143
Salmon　485,456

Samir Bannout 701
Samir Banout 244
San Francisco Championships 691
Sartorius 363
Saturated Fats 482
Schedule III 600
Schizandra 505
Scott Curl 299,696
Sean Connery 148,676
Searle 615
Seated Barbell Wrist Curls 310
Seated Cable Row 242
Seated Calf Raise 405
Seated Dumbbell Curl 291
Seated EZ-Bar French Press 277
Seated EZ-Bar Overhead Extension 277
Seated Knee-Up on chair 359
Seated Leg Curl 395
Seated One-Arm Overhead Dumbbell Extension 275
Seated Twists 333
Seated Two-Arm Overhead Dumbbell Extension 276
Seated bent-over dumbbell laterals 179
Selenium 503,505
Separation 674
Sergio Oliva 697
Serine 435
Serratus anterior 186,218
Serving Size 562
Servings per Container 563
Set 102
Shape 675
Shocking Training Principle 111
Shoot-fighting 58
Short Head 254
Shotgun 599
Shotgunning 607
Shoulders 151
Side Bend 335
Side Chest 683
Side Triceps 686
Sigmund Klein 14
Sirloin 459
Sissy Squat 384-385
Skullcrushers 280-281
Smith machine bench press 199

Smith machine press 165
Smith-Machine Squat 379
Sodium Caseinate 533
Soleus 364,403,406
Sostenon 250 rediject 619
Soy Protein 531,537,461
Spare Rib 458
Spinach 638
Spinal Erector 372
Spinal erectors 218,244
Spiropent 645
Split Routine 77,81,93
Split Squat 389
Split System 103
Spotter 42
Spotters 374
Squat 370
Squeeze 414
Stabilizer 327,329,411
Stabilizer Muscles 370
Stabilizers 219
Stackers 599
Stacking 607
Staggered grip 321
Staggered sets Principle 137
Standing Barbell Curl 286
Standing Cable Crunch 345
Standing Calf Raise 402
Standing Calf Raise With Dumbbell 404
Standing Dumbbell Curl 290
Standing Single Leg Curl 396,420
Standing Two-Arm High-pulley Cable Curl 306
Standing bent-over dumbbell laterals 177
Standing cable cross-over 203
Sternocleidomastoid 147
Sternohyoid 147
Steroid 589,599
Steve Reeves 16
Stiff-Legged Deadlift 398,418
Stiff-leg deadlift 245
Stimulant-Free Thermogenics 559
Straight-Bar Press-down 268
Straight-arms pull-down 232
Stretch 43
Stretching 219-220,224

Striant 621
Stripping set 132
Stromba 613
Strombaject 613
Subcutaneous Testosterone 621
Sulfur 536
Sunflower seeds 639
Super-sets Principle 118,135
Supinated 320
Supinating Dumbbell Curl 288,292
Supination 256,293,295,298,302
Supplements 523
Sustanon 618
Sustanon 250 619
Symmetry 675,678
Synthesis 465
Synthol 644
Synthroid 544,650
Synthroid L-T4 649
sense of well being anabolic 629
side raise 170
skeletal muscle 143
slow-twitch fibers 143
spot 374
spotter 196
stanozo1o1um 613
stanozolol 584,613
stenbolone 584
T 594,617
T-Bar Row 239
T-Bone 459
T3 596
T4 596
T4, Thyroxihe 544
THG 648
TRICEPS 260
TSH 596,650
TSH, Thyroid-Stimulating Hormone 544
TU 620-621
Tamoxifen 641
Tamoxifen Citrate 652
Tape-down 242
Team Universe 671
Temple Gym 705
Teres Major 218

Teres Minor 218
Teslac 649
Test 594,617
Testex 618
Testim 621
Testoderm TTS 622
Testolactone 649
Testolent 619
Testopel 622
Testosterone 579,593,594,600,600,617
Testosterone Booster 617
Testosterone Cypionate 618
Testosterone Enanthate 618
Testosterone Patches 622
Testosterone Phenylpropionate 619
Testosterone Propionate 618,649
Testosterone Undecanoate 620
Testred 620
Tetrahydrogestrinone 648
The Austria Oak 698
The clear 648
The Legend 696
The Myth 697
The Zane Experience 700
The old school 636
Thermogenic Fat Burners 559
Thermogenics 543
Theronine 433
Thiamin 496
Thighs 368
Thyroid Hormone 544,596
Thyroid Regulators 559
Thyroxin 596
Tibialis Anterior 364,406
Tie-in 162
Tie-ins 209
Time-Released Protein 528
Tomatoes 639
Tony Pearson 20
Toronto Men's Professional 691
TotaLee Awesome 703
Train to failure 106
Train to fatigue 106
Training Partner 42
Training schedule 35

Trans fats　484
Transverse Abdominis　326
Trapezius　147,218,218
Trenbolone　623
Tri-sets Principle　135
Tribulus　579,640
Triceps　254,256
Triceps Overhead Extension　275
Triceps Press-down　267
Tricreatine Orotate　443
Triglycerides　482,486
Triiodothyronine　596
Triple H　58
Trout　485,456
Tryptophan　433
Tuna　485,456
Twists　333
Two days on, One day off　85
Two hands barbell press　163
Two-Hand Cable Curl　294
Two-Join Exercise　120
Two-arms bent-over cable laterals　181
Two-arms cross-over cable side raise　175
Tyrosine　556,436
tea polyphenols　553
testosterone　585
trenbolone　585
Underhand grip　320-321
Unsaturated Fats　482
Upper Arm　256
Upper Chest　186,192
Upper back　218
Upper trapezius　153,157
Upright rowing　160
Valine　433
Vanadium　553
Vanadyl Sulfate　553
Vastus Lateralis　363,384
Vastus Medialis　363,384
Vastus intermedius　363
Vertical Bench　358
Vertical Bench Leg Raise　357
VetDenkall　600
Vince Taylor　20
Visualization　413

Vitamins 495,428
Vitex agnus castus 640
W.A.B.B.A 680
WMP 531
WNBF 679
WPC 535
WPH 535
WPI 527,535
Walking Lunges 390
Warm-down 44
Warm-up 43
Water 487,428
Water Melon 558
Water Retention 474
Water soluble Vitamins 495
Watermelon 639
Weight trainers 599
Wheel Abs Roll 360
Whey Protein 531,534
Whey Protein Concentrate 535
Whey Protein Isolate 527,535
White Fibers 404
Wide-stance Squat 416
Winny 613
Winny-v 613,644
Winobanin 616
Winstrol 600,613,619
Winstrol Depot 613
Winthrop 613
Women Body Fitness 657
Women's Bodybuilding 657
Women's Fitness 657
Wrist Roll-Up 317
Winstrol 619
winstrol 584,600
Yogurt 637
Yohimbine 551,640
ZMA 503
Zambon 613
Zero-Carbs 476
Zinc 501,505
Zinc and Magnesium Aspartate 503
zeranol 585
μg 563
三D 3
三P 3

國家圖書館出版品預行編目資料

最新健美運動詳解 = Complete guide to bodybuilding / 黃阿文著.
--增訂二版， --臺北市：文景， 2009. 07
面； 公分
含索引
ISBN 978-957-9489-89-8(精裝)

1. 健身運動 2. 塑身

411.711 98012503

最新健美運動詳解——COMPLETE GUIDE TO BODYBUILDING

西元 2006 年 1 月初版，2007 年 1 月增訂一版，2007 年 8 月增訂一版二刷，
2009 年 7 月增訂二版一刷。
作　　者：黃阿文
出 版 者：文景書局有限公司
發 行 者：文景書局有限公司
封面設計：黃建文
插　　圖：黃阿文
攝　　影：陸平　吳旭原
器材圖示：Cybex 公司
地　　址：臺北市和平東路一段 91 號四樓
電　　話：(02)2391-4280・2394-2749
傳　　真：(02)2394-3103・2322-2676
郵　　撥：0015791—1（文景書局）
E-mail：winjoin@ms12.hinet.net
http：//www.winjoin.com.tw
登記證：局版臺業字第 6275 號
定　價：捌佰伍拾元整
I S B N：978-957-9489-89-8